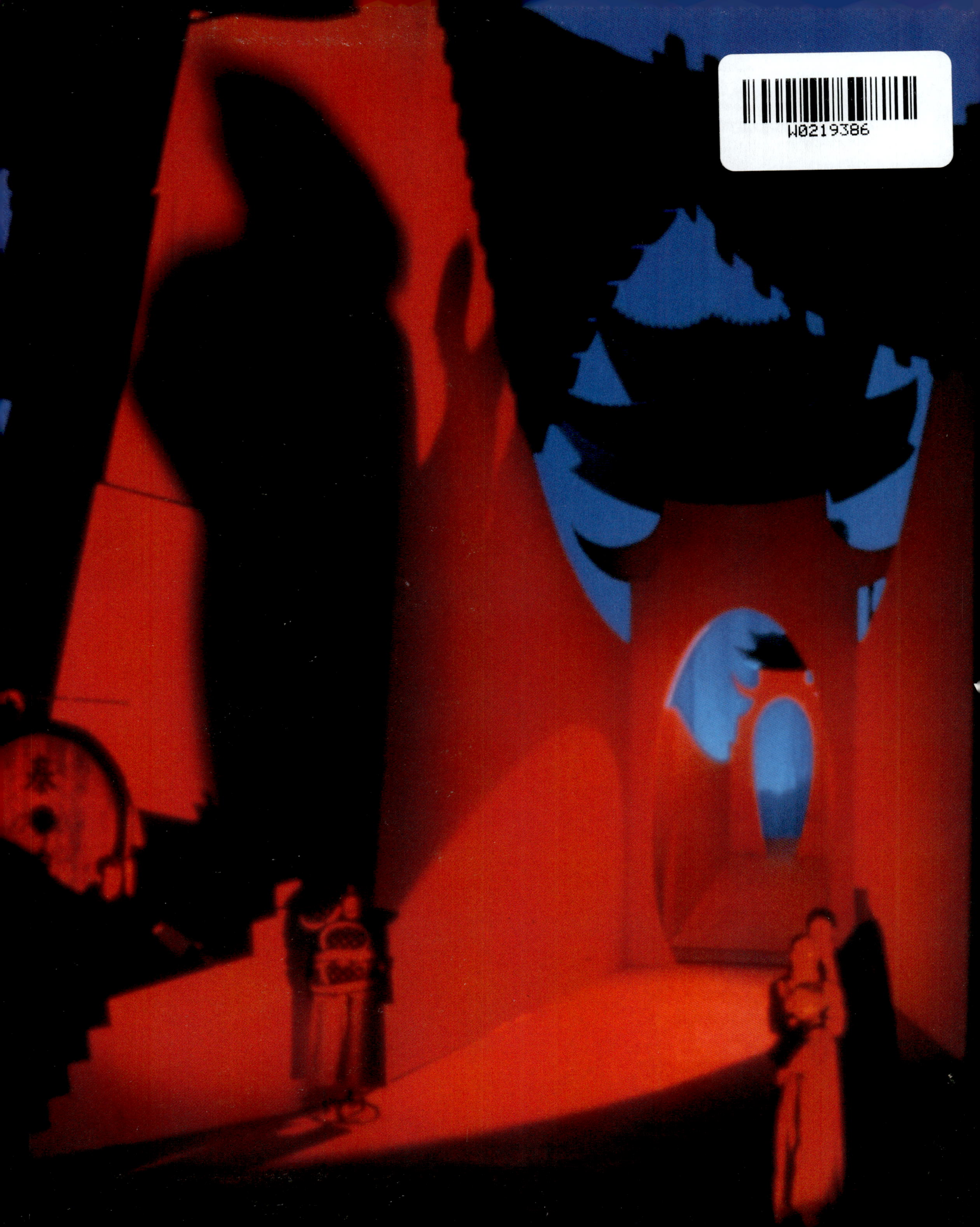

Die Welt in meinen Augen

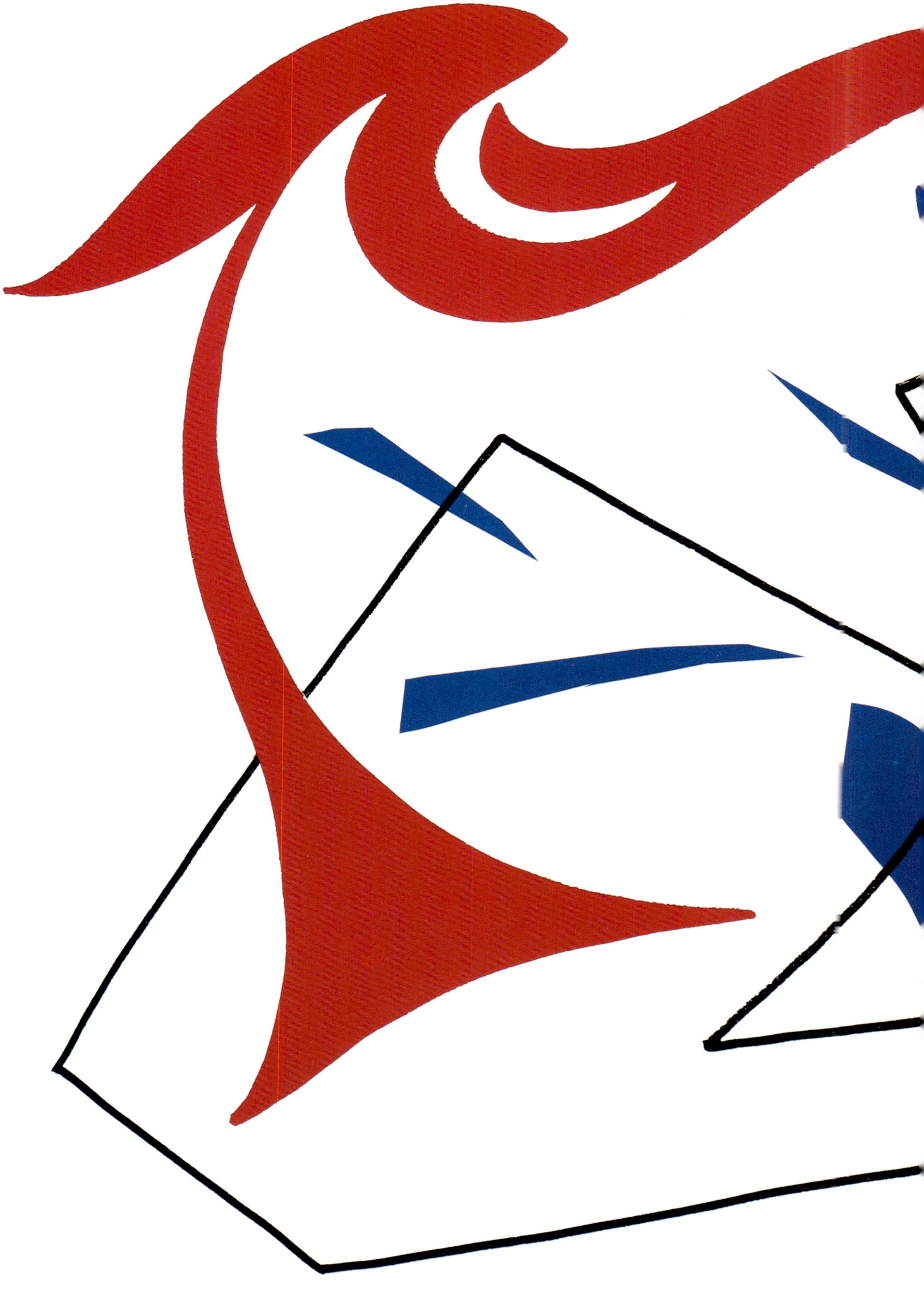

1 *Ohne Titel*, 1987

David Hockney

Die Welt in meinen Augen

Herausgegeben von Nikos Stangos

Aus dem Englischen von
Pociao und Roberto de Hollanda

vgs

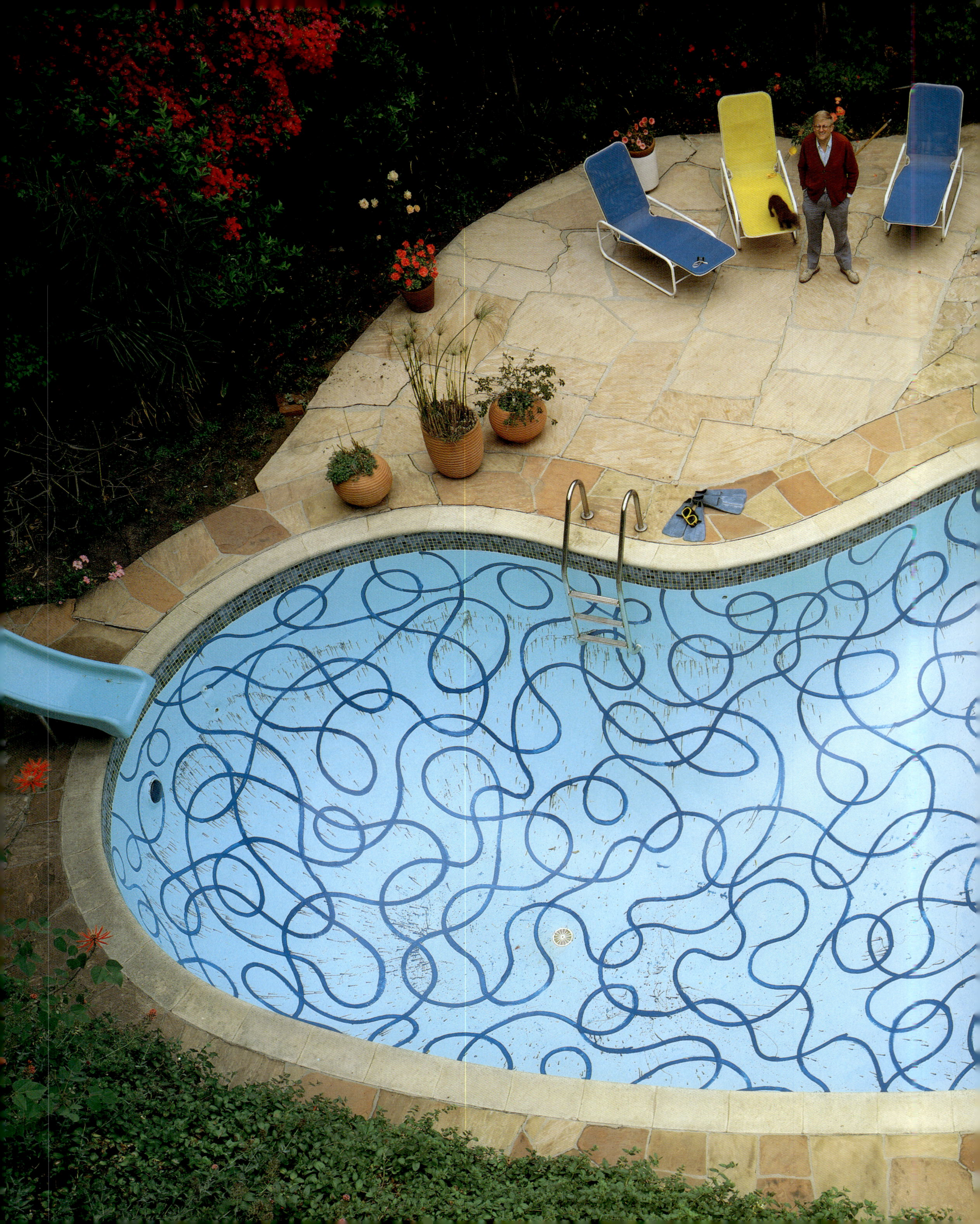

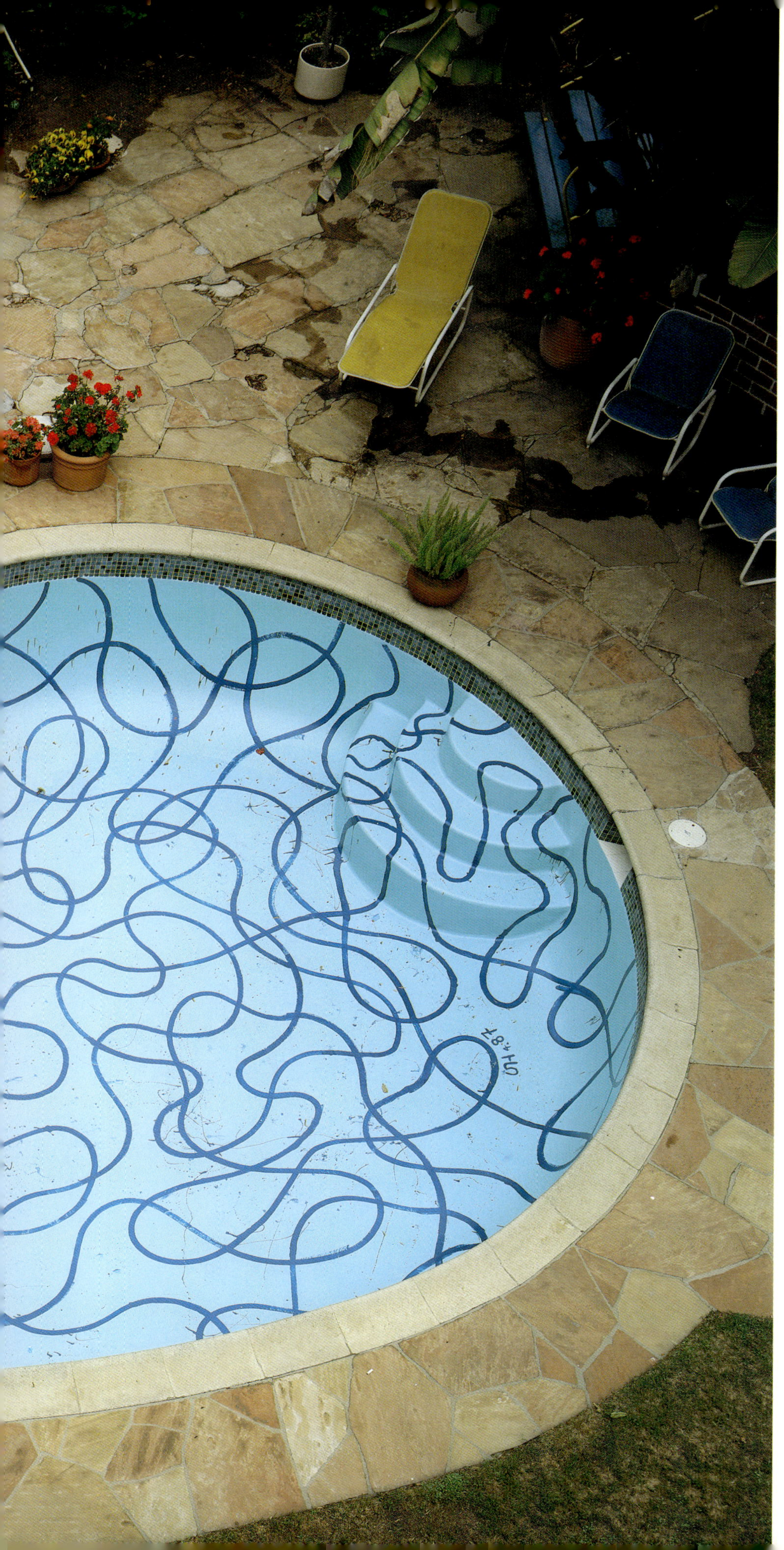

Links: David Hockneys Swimmingpool, von ihm bemalt, 1987

Vorsatzpapier, vorn: Produktionsaufnahme aus *Turandot,* 1991
Vorsatzpapier, hinten: Produktionsaufnahme aus *Die Frau ohne Schatten,* 1992

Die englischsprachige Erstausgabe erschien 1993 bei Chronicle Books, San Francisco, unter dem Titel: That's The Way I See It.
Gestaltung: Johanna Neurath.
Redaktion: Catherine Lamb.

Die Deutsche Bibliothek –
CIP-Einheitsaufnahme

Hockney, David:
Die Welt in meinen Augen / David Hockney.
Hrsg. von Nikos Stangos. Aus dem Engl. von Pociao und Roberto de Hollanda.
– 1. Aufl. – Köln : vgs, 1994
Einheitssacht.: That's the way I see it <dt.>
ISBN 3-8025-1273-1

1. Auflage 1994
Lektorat: Stefan Weidle, Bonn, im Auftrag der vgs
Schutzumschlag: Papen Werbeagentur Köln auf Grundlage einer Fotografie von John McHugh.
Satz: ICS Communikations-Service GmbH, Bergisch Gladbach
Druck: Dai Nippon
Printed in Japan
ISBN 3-8025-1273-1

Inhalt

4. ERINNERN UND ERNEUERN

5. DIE PLURALITÄT DES NEUEN

6. WIEDERERLANGTE SCHÖNHEIT

VORWORT UND DANKSAGUNG

Der Text dieses Buches basiert auf ausführlichen, teilweise aufgezeichneten Gesprächen zwischen David Hockney und mir, die sich über insgesamt fünf Jahre hinzogen.

Um etwa 1978 fühlte sich Hockney immer mehr eingeengt und irritiert von den Grenzen gegenständlicher Abbildung in der Kunst und den sich daraus ergebenden nachteiligen Implikationen für seine Arbeit. Die allzu glatte und dümmliche Unterscheidung zwischen figurativer und abstrakter Kunst hatte er stets abgelehnt; jetzt erkannte er, daß „alle Kunst abstrakt" ist in dem Sinne, daß kein Abbild je eine genaue Kopie der äußeren Welt ist und alle Darstellung, ungeachtet ihrer stilistischen Variationen, auf bestimmten Konventionen und Übereinkommen im Hinblick auf Wahrnehmung und Interpretation der Realität gründet. Gleichzeitig wehrte er sich zunehmend gegen das Klischee, der Maler kalkulierbarer Hockney-Bilder zu sein, obgleich diese sehr populär waren. Und nachdem er die fälschlich vermutete Objektivität der Fotografie in Frage gestellt hatte – die Tatsache, daß diese eine mechanische Aufzeichnung ist, verhindert nicht, daß sie auf einschränkenden Voraussetzungen für räumliche Wahrnehmung basiert, und beraubt sie auch nicht ihrer eigenen Bedeutung –, interessierte er sich mehr und mehr für die vielfältigen Möglichkeiten der „Reproduktion", mit Hilfe neuer technologischer Entwicklungen auf unterschiedliche Arten Raum darzustellen. Um seine unstillbare Neugier und seine Experimente hinsichtlich räumlicher Darstellung zu ergänzen – wobei Raum als elementarer Bestandteil aller Formen von Darstellung verstanden wird –, begann er schließlich, Bühnenausstattungen zu entwerfen, eine Arbeit, die per definitionem die Aspekte „Illusion" und „Dreidimensionalität" miteinander verbindet.

Aufgrund seines Temperaments reagiert Hockney gelassen auf jeglichen Vorwurf von Naivität: Als Künstler hält er nichts für selbstverständlich, er muß alles für sich neu entdecken. Seine Experimente mit der Darstellung des Raums und seine Ansichten über die daraus folgenden Implikationen, die Bedeutung der Reproduktion und so weiter, spiegeln nicht die Auffassungen eines Philosophen wider, sondern die eines schöpferischen Menschen bei der Arbeit; sie sind geprägt von der reinen, kindlichen Neugier eines Künstlers. Hockney interessiert sich nicht für die beschränkten Sorgen, Launen und wechselnden Moden der Kunstszene, sondern er geht seinen eigenen Weg. Nicht weil er unbedingt originell sein will, sondern weil er sich als Künstler stets aufrichtig und leidenschaftlich für „umfassendere Perspektiven", für den Kosmos im allgemeinen interessiert. So zeichnet der Text dieses Buches also nicht nur Hockneys Arbeit, sondern auch seine moralische und intellektuelle Suche nach, die natürlich untrennbar mit dem Werk verbunden ist.

Gregory Evans war uns bei der Zusammenstellung der Illustrationen behilflich, die aus buchstäblich Tausenden von unveröffentlichten Werken in Hockneys Sammlung ausgewählt werden mußten, und beriet uns bei der Präsentation dieses Materials. Seine Kenntnis des Werks und des Künstlers Hockney selbst war von unschätzbarem Wert. Richard Schmidt trug als Hockneys Assistent wesentlich zu diesem Buch bei, nicht nur mit seinen Fotos, sondern auch durch seine Bereitschaft, die vielen Ansprüche an ihn selbst und Hockney zu befriedigen, die mit der Arbeit an diesem Buch einhergingen. Karen Kuhlman leitet in Zusammenarbeit mit Lisa McPherson das Hockney-Atelier mit exemplarischer kuratorischer und administrativer Effizienz; die beiden besorgten sämtliche Illustrationen für dieses Buch und die dazugehörigen Legenden und überprüften alles verwendete Material. Cavan Butler half uns mit Illustrationen, die sich in England befanden. Ihnen allen bin ich zutiefst dankbar. Ohne ihre Hilfe wäre die Fertigstellung dieses Buches nicht möglich gewesen.

David Hockney arbeitet häufig im Team mit mehreren Leuten, die ihm auf vielfältige Weise helfen, und wird nie mit Anerkennung sparen, wo sie angebracht ist. Doch letztlich waren seine Zeit, seine Aufmerksamkeit und seine Energie entscheidend. Daher bin ich ihm für seine Großzügigkeit und Unterstützung am meisten verpflichtet.

Nikos Stangos

1. Einstudierung des Neuen

REPRODUKTION UND DARSTELLUNG

Ich habe die explosionsartige Verbreitung von Druckerzeugnissen derart hautnah miterlebt, daß meine Wahrnehmung als Künstler heute davon mindestens ebenso geprägt ist wie damals, als ich noch Student war. Ich kann mich gut an die ersten Skira-Kunstbücher aus der Schweiz erinnern, Impressionisten und so weiter, mit ihren eingehefteten Farbtafeln. Ich weiß noch, wie Penguin seine Modern-Painters-Reihe startete; die Bände waren sehr preiswert, jeder konnte sie sich leisten. Es gab zwei amerikanische Künstler auf der Penguin-Liste, die 1948 veröffentlicht wurde, wenn ich mich nicht irre, Ben Shahn und Edward Hopper. Erst aufgrund dieser Bändchen über ihre Arbeit wurden sie in England bekannt. Zu dieser Zeit hatten die meisten Leute außerhalb von Amerika nicht viel Ahnung von den Entwicklungen in der amerikanischen Kunst. Noch in den sechziger Jahren gab es so gut wie keine Ausstellungskataloge. Die Marlborough Gallery veröffentlichte welche, aber sonst kaum jemand, und selbst die hatten nur wenige Farbreproduktionen und nur von den teuersten Bildern.

Abgesehen davon, daß sie dabei behilflich war, die Werke zu verbreiten, hatte die Kunstreproduktion auch Einfluß auf die Kunst an sich. Wenn Privatmuseen gebaut und großzügig genug konzipiert werden, malen Künstler riesige Werke, die den Räumen angemessen sind. Als ich meinen ersten Vierfarb-Laserkopierer kaufte, bestellte ich gleich hundert Leinwände im Format achtundzwanzig mal dreiundvierzig Zentimeter dazu, denn das ist die größte Leinwand, die auf einen Laserkopierer paßt, wenn ich selbst Farbreproduktionen von meinen Bildern machen will. Es war also der Laserkopierer, der mich verleitete, Leinwände von dieser Größe zu benutzen. Außerdem war er der Grund, daß ich auf eine etwas andere Art malte als zuvor. Ich erkannte schnell, daß die Fähigkeit des Laserdruckers, die Transparenz der Ölfarbe und ihre verschiedenen Schichten abzutasten, etwas war, von dem ich profitieren konnte. Als ich sah, wie die Maschine das Bild reproduzierte, fing ich an, bewußt in einer ganz bestimmten Art zu malen. Und bei Postern entdeckte ich, daß sie häufig besser waren, besser layoutet und besser gedruckt, wenn ich sie selbst machte. Mit der Zeit kam ich dahinter, daß manche Leute besser drucken können als andere, und machte mir diese Erkenntnis zunutze. Alle Künstler, ganz gleich wie bescheiden sie ansonsten sind, möchten, daß ihre Arbeit gesehen wird, und das Drucken ist eine wunderbare Möglichkeit, ein großes Publikum zu erreichen. Doch gelegentlich frage ich mich, wie gedruckte Reproduktionen auf lange Sicht die Arbeit eines Künstlers wie Rothko beeinflussen werden, die doch im wesentlichen nicht reproduzierbar ist.

Picasso hat den Einfluß des Drucks erkannt, und Picasso ist zweifellos ein sehr bekannter Künstler. (Ich habe mich einmal mit David Sylvester gestritten, der mir einzureden versuchte, Andrew Wyeth sei populärer als Picasso: da bin ich völlig anderer Meinung.) Ein Grund für

Picassos Popularität könnte darin liegen, daß seine Werke so häufig reproduziert wurden. Aber natürlich ist es nicht nur das; die Kunst selbst hat eine enorme Ausstrahlung, und durch die Reproduktion können mehr Leute sie sehen und darauf reagieren. In Rothkos Fall sind die Gemälde so ungrafisch, daß man vor ihnen stehen muß, um sie richtig aufzunehmen. Als ich 1981
93–105 die Ausstellung „The Artist's Eye" in der Londoner National Gallery organisierte, basierte mein Aufsatz über die Ausstellung auf diesen Vorstellungen. Jeder Künstler, den ich kenne, hat Reproduktionen von Gemälden, gedruckte Bilder an seiner Wand, Postkarten, Poster, alles mögliche. So habe ich zum Beispiel eine wunderbare Picasso-Sammlung, Zervos' Œuvre-Katalog, in dem man Picassos Werk studieren kann.

In seinem Buch *Das Kunstwerk im Zeitalter seiner technischen Reproduzierbarkeit* schreibt Walter Benjamin: „Das Kunstwerk ist grundsätzlich immer reproduzierbar gewesen. Was Menschen gemacht hatten, konnte immer von Menschen nachgemacht werden. Solche Nachbildung wurde auch ausgeübt von Schülern zur Übung in der Kunst, von Meistern zur Verbreitung der Werke, endlich von gewinnlüsternen Dritten. Demgegenüber ist die technische Reproduktion des Kunstwerks etwas Neues, das sich in der Geschichte intermittierend, in weit auseinanderliegenden Schüben, aber mit wachsender Intensität durchsetzt." Dem möchte ich insofern widersprechen, als Reproduktion kaum je so *mechanisch* ist, wie man denken könnte. Wie kommt es, daß einige Leute bessere Reproduktionen anfertigen als andere? Zuerst einmal gibt es die perfekte Kopie nicht, denn jede Kopie, so möchte ich behaupten, ist eine Interpretation, jede ein kleines bißchen anders als die übrigen. Ich glaube, daß im Bereich des Druckens gerade eine Revolution im Gange ist, die große Veränderungen mit sich bringen wird. Druckmaschinen sind heute immer weiter verbreitet, genauso wie Faxgeräte, die Kopierer, Überträger und Empfänger von Bildern sind. Kopierer werden kleiner, billiger und finden größere Verbreitung. Selbst hochentwickelte Geräte wie mein Laserkopierer kosten nur noch vierzigtausend Dollar. Das hört sich vielleicht viel an, doch bevor es Laserkopierer gab, hätte ich ein paar Millionen Dollar ausgeben müssen, um eine derart qualifizierte Druckmaschine zu haben, und außerdem sehr viel Platz gebraucht. Der Laserdrucker ist kleiner als ein Tisch und kostet ein Büro oder eine Druckerei nicht viel, wenn man bedenkt, was man für eine Druckerpresse ausgeben müßte. Derartige Reproduktionsmittel werden zweifellos expandieren. Doch was ich hervorheben möchte, ist, daß die Drucktechnologie als künstlerisches Medium genutzt werden kann und genutzt wird.

Was bedeutet das Kopieren für Konzept und Wert des Originalkunstwerks? In der chinesischen Malerei galt das, was wir unter einem Original verstehen, als nicht so wichtig; es wurden immer viele Kopien davon angefertigt. Mit einem Kopierer kann man ein Bild auf viele Arten entwickeln. Man beginnt mit einem Bild, kopiert es anschließend auf dem Laserkopierer und kann dann auf die Kopie zeichnen: so hat man zwei Originale. Damit benutzt man tatsächlich das Drucken als Teil der Technik beim Herstellen eines Bildes. Ich habe diese Technik immer ausgiebiger genutzt. Alle meine Instinkte raten mir, ihr zu folgen, wohin sie auch führt. Man kommt immer wieder vom Weg ab und gelangt gelegentlich sogar an Abzweigungen, die ins Nichts führen, aber man muß sie erforschen.

Im Verlauf dieses Buches werden die Leser erkennen, daß die Reproduktionen am Ende sich erheblich von denen am Anfang unterscheiden. Allein die Unterschiede zwischen ihnen erzählen eine Geschichte für sich. Durch Verwendung des Laserkopierers bei Bildern erhält man eine neue Art von Reproduktion, die sehr viel von der Distanz zwischen Betrachter und der gedruckten Kopie verloren hat. Der Laserkopierer bringt das reproduzierte Bild direkt auf die Oberfläche des Papiers, das man gerade betrachtet, denn das Gemälde selbst wird in den Drucker eingelegt, so daß keine Kamera involviert ist – Filme sind für die Reproduktion nicht nötig. Früher glaubten wir, die Distanz zwischen dem reproduzierten Bild und dem Betrachter nicht zu bemerken. Jetzt wird deutlich, daß wir es doch tun, ich zumindest. Mir wird immer klarer, daß die Aufhebung einer solchen Distanz bei einer Reproduktion sehr wichtig ist.

Es kommt mir vor, als gebe es für diesen Wegfall von Distanz noch andere Parallelen. Heute wissen wir: Je tiefer wir in den Weltraum vorstoßen, je mehr wir entdecken, um so weiter blicken wir in die Zeit zurück – Zeit und Raum verschmelzen zu einer Dimension. Sollte das tatsächlich der Fall sein, wird unsere Sicht des Universums sich nach und nach vollkommen verändern. Ich glaube, daß dieser Prozeß bereits begonnen hat und wenigstens einige Leute sich dessen bewußt sind. Komisch ist, daß man sich dieses Phänomens durch die Reproduktion eines Kunstwerks bewußt werden kann. Es wird Bilder enorm beeinflussen. Unsere Art, Raum wahrzunehmen, hat einen unglaublichen Effekt auf uns. Letztlich geht es um unsere Identität, wer wir sind und wo, keineswegs um eine rein formale Angelegenheit.

In der Renaissance sah es aus, als machte die Erfindung einer neuen Art, den Raum abzubilden, mittels eines Fluchtpunkts nämlich, die Abbildung realer. Die damals von den Künstlern bearbeiteten Themen waren hauptsächlich religiöser Natur, denn die Kirche gab die Bilder und ihre gedruckten Kopien in Auftrag, um ihre eigene Botschaft zu verbreiten. Damals konnten die Leute nicht lesen. Es war sehr wichtig, daß die Bilder, die die Botschaft der Kirche zum Inhalt hatten, „lesbar" waren. Wenn ein Bauer sie nicht „lesen" konnte, was wußte er dann schon über das Martyrium Jesu? Religiöse Bilder mußten lebendig sein, lebensecht. Mit der Erfindung der Perspektive erschienen diese Bilder noch lebensechter als zuvor. Die meisten Künstler fanden die Entdeckung einer neuen Art, den Raum darzustellen, sehr aufregend. Uccellos Frau hat sich einmal beschwert, er sei nicht mit ihr, sondern mit der Perspektive verheiratet. Ich kann die große Spannung damals sehr gut verstehen, denn diese Künstler müssen geglaubt haben, daß sie der Wahrheit näher gekommen seien. Uccello fand die Entdeckung einer neuen Art, den Raum darzustellen, wahrscheinlich aufregender als die genaue Darstellung eines religiösen Themas. Doch beide sind eng miteinander verbunden, denn die eine verleiht der anderen Macht. Dann wurde, irgendwann im neunzehnten Jahrhundert vielleicht, ein Punkt erreicht, an dem die Raumerfassung der Renaissance nicht mehr so realistisch erschien. Scharfsichtige Leute realisierten allmählich, daß sich Raum auf andere Art darstellen ließ.

Wir sind immer fasziniert von visueller Magie. Als ich klein war, ging ich mindestens einmal pro Woche ins Kino – mein Vater liebte das Kino. Und irgendwie ging immer eine Spannung von der Leinwand aus. Wie durch Zauber riß sie eine Mauer ein und zeigte einem eine andere Welt – selbst in einem schäbigen kleinen Kino in einem Vorort von Bradford. Ich saß immer irgendwo ganz vorn und sah hinauf, hinauf zu den körnigen Bildern. Doch mittlerweile langweilen mich die Kinobilder. Ich finde sie eindimensional – sie haben etwas leicht Ermüdendes an sich. Die visuelle Magie ist verschwunden. Natürlich kann ein Film das manchmal transzendieren, wenn er den Zuschauer emotional anspricht, doch als ich ein Kind war, war das kaum nötig. Das Bild allein genügte, und ich glaube, das war für die meisten Leute so. Der Gedanke eines bewegten Bildes war so spannend. Dasselbe galt für die Anfänge des Fernsehens. Wir hatten keinen Fernseher zu Hause, bis ich fast achtzehn war; ich gehöre also wahrscheinlich der letzten Generation an, die ohne Fernsehen aufgewachsen ist. Ich kann mich erinnern, daß wir während des Krieges ein großes Consul-Radio mit Mittel- und Kurzwelle hatten. Wenn man von einer Frequenz zur anderen schaltete, wechselten die Farben. Über dem Radio hing eine Karte von Europa. Das war bei den meisten Leuten so, denn sie wollten den Gang der Ereignisse verfolgen, wenn die Armeen in Deutschland einmarschierten und so weiter. Ich dachte, wenn der Krieg zu Ende ist, wird es keine Nachrichten mehr geben. (Ich hielt sie für überflüssig; jeder würde glücklich sein, und wozu waren dann Nachrichten noch gut? Ich hatte gelernt, daß Nachrichten immer mit Krieg zu tun haben.) Unser Consul-Radio hatte einen großen, mit Stoff bespannten Lautsprecher vorn. Ich war klein, und das Radio schien sehr, sehr groß, gewaltig. Manchmal ging ich ganz nah an den stoffbespannten Lautsprecher heran, und ich dachte immer, daß dieser Stoff von einer Leinwand ersetzt werden könnte, und dann könnte man darauf Leute sehen, das wäre phantastisch! Ich dachte, eines Tages würde jemand kommen, den Stoff rausnehmen und eine Leinwand einsetzen. Und genau das ist dann ja irgendwann auch passiert. Vorher saßen wir alle um das Feuer herum. (Ich saß mit meinen Büchern immer so nahe dran, daß sie anfingen, sich zu wellen, und wenn ich zu meiner Mutter sagte, schon gut, es ist nur ein Buch aus der Leihbücherei, antwortete sie: Um so schlimmer.) Und als das Fernsehen noch etwas Neues war, aßen die Leute viele Jahre schon um sechs zu Abend, und gegen halb sieben oder Viertel vor sieben machten sie es sich vor dem Bildschirm gemütlich und sahen den ganzen Abend fern.

Visuelle Magie nutzt sich meist schnell ab, wenn sie auf einer fotografischen Konzeption von Raum basiert, die den Betrachter bewegungslos macht, ihn von dem Gesehenen distanziert. Ich vermute, daß eine höherentwickelte Technologie die Art von Intimität zurückbringen kann, die wir vermissen, wenn wir durch eine visuelle Wahrnehmung von der Welt getrennt sind. Und eine intime Welt scheint mir einfach menschlicher zu sein. Ein Künstler versucht, Menschen näher an etwas heranzubringen, denn Kunst hat mit teilen zu tun: Man wäre kein Künstler, wenn man eine Erfahrung, einen Gedanken nicht teilen wollte. Ich mache mir ständig Gedanken darüber, wie ich Distanz abbauen kann, so daß wir alle näher zusammenrücken und ein Gefühl dafür entwickeln, daß wir gleich sind. Das ist, glaube ich, das, was Abbau von Distanz auf allen möglichen Ebenen bedeutet, und deshalb gibt es so viele Parallelen in der Wissenschaft, im Verlagswesen, im Druckgewerbe, in den Medien ganz allgemein.

Ich möchte ein neues Medium benutzen, das ermöglicht wurde durch eine faszinierende neue Technologie, die noch nie so gesehen oder benutzt worden ist wie jetzt von mir. Es ist wie die Verwendung von Film und Filmkamera, die ich bereits angesprochen habe. Zuerst, in den frühesten Filmen, wurde das Medium so benutzt, als ginge es nur darum, ein Theaterstück aufzuzeichnen. Frühe Filmversionen wurden wahrscheinlich von Leuten gemacht, die nicht die Phantasie hatten, sich das wirklich Neue des Mediums vorzustellen, und daher Melodramen schufen: große Gesten von seiten der Schauspieler, um die Gefühle zu zeigen, die sie empfanden. Dann kamen Leute, die sahen, daß man alles auch ganz anders machen konnte, daß die fahrende Kamera selbst ungeahnte Möglichkeiten enthielt. Chaplin hat einmal eine wunderbare Erklärung abgegeben: Wir benutzen die Kamera wie einen Pinsel. Das bedeutete, daß er seine Filme häufig begann, ohne eine klare Vorstellung davon zu haben, was er machen wollte, und daß sie sich dann von selbst entwickelten. Die frühen Filmemacher spürten, daß Film nicht nur ein Aufzeichnungsinstrument für Dramen und Stücke wie auf der Bühne war, sondern zu mehr taugte. In den ganz frühen Tagen strichen die Filmemacher heraus, daß ein Film an Originalschauplätzen gedreht worden war, um anzudeuten, daß er dadurch besonders realistisch wurde – man war da, man bewegte sich durch die Straßen, alles wurde einem vorgeführt. Zu dieser Zeit wirkten solche Filme zweifellos sehr lebendig und echt, überhaupt nicht stilisiert. Doch wenn man sie heute ansieht, fällt es einem natürlich auf, teilweise weil es in jeder Art von Bildermachen eine gewisse Stilisierung gibt, auch im fotografisch aufgezeichneten Bild. Alles ist stilisiert, muß es sogar sein, denn es ist nicht die Realität. Es ist eine eingefrorene Realität, eine Interpretation von Realität, daher ist es stilisiert. Mit der Zeit wird die Stilisierung sichtbar, selbst wenn wir sie in dem Moment, in dem das Bild gemacht wird, gar nicht bemerken.

Dasselbe gilt für die Druckkunst, die im westlichen Europa nach der Erfindung beweglicher Bleilettern Mitte des fünfzehnten Jahrhunderts zunächst lange Zeit keinerlei Fortschritte machte. Das Drucken beschränkte sich auf den Hochdruck: Ein Teil der Oberfläche wurde weggeschnitten und dann Farbe darübergerollt – ein sehr simples Verfahren. Auf diese Weise konnte man alles mögliche drucken: Holzschnitte, Schrift und so weiter. Mit der Umkehrung dieses Prozesses machte sich eine leichte Fortentwicklung bemerkbar: Man ritzte die Oberfläche, und die Rillen hielten die Farbe. Diese Methode eignete sich für Kupferstiche, Radierungen und so weiter. Beide Druckverfahren wurden zweihundert Jahre lang benutzt. Dann trat ein neues Verfahren hinzu, das direkt von einer flachen Oberfläche gemacht wurde. Es basierte auf der Entdeckung einer bestimmten Art von Kalkstein, den man mit Fett und Wasser behandeln konnte, ohne daß diese sich vermischten. Damit war die Lithographie erfunden, die ganz neue Möglichkeiten eröffnete. Man konnte mit verschiedenen Materialien direkt auf den Stein zeichnen, zuerst waren es vor allem Kreide und Tusche. Dieses Verfahren wurde mit anderen Instrumenten weiterentwickelt und im ganzen neunzehnten Jahrhundert angewendet. Die Erfindung des Halbtonverfahrens beim Druck von Fotos auf billiges Papier statt auf chemisch behandeltes oder lichtempfindliches Papier folgte gegen Ende des neunzehnten Jahrhunderts. Jetzt ließen sich Fotos in Zeitungen und natürlich in Büchern reproduzieren. Damit waren auch neue Möglichkeiten zur Reproduktion von Gemälden geschaffen. Bis zu diesem Zeitpunkt konnten Gemälde nur mit Hilfe von Kupferstichen reproduziert werden, und auf diese Art wurden sie vielen Leuten (auch Künstlern) bekannt. Bestimmte Maler wurden auf diese Art berühmt – Hogarth zum Beispiel, der Kupferstecher anstellte, damit sie seine Bilder kopierten.

The Rake's Progress und *Harlot's Progress* wurden berühmt, weil man sie überall sah, nicht nur in London. Ich glaube, die Verbindung zwischen einem Gemälde und einem Druck wird von den Künstlern unserer Zeit unterschätzt. Seurat ist nie nach London gefahren, hat die vielen Gemälde von Piero della Francesca nie wirklich gesehen, sondern kannte sie nur von Schwarz-weiß-Kupferstichen. Und so entdeckten Leute, die in London lebten, allmählich Bilder aus Italien, die sie in Wirklichkeit nie gesehen hatten. Sie betrachteten Reproduktionen, geschaffen von Künstlern/Handwerkern, von Menschen, die große Geschicklichkeit in der Kunst des Kupferstichs entwickelten und imstande waren, den Pinselstrich des Malers zu kopieren.

In den letzten Jahren beobachten wir wiederum eine neue Art von Druck, die hauptsächlich elektronisch gesteuert wird. Die allgemeine Verbreitung des Fotokopierers und Fortschritte in der Fotokopiertechnik, bis hin zum modernen Laserkopierer, beschleunigten diesen Prozeß. Die neuen Druckmaschinen eignen sich zugleich für alle früheren Verfahren auf einmal. Jetzt erledigt eine einzige Maschine die Arbeit, für die früher vier bis fünf nötig waren. Heute ist es möglich, ein Gemälde direkt, das heißt ohne Kamera, zu reproduzieren. Und wenn keine Kamera involviert ist, braucht man nicht einmal Licht.

Der Grund für die ständig wachsenden Möglichkeiten zur Reproduktion von Bildern liegt darin, daß man immer mehr Leute auf einem direkten, einfachen Level erreichen will. Doch darüber hinaus gibt es noch einen wichtigeren Aspekt: die enge Beziehung zwischen uns und der Reproduktion, wie sie unsere Sicht der Welt beeinflußt und wie diese wiederum die Art, wie wir die Welt darstellen, modifiziert. Früher glaubte ich, der malerische Raum sei nicht so wichtig. Mit der Zeit aber wurde mir klar, daß er viel wichtiger ist als wir glauben – zumindest als ich bisher geglaubt hatte –, denn er bewirkt, daß der Betrachter die Welt auf eine neue, womöglich klarere Art sieht. Wir können niemals alle genau das gleiche sehen; wir sehen alles ein wenig unterschiedlich. Der Künstler aber möchte die Dynamik seiner Erfahrung teilen. Er betrachtet die materielle Welt, die sich unserem Empfinden nach mehr und mehr einer Definition entzieht. Es hat den Anschein, daß überhaupt nichts mehr da ist. Materie erscheint als gefangene Energie oder sogar gefangenes Licht, wie Wissenschaftler heute nahelegen. Interessanterweise entfernen wir uns von dem, was später als materialistisches Zeitalter bezeichnet werden wird, gerade wegen dieser Wahrnehmung von der flüchtigen Natur der Materie, wie mir scheint. Im materialistischen Zeitalter ist der Inbegriff des Bildes das Foto. Es bestätigt uns, daß die Welt in einer bestimmten Weise ist, daß wir sie auf bestimmte Art sehen, daß die Dinge in einer bestimmten Art erscheinen werden. Und für mich entzaubert das die Welt. Ich liebe den Ausdruck „Wieder-Verzauberung der Welt", denn er bedeutet, daß die Welt für alle da ist. Ich finde, daß die Welt schön ist und daß wir, wenn wir daran nicht mehr glauben können, als Spezies zum Untergang verurteilt sind. Ich glaube nicht, daß es irgendeine natürliche Landschaft auf der Welt gibt, die man häßlich finden könnte. Es sind immer die vom Menschen geschaffenen Dinge, die häßlich sind. Ich kann mich nicht erinnern, je eine häßliche Landschaft gesehen zu haben. Mag sein, daß es Gegenden gibt, die trostlos sind, aber selbst sie besitzen eine schreckliche Schönheit. Man könnte meinen, Künstler hätten vergessen, was Schönheit ist, doch dann erfahren wir, daß sie für Wissenschaftler und Mathematiker große Bedeutung besitzt.

Anläßlich meiner Retrospektive in Los Angeles, London und New York 1988 fragte mich jemand, inwiefern das Buch, das mein Leben und meine Arbeit bis 1975 festhielt, mich beeinflußte, wenn ich meine Ausstellung betrachtete? Ob ich Dinge sähe, die mir vorher nicht aufgefallen seien? Der Unterschied zwischen meiner Retrospektive von 1970 in der Whitechapel Gallery in London und der von 1988 war, daß mir 1970, als ich die Ausstellung plante, keine Reproduktionen meiner Werke zur Verfügung standen wie 1988. 1970 hatte ich viele Werke, die wir unter Umständen zeigen wollten, lange nicht gesehen. Das war 1988 ganz anders, denn jetzt konnte ich mein erstes Buch aufschlagen, um mich an bestimmte Arbeiten zu erinnern.

Man entdeckt die Gesamtwirkung, wenn man Reproduktionen seines eigenen Werkes betrachtet. Es ist, als hätte man das Gesamtwerk im Studio stehen, wie eine Retrospektive, wann immer man will. Reproduktionen der eigenen Arbeiten, ganz gleich, ob sie gut sind oder nicht, sind sehr nützlich für einen Künstler. Sie dienen nicht nur dazu, ihn an die materiellen Fakten eines Bildes zu erinnern, sondern auch an die genauen Umstände, unter denen es entstanden ist. Viele Leute, die sich meine 1988er Retrospektive ansahen, erklärten, sie seien überrascht von der tatsächlichen Größe eines Bildes, das sie bisher nur von einer Reproduktion gekannt hatten. Natürlich ist das bei mir anders, denn wenn ich mir eine Reproduktion anschaue, weiß ich genau, wie groß das Bild in Wirklichkeit ist, und erinnere mich an die Umstände seiner Entstehung. Wenn ich eine Reproduktion des Porträts von, sagen wir, Ossie und Celia Clark ansehe, muß ich an mein überfülltes kleines Atelier an der Powis Terrace in London denken. Das würde jemand anderem nicht passieren.

Einmal, als ich mich im neuen Flügel des Metropolitan Museum mit der sogenannten primitiven Kunst umsah, kam ich auf einen Gedanken. Wenn man Künstler ist und sich etwas ansieht, eine Skulptur einer menschlichen Figur, dann gibt es daran immer etwas, das einem Kunsthistoriker oder Kritiker nie auffallen würde. Es ist folgendes: Irgendwer hat dieses Stück mit seinen eigenen Händen gemacht, und dieser Mensch hat Ähnlichkeit mit einem selbst. Auch dieser Künstler hatte den Drang, etwas zu schaffen, etwas darzustellen, eine Art von individueller Realität zu präsentieren, gegenwärtig zu sein und Erfahrung zu reproduzieren, obgleich er in einer vergangenen Zeit lebte, einer ganz anderen Gesellschaft. Diese Gesellschaft wußte, wie sie Leute finden konnte, die in der Kunst der Darstellung bewandert waren. Die Verbindung zwischen einem Künstler aus der Vergangenheit und einem Künstler von heute ist stets spürbar. Der Kunsthistoriker hat nicht die Möglichkeit, eine solche Brücke zu schlagen, denn er kommt aus einer anderen Sparte: er ist der Dokumentar, der Archivar oder Deuter. Der Künstler dagegen teilt das tatsächliche Tun mit einem Künstler aus der Vergangenheit. Beide verfügen über den Drang, ihre Art, die Welt zu sehen, anderen zu vermitteln. Die früheste Kunst, die wir kennen, ist die Höhlenmalerei. Wir erkennen die Zeichen wieder, weil sie sich zur Darstellung eines Tieres, eines Bisons vereinigen. Wenn die Zeichen nach nichts aussähen, würden wir vielleicht nicht mal auf die Idee kommen, daß sie von einem menschlichen Wesen stammen könnten. So aber haben wir keinerlei Zweifel, daß ein anderer, der ein kleines bißchen Ähnlichkeit mit uns hat, ganz gleich, wo oder wann, diese Darstellungen in die Höhlenwand ritzte, denn wir erkennen, was sie sind: eine menschliche Figur, ein Tier, ein Speer.

Der Drang, sich auszudrücken, ist dem Menschen eigentümlich. Sobald Gesellschaften sich einigermaßen organisiert haben, tauchen Abbildungen auf. Und dieser Drang besteht darin, Erfahrungen zu repräsentieren und zu reproduzieren, denn jedes Individuum spürt oder weiß, daß es über eine unverwechselbare Art von Erfahrung verfügt. Es stößt auf etwas, läßt sich davon inspirieren und will es weitergeben, es anderen vermitteln, weil andere es vielleicht gar nicht wahrnehmen würden, wenn man es ihnen nicht zeigt. Viele Leute haben mir beispielsweise gesagt, daß sie ohne meinen Kommentar den Film *A Day on the Grand Canal with the Emperor of China*, der 1987 unter der Regie von Philip Haas über eine chinesische Bilderrolle aus dem achtzehnten Jahrhundert entstand, die Dinge, die ich darin erwähnte, nie gesehen oder verstanden hätten. Als ich 1984 diese Bilderrolle zum ersten Mal sah, war ich schrecklich aufgeregt, es war einer der denkwürdigsten Tage meines Lebens. Ich war hingerissen und wollte andere an meiner Entdeckung teilhaben lassen. Deshalb kam es zu diesem Film. Irgend etwas daran sprach mich an, so wie es einem gelegentlich mit Büchern ergeht. Mir ging es so mit einem Buch, das ich ganz zufällig entdeckte: Linda Hendersons *Fourth Dimension and Non Euclidian Geometry in Modern Art*. Mir ist klar, daß dieser Titel die meisten Leute eher abschrecken wird, und ich bin sicher, nur wenige Leute würden das Buch lesen, ganz gleich, was ich dazu sage. Jedenfalls war ich, als es mir in die Hände fiel, bereit, es zu lesen. In einem bestimmten Augenblick ist man aufgeschlossen für Ideen, die man in vager Form vielleicht schon seit einiger Zeit mit sich herumgeschleppt hat und die jetzt von anderer Seite an einen herangetragen werden. Meine Gedanken über die Fotografie zum Beispiel hatten mich auf die chinesische Bilderrolle vorbereitet und führten mich zur Erkenntnis dessen, was so besonders an ihr war: Die Fotografie und mein allmähliches Verständnis ihrer Natur und ihrer Nachteile hatten mich dazu gebracht. Und all diese Ideen kreisten und kreisen heute noch um die Art, wie Bilder und Erfahrungen dargestellt werden, und auch um die Tatsache, daß es kaum einen Unterschied gibt zwischen Darstellung und Reproduktion.

PARIS 1973–75

Von 1973 bis 1975 lebte ich hauptsächlich in Paris, allein, obgleich Gregory Evans, ein Freund aus Amerika, gleich um die Ecke in der Rue au Dragon wohnte. Ich hatte mein Appartement von einem Freund übernommen. Paris hat mir schon immer gefallen, es ist eine wunderbare Stadt, die einzige Stadt auf dem Kontinent, in der ich längere Zeit gelebt habe. Ich hatte das Atelier an der Powis Terrace in London einfach abgeschlossen und war losgefahren. Ich befand mich in einem ziemlich konfusen Zustand und hatte das Gefühl, ich müßte unbedingt raus aus London. Dieses Jahr – 1973 – war sehr schlimm für mich; ich mußte mit den Bildern kämpfen,
5 *George Lawson und Wayne Sleep* zum Beipiel, das ich am Ende aufgab. Irgend etwas stimmte nicht an dem, was ich machte und anderswo schon als naturalistischen Mumpitz bezeichnet habe. Ich mußte herauskriegen, was es war, und dazu brauchte ich Ruhe und Abgeschiedenheit. In London war es immer schwierig, das zu finden. Ständig erhielt man irgendwelche Angebote: Würden Sie dies oder das tun, würden Sie darüber einen Vortrag halten, würden Sie in einer Fernsehsendung auftreten? Vermutlich bin ich zu höflich, um einfach nein zu sagen.

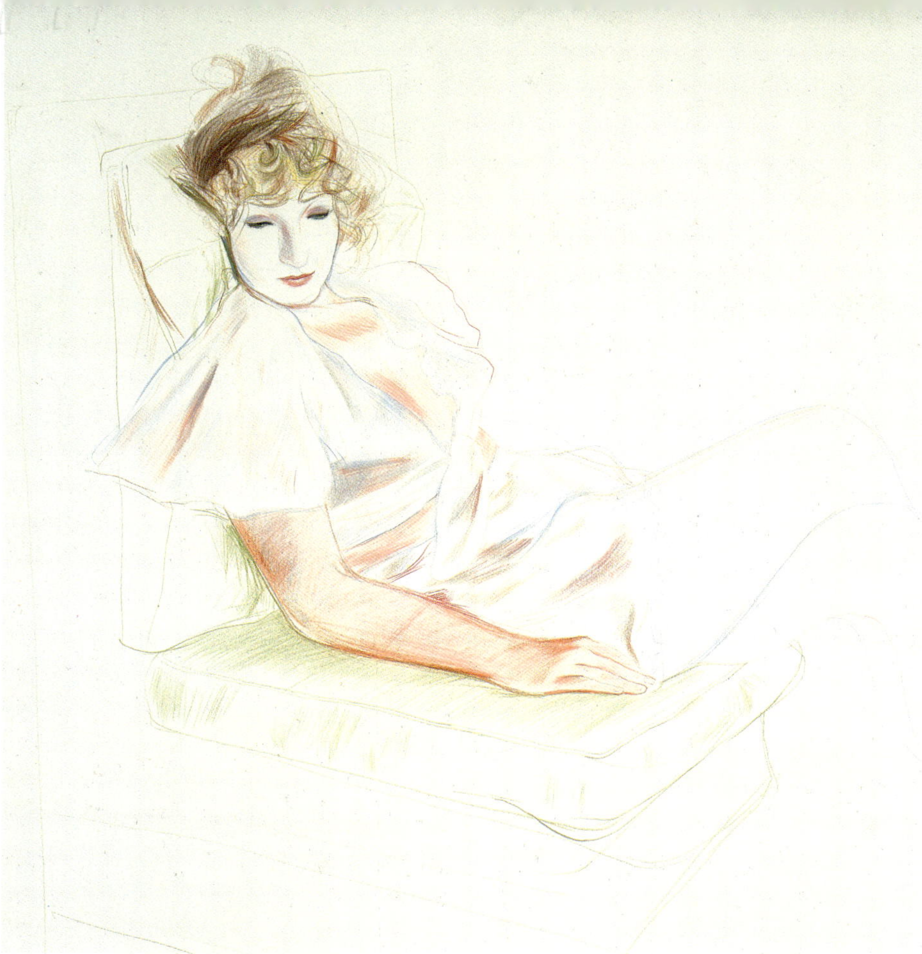

3 *Celia im Negligé, Paris, November 1973*, 1973

Meine Lösung des Problems bestand also darin, nach Paris zu ziehen. Kaum jemand erfuhr davon, nur wenige Freunde, die mich in Paris besuchen würden. Ich wohnte in einer hübschen kleinen Hinterhofwohnung unweit der Metro-Station Odéon auf dem Boulevard Saint Germain. Ich befand mich am Scheideweg; ich wußte nicht so recht, was ich tun sollte. Tausend Dinge gingen mir durch den Kopf. Ich dachte über bestimmte Einstellungen zur Malerei nach, die ich für tot hielt. Ich versuchte, mich von etwas zu befreien, mich von der obsessiven Beschäftigung mit dem Naturalismus, wie ich es nannte, zu lösen. Wenn ich heute darüber nachdenke, brauchte ich ziemlich lange dafür. In Paris verbrachte ich eine Menge Zeit mit großen Porträts. Ich malte sie in aller Ruhe. Erst nahm ich mir zwei oder drei Tage Zeit, um die Person langsam zu zeichnen, ziemlich akademisch, „akkurat" im gewöhnlichen Sinn. Ich vollendete mehrere Zeichnungen von Celia und porträtierte Freunde, die mir Modell saßen. Diese Arbeiten wurden 1974 in der Galerie Claude Bernard ausgestellt. Hauptsächlich dachte ich über die Vergangenheit nach, las und schaute mir Bilder an. Häufig ging ich in den Louvre und kannte mich am Ende ganz gut aus. Meine Wohnung lag nur etwa eine Viertelstunde entfernt, es war ein angenehmer Spaziergang, und ich verbrachte dort mindestens einmal in der Woche ein paar Stunden. Im Louvre gibt es eine Vielzahl abgelegener Räume, in denen sich die weniger wichtigen Gemälde befinden, und ich erforschte sie mit größtem Vergnügen.

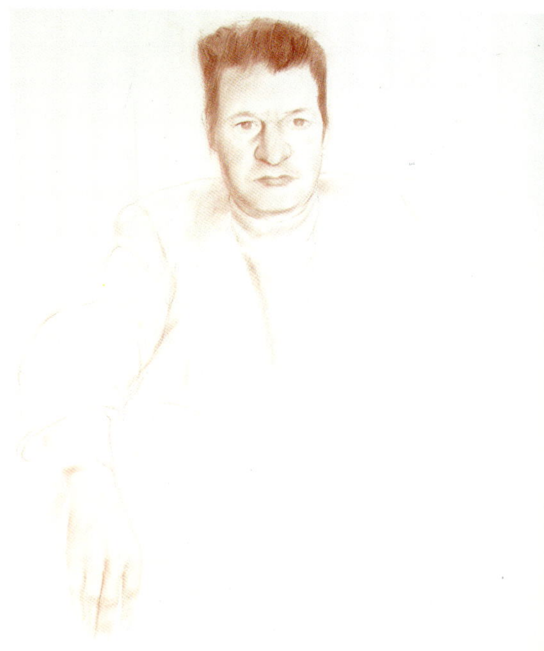

4 *Porträt Claude Bernard*, 1975

So führte ich in Paris ein ruhiges Leben, zeichnete meine Freunde und saß in den Cafés. Frühstück, Mittag- und Abendessen nahm ich in Restaurants ein. Mein Wohnzimmer diente

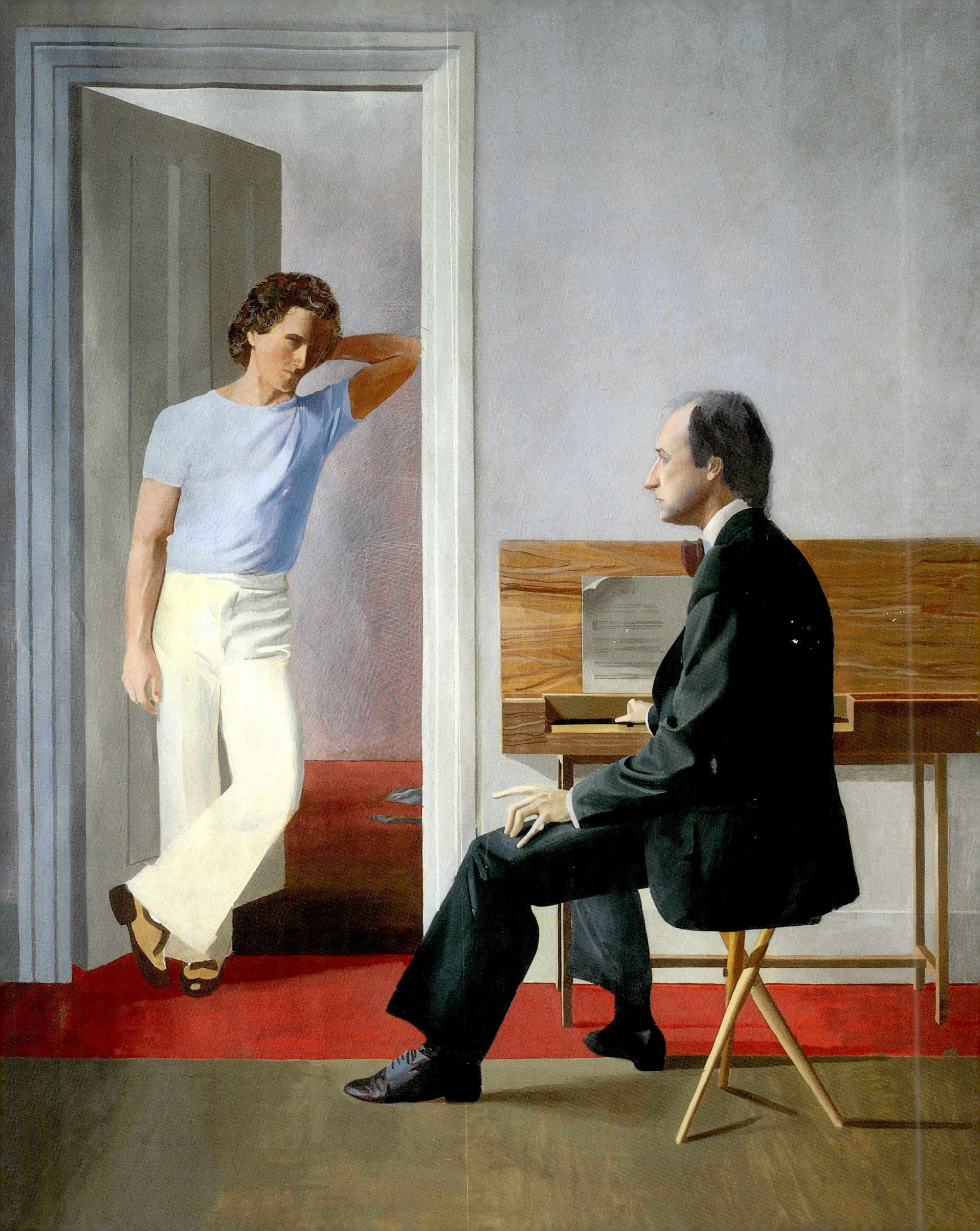

gleichzeitig als Atelier – was für mich noch nie eine gute Kombination war. Wenn jemand anrief und mich besuchen wollte, lud ich ihn nicht zu mir ein, sondern verabredete mich in Cafés. Morgens stand ich auf, begab mich in das Café um die Ecke und frühstückte dort mit meinen englischen Zeitungen, Tee und wunderbaren Baguettes mit Butter, bevor ich mich an die Arbeit machte. Den ganzen Tag bis etwa fünf oder halb sechs arbeitete ich, dann ging ich ins Café Flore, um mich dort mit Leuten zu treffen. Irgend jemand war immer da. So etwas gab es in England einfach nicht.

Auch das Musée d'Art Moderne besuchte ich häufig. Ich liebte es. In Brancusis Atelier konnte ich Stunden verbringen. Dieses Zimmer voller Staub, mit den Stücken darin und der großartigen Atmosphäre zog mich unwiderstehlich an. Daneben war dieser andere phantastische Raum mit den Skulpturen von Gonzalez, die mich immer sehr bewegt haben. Er war ein wunderbarer Bildhauer. Ich studierte also die Kunst der Vergangenheit und zugleich die der

5 Gegenüber: *George Lawson und Wayne Sleep* (unvollendet), 1972–75

Dieses Bild wurde nie vollendet, obwohl ich jahrelang daran gearbeitet und es immer wieder verändert habe. Später entdeckte ich, daß mein Kampf mit dem Bild ein Kampf mit dem Naturalismus war. Ich konnte keine Lösung für die Probleme finden, die der Naturalismus aufwirft.

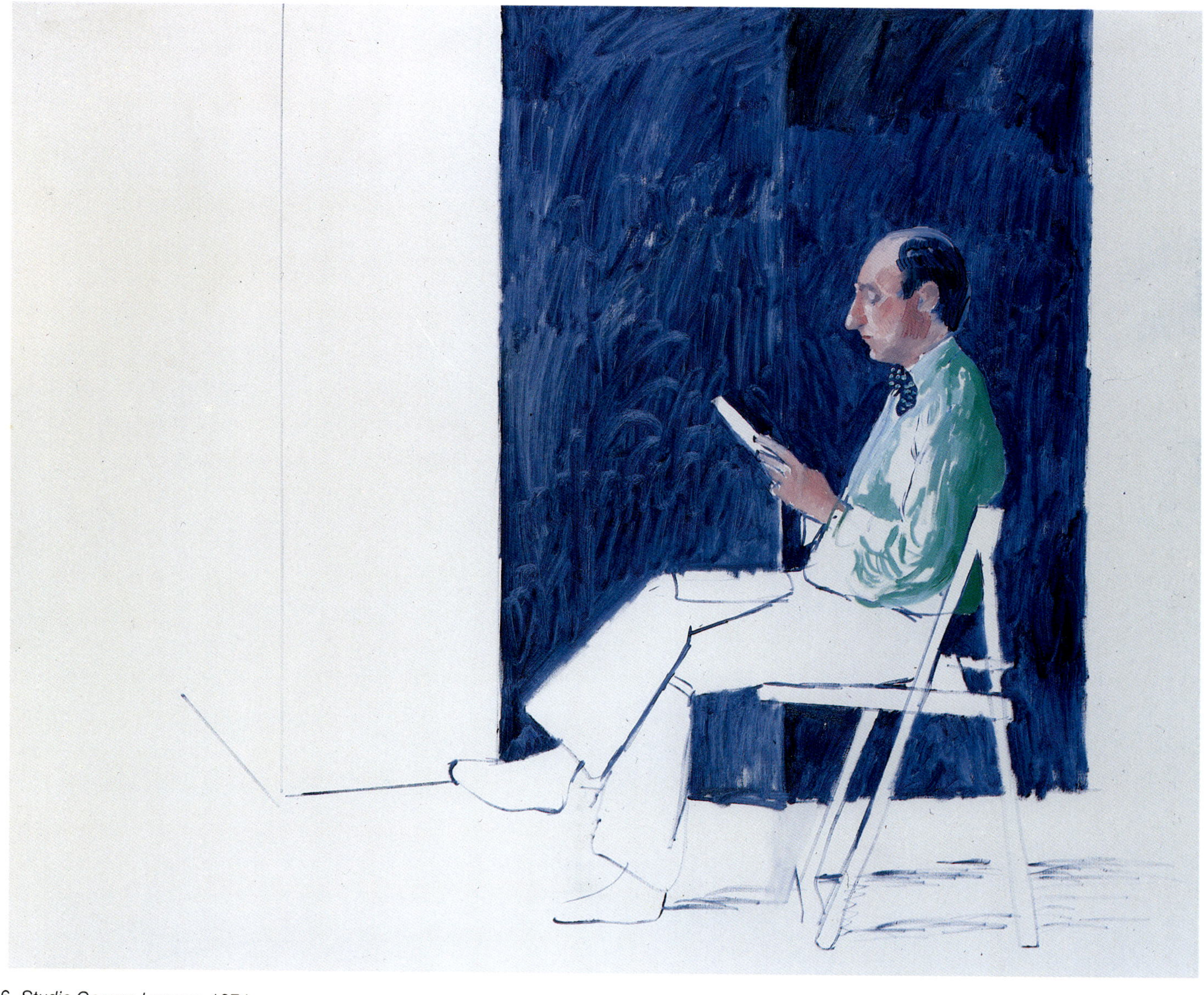

6 *Studie George Lawson*, 1974

frühen Moderne, die obendrein auch noch hier in Paris entstanden war. Die zeitgenössische Kunst ließ mich ziemlich kalt. Die Welle der Konzeptkunst erschien mir ziemlich leer und völlig unsinnlich. Sie war mir fremd.

Mein Malerfreund Ron Kitaj kam häufig nach Paris. Dann schauten wir uns Ausstellungen an, aßen und sprachen über Kunst. Wir konnten nicht verstehen, warum die menschliche Figur aus der Kunst verschwunden war oder es zumindest den Anschein hatte – natürlich war sie nie verschwunden, wenn man das Ganze von einem anderen Standpunkt aus betrachtete. Nur ein bestimmter Zweig der Kunstszene vertrat diese Meinung. Man vergißt häufig, wie klein eine Kunstszene ist oder wie viele andere es gibt.

Auch Kitaj war in dieser Zeit ziemlich ruhelos, glaube ich. Er hatte gerade ein Haus in London gekauft und versuchte, mit seinem Leben zurechtzukommen, ohne richtig zu wissen, was er tun sollte. Jedesmal wenn ich mich in einer solchen Gemütslage befinde, muß ich etwas tun; meistens setze ich mich hin und fange an, irgendwas zu zeichnen. In Paris hatte ich beinahe das Gefühl, ich sollte wieder Skelette zeichnen wie in meiner Studentenzeit am Royal College of Art, als ich nicht wußte, was ich machen sollte. Ich male eine Studie des Skeletts, aber soll ich das wirklich tun? Ich mache ein paar Zeichnungen von meinen Freunden, in aller Ruhe, akkurat, ich lasse sie stundenlang posieren und so weiter. So reagiere ich meistens, wenn ich mich ein wenig verloren fühle, auf der Suche nach etwas. Außerdem las ich viel. Mein Französisch war nicht besonders gut – Schulfranzösisch. Die meisten Leute, die ich in Paris kannte, waren entweder Amerikaner oder Franzosen, die es gern hatten, wenn ich Englisch sprach, weil meine Aussprache so klar und deutlich war und sie ihre Englischkenntnisse verbessern konnten. Ihr Wunsch, die eigenen Englischkenntnisse aufzufrischen, war jedenfalls stärker als mein Bedürfnis, mein mangelhaftes Französisch zu verbessern. Dazu kam natürlich das ständige Nachdenken über Picasso. Picasso war für mich nach wie vor ein maßgebliches Vorbild, aber ich wußte nicht so recht, wie ich damit umgehen sollte. Wie viele Leute damals glaubte auch ich, daß das, was er getan hat, so eigenwillig ist, daß kein anderer daran anknüpfen konnte. Heute bin ich anderer Meinung, aber es gab eine Zeit, da war es so.

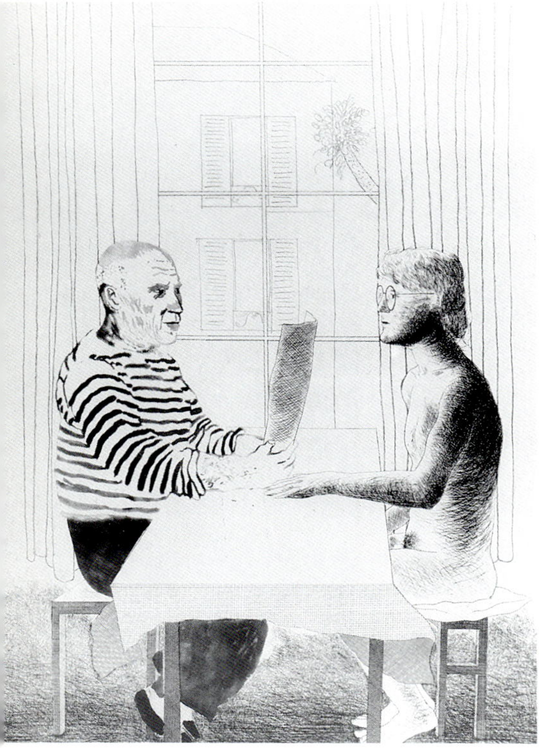

7 *Künstler und Modell*, 1974

Diese Radierung basiert auf einem Foto von Picasso. Ich hätte ihn sehr gerne getroffen, auch wenn es nur ein einziges Mal gewesen wäre.

WIE THE RAKE'S PROGRESS *MIT DEN GESETZEN DER PERSPEKTIVE BRACH*

Im Frühjahr 1974 erhielt ich einen Brief des Operndirektors John Cox, in dem er mich fragte, ob ich Lust hätte, die Bühnenbilder zu Strawinskys *The Rake's Progress* (*Der Wüstling*) für die Glyndebourne Opera zu entwerfen. Ich hatte vor Jahren einmal eine Aufführung gesehen, die ich aber völlig vergessen hatte. John Cox lud mich ein, ihn zu besuchen, wenn ich das nächste Mal nach England käme. Das tat ich im Sommer desselben Jahres. In Paris hatte ich einen jungen Mann namens Yves Marie kennengelernt. Er war sehr charmant und unterhaltsam und hatte obendrein den ausgeprägten Wunsch, Englisch zu lernen. Wir wurden gute Freunde. Yves Marie begleitete mich nach Glyndebourne. Er, Gregory und ich sahen uns eine sehr gelungene Aufführung von Richard Strauss' *Intermezzo* an. Es war mein zweiter Besuch in Glyndebourne; das erste Mal war ich in den Sechzigern dort gewesen, um eine Aufführung des

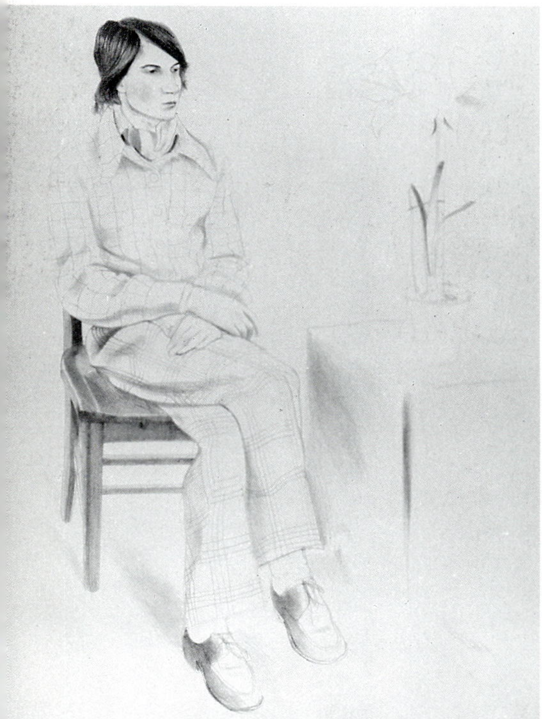

8 Oben: *Yves Marie*, 1977

Werther zu sehen. Schließlich erklärte ich John Cox: Mich interessiert das Theater, und ich liebe die Oper und Strawinsky – die Musik kenne ich nicht, aber ich werde sie mir anhören.

Ich hatte viele Opern gesehen und wußte, daß die Oper opulentes Theater ist, extravagant auf eine Art, wie es das kommerzielle Theater nicht sein kann. Doch ich hatte auch das Gefühl, daß ich nicht genug von der Technik verstand. Das einzige Bühnenbild, das ich bislang entworfen hatte, war *Ubu Roi*. Die Leute in Glyndebourne sagten: Künstler sind äußerst anpassungsfähige Menschen, vielleicht müssen sie gar nicht so viel davon verstehen, wie es immer heißt. Und ich dachte sofort, daß sie recht hatten. Ich wußte, woran es lag: Manchmal kommunizieren Fachleute in einem technischen Jargon, um andere auszuschließen. Natürlich sind Künstler anpassungsfähig. Also antwortete ich: Gut, ich nehme den Auftrag an, aber Sie sollen wissen, daß es mir nichts ausmacht, wenn ich damit baden gehe. Ich werde mein Bestes geben, aber ich habe keine Angst zu scheitern, das ist alles. Sie sagten, das sei in Ordnung.

Wahrscheinlich hatte man mich gebeten, die Bühnenbilder zu *The Rake's Progress* zu entwerfen, weil ich 1961–1963 meine eigenen Bilder zu diesem Thema geschaffen hatte, eine Serie von sechzehn Radierungen, in denen ich die Handlung ins New York unserer Zeit verlagert hatte. John Cox wollte mir nicht seine eigenen Ideen aufzwingen wie ein gewöhnlicher Operndirektor, der einen Bühnenbildner danach aussucht, wie gut er die Vorstellungen des Direktors in die Tat umsetzen kann. Viele Operndirektoren tun das: Sie suchen einen sogenannten professionellen Bühnenbildner aus, der gewissermaßen bereit ist, Befehle auszuführen. Doch dazu bin ich nicht geschaffen. Zwar arbeite ich gern mit anderen zusammen, habe aber keine Lust, nur ihre Ideen zu illustrieren.

Zuerst las ich mir das Libretto durch und war sofort begeistert: Es war ein wunderbares, kluges und sehr literarisches Libretto – was keineswegs auf alle Opern zutrifft. Dann hörte ich mir die Oper an. Anfangs hatte ich große Schwierigkeiten mit der Musik. Ich lauschte ihr, doch ich bekam nicht viel mit, abgesehen vielleicht von der Chatterbox-Arie, wenn *"Snuffboxes came from London"* erklingt. Wunderbare Musik. Doch allmählich fand ich einen Zugang. Je mehr ich zuhörte, um so schöner wurde sie. Das fand ich sehr spannend. Ich unterhielt mich viel mit John Cox und schlug schließlich folgendes vor: Da *The Rake's Progress* von Hogarth stammte, wollte ich die Bühnenbilder mit Kreuzschraffuren gestalten wie er seine Radierungen.

John Cox und ich führten lange Gespräche. Ich tauchte immer mehr in die Musik ein und grübelte darüber nach, wie ich die Technik der Kreuzschraffur einsetzen könnte. Die Musik erschien mir sehr linear und kompromißlos, doch das Starke daran war, daß sie Elemente einer Pastiche aus dem achtzehnten Jahrhundert besaß, während sie zugleich hundertprozentig Strawinsky war. Also hatte ich das Gefühl, das achtzehnte Jahrhundert nicht ignorieren zu dürfen, da es einen wesentlichen Aspekt bildete. Im Oktober begann ich mit der Arbeit, die im Dezember fertig sein mußte, wenn die Oper im Sommer 1975 aufgeführt werden sollte.

1974, fast zur gleichen Zeit, fand im Pariser Musée des Arts Décoratifs im Louvre eine Ausstellung meiner Arbeiten statt, die vom British Council organisiert wurde. Es war eine kleinere Retrospektive in einer sehr gelungenen Präsentation. Viele Leute kamen extra aus England, und ich hatte das Gefühl, es wäre nicht schlecht, für eine Weile zu verschwinden.

Ich begann diese Serie von sechzehn Radierungen zu *The Rake's Progress* (Werdegang eines Wüstlings) 1961 im Anschluß an meine Reise nach New York. Sie verlagerten die Geschichte dorthin und paßten sie der heutigen Zeit an. Sie gaben teilweise den Ausschlag dafür, daß John Cox mich 1974 einlud, die Ausstattung für Strawinskys Oper *The Rake's Progress* (*Der Wüstling*) zu übernehmen.

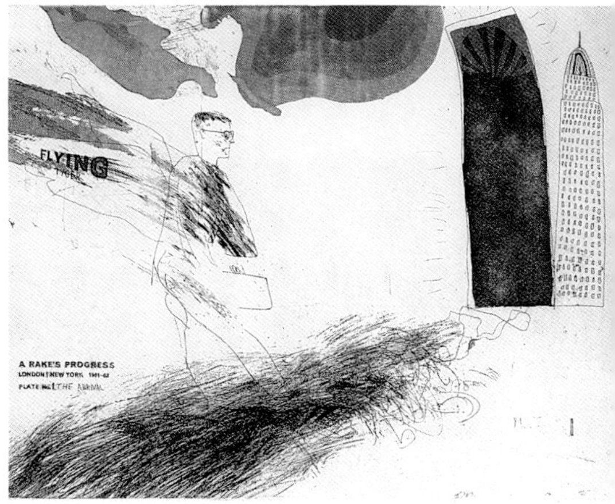

9 *Die Ankunft*, aus: *The Rake's Progress* 1961–63

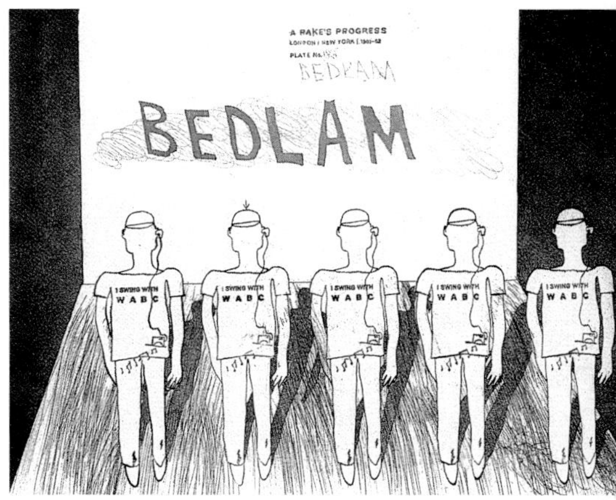

10 *Irrenhaus*, aus: *The Rake's Progress* 1961–63

Ich reiste für drei Wochen nach Hollywood und nahm Mo McDermott mit, der als Assistent für einen Bühnenbildner in London – ich glaube, es war Ralph Koltai – gearbeitet hatte. Mo hatte mir von Anfang an geraten, mit Modellen zu arbeiten. Er sagte: Wenn du nur eine Zeichnung machst, überträgt jemand anders sie in den Raum. Als ich das hörte, wußte ich, daß mir das gar nicht recht sein würde. Ich wollte es lieber selbst machen. Also beschloß ich, Modelle im verkleinerten Maßstab zu entwickeln. Ich wollte bildhafte Elemente, wollte meine eigene Auffassung von Bühnenbildern umsetzen.

Ich hatte viele Opern gesehen, am meisten gefielen mir Zeffirellis wahrheitsgetreue Inszenierungen, die ich schon immer sehr interessant gefunden hatte. Zumindest enttäuschten sie einen nie, es gab immer etwas zu sehen. Doch viele Bühnenbilder schienen mir mittlerweile zu abstrakt. Es war eine Zeit, in der die Bühnenbilder von Ideen beherrscht wurden, deren Ursprünge bei Adolphe Appia lagen und die sich dann unter dem Einfluß Wieland Wagners verbreitet hatten. Ich habe nie eine von dessen Aufführungen gesehen. Sicher waren sie damals sehr aufregend, aber dennoch hatte er einen äußerst nachteiligen Einfluß auf das Theater. Seine Aufführungen in Bayreuth, die in den Fünfzigern begannen, basierten auf Appias Ideen – grobe Vereinfachungen von Form, Licht, Farbe und so weiter. Seine ersten Inszenierungen, die ich von Fotos kenne, wirken sehr spannend, weil es ihm gelungen ist, schöne, einfache Räume zu schaffen. Ich weiß nicht, wie die Farben aussahen, da die Fotos schwarzweiß waren, doch ich bin sicher, daß es für die damalige Zeit ungeheuer neu gewesen sein muß. Mitte der sechziger Jahre hatte sich sein Einfluß durchgesetzt, unter anderem deshalb, weil seine Methode die Kosten senkte. Doch die Abstraktionen waren keine wirklichen Abstraktionen mehr, die etwas auszulösen vermochten – sie waren schlicht zu simpel geworden. Man erkannte in einem großen Block keine Burg, sondern dachte bloß, warum sitzt dieser Mann auf einem Block? Es war nur noch ein Umriß, der seine imaginäre Kraft verloren hatte. Die Zeit für einen Wechsel war

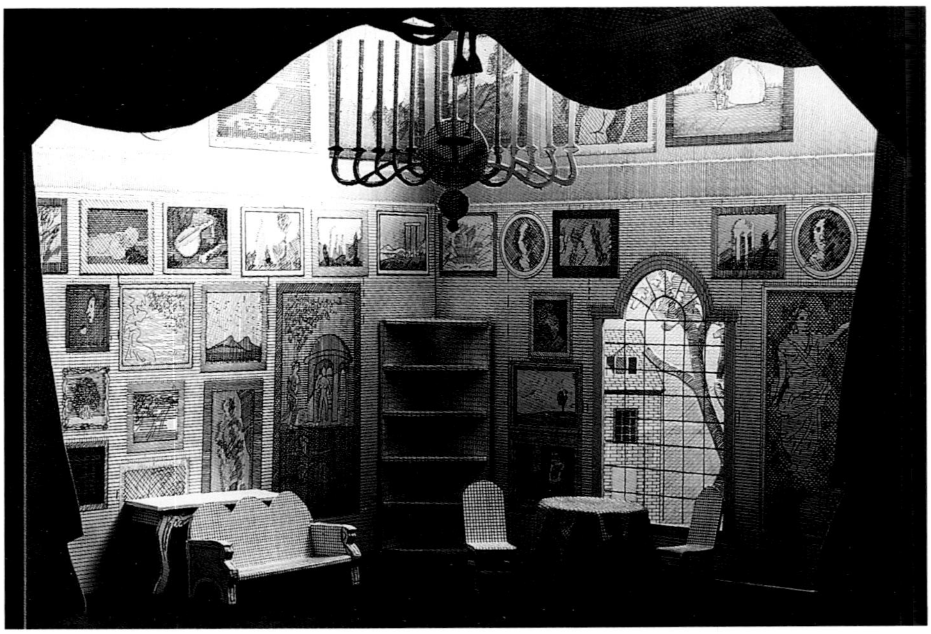

11 Modell für *The Rake's Progress*, das Damenzimmer in Rakewells Londoner Haus, Zweiter Akt, erste Szene, 1974–75

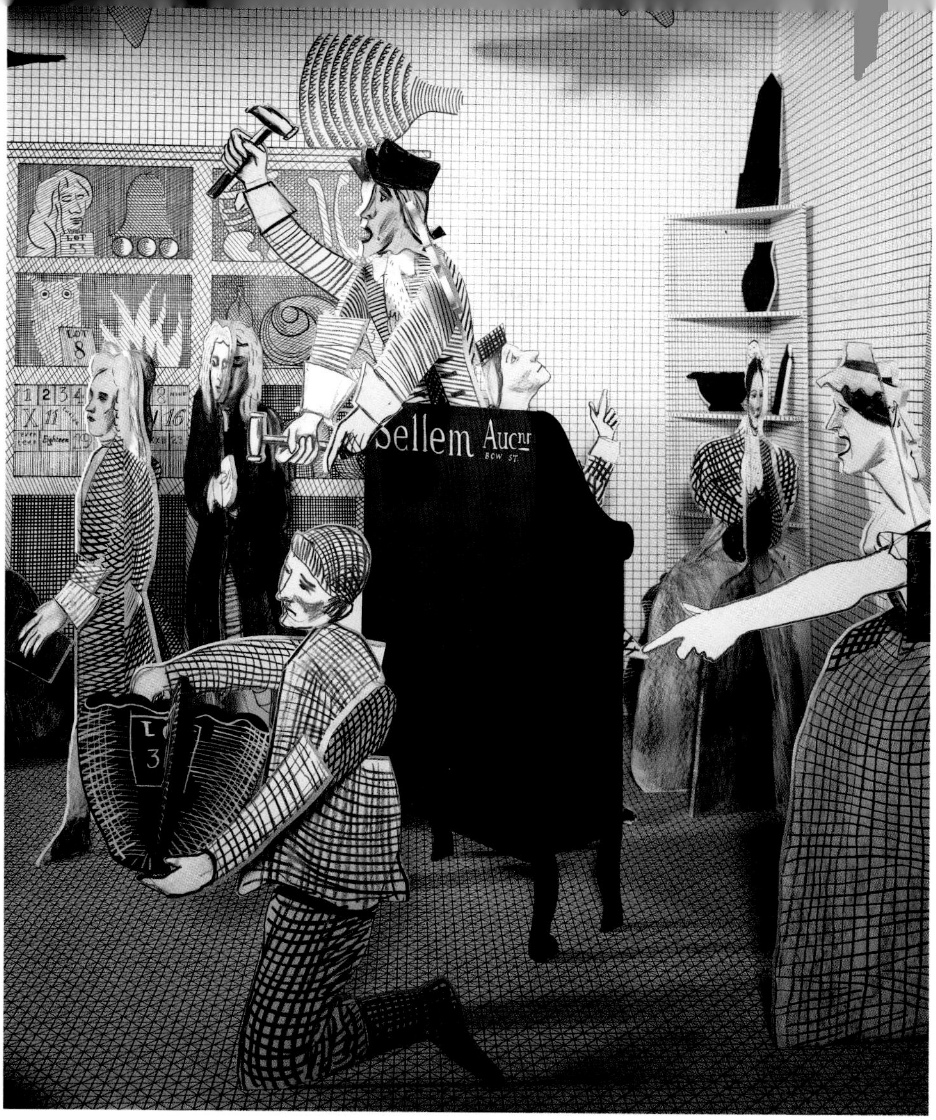

12 Detail aus dem Bühnenentwurf für *The Rake's Progress*, der 1983 anläßlich der Theaterausstellung im Walker Center in Minneapolis nachgebaut wurde.

Die Kreuzschraffureffekte gehen direkt auf Hogarths Kupferstiche zurück. Alle Bühnenbilder und Kostüme bestehen aus weißem Untergrund, der mit schwarzen, roten, blauen oder grünen Linien schraffiert ist. Das sind die Farben, die den Druckern des achtzehnten Jahrhunderts zur Verfügung standen.

gekommen, denn das Abstrakte war in gewisser Hinsicht prosaisch geworden. Also dachte ich mir, hier bietet sich eine gute Gelegenheit, das bildhafte Element wieder einzuführen.

Bei Hogarth eröffnet sich natürlich ein weites Feld visueller Bezugspunkte. Ich besorgte mir die wichtigste Literatur über Hogarths Radierungen und reiste mit Mo nach Hollywood. Wir mieteten eine kleine Wohnung im Chateau Marmont für drei Wochen. Von einem Freund lieh ich mir einen Plattenspieler, um die Oper zu hören, und dann machten wir uns an die Arbeit. Sobald mir die Idee gekommen war, für Kostüme und Bühnenbilder Kreuzschraffuren zu benutzen, war ich nach Glyndebourne gefahren, um herauszufinden, welche Größe die Kreuzschraffuren für das Theater haben mußten. Waren sie zu klein, konnte man sie nicht sehen, fielen sie aber zu groß aus, würden sie alles beherrschen – das Maß mußte stimmen. Als wir in Hollywood ankamen, fiel mir auch wieder ein, daß die Oper selbst hier entstanden war.

Nach drei Wochen hatten wir die Hälfte geschafft. Ich flog nach London, um John Cox aufzusuchen. Die letzte Szene, die Irrenhaus-Szene, war noch nicht fertig. Als ich den Leuten in Glyndebourne zeigte, was ich bisher zustande gebracht hatte, waren sie ziemlich erstaunt, daß ich Modelle angefertigt hatte. Sie hatten ein paar Skizzen erwartet, die sie dann auf die

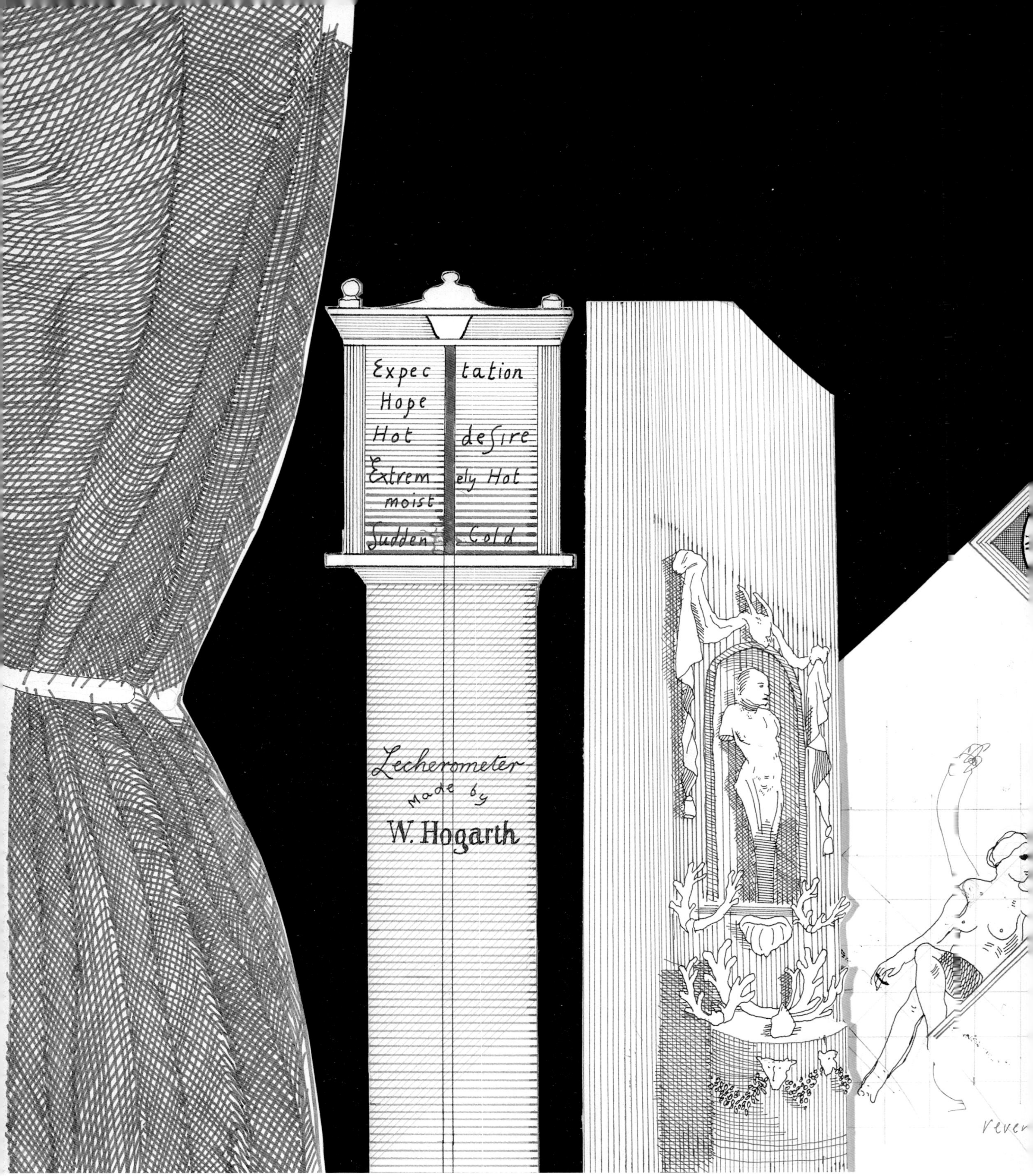

13 Nicht verwendete Entwürfe für die Bordell-Szene, *The Rake's Progress*, 1975.

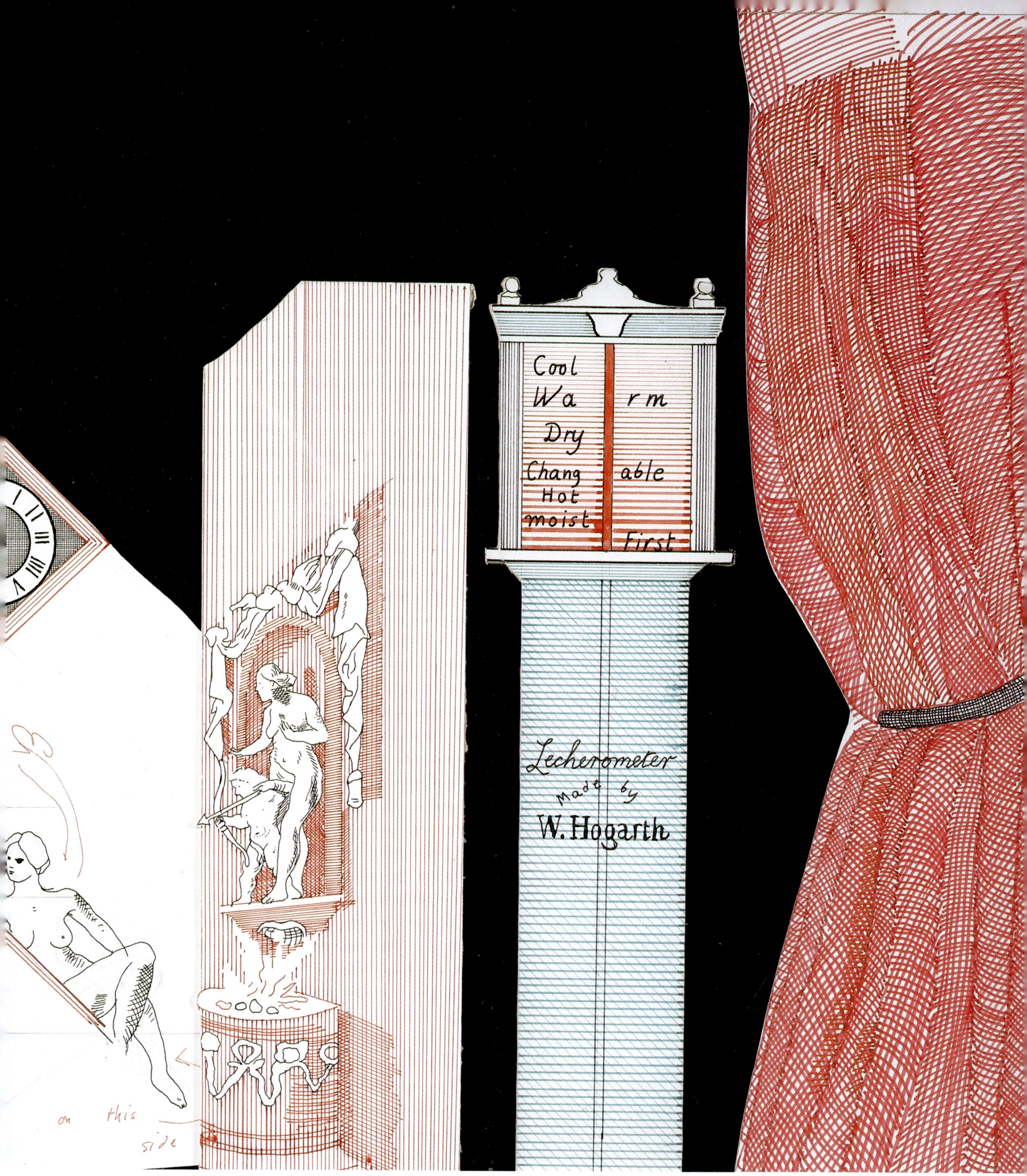
Cool
Wa rm
Dry
Chang able
Hot
moist
First
Lecherometer
made by
W. Hogarth
on this side

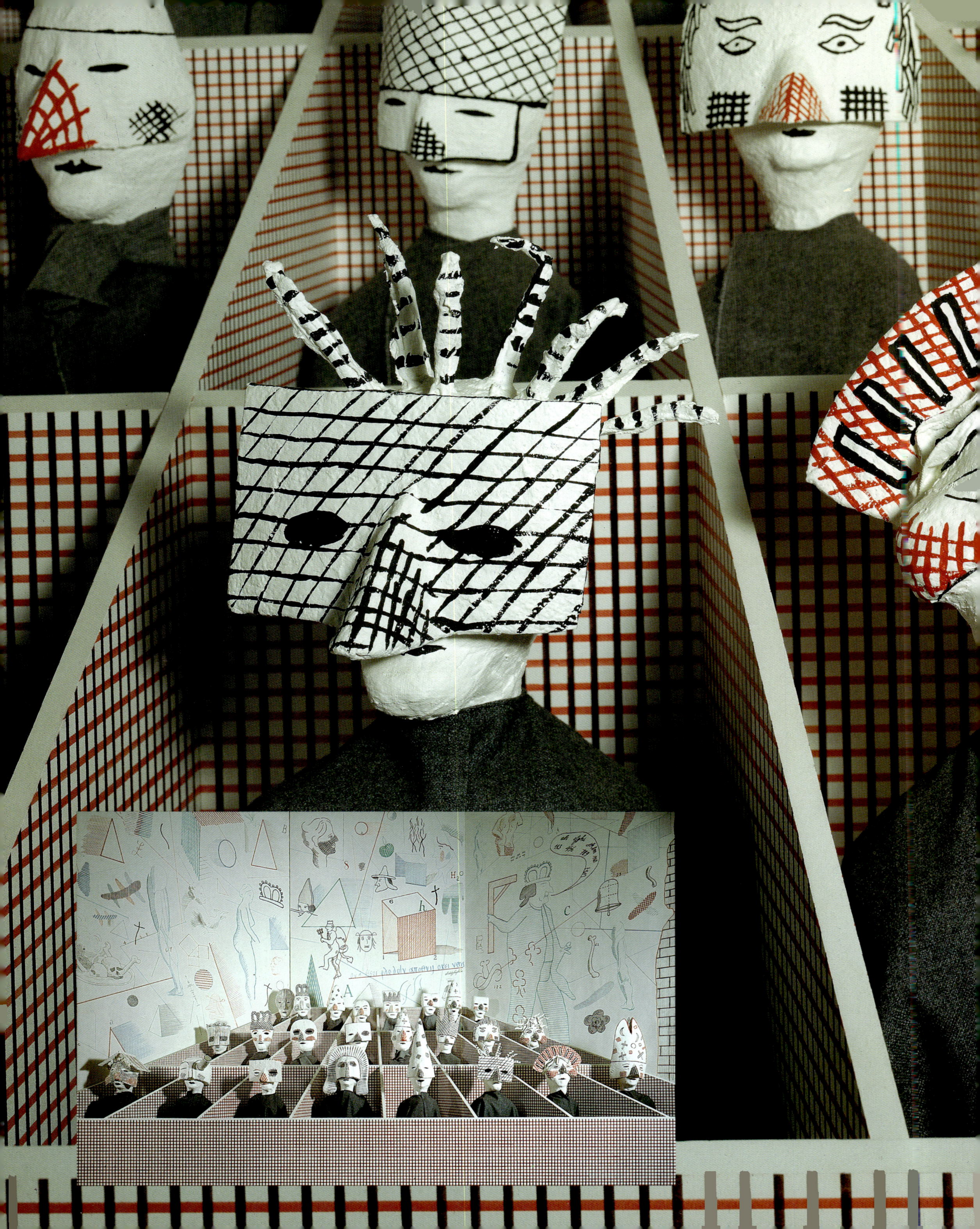

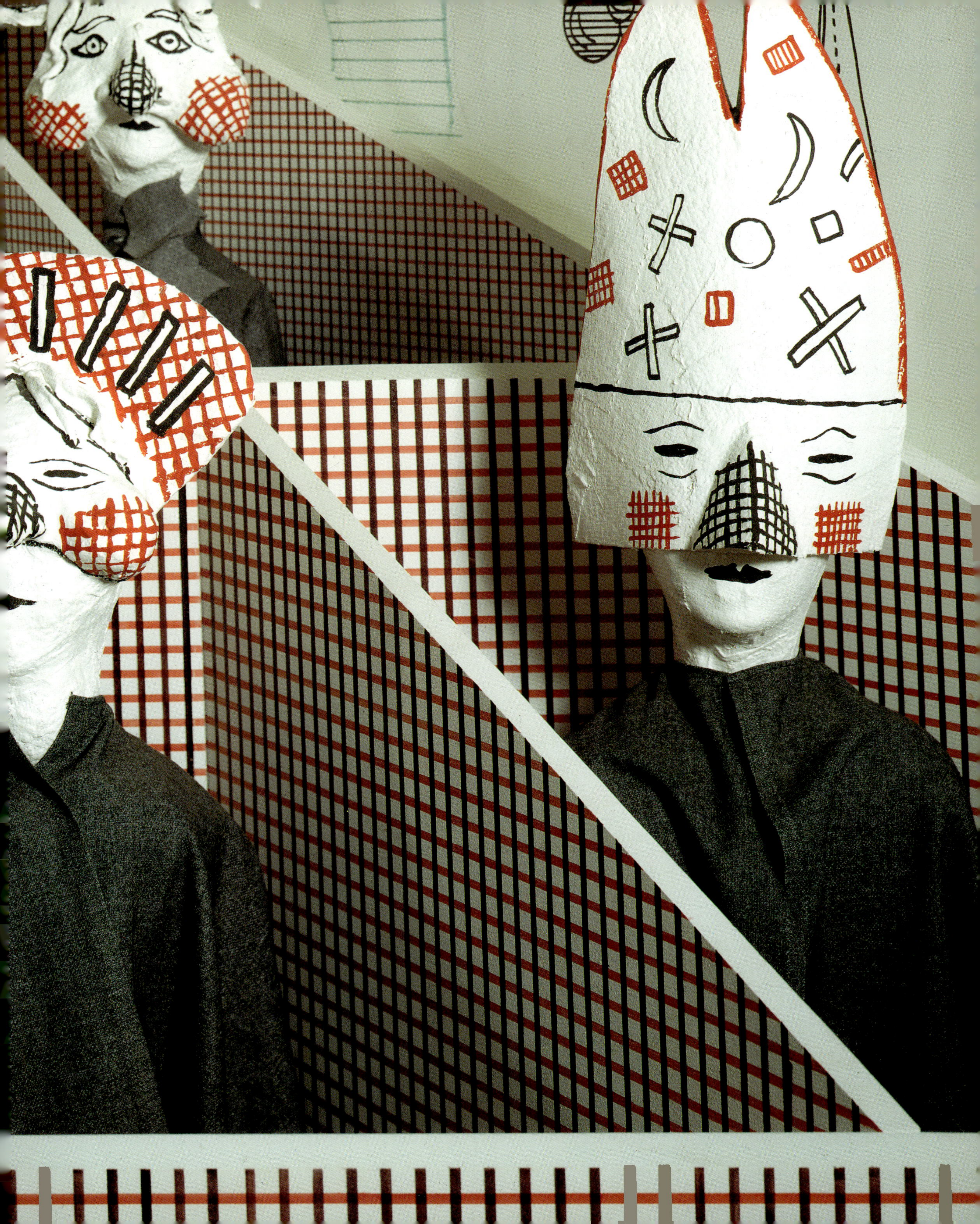

Bühne übertragen wollten; so hatten es andere Künstler vor mir gemacht. Was ich damals nicht wußte, war, daß ein paar von ihnen überzeugt waren, meine Ideen würden auf keinen Fall funktionieren, doch sie sprachen es nicht aus. Dafür bin ich dankbar, denn hätten sie es getan, wäre ich wahrscheinlich entmutigt gewesen. Ich hätte ihnen geglaubt, denn ich ging davon aus, daß sie mehr vom Theater verstanden als ich.

Bei der Aufführung im Sommer 1975 organisierte der Gastronom Peter Langan anläßlich der langen Pause eine Gartenparty, ein Picknick auf dem Rasen. Ich glaube, daß es mich mehr kostete, als ich für die gesamte Opernausstattung erhalten hatte. Trotzdem war es ein wunderbares Picknick. Ich hatte eine Zeichnung von Peter mit einem Weinhändler in Paris gemacht, die als Vorderseite der Speisekarte diente. Darüber hatte Peter in seiner verrückten irischen Handschrift „Ein Abend im Überfluß" geschrieben. Es war wirklich ein wunderbarer Abend. Langan hatte hundertzwanzig Flaschen Champagner für die dreißig Gäste mitgebracht und war der Meinung, daß diese nicht selbst nach London zurückfahren sollten. Daher hatte er einen Bus organisiert, der sie später nach Hause bringen sollte. Für das Picknick hatte er Tische auf dem Rasen aufstellen lassen. Das Essen war vorzüglich und so reichlich, daß ich nach der Aufführung noch das Orchester und den Chor einladen konnte. Es war Johannistag, und als wir nach dem Ende der Aufführung gegen halb zehn wieder an die Tische zurückkehrten, ging gerade die Sonne über den Sussex Downs unter, ein herrlicher Anblick. Noch während sie am Horizont verschwand, tauchte auf der anderen Seite der Mond auf, so hell, daß er Schatten auf den Rasen warf. Es war unbeschreiblich, ich werde es nie vergessen. Den meisten, die dabei waren, ging es genauso. Es war tatsächlich ein Abend im Überfluß, und das gefällt mir, ganz gleich, was es kostet. Warum auch nicht? Gelegentlich tut es ganz gut, im Überfluß zu baden.

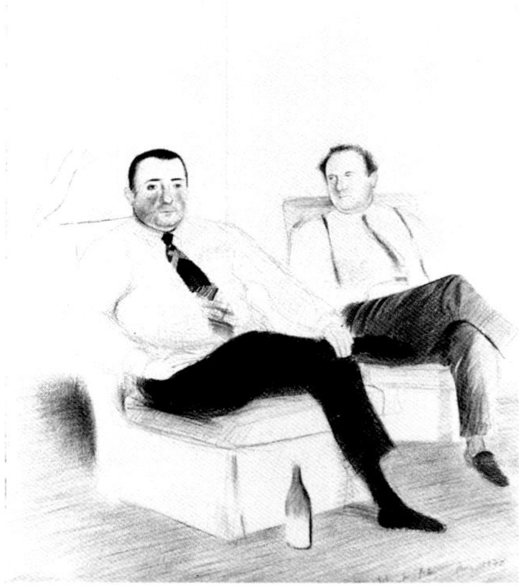

16 *Peter und Freund*, 1975

Diese Zeichnung erschien auf der Speisekarte für das Picknick in Glyndebourne, ein unvergeßliches Fest, das Peter Langan anläßlich der Premiere von *The Rake's Progress* am 21. Juni 1975 für uns organisierte.

Die Oper erwies sich als äußerst erfolgreich. Das Publikum war hingerissen. Nur ein Kritiker, ein gewisser Rodney Miles, der für den *Spectator* schrieb, fand sie schrecklich. In seinem Artikel, der übrigens ziemlich komisch war, hieß es in etwa, die Aufführung sei so erbärmlich gewesen, daß er kein Wort darüber verlieren werde. Statt dessen berichtete er über die Gartenparty. Es war wirklich ziemlich komisch. Einige Leser schrieben daraufhin Mr. Miles, er solle lieber darlegen, warum er die Oper so schlecht fand, statt ihre Zeit zu stehlen. Mr. Miles mußte also noch einen Artikel schreiben und seine Haltung begründen. Ich fand das Ganze ein bißchen albern. Trotzdem war die Ausstattung meiner Meinung nach gelungen – sie paßte zur Musik, das Ganze wirkte lebendig. Die Zuschauer schienen derselben Meinung zu sein. John Cox' Arbeit hielt ich für hervorragend. Während der Eröffnung fragte er mich, ob ich Lust hätte, die Ausstattung für die *Zauberflöte* zu entwerfen, und ich erklärte ihm spontan, daß sie zu meinen Lieblingsopern zählte. Es wäre wunderbar, das Bühnenbild dafür zu entwerfen. Ich wußte, daß man die Oper ganz unterschiedlich machen konnte. Er sagte, die Inszenierung sei für 1978 geplant, also hatte ich noch eine Menge Zeit und mußte nicht sofort mit der Arbeit anfangen.

The Rake's Progress hatte lange Zeit in Anspruch genommen. Ich hatte hart gearbeitet und viel Freude daran gehabt. Es machte Spaß, mit anderen zusammenzuarbeiten. In Glyndebourne konnte man phantastisch arbeiten, die Leute dort und die Bühnenwerkstätten waren

14/15 Vorangegangene Seiten: Großformatiges Bild mit verschiedenen Elementen, die auf dem Bühnenentwurf für das Irrenhaus in *The Rake's Progress* (Detail) basieren, der 1983 anläßlich der Theaterausstellung im Walker Center in Minneapolis nachgebaut wurde. Eingefügt: Entwurf eines Bühnenbilds für *The Rake's Progress*, das 1983 anläßlich der Theaterausstellung im Walker Center in Minneapolis nachgebaut wurde.

einfach großartig. Tony Leddel, der die Kostüme entwarf, war ein wunderbarer Mensch. Er begriff sofort, was ich wollte. Von heute auf morgen hatte ich den Weg in ein neues Arbeitsgebiet entdeckt. Zugleich konnte ich meine frühere Einstellung zu Raum und Naturalismus, die mich behindert hatte, gewissermaßen revidieren. Ich hatte ein neues aufregendes Betätigungsfeld entdeckt: das Theater. Natürlich trug der Erfolg bei der Kritik wie beim Publikum mit dazu bei. Viele Leute sprachen mich an und erzählten mir, wie sehr ihnen das Stück gefallen habe. Schließlich fuhr ich nach Paris zurück und begann zu malen.

Kerby (nach Hogarth) Nützliches Wissen entstand 1975 und war eine direkte Folge der Arbeit an *The Rake's Progress*. Für die Herstellung der Bühnenbilder hatte ich nur Modelle und einige zumeist für Kostüme gedachte Skizzen gemacht. Später sollten mehr Werke aus meiner Beschäftigung mit dem Theater hervorgehen, doch nach *The Rake's Progress* malte ich nur *Kerby*. Im Verlauf meiner Recherchen stieß ich auf ein Werk von Hogarth, das mir sofort ins Auge sprang, wahrscheinlich wegen des wunderlichen Gefühls, das von ihm ausgeht. Man konnte sehen, was sich Hogarth dabei gedacht hatte: Wenn man die Regeln der Perspektive nicht beherrscht, kann man die gräßlichsten Fehler machen. Aber genau das, was Hogarth als gräßliche

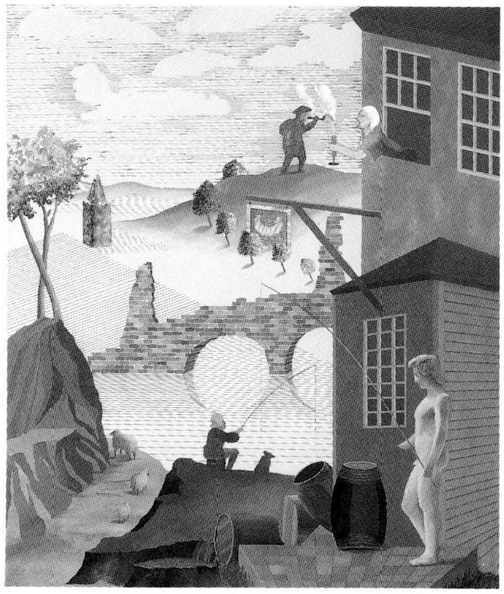

17 *Kerby (nach Hogarth) Nützliches Wissen*, 1975

Kerby (nach Hogarth) Nützliches Wissen (oben) ist das Ergebnis meiner Forschungen über Hogarth für *The Rake's Progress*. Ich wurde von einem Frontispiz inspiriert, das Hogarth für eine Abhandlung über die Perspektive im neunzehnten Jahrhundert gefertigt hatte (links). Die Abhandlung wurde von Hogarths Freund Joshua Kirby publiziert und populär gemacht, dessen Namen ich nicht richtig erinnerte, als ich an dem Bild arbeitete.

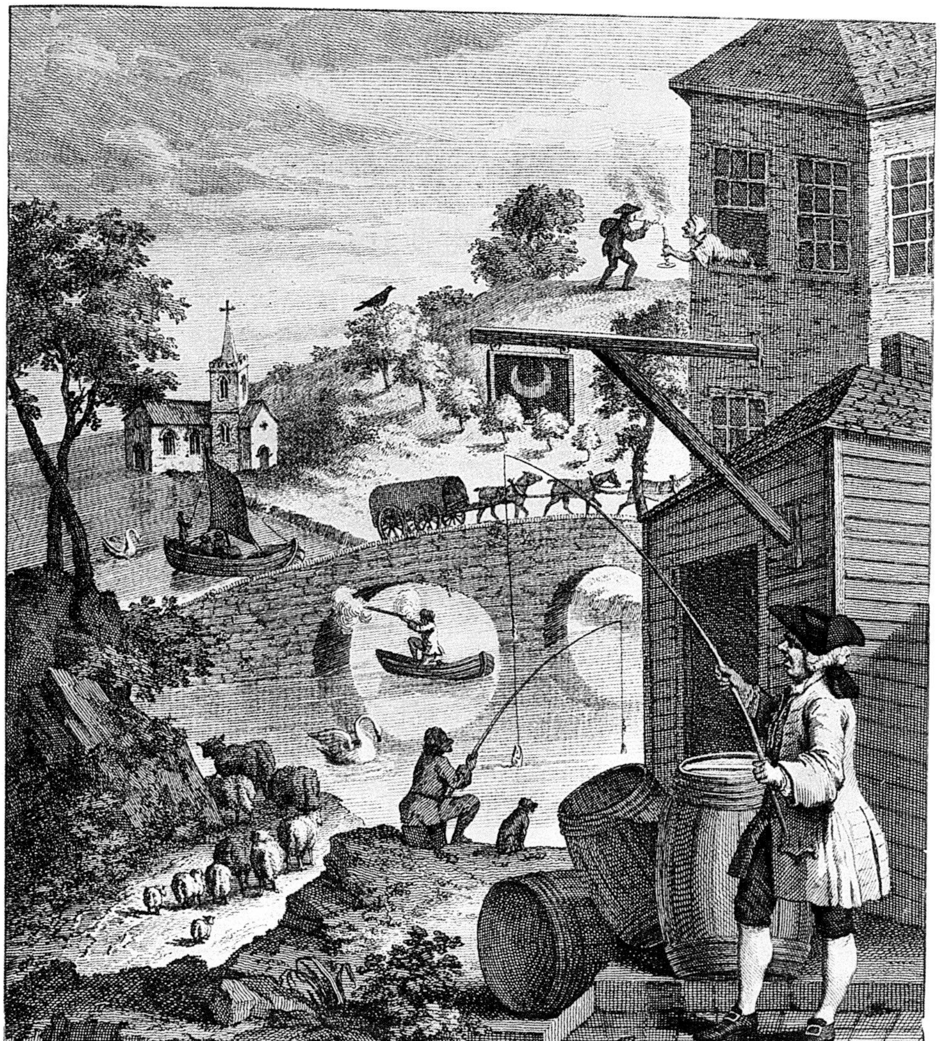

18 William Hogarth, Frontispiz zu *Dr. Brook Taylors Methoden der Perspektive*, das 1754 von Joshua Kirby veröffentlicht wurde.

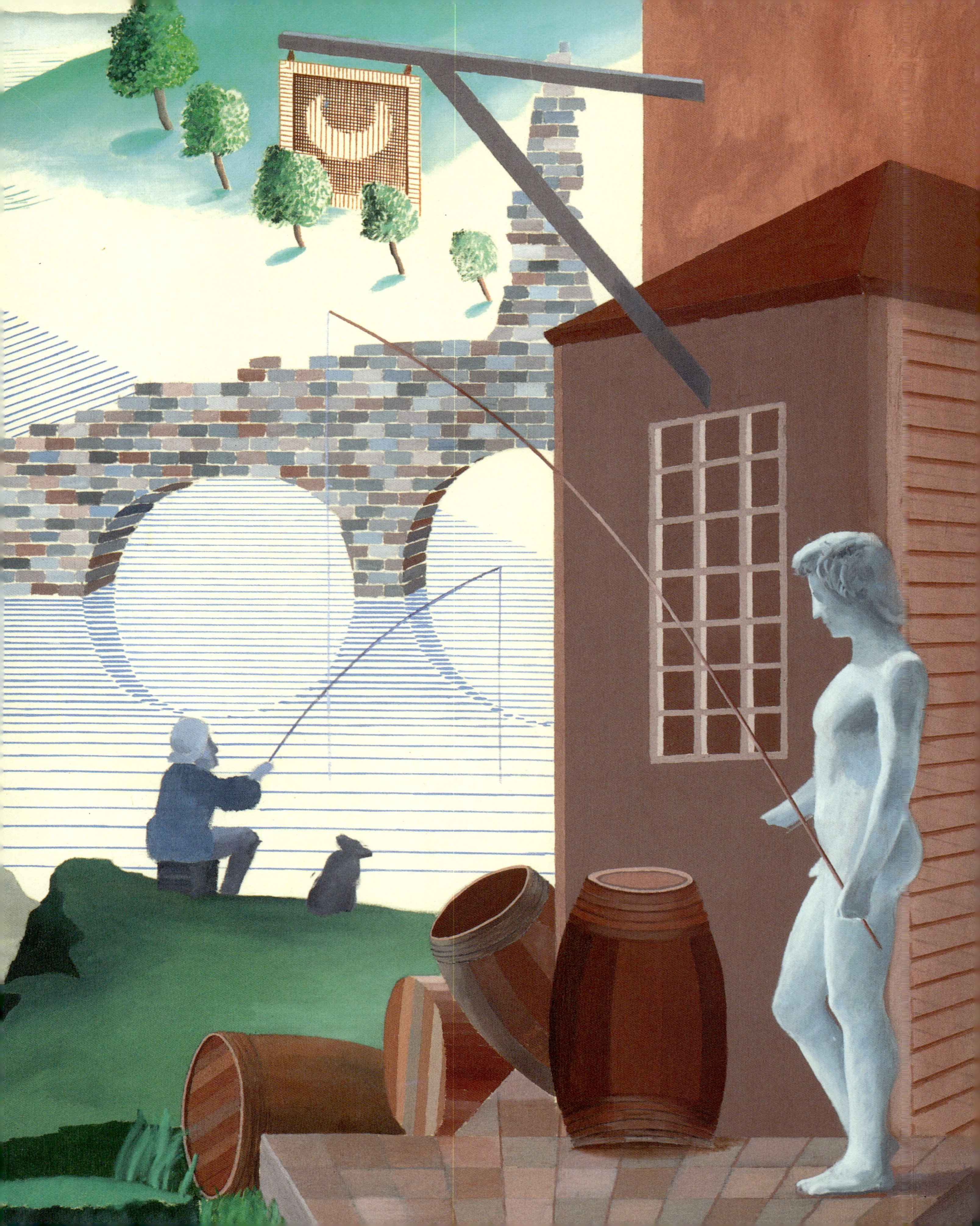

Fehler bezeichnete, faszinierte mich, denn ich meinte zu sehen, daß sie den Raum genausogut, wenn nicht sogar besser darstellten als seine hochgelobte korrekte Methode.

Ich brauchte lange, um die ganze Bedeutung von Hogarths Bild zu begreifen. Nur meine Intuition hatte mich auf seine kleine Radierung gebracht. Als ich *Kerby* malte, wußte ich nicht, wie oder warum gewisse Einstellungen sich in meinem Denken entwickelten. In Paris malte ich dann außerdem *Erfundener Mann, ein Stilleben enthüllend.* Zum ersten Mal seit langer Zeit füllte ich bei diesen Bildern nicht die ganze Leinwand aus. Ich fing wieder an, einzelne Stellen unbemalt zu lassen, was ich schon vor Jahren gemacht hatte. Beide Gemälde setzten sich mit dem Raum auseinander, benutzten ihn oder schufen ihn und veranschaulichten damit Bildraum auf verschiedenste Weise, wobei sie gegen sämtliche Regeln der Lateralität bei der Darstellung von Raum verstießen.

Nach diesem Sommer 1975 konnte ich wieder ernsthaft malen. Doch mittlerweile hatten zu viele Leute erfahren, wo ich wohnte; zudem war in Paris ein Film über mich mit dem Titel *A Bigger Splash* (*Ein Größerer Platsch*) gezeigt worden. Die Franzosen waren begeistert. Wahrscheinlich entsprach er genau dem französischen Geschmack. Und so kam es, daß mich wieder Leute auf der Straße ansprachen und zu Hause besuchten. Sie kamen immer früher, und dann gingen wir zum Mittagessen aus, so daß ich am Nachmittag nicht arbeiten konnte. Abends aß ich ebenfalls im Restaurant, meistens waren wir zu sechst oder siebt. Ich ging am liebsten ins Coupole. Dort machte ich einige Zeichnungen von Sacha Rubinstein, dem kleinen Mann, der immer die Gäste porträtierte. Doch arbeiten konnte ich in Paris nicht mehr.

Ich beschloß, wieder nach London zurückzukehren, und setzte diesen Entschluß innerhalb von vier Tagen in die Tat um. Gregory begleitete mich. Er pendelte nach wie vor zwischen Paris und London hin und her, doch die meiste Zeit war er nun bei mir in London. Ende 1975 hatte ich mich wieder in London eingerichtet.

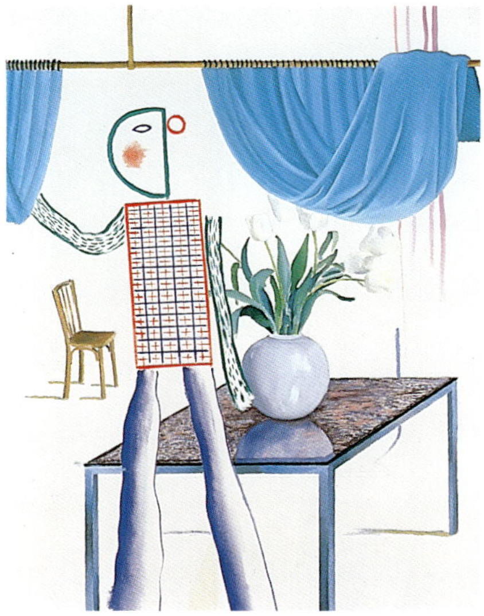

20 Oben: *Erfundener Mann, ein Stilleben enthüllend*, 1975

Erfundener Mann, ein Stilleben enthüllend entstand vor *Kerby*. Die Figur ist erfunden, aber das Stilleben ist echt. Eine ähnliche Figur hatte ich bei *Ich zeige Maurice den Zuckerlift* (1974) benutzt. Der Vorhang, den der Mann hochhält, gründet direkt auf Fra Angelicos *Traum des Justinian*. Eine ähnliche erfundene Figur erscheint in der unteren Skizze. Diese Bilder und *Kerby* stellten für mich eine Befreiung vom Naturalismus dar.

DER BRUCH MIT DEM NATURALISMUS

Im Sommer 1975 war mein Freund, der Ausstellungsmacher und Kritiker Henry Geldzahler, nach England gekommen, um *The Rake's Progress* zu sehen. Vor seiner Rückkehr nach New York lud er mich nach Fire Island ein, außerhalb von New York. Jetzt reiste ich für vier Wochen nach The Pines auf Fire Island – eine verrückte Schwulenhochburg, wo ich einen herrlichen Monat verbrachte. Auf Fire Island las ich Wallace Stevens, dessen Gedichte mir fast völlig unbekannt gewesen waren. Ich kannte nur ein Gedicht von ihm, das in den meisten englischen Anthologien abgedruckt ist, *The Emperor of Ice Cream*. Allein der Titel hatte mich schon immer begeistert. Jetzt las ich *The Blue Guitar* (*Die blaue Gitarre*). Ich wußte nicht genau, worum es ging, aber für mich hatte es irgendwie mit der Vorstellungskraft zu tun. Ich war wie elektrisiert. Beim zweiten Mal las ich es einem Freund laut vor, was vieles klarer werden ließ. Es handelt unter anderem von Picasso, von der Phantasie, die Dinge verwandelt und neue Arten des Sehens erzeugt. Ich begann mit ein paar Zeichnungen, die von diesem Gedicht beeinflußt waren. 1976 und 1977 schuf ich eine Serie von zwanzig Radierungen zu Wallace Stevens' *Blue Guitar* und bediente mich dabei einer Technik, die von Crommelynck für Picasso entwickelt worden war.

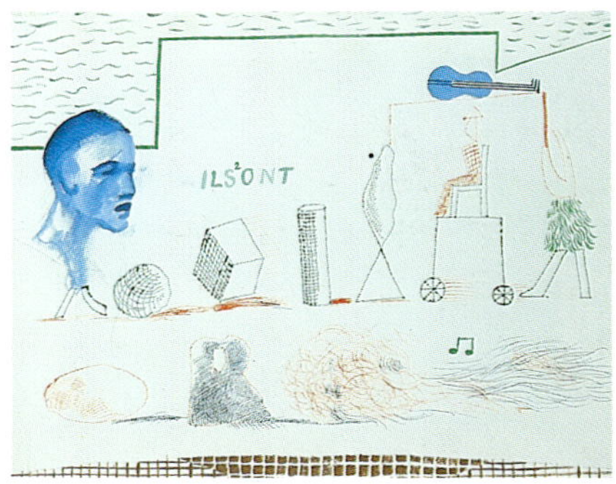

21 *Ils^2 Ont*, mit dem Eintrag „La vie commence à quarante ans" auf der Rückseite, 1976

Diese Skizze entstand auf Fire Island im Anschluß an die Lektüre von Wallace Stevens *Der Mann mit der blauen Gitarre*, auf der Suche nach Ideen für die Radierungen.

19 Gegenüber: *Kerby (nach Hogarth) Nützliches Wissen* (Detail), 1975

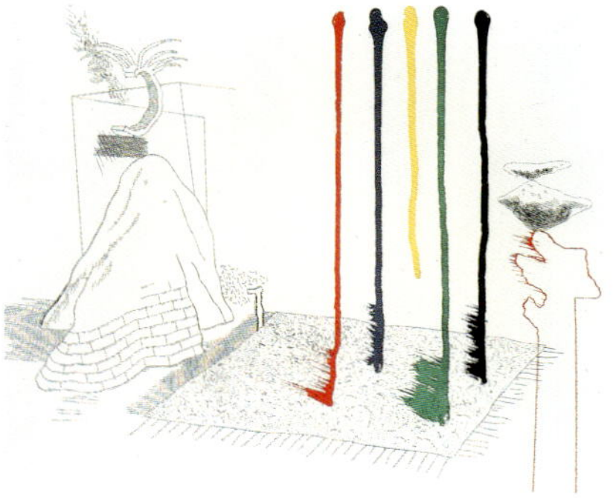

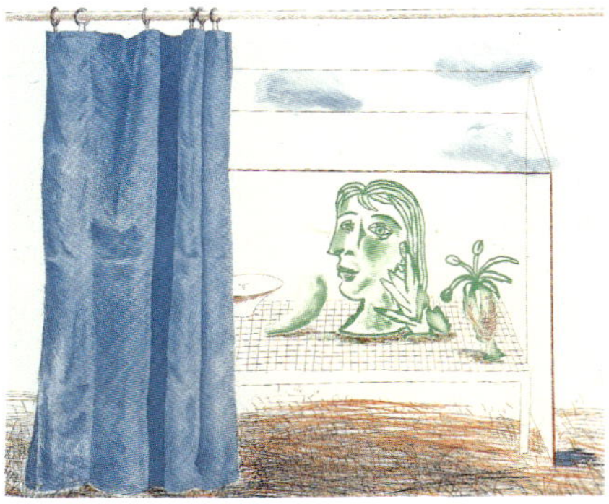

22 Ganz oben: *Ich sage sie sind*, aus: *Die blaue Gitarre*, 1976–77

23 Oben: *Was ist dieser Picasso?*, aus: *Die blaue Gitarre*, 1976–77

Die zwanzig Radierungen für *Die blaue Gitarre* gehen zurück auf ein Gedicht von Wallace Stevens, zu dem dieser wiederum von Picassos Bild *Der Blaue Gitarrist* inspiriert worden war. Die Reihe entstand zwischen 1976 und 1977. Auch hier löste ich mich vom Naturalismus. Während ich an diesen Radierungen arbeitete, begann ich mein *Selbstporträt mit blauer Gitarre* (unten), das erste Selbstporträt auf einer Leinwand, das in *Modell mit unvollendetem Selbstporträt* (gegenüber, oben) wieder auftaucht. Das Modell auf dem Bett ist Gregory, der damals gerade zu Besuch war.

Ich fing 1976 mit dem *Mann mit blauer Gitarre* an, und 1977 wurde die Mappe veröffentlicht. Die Ideen zu diesen Radierungen entwickelten sich rasch und verselbständigten sich. Ich war sehr aufgewühlt, denn ich erkannte, daß ich im Begriff war, mit dem Naturalismus zu brechen. Seltsamerweise gab ich nach der Arbeit beim Theater, das eine Schachtel ist, die Vorstellung des Bildes als Raum in einer Schachtel auf.

Mein erstes Bild, das auf dieser Erkenntnis basierte, war *Selbstporträt mit blauer Gitarre*, danach kam *Modell mit unvollendetem Selbstporträt*. Beide Arbeiten entstanden 1977 in den Pembroke Studios in London. Nachdem ich *Die blaue Gitarre* beendet hatte, beschloß ich, nach Kalifornien zu reisen, wo ich seit 1974 nicht mehr gewesen war. Der Drucker Maurice Payne begleitete mich. Wir flogen zunächst nach Denver, wo wir einen Wagen mieteten und nach Los Angeles weiterfuhren. Es war eine herrliche zweitägige Fahrt über die Rocky Mountains und durch die Canyons.

Nach meiner Rückkehr nach London richtete ich mich in den Pembroke Studios ein, wo es mir anfänglich ganz gut gefiel. Kaum jemand wußte, daß ich dort war. Jedesmal wenn man von irgendwoher zurückkommt, genießt man zuerst eine Zeit relativer Ruhe. Das Telefon läutet nicht ständig, man kann gut arbeiten und sich aussuchen, welche Freunde man sehen möchte. Zwar wollen es einige Leute nicht glauben, aber ich lebe meistens in einem kleinen Kreis von engen Freunden, die meine Zeiteinteilung respektieren und mich arbeiten lassen, wenn ich es will. Ich fühlte mich wieder viel besser, weil ich sah, daß die Arbeit jetzt irgendwohin führte. Ich hatte meine Wohnung an der Powis Terrace verkauft und kaufte mit dem Geld jetzt die obere Etage im gleichen Haus. Dann baute ich sie zu einem Atelier um. 1977 zog ich dort ein und überließ Peter Schlesinger Pembroke Studios. Doch eigentlich wollte ich gar nicht in London bleiben. Eines Morgens sagte ich mir: Ich habe zwar gerade dieses Atelier gebaut, aber den Rest meines Lebens will ich hier nicht verbringen. Ich kam damit einfach nicht zurecht – alles schien so festgefahren zu sein.

Ich beschloß, nach New York zu fahren, um dort zu recherchieren und die Bühnenbilder

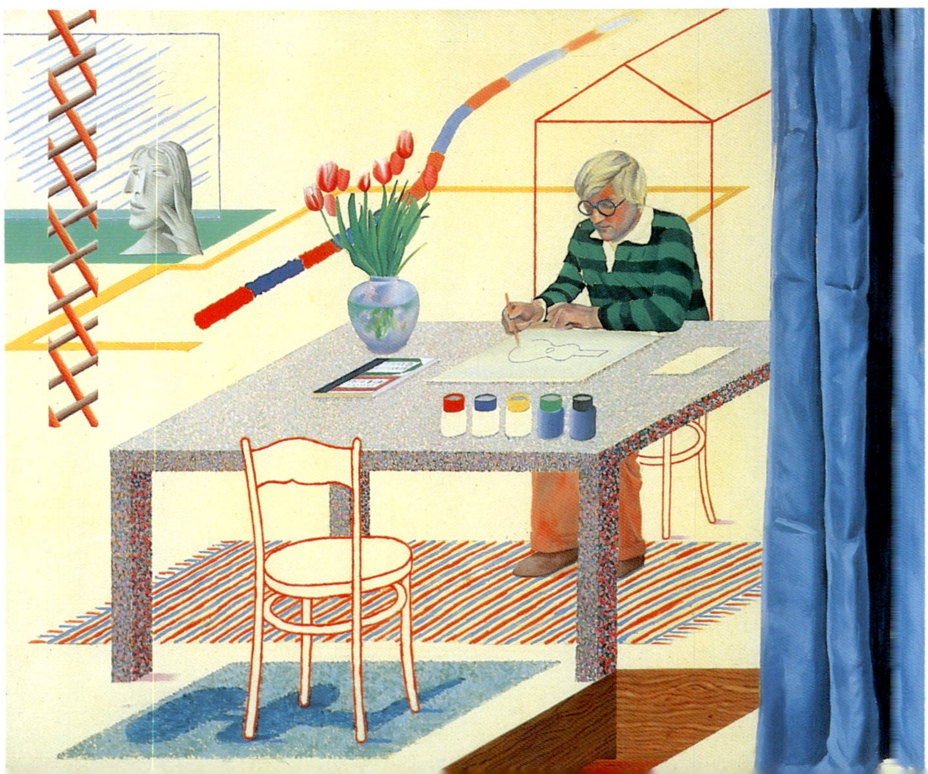

24 *Selbstporträt mit blauer Gitarre*, 1977

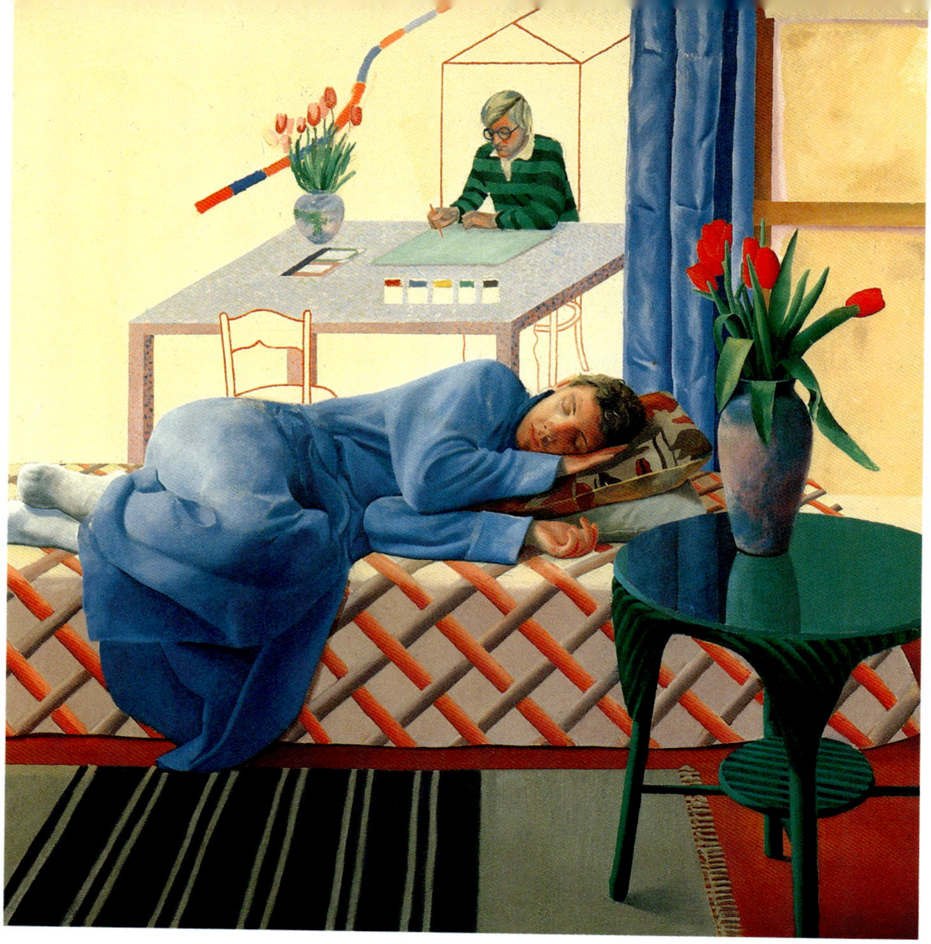

25 *Modell mit unvollendetem Selbstporträt*, 1977

für die *Zauberflöte* zu entwerfen, die in der Theatersaison 1978 in Glyndebourne aufgeführt werden sollte. Jemand stellte mir seine Wohnung für drei Monate zur Verfügung, die längste Zeit, die ich je dort gewesen bin. Ich suchte vollkommene Ruhe und wollte ungestört sein, nachdem mir die Arbeit in London wieder sehr schwer gefallen war. Weihnachten 1977 kehrte ich mit den Modellen nach London zurück und beendete die Arbeit im neuen Atelier an der Powis Terrace. Ich haßte dieses Atelier, ich haßte es, wieder in diesem Haus zu sein. Seit mich Peter Schlesinger 1971 verlassen hatte, hatte ich es dort nicht mehr ausgehalten. Deshalb war ich nach Paris gezogen und hatte wieder angefangen, so viel herumzureisen. Als ich 1977 in das neue Atelier in der oberen Etage an der Powis Terrace zog, bekam ich häufig Besuch von Gregory, der mittlerweile in Spanien lebte. Ich malte und zeichnete ihn immer wieder. Doch das Atelier auf der Powis Terrace gefiel mir einfach nicht mehr. Es war ein sehr schönes Atelier, aber ich fühlte mich irgendwie ausgeschlossen. In meinem alten Atelier in der unteren Etage sah ich auf die Powis Terrace. Wenn ich am Arbeitstisch saß und zeichnete, konnte ich das Treiben auf der Straße beobachten. Ich sah, wie die Menschen kamen und gingen und die Frauen in der Reinigung standen und tratschten. Ich hatte immer gewußt, was da unten los war, und das vermißte ich nun. In dem neuen Atelier kam ich mir vor wie ein Fürst in seinem Turm, hoch über dem Fußvolk. Und das entsprach überhaupt nicht dem Bild, das ich von mir selbst hatte. Der Gedanke, den Rest meines Lebens dort oben zu verbringen, war mir unerträglich. Die einzigen Gemälde, die ich dort malte, waren *Meine Eltern* und *Beim Betrachten von Bildern an einem Wandschirm*, beide entstanden 1977.

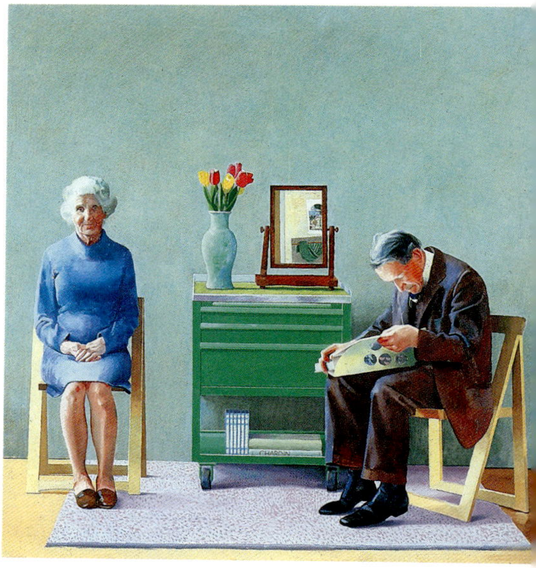

26 *Meine Eltern*, 1977

26,93

27 *In einem Chiaroscuro*, 1977

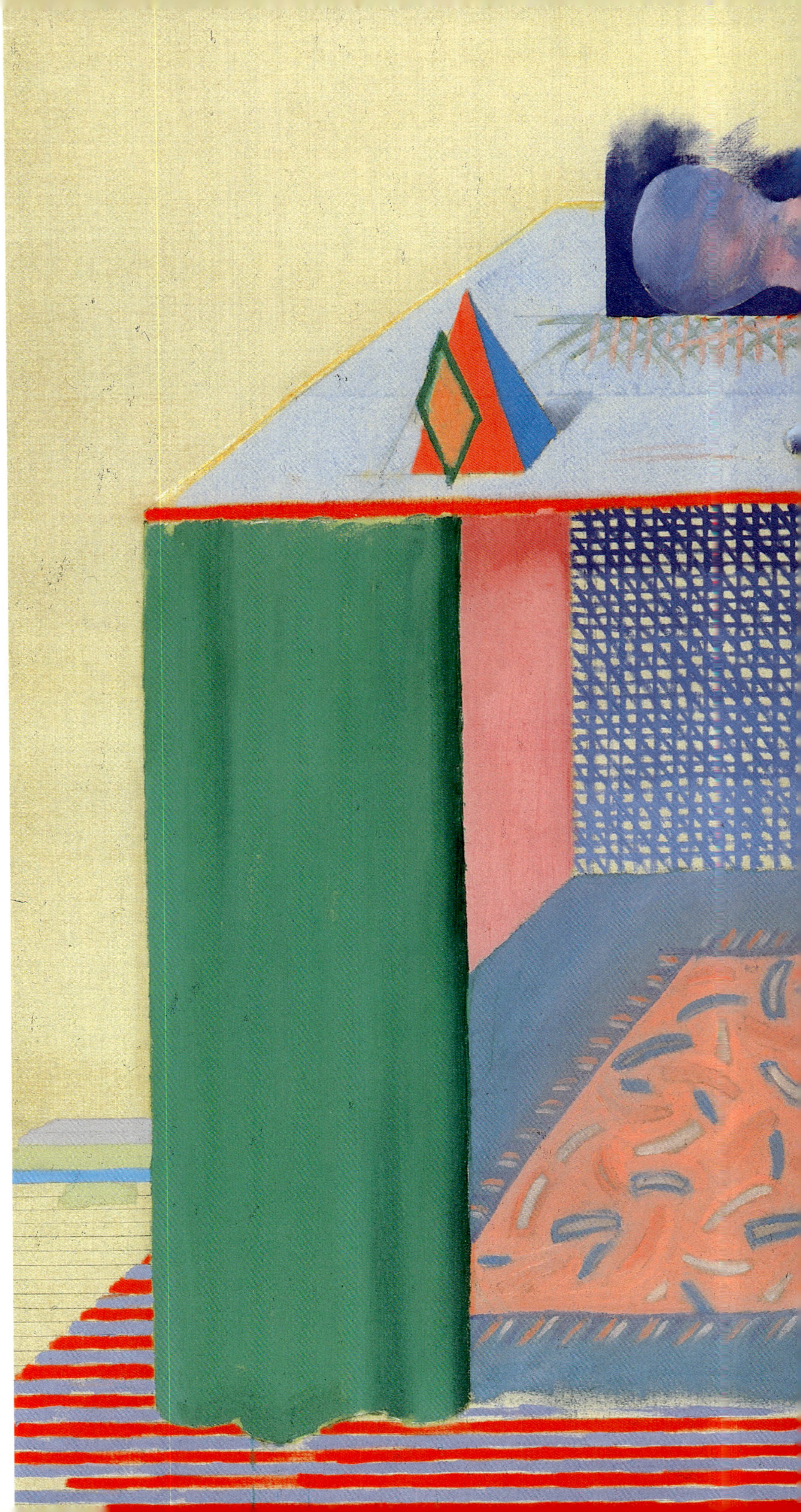

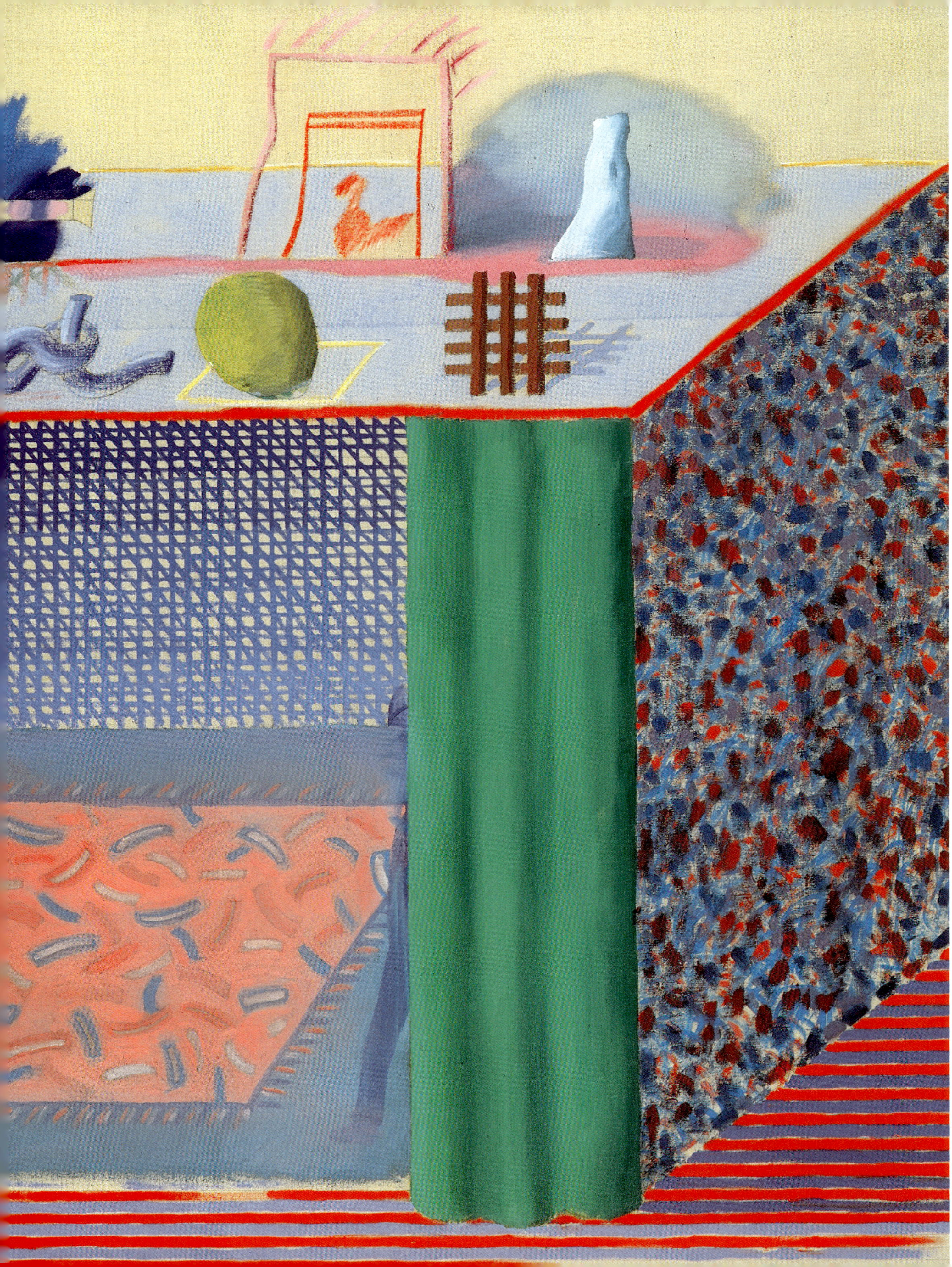

Ich hatte zeitweise mit Gregory Evans zusammengelebt. Ich verbrachte viel Zeit mit ihm und porträtierte ihn zwischen 1976 und 1977 immer wieder, zum Beipiel in *Modell mit unvollendetem Selbstporträt* (1977). Pembroke Studios entsprach auch nicht meinen Ansprüchen. Es war nicht besonders groß, so daß das Atelier auch als Wohnzimmer herhalten mußte. Ich gehe zwar nicht viel aus, aber ich mag Menschen um mich, ich mag Besuch, und wenn man viel arbeitet, entsteht schnell Unordnung, vor allem, wenn man wie ich kein allzu reinlicher Maler ist.

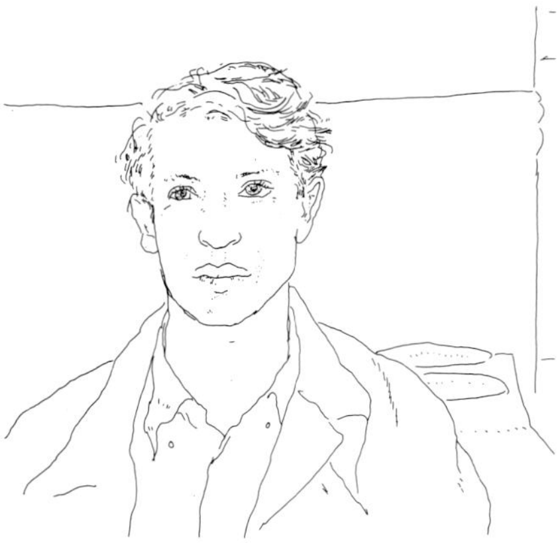

28 Oben: *Abuo Shakra Restaurant, Kairo* 1978

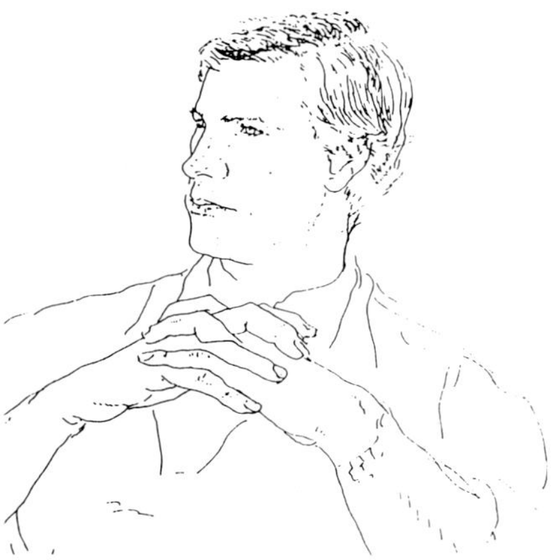

29 Unten: *Joe Macdonald*, 1978

Peter Schlesinger und Joe MacDonald, die mich im Frühjahr 1978 nach Ägypten begleiteten.

DIE ZEIT IN ÄGYPTEN

Im Frühjahr 1978 fuhr ich nach Ägypten. Ich hatte gerade die Arbeit an der Ausstattung der *Zauberflöte* beendet und dachte, es wäre schön, wieder einmal nach Ägypten zu reisen. Wir waren zu dritt, ein amerikanischer Freund namens Joe McDonald, Peter Schlesinger und ich. Wir machten eine Pauschalreise, was sehr amüsant war. Als ich zum Reisebüro ging, um mich nach den Preisen zu erkundigen, erklärte man mir, ich könne alles, einschließlich Hotel und diverser Ausflüge, für knapp zweihundert Pfund haben. Also flogen wir drei mit einer Touristengruppe.

Unsere Gruppe bestand aus etwa fünfundzwanzig Personen – eine Menge Amerikaner und ein Engländer, der, wie wir hörten, Pyramidologe war. Ich hatte keine Ahnung, was Pyramidologie war. Mir kam es vor wie eine Pseudowissenschaft, die sich mit vielen Zahlen und den Abmessungen von Pyramiden beschäftigte, vor allem der großen Pyramiden. Einige Amerikaner in der Gruppe entpuppten sich ebenfalls als Pyramidologen; sie kamen aus Tennessee. Joe und Peter gaben sich etwas snobistisch; sie hielten sie für Provinzler und meinten, ich solle doch nicht meine Zeit mit ihnen vergeuden. Aber ich erklärte, daß sie interessanter seien als sie glaubten. Die Sache mit der Pyramidologie amüsierte mich, obwohl ich sah, daß sie wahrscheinlich ziemlich albern war. Der Engländer, der das Ganze leitete, war ein großartiger Mann; er hatte etwas Faszinierendes an sich. Also hörte ich ihm manchmal zu, wenn wir kleine Ausflüge unternahmen. Und gelegentlich unterbrach er seine Rede, wenn ich näher kam, vielleicht, weil ich diesen eindrucksvollen Stapel von Reiseführern mit mir herumschleppte. Ich lese immer Reiseführer und hatte damals sogar einen alten Baedeker von 1910 dabei, der die Monumente sehr ausführlich behandelt.

Jeden Abend, bevor wir uns etwas ansehen wollten, studierte ich meine Führer. Wenn man einmal da ist, hat man plötzlich großes Interesse an ägyptischer Geschichte. Im Rückblick muß ich zugeben, daß es ein wunderbarer Urlaub war. Ägypten ist eines der interessantesten Länder, in denen ich je gewesen bin, weil seine Monumente die ältesten bekannten Bauwerke der Welt sind. Als Kleopatra Julius Caesar die Pyramiden zeigte, waren diese bereits zweitausend Jahre alt oder mehr. Das ist schon beeindruckend; nicht mal in China gibt es ältere Bauwerke. Irgendwie spürt man eine Verbindung zu ihnen, egal wo man herkommt. Man fühlt, daß die Zivilisation, so wie wir sie kennen, in dieser Region ihren Ursprung hat. Ich habe oft an den Ufern des Nils gesessen oder mir in Luxor herrliche Sonnenuntergänge angesehen und dabei den Fluß betrachtet. Vielleicht lag es am Einfluß der Pyramidologen – jedenfalls wurde ich plötzlich sehr nachdenklich. Die Herrschaft der ägyptischen Reiche dauerte zweitausend

Jahre, und seit zweitausend Jahren bilden die Pyramiden eine Ruine – obwohl ihr heutiger Zustand immer noch sehr beeindruckend ist. Wie mögen sie dann erst mit goldenen Toren und bemalten Säulen ausgesehen haben?

So saß ich also allein am Ufer des Nils und dachte darüber nach, in welch einem arroganten Zeitalter wir doch leben. Es bildet sich ein, sehr viel zu wissen. In Ägypten existierte eine dreitausendjährige Zivilisation, in der man alles mögliche Wissen gesammelt hatte. Man kannte sich aus mit dem Nil und den verschiedenen Gezeiten und nutzte dieses Wissen für die Bewässerung. Ich dachte darüber nach, ob diese Menschen vielleicht längere Zyklen beobachtet hatten als wir in unserer Arroganz. Wir haben zweitausend Jahre Christentum hinter uns. Angenommen, alle sieben- oder achthundert Jahre macht sich ein neuer Zyklus in der Entwicklung der Menschheit bemerkbar, dann gäbe es insgesamt nur drei solcher Zyklen in der Ära des Christentums. Wahrscheinlich haben wir einfach noch nicht genügend Wissen über längere Zeiträume hinweg gesammelt, um wie die Ägypter Veränderungen und Zyklen wahrnehmen zu können.

In Ägypten kommt man unweigerlich auf solche Gedanken, weil man es mit unvorstellbar langen historischen Perioden zu tun hat. Ich finde das immer sehr anregend für meine Vorstellungskraft. Ich habe ständig gezeichnet, wenn ich dort war. Ich mag sogar das moderne Ägypten, die Menschen; sie wirken so sanft. Ich spreche kein Arabisch, und zweifellos entgeht mir vieles, aber ich mag das Land. Ich habe Zeichnungen vom modernen Ägypten gemacht,
und als ich nach London zurückkehrte, malte ich ein Bild von einem Café in Luxor, das ich dann 30
vergaß. Letztes Jahr tauchte es plötzlich bei einer Auktion auf. Jemand hatte viel Geld dafür bezahlt. Ich fand eine Reproduktion in dem Auktionskatalog, und ich muß gestehen, daß das Bild um einiges besser aussah, als ich gedacht hatte.

Die Reise dauerte zwar nur zwei Wochen, aber jeder Tag ist mir in lebendiger Erinnerung geblieben. Es gibt Zeiten im Leben, wenn man unterwegs ist oder an einem bestimmten Ort, da erinnert man sich an beinahe alles. Ich weiß noch, wie wir in Kairo die älteste Moschee besuchten. Sie stammt aus der Zeit zwischen 800 und 810 und ist ein sehr einfaches und schönes Bauwerk. Wie ein Kloster mit einem schlichten Turm in der Mitte. So etwas hatte ich nicht gesehen, als ich zum ersten Mal nach Ägypten kam. Ich war vollkommen hingerissen von dieser islamischen Seite Kairos. Die ornamentale Kunst des Islam ist ungeheuer beeindruckend, daher ist es eine unvergeßliche Erfahrung: auf der einen Seite die wunderbare, ehrfurchteinflößende antike Welt, die man immer noch spürt, und auf der anderen Seite die islamische Welt, die sehr interessant ist, vor allem die alten Moscheen. Man wundert sich, daß man nie etwas über die zeitgenössische islamische Kunst hört. Ich weiß nicht, ob es überhaupt noch Künstler gibt, aber man sollte doch meinen, wenn sie sich schon alle wieder zum Fundamentalismus bekennen, dann könnten sie auch zu ihrer wunderbaren alten Kunst zurückkehren oder diese zumindest fördern. Mir kommt es wie ein Widerspruch vor, daß sie zwar fernsehen dürfen, es andererseits aber immer noch Gesetze gibt, die die Darstellung des Menschen verbieten. Wenn sie echte Fundamentalisten wären, dürften sie überhaupt keine Bilder haben. Vielleicht sollten sie aber noch weiter zurückgehen und sich wieder ihrer unübertroffenen Kunst widmen.

30 *Ägyptisches Café*, 1978

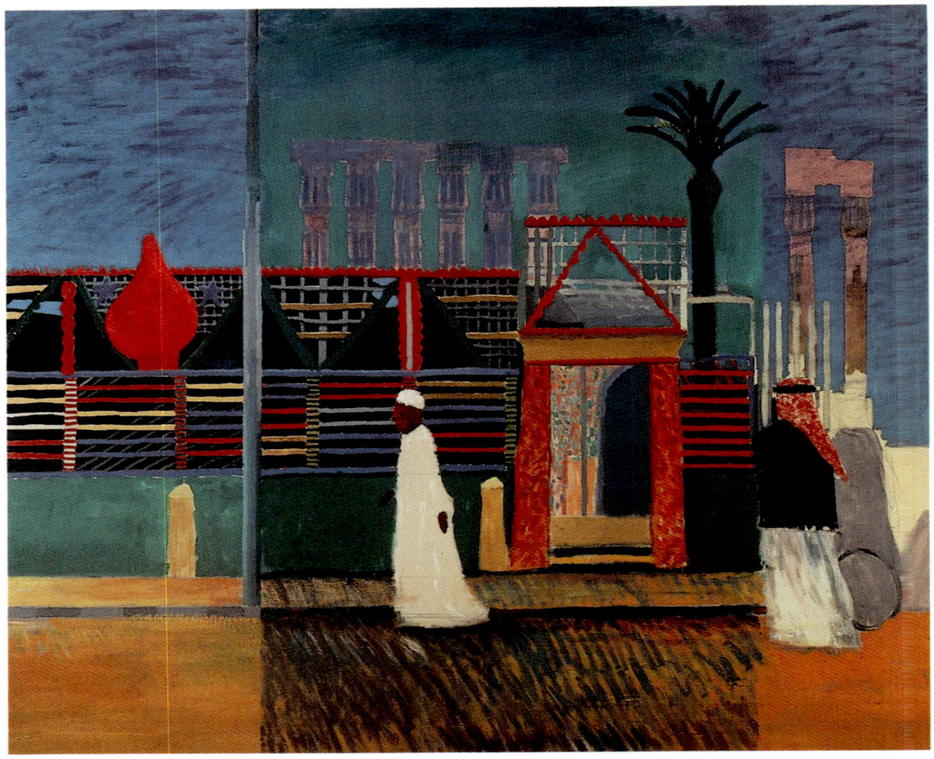

Als kleines Kind in Bradford fuhr ich mit dem Rad zum Dom von York und stieg bis oben auf den Turm. Der Dom, der fünf- oder sechshundert Jahre alt ist, erschien mir sehr alt. Doch sechshundert Jahre kommen einem in einem Tempel von Luxor praktisch wie die Neuzeit vor, so sehr ist man von diesem Phänomen der Zeit überwältigt. Wenn man am Nilufer sitzt und den Sonnenuntergang beobachtet, die Umgebung und den Himmel, dann denkt man an den Fluß, der an einem vorbeifließt und wie lange er das schon tut. Diesen Fluß haben Menschen seit fünftausend Jahren betrachtet. Wer aber war vor fünftausend Jahren an der Themse?

Wenn man noch nie in Ägypten war und anfängt, über die verschiedenen Dynastien zu lesen, findet man das alles ziemlich langweilig und unwirklich, irgend etwas fehlt. Doch sobald man vor Ort ist, wird es lebendig. Ramses II. lebt, sogar die Pharaonen erscheinen lebendiger, und man wird einfach mitgerissen.

Am Ende fanden auch Joe und Peter die Reise schön und die Leute interessant. Ich sagte, ihr seht es ja selbst, Leute, die solche Reisen machen, sind nicht wie diejenigen, die an die Costa Brava fahren. Wir hatten zwei knapp achtzigjährige Damen aus Edinburgh dabei, die sich nichts entgehen ließen. Sie fuhren überall mit hin und kletterten die steilsten Treppen hinauf. Oder Paare im mittleren Alter, denen man ansah, daß die Frau die Initiatorin der Reise gewesen und der Ehemann nur aus Pflichtbewußtsein mitgekommen war, aber irgendwie lustlos wirkte. Ich erinnere mich speziell an zwei Paare: Die Frauen interessierten sich für das Land und hatten auch Reiseführer dabei. Sie lasen darin und unterhielten sich darüber, und als sie sahen, daß ich auch in meinem Führer blätterte, sprachen sie mich darauf an. Doch ihre Ehemänner gingen immer ein Stück hinter ihnen, ähnlich wie das Pärchen in *Die Ferien des Monsieur Hulot*

Gleich nach meiner Ankunft in London begann ich mit den Arbeiten an der *Zauberflöte* und fuhr anschließend nach Glyndebourne. Ich hatte die Modelle zur *Zauberflöte* Robert Bryan gezeigt, dem Beleuchter in Glyndebourne. Die eigenen Modelle Leuten zu zeigen, die sie für die Bühne herstellen sollen, ist anders, als sie Freunden vorzuführen. Wenn man nicht damit arbeiten muß, kann man sie bewundern und sagen: Oh, ah, wunderbar, ganz wunderbar! Die Leute vom Theater dagegen sind praktisch. Sie denken darüber nach, wie sie dieses und jenes hinkriegen könnten. Ich weiß noch, wie Robert Bryan über den Modellen grübelte und dann erklärte, daß die Beleuchtung ein ziemliches Problem würde.

Über die Beleuchtung hatte ich noch nie nachgedacht. Als ich die Bühnenbilder für *The Rake's Progress* entwarf, hatte ich nicht einen Gedanken daran verschwendet, und sie waren schlecht ausgeleuchtet gewesen. Meine Entwürfe für die *Zauberflöte* bestanden aus etwa fünfunddreißig Hintergrundprospekten, die auf und ab schwebten und zur Handlung passend bemalt waren. Aus dem Gespräch mit dem Beleuchter wurde mir klar, daß man am Theater schon lange nicht mehr so arbeitete. Es war eine ziemlich altmodische Technik, mit der sich die Beleuchter nicht mehr auskannten. Viele Bühnenbildner waren Architekten gewesen und hatten in ihren Entwürfen Gegenstände in den Raum gestellt. Gegenstände in einem Raum auszuleuchten ist etwas anderes, als eine plane Oberfläche auszuleuchten. Bei Gegenständen entstehen Schatten. Diese Schatten wirken dreidimensional. Leuchtet man aber glatte Flächen aus, muß man die Schatten malen. Als wir dann meine gemalten Prospekte zum Theater brachten, stellte sich heraus, daß sie tatsächlich sehr schwierig auszuleuchten waren. Hinzu kam, daß die Theaterleute sich geirrt hatten, als sie mir sagten, daß ich alle Prospektzüge benutzen könnte,

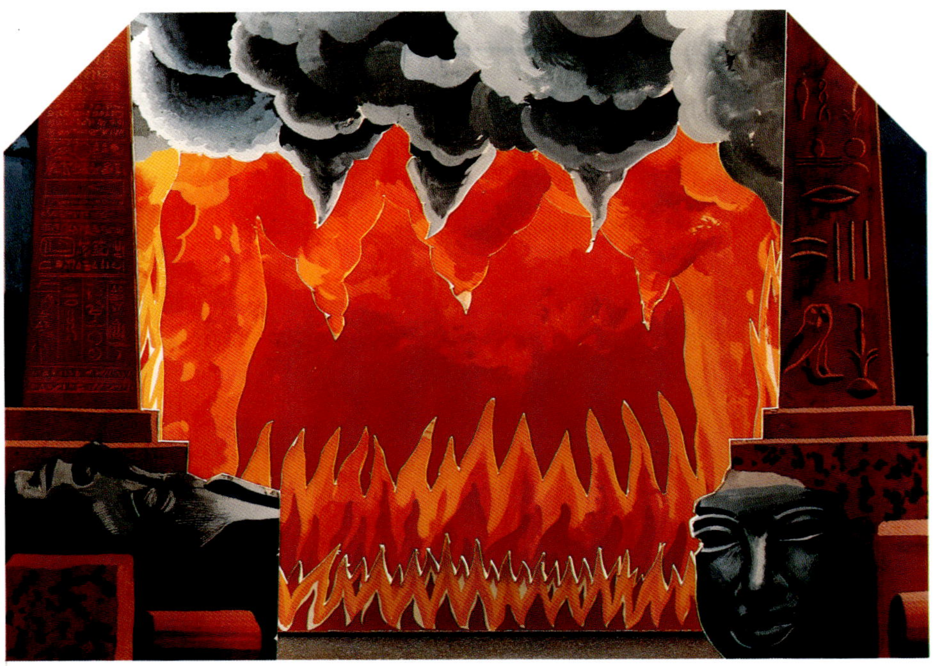

31 *Feuerprobe*, Modell für *Die Zauberflöte*, 1977

32 *Hain mit drei Tempeln*, Modell für *Die Zauberflöte*, 1977

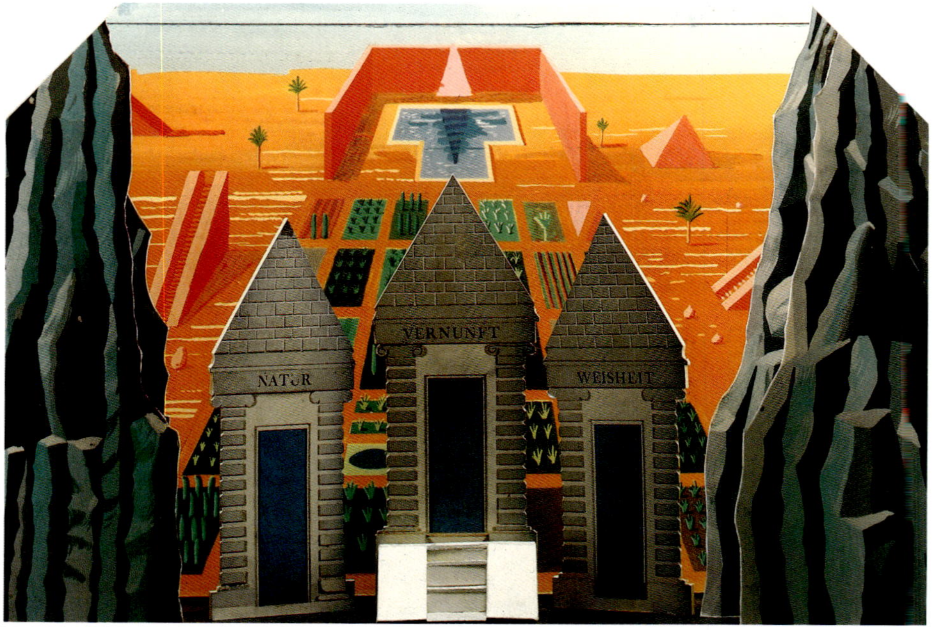

Viele Leute glauben, meine Ägyptenreise hätte Einfluß auf die Entwürfe für *Die Zauberflöte* gehabt, in Wahrheit aber hatte ich bereits vorher sämtliche Modelle vollendet.

die normalerweise in Glyndebourne zur Verfügung standen. Das ging dann doch nicht, und alles wurde etwas eng, was mir gar nicht gefiel. Wir konnten in der dritten Szene des ersten Aktes die Knaben nicht einfliegen, sondern mußten sie hereinschieben. Mich störte das alles, und ich war enttäuscht. Ich hielt es für sehr wichtig, daß die Kleinen fliegen konnten. Aber so ist es nun mal: Theater und Teamarbeit bedeutet, Kompromisse schließen zu müssen. Irgendwann findet sich immer ein Kompromiß, und meistens funktioniert er sogar.

In den Feuer- und Wasserszenen ließen wir den Vorhang nicht herab, um die Prospekte zu wechseln. War man hinter der Bühne, sah man überall Leute mit Scheinwerfern herumlaufen. Sie flitzten hin und her und stellten die Scheinwerfer an den unmöglichsten Stellen auf. Manchmal mußten sie einen Scheinwerfer auch nur eine Minute hochhalten – die Szenen sind sehr kurz – und ihn dann irgendwo anders plazieren. Heute macht man so etwas nicht mehr im Theater. Man will alles organisieren und vorprogrammieren können, so daß es nicht nötig ist, irgendwo etwas zu halten. Diese Leute taten ihre Arbeit ausgezeichnet, doch mir wurde bewußt, daß ich der Beleuchtung in Zukunft mehr Aufmerksamkeit schenken mußte. Was mich an der Aufführung enttäuschte, war, daß das Gefühl für den Raum verloren gegangen war. Das Publikum fand sie trotzdem gut, und mancher sogar besser als *The Rake's Progress*. Die *Zauberflöte* ist eine Oper, die einen viel unmittelbarer anspricht: Mozarts Musik ist ein reiner Genuß mit einer Skala, die von wunderbarer Komik bis zu Erhabenheit reicht.

Bevor ich mit der Arbeit an der *Zauberflöte* begann, hatte ich viel darüber gelesen und mehrere Aufführungen gesehen. Manche Kritiker haben behauptet, die Handlung sei mitten im Stück verändert worden und ergebe daher keinen Sinn. Ich habe das nie verstanden. Für mich ergab sie durchaus einen Sinn, wenn man sie in einer bestimmten Art betrachtete. Die Kritik lautete, daß man die Königin der Nacht zuerst als beraubte Frau und Sarastro als den Bösen sieht; dann ändert sich alles: Sarastro ist der Gute und die Königin die Böse. Doch von einem

33/34 Gegenüber: *Ein Boulevard mit Palmen*, Modell für *Die Zauberflöte*, 1977

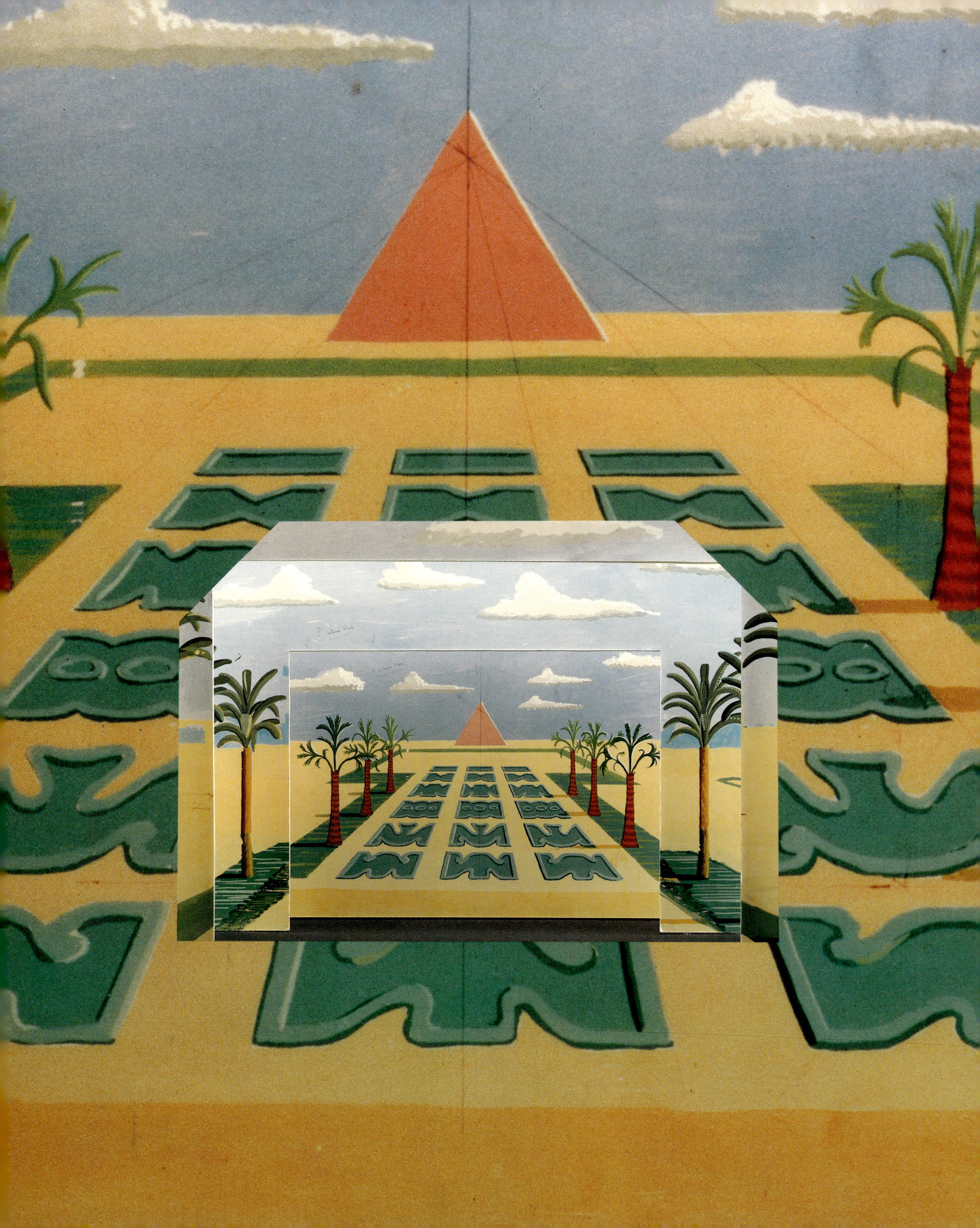

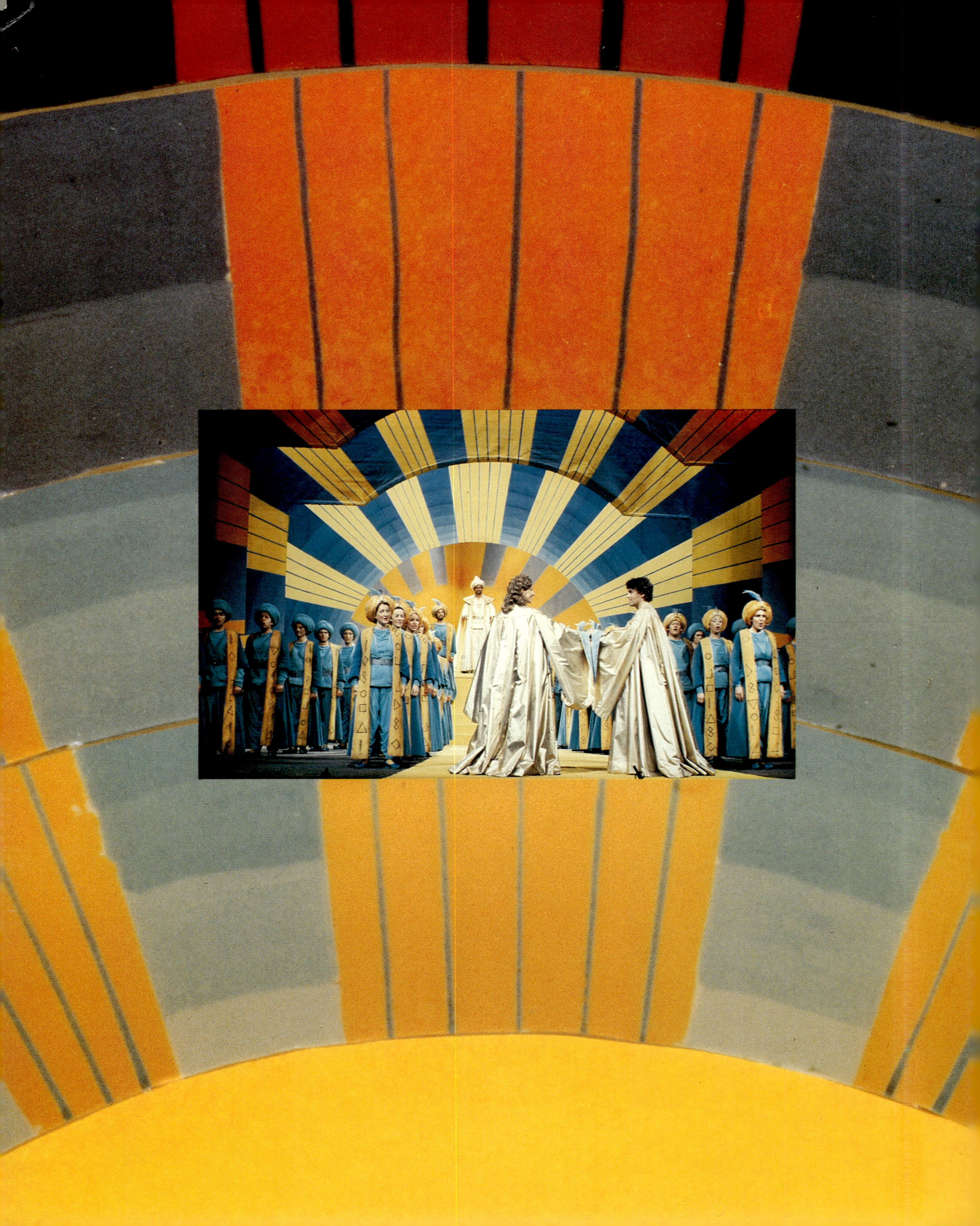

anderen Blickwinkel aus kann es gar nicht anders beginnen: Wenn die Königin hinterlistig ist, wird sie natürlich von Anfang an behaupten, daß ihr Unrecht geschehen sei. Das war mir klar. Und ich glaube, daß wir die Geschichte sehr deutlich erzählt haben; daran lag mir. Die Musik an sich ist vollkommen klar. Und sie hat Tiefgang, alles, was mit Sarastro zu tun hat, besitzt Tiefe, vor allem kurz vor der Prüfung. Und alles daran, die Trennung und Verschmelzung der Charaktere, die Prüfung, all das summiert sich zu einem hervorragenden, einem vollendeten Werk. Zu meiner Überraschung ist es nicht die populärste Oper Mozarts – *Don Giovanni* gilt als die bedeutendste. Einige Musiker in Glyndebourne sagten mir, daß sie die *Zauberflöte* im Fernsehen nie richtig verstanden hätten, sie nach unserer Theateraufführung jedoch viel klarer sehen könnten. Und die Musik ist einfach vollkommen, überwältigend!

Unsere Inszenierung der *Zauberflöte* an der Mailänder Scala (1983) war besser. Als man mich bat, sie dort aufzuführen, zögerte ich zuerst. Ich fand, daß es in diesem Theater nicht möglich ist, da das Stück für kleinere Bühnen gedacht war. Doch in der Scala paßte man die Bühnenbilder, die nach den ursprünglichen Modellen entstanden, den größeren Dimensionen an. Ich muß zugeben, es war umwerfend. Auch die drei Knaben waren phantastisch. Das Quartett, in dem sie zusammen mit Pamina singen – also vier Sopranstimmen, drei Jungen und ein Mädchen –, war wunderschön. Knabenstimmen besitzen eine Unschuld, über die eine Frauenstimme einfach nicht verfügt, und das kommt in der Musik zum Ausdruck.

Ich hatte von Anfang an darauf hingewiesen, daß die Beleuchtung problematisch sei. In Glyndebourne hatten wir es geschafft, und Robert Bryan hatte ausgezeichnete Arbeit geleistet, aber es war alles andere als einfach gewesen. Ich ging davon aus, daß es in einem großen Theater leichter wäre, weil mehr Raum zwischen den Prospektzügen war. Die Techniker erklärten, sie sähen keine Probleme, und tatsächlich war die Beleuchtung dann auch großartig. Der Hauptbeleuchter war hervorragend. Er saß mit einem kleinen Notizbuch im Parkett und unterhielt sich per Telefon mit den Technikern auf der Bühne. Keine Spur von Computermischpulten mit Monitor und unzähligen Zahlen auf irgendwelchen Schaltern, wie man sie jetzt sogar in Glyndebourne hat. In der Scala stand ihm nur das Telefon und ein Notizbuch zur Verfügung, und ich saß mit einem Dolmetscher neben ihm.

Es war das zweite Mal, daß ich an der Mailänder Scala arbeitete – man hatte dort auch *The Rake's Progress* aufgeführt –, und ich war mit den Bühnenarbeitern und dem übrigen Personal stets gut zurecht gekommen, obwohl ich kaum Italienisch spreche und sie kein Wort Englisch. Doch die Italiener glauben daran, daß Sprache nur eine Art der Kommunikation darstellt und es noch viele andere gibt, Singen oder Lächeln zum Beispiel. Sie fanden immer irgendwas an meiner Kleidung ungeheuer komisch, und wir konnten uns sogar verständigen. Ich erklärte dem Beleuchter, was mir vorschwebte, und er nickte nur. Ich glaube, daß ihm die Sache Spaß machte. Offensichtlich hatte er einen Sinn für Visuelles und verstand, um was es mir ging und wie schön es sein konnte. Ich glaube, daß er eine Menge von sich selbst hineingesteckt hat. Das einzig Schlechte in Italien ist, daß dort ständig gestreikt wird. Schließlich sah ich wegen der Streiks nur eine vollständige Aufführung, aber es machte mir trotzdem Spaß. Ganz am Ende der Oper, wenn sich die Bühne in eine Strahlensonne verwandelt – die Nacht hat den Tag ver-

35 *Triumph des Lichts*, Modell für *Die Zauberflöte*, 1977

36 Eingefügt: Das Finale der *Zauberflöte*, das die Vereinigung von Pamina und Tamino zeigt, 1977

drängt, wie zuvor die Sonne die Nacht –, in dieser letzten Szene flammten alle Lichter im Theater auf, und es war einmalig!

WAGNERS ZAUBER

Schon im Sommer 1977 spielte ich mit dem Gedanken, nach Kalifornien zu ziehen. Ich sprach darüber nicht mit vielen Leuten, aber mein Entschluß, London zu verlassen und dorthin zu gehen, festigte sich immer mehr. Ich dachte, das ist der Ort, an dem ich sein sollte, dort ist mein Herz, da will ich hin, und so traf ich meine Entscheidung. Ich erwähnte dies John Cox gegenüber, als wir im Sommer 1978 nach der Premiere der *Zauberflöte* in Glyndebourne nach Bayreuth fuhren. Wir wohnten etwa eine halbe Stunde von Bayreuth entfernt in einem Hotel auf dem Land. Ich erzählte ihm, daß ich mich in England ein wenig unglücklich fühlte und lieber nach Kalifornien zurückkehren würde. Ich wäre wahrscheinlich schon in den Sechzigern ganz dorthin gezogen, hätte Peter Schlesinger nicht lieber in London gelebt, und ehrlich gesagt, war es mir damals ziemlich gleichgültig, wo ich wohnte. Dennoch fühlte ich mich in Kalifornien heimischer. Ich glaube, das mache ich, sagte ich zu John Cox. Wir sahen uns in diesem Jahr den *Ring des Nibelungen* an, es war im Juli, und um diese Zeit traf ich auch meinen Entschluß.

Ich liebe Wagner, und ich liebe den *Ring*. Als ich ihn 1974 zum ersten Mal sah, wohnte ich mit zwei Freunden in einem Gasthof im Zentrum von Bayreuth. Wenn man da ist, kann man sich eines unvergleichlichen Erlebnisses sicher sein: ein Kunstwerk, das eine ganze Woche dauert. Man vergißt keine Sekunde, warum man dort ist, denn Bayreuth ist eine Kleinstadt. Wohin man auch blickte, überall waren Bilder von Wagner und Herbert von Karajan. Es ist ganz anders, als den *Ring* in London zu sehen; denn kaum hat man Covent Garden verlassen, ist man wieder in London, wo noch jede Menge anderes los ist.

Tagsüber las ich die Librettos. Ich bereitete mich jeden Tag vor, so wie es vermutlich die meisten Leute tun. Das Ganze dauert eine Woche und ist ein einziges großartiges Kunstwerk. Ich weiß noch, wie wir 1974, als ich zum ersten Mal dagewesen war, nach der *Götterdämmerung* zu unserem Gasthof zurückgingen – keiner von uns sagte ein Wort. Die 1978er Inszenierung stammte von Patrice Chéreau und wurde von Pierre Boulez dirigiert. Einiges war phantastisches Theater, anderes funktionierte überhaupt nicht, und dazu gehörte zu meinem Bedauern auch das Finale. Es war eine Möglichkeit, den *Ring* zu sehen; ich glaube aber, daß man ihn auch auf viele andere Arten machen könnte. Ich denke vor allem an eine bestimmte Szene, bei der sie etwas versäumt hatten, das meiner Meinung nach von entscheidender Bedeutung im *Ring* ist: Im *Siegfried* gibt es eine Szene, wo Fafnir sich in einen Lindwurm verwandelt hat, der das Gold in einer Höhle bewacht. Die Höhle befindet sich in einem Wald, den die Musik sehr schön beschreibt. Der Lindwurm sitzt mit dem Rücken zum Gold, blockiert die Höhle und sieht auf den Wald. Dieses Bild trifft wunderbar auf das zu, was uns allen passiert, wenn wir uns von materiellen Dingen blenden lassen. Hätte der Lindwurm nicht das Gold, könnte er den Wald genießen, sich im Grünen wälzen und einfach er selbst sein. Der Kontrast zwischen der saftigen, verlockenden grünen Natur und diesem lächerlichen Gold ist für mich ein sehr mächtiges Bild, das durch die herrliche Musik ganz deutlich beschworen wird. Es ist ein extrem komplexes

Werk mit vielen verschiedenen Ebenen. Eines Tages würde ich es gern auf die Bühne bringen. Ich habe ein ganzes Jahr mit *Tristan und Isolde* verbracht (1986–87) (s. Seite 171 ff.) und würde wahrscheinlich zwei für den *Ring* brauchen. Vermutlich werde ich es irgendwann irgendwo machen, wenn man mich läßt, aber ich möchte es nicht überstürzen. Ich werde mir Zeit lassen und darüber nachdenken. Es könnte ein wunderbares Theaterstück werden. Und eigentlich sollte es sogar das wunderbarste und großartigste Stück aller Zeiten werden.

2. Inszenierung des Neuen

PAPIERPOOLS

Im Sommer 1978 verließ ich England. Zu dieser Zeit arbeitete Maurice Payne für mich, und ich schickte ihn nach Kalifornien voraus, um ein Haus und einen Platz zu suchen, wo ich arbeiten konnte. Er fand eins auf dem Miller Drive, gleich über dem Sunset Boulevard, und ein Studio am Santa Monica Boulevard. Also brach ich auf. Als ich aus dem Atelier an der Powis Terrace trat und die Tür hinter mir zuzog, wußte ich, daß ich, solange mir die Wohnung gehörte, nie wieder hierher zurückkommen würde. Aus New York rief ich meinen Bruder an und erklärte ihm: Verkauf das Atelier, ich will dort nicht mehr leben, ich glaube, ich bleibe jetzt in Kalifornien; wenn ich ein Haus finde, kaufe ich es. Ich habe mich in England immer irgendwie gehemmt gefühlt, weil ich nie das Gefühl hatte, mein Leben selbst zu bestimmen. Es gibt Aspekte des Lebens in England, die mich schon immer wahnsinnig geärgert haben. Es scheint, als würden die Leute dort nie etwas zuwege bringen. Und in London habe ich mich ohnehin nicht richtig heimisch gefühlt. Immerhin bin ich ja auch kein echter Londoner. Ich war achtzehn, als ich zum ersten Mal in die Stadt kam; geboren wurde ich zweihundert Meilen weiter nördlich.

Auf dem Weg nach Kalifornien besuchte ich Ken Tyler in Bedford Village und machte alle *Papierpools*. Ich hatte meinen Führerschein verlegt, und der Ersatzführerschein war noch nicht eingetroffen. In Los Angeles ist man verloren, wenn man nicht fahren kann. Ich hatte bereits einen kalifornischen Führerschein gehabt, doch als ich nach England zurückging, war er abgelaufen. Mir blieb nichts anderes übrig, als einen englischen zu machen, und ich mußte dabei die Fahrprüfung sogar einmal wiederholen. Als ich das erste Mal mit meinem kalifornischen Führerschein durch die Nebenstraßen von Wimbledon kurvte, ließen sie mich durchfallen, obwohl ich im Jahr zuvor in Amerika fünfzigtausend Meilen gefahren war. Ich erklärte, ich könnte fahren, doch sie antworteten, ja sicher, aber wir bringen Ihnen nicht bei, wie man fährt, sondern wie man die Prüfung besteht. Sie müssen sehr aufmerksam in den Rückspiegel sehen. Sie dürfen nicht nur einfach einen Blick reinwerfen; Sie müssen sich umdrehen und in jedem Fall so lange in den Spiegel blicken, daß der Prüfer Sie dabei sehen kann. Also wartete ich bei Ken Tyler auf meinen Ersatzführerschein.

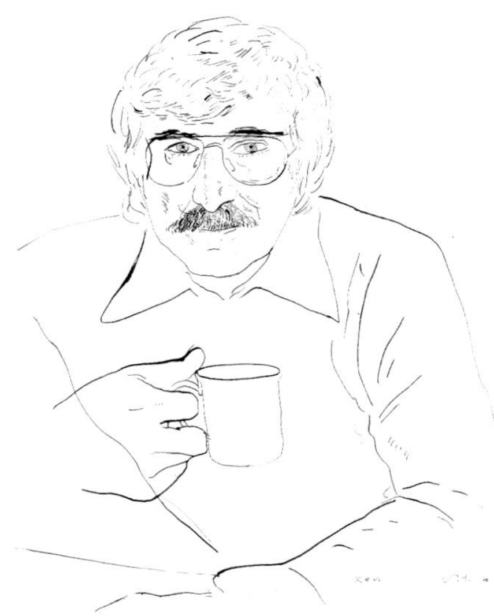
37 *Ken Tyler*, 1978

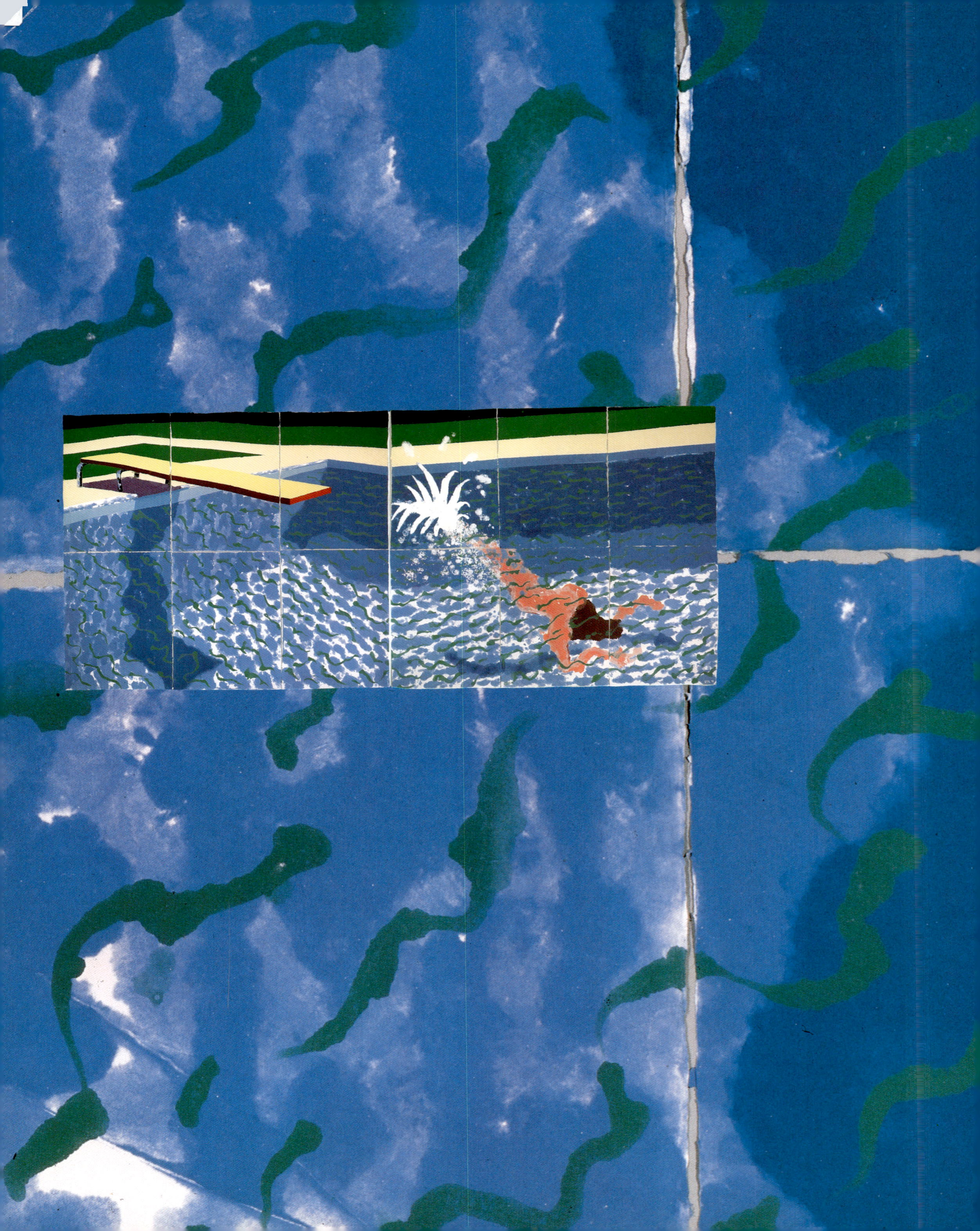

Als er dann endlich kam, war ich so sehr in die Arbeit an den *Papierpools* vertieft, daß ich noch bis Oktober blieb. Gregory kam und half mir dabei, ebenso wie Ken und Lindsay Green. Wir machten Unikate, keine Drucke, und die Arbeit war sehr aufregend. Wir arbeiteten stundenlang, aber es machte Spaß. Ken besitzt unglaubliche Energie und Phantasie. Bei dieser Arbeit mit gepreßter und gefärbter Papiermasse muß man einiges riskieren. Es ist das genaue Gegenteil vom Arbeiten mit einer Radiernadel. Die Radiernadel hat eine feine Spitze. Man führt sie über die herrlich glatte Wachsoberfläche und zieht praktisch lauter Linien. Hier bedeutete eine Linie überhaupt nichts. Linien konnte man vergessen – Masse war gefragt und Farbe.

38/39 Gegenüber und eingefügt:
Le Plongeur (Papierpool 18), 1978

Noch ein Grund, warum ich mich so in *Papierpoöls* vertiefte, lag darin, daß ich anfing, Farben zu benutzen, die ich damals für ziemlich gewagt hielt. Immer wenn ich England verließ, wurden die Farben in meinen Bildern kräftiger. So war es beispielsweise in den Sechzigern. Wahrscheinlich hat das teilweise mit dem Einfluß zu tun, den ein Ort auf einen hat.

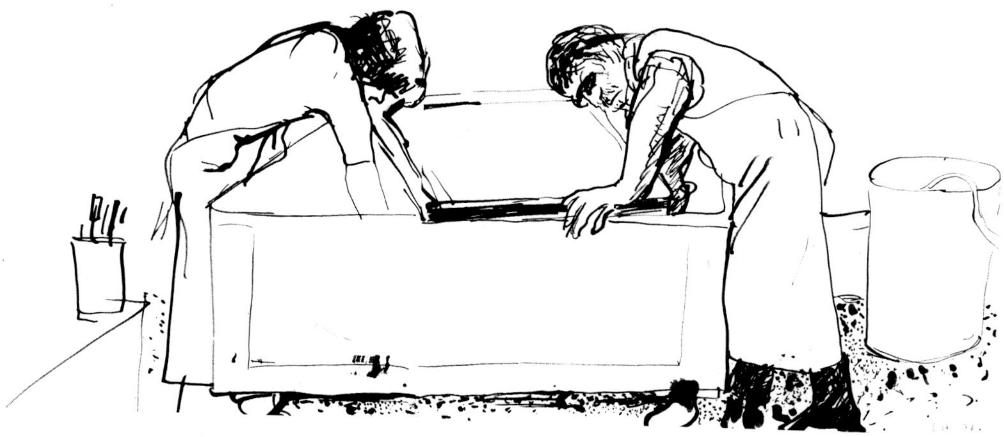

40 *Ohne Titel*, 1978

Lindsay Green (links) und Ken (rechts) legen draußen vor der Werkstatt die Metallgußform für einen Papierpool.

Alle *Papierpools* entstanden in Ken Tylers Grafikwerkstatt in Bedford Village nördlich von New York. Ken und Lindsay Green besorgten die Papiermasse, die die Bilder enthält – denn diese befinden sich nicht auf der Oberfläche. Manchmal, wenn ich nicht viel zu tun hatte, zeichnete ich sie mit einer Schilfrohrfeder.

Nachdem wir mit den *Pools* fertig waren, fuhr Gregory für eine Zeitlang wieder nach Spanien (er lebte dort mit einem Freund zusammen) und später nach Paris. Ich dagegen flog im Oktober 1978 nach Kalifornien, wo Maurice Payne und ich lebten. Zum Arbeiten mietete ich ein Atelier auf dem Santa Monica Boulevard. Als ich mich fertig eingerichtet hatte, konnte ich endlich anfangen zu malen.

STILWECHSEL

Das erste Bild, das ich malte und später *Canyongemälde* nannte, sollte nur dazu dienen, ein paar 45
neue Acrylfarben auszuprobieren, mit denen man sehr kräftige Farbtöne mischen konnte, doch ich vollendete es nicht. *Canyongemälde* entstand mit dicken, von Farbe triefenden Pinseln. Kalifonien bedeutet für mich in erster Linie Farbe. In seinem Licht wirkt alles etwas leuchtender, die Menschen kleiden sich auch bunter. Es fällt einem auf, wirkt aber nicht aufdringlich. Das Leben hier ist eben farbenfroher. Ich habe noch ein paar andere Bilder begonnen und dann
ebenfalls nicht vollendet, darunter ein riesiges Gemälde vom Santa Monica Boulevard. Etwa 48
sechs Monate arbeitete ich daran – es war ein enormes Bild, mehr als sechs Meter breit – aber

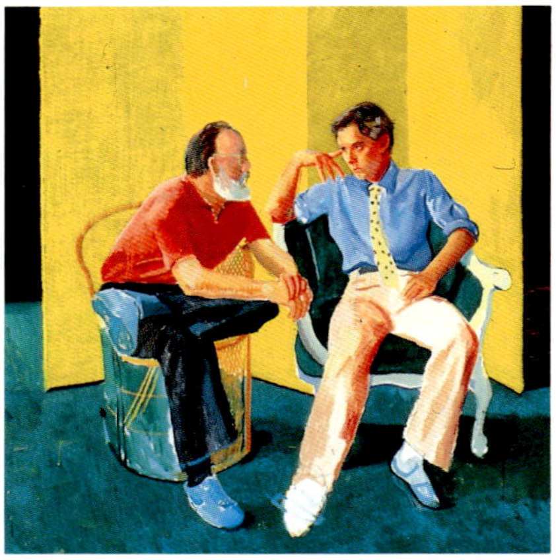

41 *Die Unterhaltung*, 1980

ich kam nicht damit zurecht. Ich war noch immer dabei, mich von der naturalistischen Darstellung und dem konventionellen illusionistischen Raum zu befreien, und bei diesem Bild wurde ich immer wieder rückfällig. Das war übrigens einer der Gründe, die mich später dazu bewogen, mit der Fotografie zu experimentieren. Ich malte auch andere Bilder: das Porträt von Divine, *Kas liest ‚Professor Seagull'*, *Die Unterhaltung* und machte dann eine Reihe von Lithographien, *Celia und Ann*.

Schließlich fing ich an, mit einer Rohrfeder große Bilder zu zeichnen. Diese Federn haben keine feine Spitze, deshalb muß man mit ihnen ganz anders zeichnen als normalerweise. Es bleibt einem gar nichts anderes übrig, als sich seinem Medium anzupassen. Mir hat es immer Spaß gemacht, die Medien zu wechseln. Für gewöhnlich lasse ich mich führen und leiste keinen Widerstand. Es macht mir Spaß, verschiedene Techniken auszuprobieren. Mit einem harten Pinsel malt man eben anders als mit einem feinen. Und ich suche mir gern ein Medium, das mich zwingt, meine Richtung zu korrigieren.

Ich kam mit *Santa Monica Boulevard* nicht weiter und wandte mich anderen Bildern, kleineren Arbeiten zu. Es bestand kein Grund zur Eile. Nach den *Papierpools* wollte ich meine Ruhe haben. Ganz allmählich wurde mir bewußt, daß das kleine Experiment im *Canyongemälde* vielleicht eine Möglichkeit bot, erneut Los Angeles zu malen, aus einer anderen Sicht. Es war mein

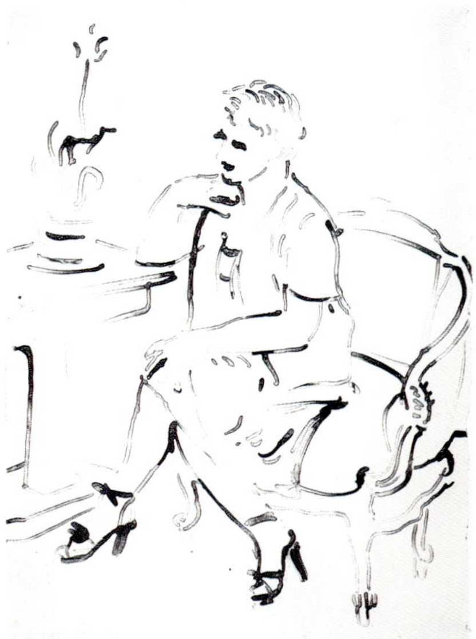

42 *Celia elegant*, 1979

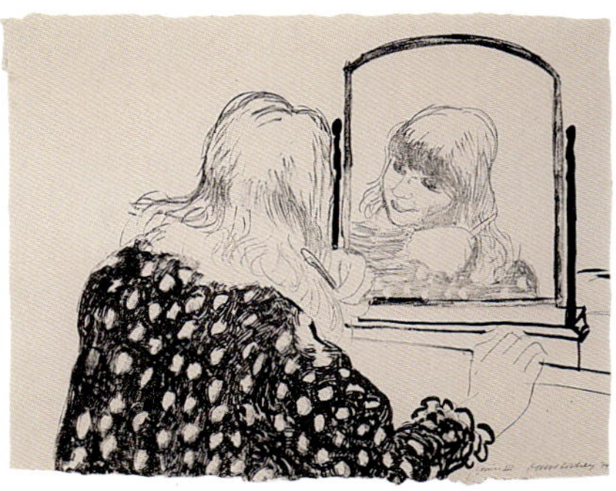

43 *Ann Upton beim Haarekämmen*, 1979

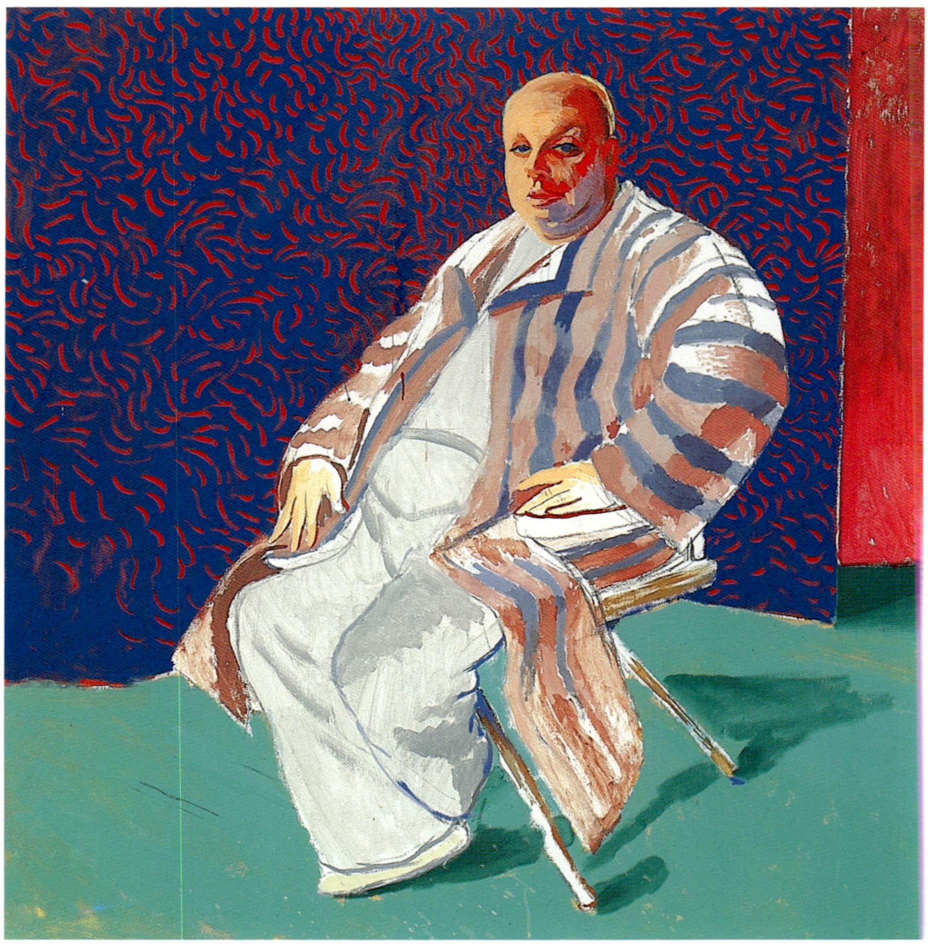

44 *Divine*, 1979

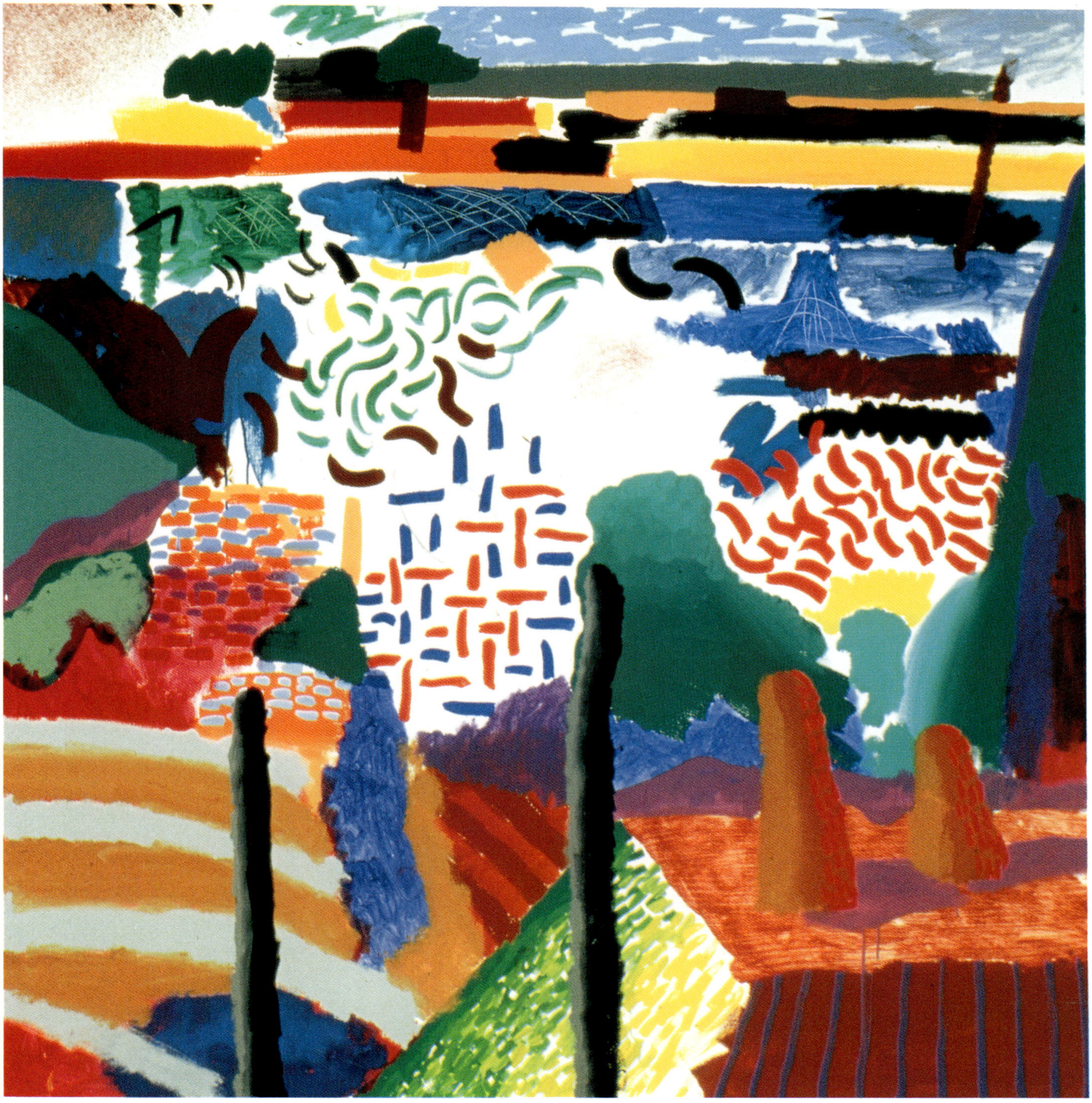

45 *Canyongemälde*, 1978

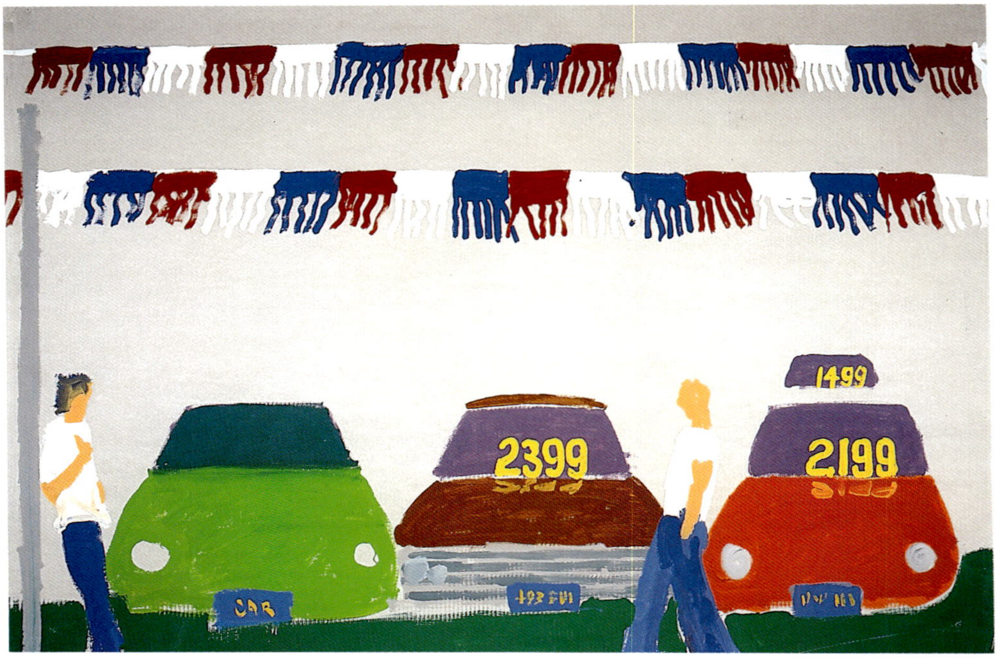

46 *Ohne Titel*, 1979

Ich begann *Canyongemälde* (umseitig) als technisches Experiment, um neue Acrylfarben und neue Farbkombinationen auszuprobieren. Ich nahm es nicht besonders ernst, bis das Bild fertig war. Bei *Santa Monica Boulevard* benutzte ich dieselben Acrylfarben. Auf diesem Bild wollte ich das Straßenleben von Los Angeles zeigen und schoß zunächst eine Menge Fotos mit meiner kleinen Pentax Auto 110, damit die Leute nicht merkten, daß ich sie fotografierte. Die Straßen von Los Angeles sind anders als die in Europa. Dort werden die Gebäude für Fußgänger gebaut. In Los Angeles wird alles so gebaut, daß es aus einem langsam fahrenden Wagen sichtbar ist.

Das Bild war riesig – mehr als sechs Meter breit –, und ich arbeitete sechs Monate daran, nur um es dann schließlich aufzugeben. Damals erschien es mir zu statisch, und ich glaubte, daß es nicht funktioniere. In gewisser Hinsicht war es das Ende einer Phase und der Beginn einer neuen.

47 *Ohne Titel*, 1979

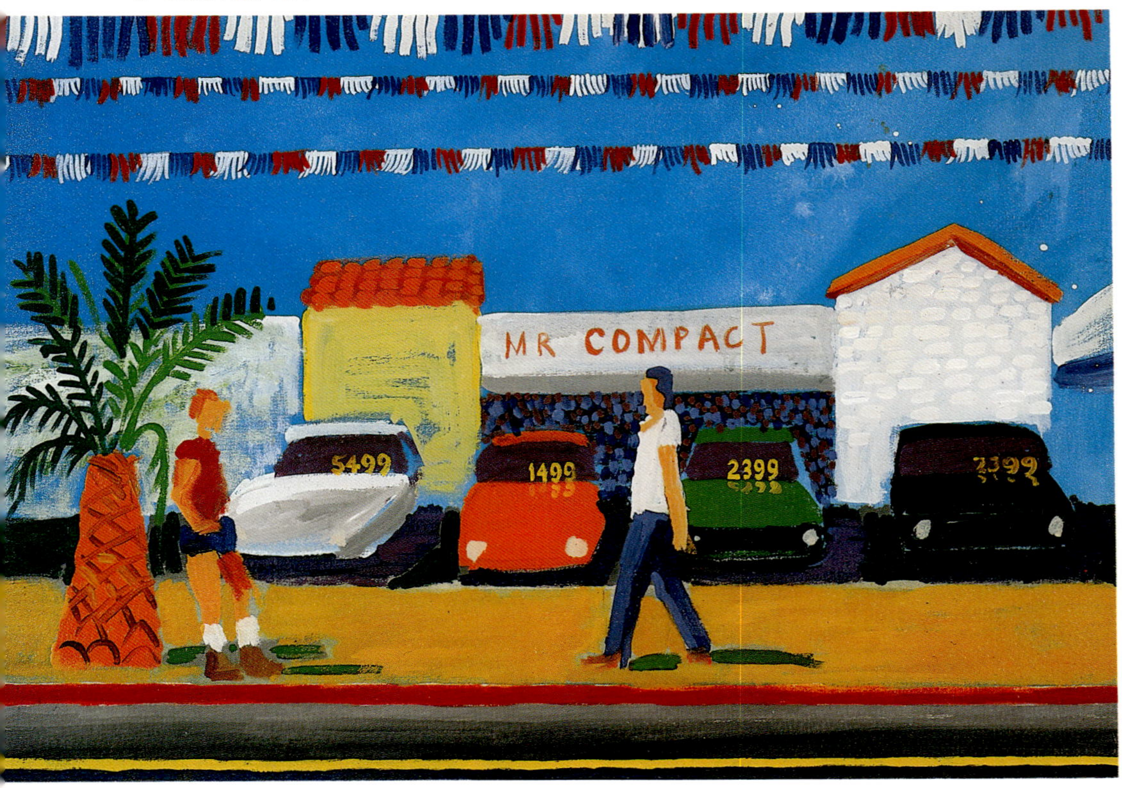

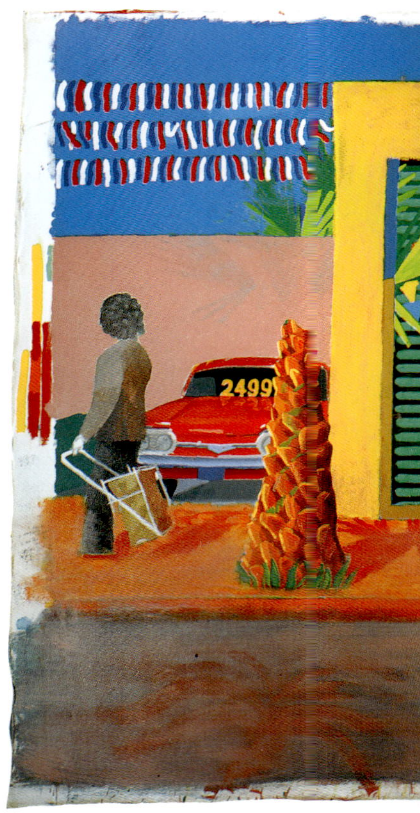

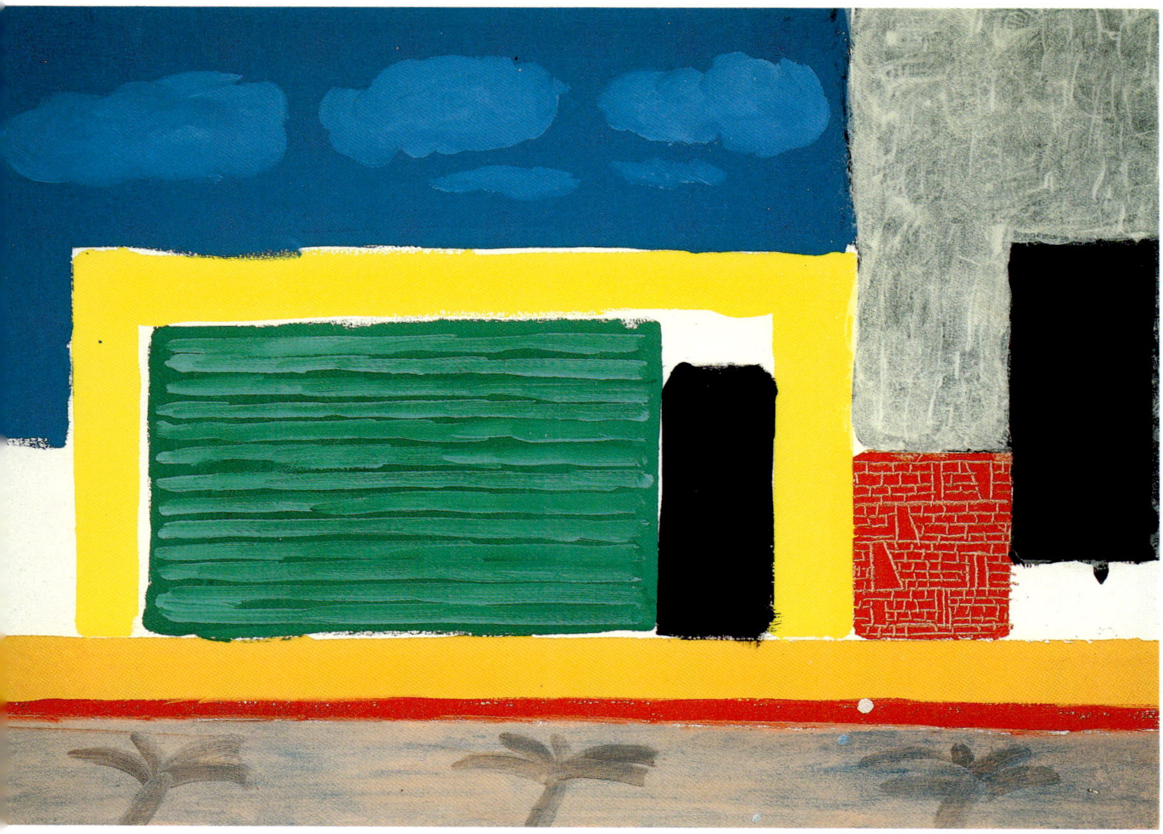

49 *Ohne Titel*, 1979

48 *Santa Monica Blvd*, 1979

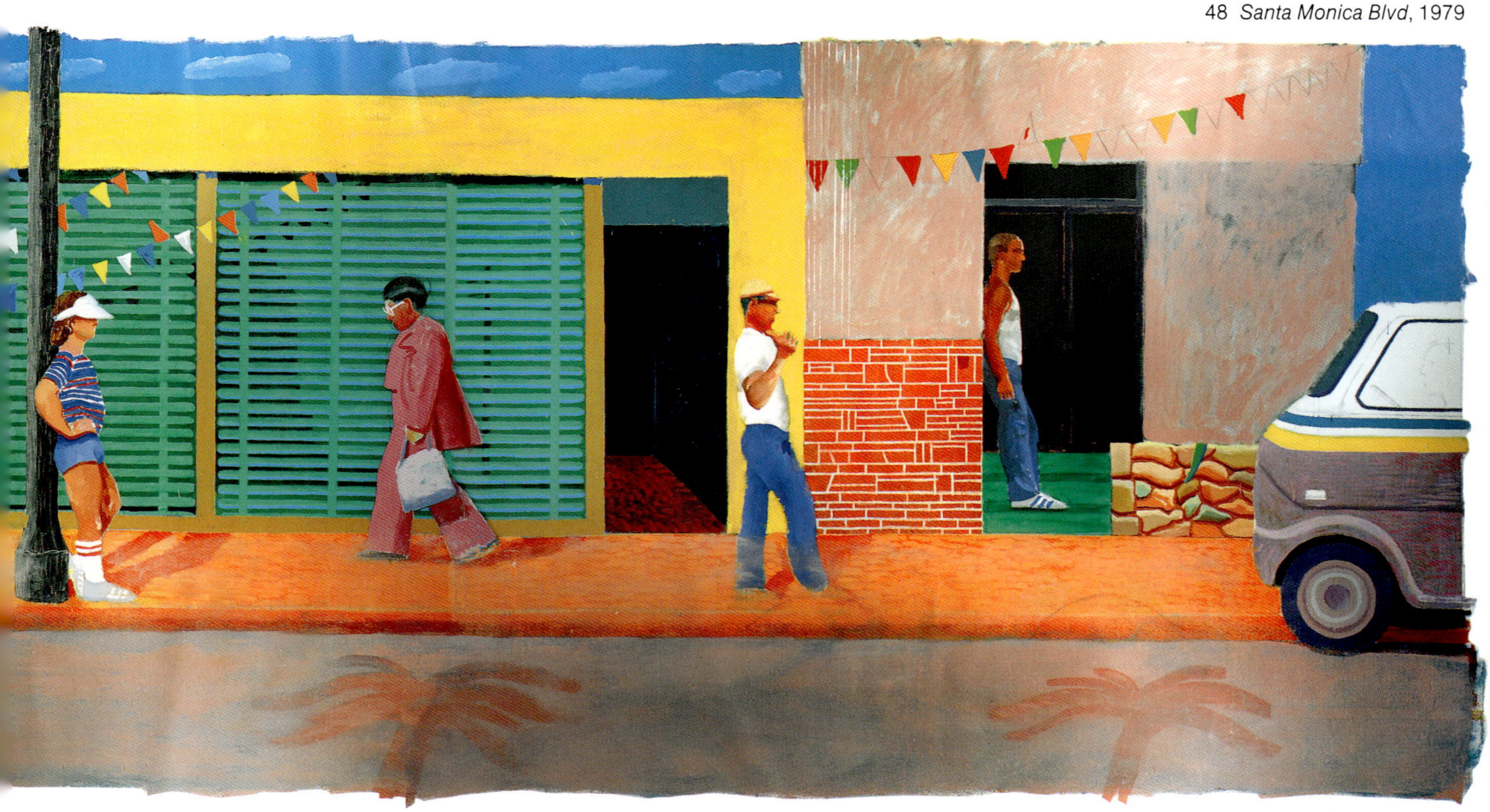

50 *Testing – Testing mit Palme*, 1979

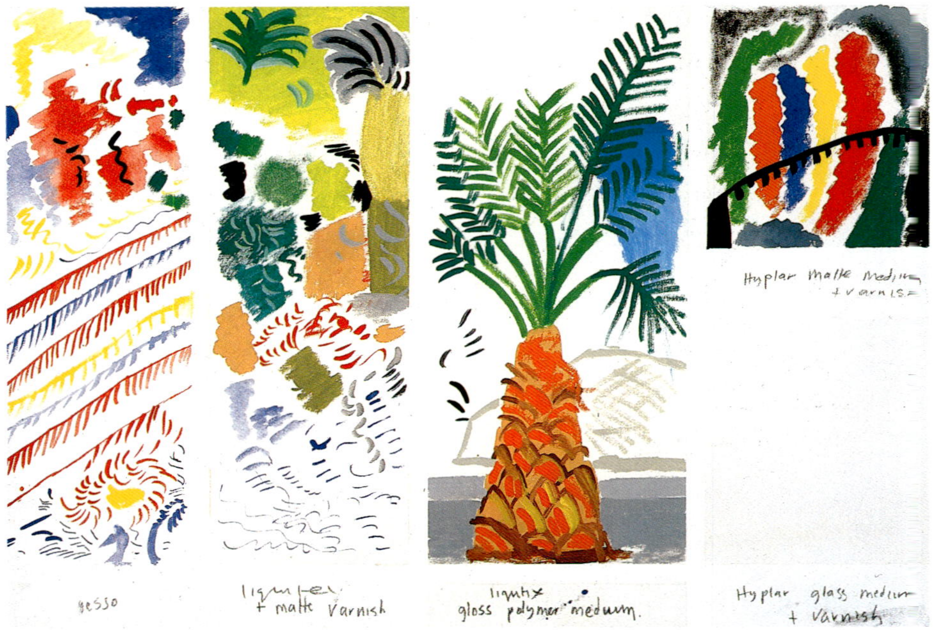

erstes Bild von Los Angeles nach langer Zeit, wahrscheinlich seit den Sechzigern oder frühen Siebzigern.

48 Die Skizzen zu *Santa Monica Boulevard* waren mir leicht von der Hand gegangen, doch dann begann der Kampf. Schließlich wurde mir bewußt, daß ich etwa zehn verschiedene Bilder auf derselben Leinwand gemalt und sie dann immer wieder entfernt hatte. Das Bild besaß ein horizontales Format, aber das Auge konnte sich nicht genügend darin bewegen, das Gemälde war zu statisch. Ich wollte aber keine Bilder mehr malen, in denen das statische Element dominierte.
70 Später verwendete ich dasselbe Format für *Mulholland Drive: Die Straße zum Atelier* (1980) und *Besuch bei Christopher und Don, Santa Monica Canyon* (1984), die beide genau dieselben Maße haben. *Santa Monica Boulevard* hatte zu viele horizontale Linien, die auf einer Leinwand dieser Größe, die selbst ein Querformat besitzt, noch betont wurden. Die anderen beiden Bilder dagegen enthalten kaum horizontale Linien. Schließlich sagte ich mir, daß ich aufhören sollte, dasselbe Bild immer wieder zu überarbeiten, sondern lieber neue malen sollte. So kam ich viel schneller und deutlicher voran. Das war das Richtige. Wenn man zu lange an einem Bild arbeitet, wirkt es schnell unbeholfen und überlastet. Als ich anfing, rascher zu arbeiten, wurde alles besser. Außerdem griff ich wieder auf die Acrylfarben zurück. Jetzt wechsle ich immer, manchmal male ich mit Öl, manchmal mit anderen Farben.

Ich hatte das Haus für ein Jahr gemietet. Diese Zeit war nun abgelaufen, und ich beschloß, mir ein anderes zu suchen. Ich fand das Haus, in dem ich heute wohne, und schloß zunächst einen Mietvertrag. Das Atelier war noch nicht da, wo es heute ist, das Haus war noch um einiges einfacher, aber mir gefiel es, vor allem seine Großzügigkeit. Gregory kam aus Paris, und wir zogen am ersten August 1979 gemeinsam ein.

Ich war ziemlich verliebt in Gregory. Wir kamen lange sehr gut miteinander aus. Es war nicht dasselbe wie mit Peter Schlesinger, da Gregory andere Liebhaber hatte und manchmal einfach für eine Weile verschwand. Er hatte einen jungen Freund, der in New York lebte, einen spanischen Jungen; es war also nicht dasselbe. Ich glaube, das kam mir gelegen, denn nach dem Ende der Affäre mit Peter Schlesinger war ich sehr unglücklich gewesen, und natürlich versucht man, sich vor einer weiteren Enttäuschung zu schützen. Ich merkte, daß ich das vielleicht unbewußt tat. Es kann einfach nicht sein, daß einem zweimal dasselbe passiert. Gregory hat mir stets unglaublich geholfen. Er war der einzige Assistent, den ich bei *Parade* hatte.

DAS ERSTE DREIERPROGRAMM

Der britische Regisseur, der damals am Metropolitan Opera House arbeitete, lud mich ein, die Bühnenausstattung für drei Opern zu entwerfen, die im Februar 1981 zusammen aufgeführt werden sollten. Die Idee begeisterte mich, es war ein vollkommen neuer Ansatz für eine dreifache Aufführung: Eric Saties *Parade,* dessen Titel für das gesamte Programm stand, und zwei Kurzopern, Francis Poulencs *Les Mamelles de Tirésias* und Maurice Ravels *L'Enfant et les Sortilèges*. Das Stück von Poulenc und *Parade* kannte ich von Schallplatten, nicht dagegen die Oper von Ravel, die mich sehr beeindruckte, als ich sie hörte und das Libretto las. John Dexter wies darauf hin, daß Dreier-Veranstaltungen in der Oper meistens durchfielen. Man mochte sie dort einfach nicht, im Gegensatz zum Ballett, wo man durchaus drei Stücke hintereinander aufführen kann. Natürlich wußte ich, daß auch Picasso Bühnenbilder für *Parade* entworfen hatte.

Die ersten Zeichnungen, die ich für das Dreierprogramm machte, nannte ich „Französische Zeichen", denn beim Hören der Musik von Satie, Poulenc und Ravel fiel mir ein, daß es etwas gab, in dem die französischen Maler unübertroffen waren: Zeichen. Picasso kann kein schlechtes Zeichen setzen, und Dufy setzt wunderbare Zeichen, genau wie Matisse. Also machte ich eine Reihe von Pinselzeichnungen. Ich versuchte, meiner Intuition zu vertrauen auf der Suche nach Möglichkeiten, französische Malerei und französische Musik zu vereinen. 52–54

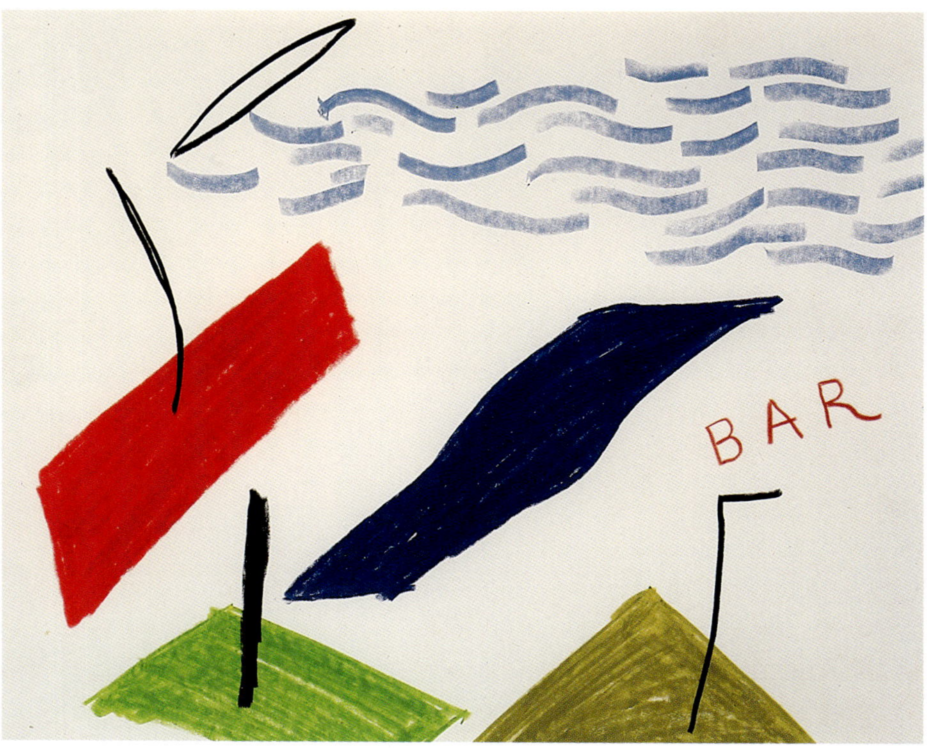

51 *Bar und Meer*, aus: *Les Mamelles de Tirésias*, 1980

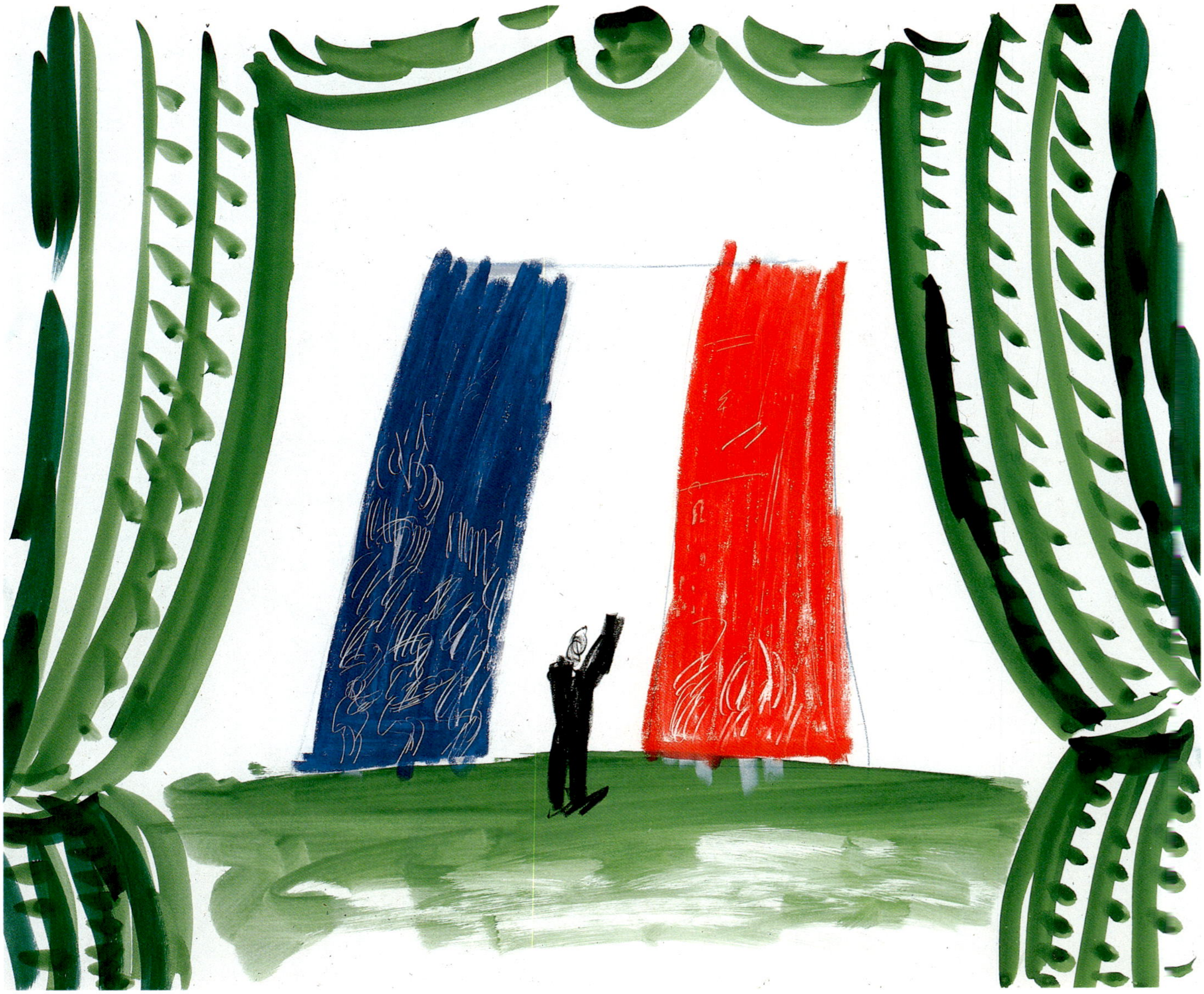

52 *Das Orchester als französische Flagge*, aus: *Les Mamelles de Tirésias*, 1980

Ich hatte in der französischen Malerei des frühen zwanzigsten Jahrhunderts nach Inspirationen für die drei Aufführungen gesucht und malte eine Reihe von Aquarellen, die ich *Französische Zeichen* nannte, als Hommage an Picasso, Dufy und Matisse, die nie ein schlechtes Zeichen setzten.

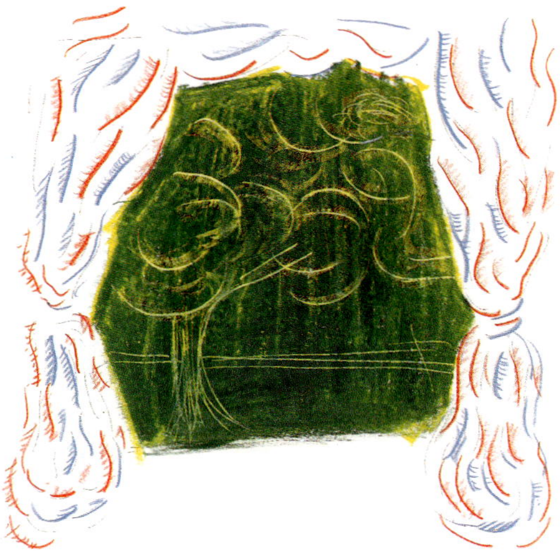

53 *Französische Zeichen, Vorhänge mit luftigem Garten*, 1980 aus: *L'Enfant et les Sortilèges*, 1980

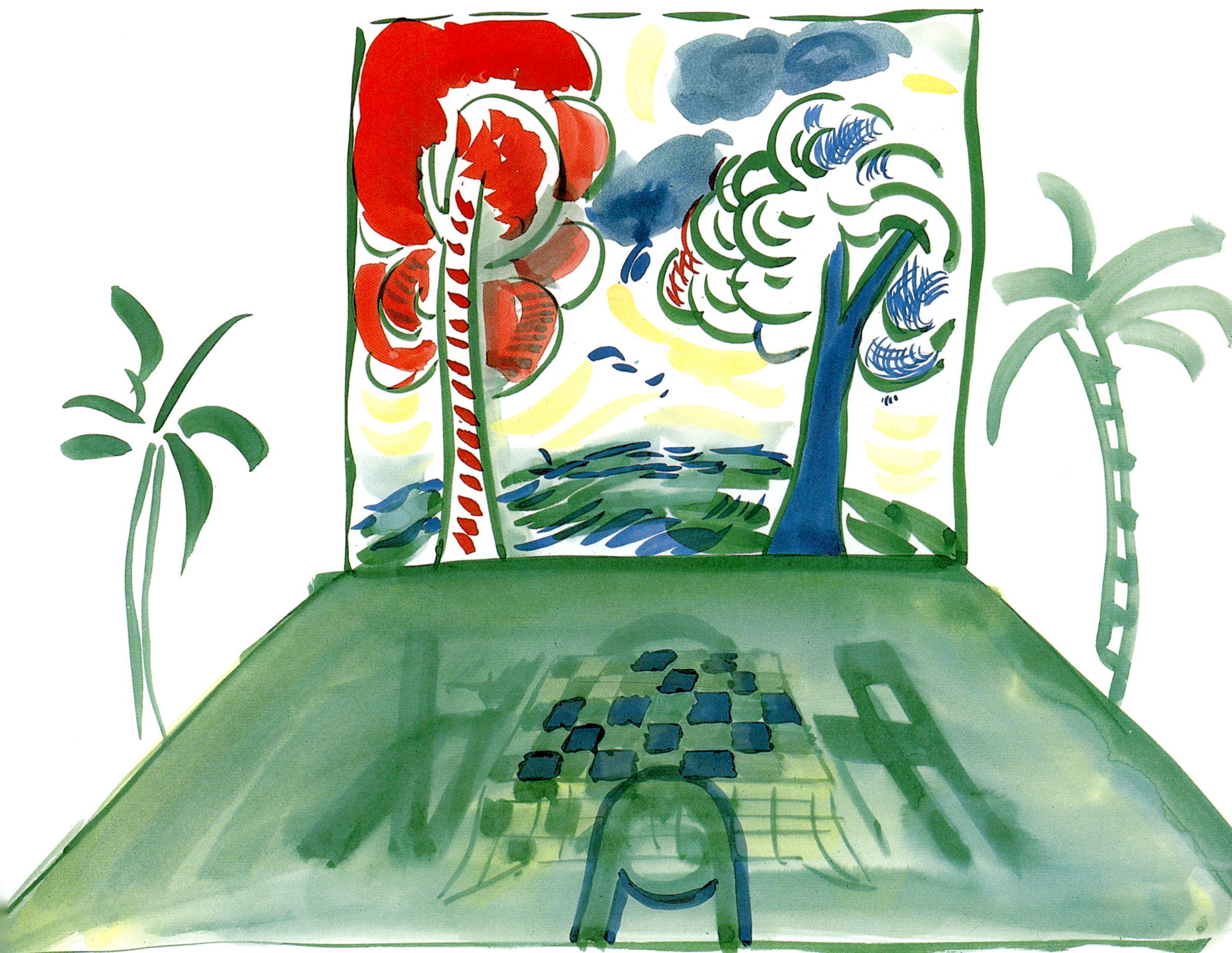

54 *Bemalter Fußboden mit Garten und französischen Zeichen*, aus: *L'Enfant et les Sortilèges*, 1980

55 Bühnenbild für *Parade*, 1980

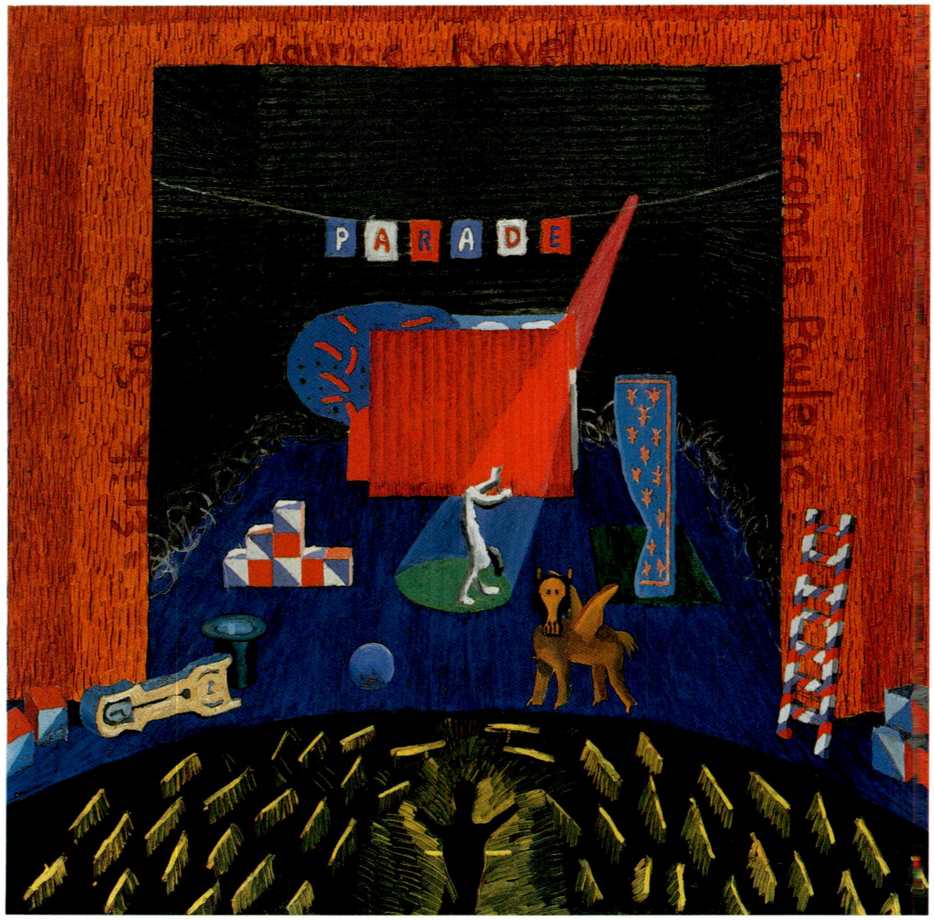

John Dexter kam mehrmals nach Los Angeles, und dann arbeiteten wir zusammen an *Parade*. Jedesmal wenn er drei oder vier Tage dagewesen war, hatten wir einen großen Schritt nach vorn gemacht. Wir arbeiteten zwölf Stunden täglich. Ich verstand mich bestens mit ihm und empfand unsere Zusammenarbeit als große Bereicherung. Es war seine Idee gewesen, diese drei Stücke gemeinsam aufzuführen. Das Problem mit Kurzopern ist, daß man sie mit irgend etwas anderem verbinden muß, und das macht die Sache schwierig. Doch Dexters Einfall, diese drei Opern zusammen aufzuführen, war genial. Ich sah, daß sie wunderbar harmonierten. Zudem war er visuell begabt, er hatte ein scharfes Auge, deshalb verstanden wir uns so ausgezeichnet. Ich wußte, wie gut John war; ich hatte zwar noch nie mit ihm gearbeitet, aber einiges von dem gesehen, was er auf die Bühne gebracht hatte. Wir hatten dasselbe Gespür für die Dinge. Es kam vor, daß wir unterschiedlicher Meinung waren, aber das war nicht weiter tragisch; es ging immer nur um Kleinigkeiten. In den grundsätzlichen Fragen waren wir uns einig. Am Ende war John zu Recht sehr stolz auf die Aufführung, weil sie vom ganzen Ensemble getragen wurde, nicht von einzelnen Stars.

Im September fingen wir an, und um Weihnachten hatten wir die Entwürfe für die Oper fertig. Das Ballett war ein ständiges Ärgernis, denn Rudolf Nurejew sollte die Choreographie besorgen, und ich fand die Zusammenarbeit mit ihm extrem schwierig. Ich machte eine Menge

Zeichnungen und unzählige Vorschläge, aber er schien überhaupt nicht darauf einzugehen. Offensichtlich war es ihm egal, was aus den anderen beiden Stücken wurde. Mir dagegen war bewußt, daß das Wichtigste an der Veranstaltung eine Verbindung zwischen den drei Stücken war, sie mußten eine Einheit bilden, wenn der Abend einen Sinn ergeben sollte. Das war John Dexters und auch mein wichtigster Anspruch. Nurejew war der falsche Partner für uns. Aber er war der Star, und vielleicht glaubte die Direktion der Metropolitan Opera, daß sie einen Star im Ballett und im Programm brauchte, denn es gab auch unter den Sängern keinen. Da es meine erste Theaterarbeit in New York war, konnte ich nicht davon ausgehen, daß die Leute meine Arbeit kannten. Dexter war bekannt, aber Nurejew war der einzige Star. Schließlich stieg er aus, und man beauftragte einen anderen Choreographen. Das Ballett entpuppte sich als das größte Problem der Veranstaltung, während ich geglaubt hatte, es würde das Allereinfachste. Man darf die Bühne für ein Ballett nicht vollstopfen, sie muß ziemlich leer sein, im Unterschied zu einer Oper, wo die Sänger sich um die Requisiten herumbewegen können. Damals schwor ich mir, nie wieder ein Ballett auszustatten.

Für Ravels *L'Enfant el les Sortilèges* klapperte ich zunächst verschiedene Spielzeuggeschäfte ab. Am Hollywood Boulevard kaufte ich aus einer Laune heraus Bauklötze, kleine Puppen und ein aufziehbares Eichhörnchen aus Plastik. Ich stellte die mit Buchstaben versehenen Bauklötze auf die Modellbühne und bildete damit den Namen Ravel. Ich wußte nicht recht, wohin das führen sollte, aber ich dachte mir, daß ich so vielleicht auf eine Idee kommen würde.

Schließlich bat ich John Dexter, erneut nach Los Angeles zu kommen. Es war ein regnerischer Tag, und durch unser undichtes Dach hatte es auf das Modell getropft. Trotzdem konnte ich es kaum erwarten, mit der Arbeit anzufangen und holte John vom Beverly Hills Hotel zum

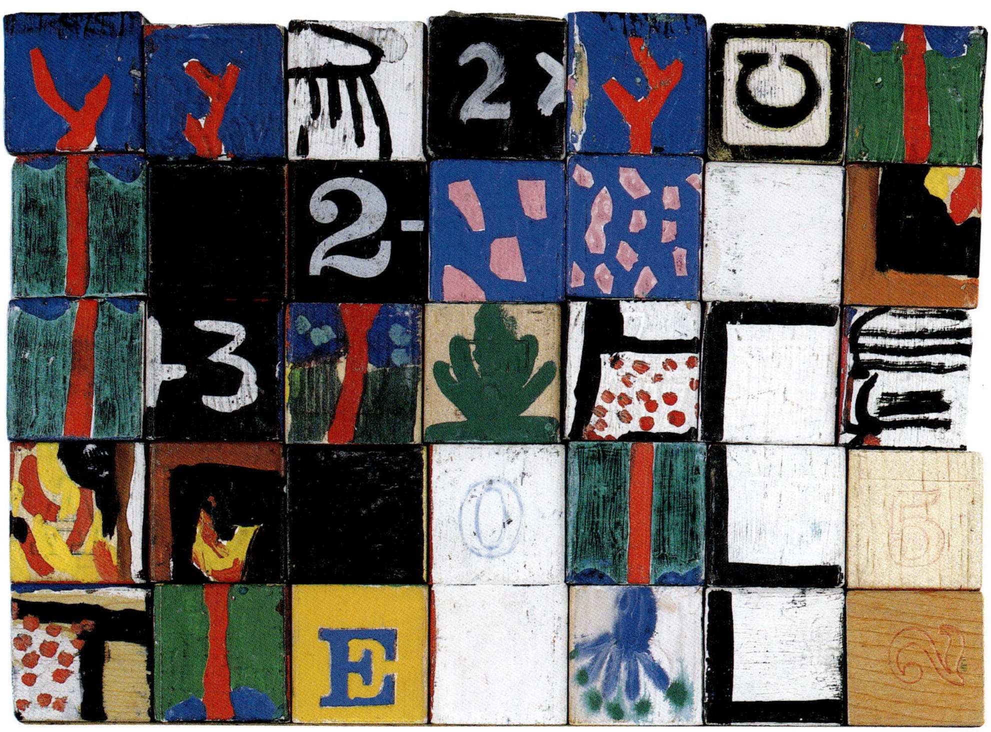

56 *Ohne Titel*, aus: *L'Enfant et les Sortilèges*, 1980

Die Bauklötze kaufte ich in einem Spielwarengeschäft in der Hoffnung auf Inspiration für die Inszenierung von *L'Enfant et les Sortilèges*. Es ist eine Oper, die sich schwer in Szene setzen läßt, und die Bauklötze erwiesen sich als perfekt. Da sie sechs Seiten hatten, konnten wir sie umdrehen und so verschiedene Dinge darstellen.

58 Gegenüber, oben: Ohne Titel, aus: *Parade*, 1980

59 Gegenüber, unten: *Sansibar mit Postkarte und Kiosk*, aus: *Les Mamelles de Tirésias*, 1980

Die Handlung spielt in Sansibar, einem imaginären Zufluchtsort an der Riviera im Jahre 1910. Für die Bühnenentwürfe holte ich mir Inspirationen aus Dufys Hafenbildern.

Frühstück ab. Er war etwas ärgerlich, denn er hatte erst noch etwas anderes erledigen wollen. Ich schleppte ihn nach Hause und zeigte ihm die beiden Modelle für Poulencs *Les Mamelles de Tirésias*. Er deutete auf eines und sagte: Das hier, so sollten wir es machen, dieses mit den drei Prospekten. Und was ist mit Ravel? Nachdem wir uns eine Weile darüber unterhalten hatten, sagte ich: Ich bin zwar noch nicht fertig, aber ich zeige Ihnen, was ich habe. Dann stellte ich die Klötze mit dem Namen Ravel auf die Bühne und ein kleines französisches Ausschneidebuch von einer Frau in der Küche dahinter. Er schaute es sich an, und seine Augen glänzten, als er die Bauklötze betrachtete. Schließlich fragte er: Können wir damit auch Maurice buchstabieren? Da wir nicht genügend Klötze hatten, schickte ich Gregory zum Spielwarengeschäft, um einen weiteren Kasten mit Bauklötzen zu kaufen. Dann buchstabierten wir „Maurice Ravel" mit zwölf Buchstaben, und John sagte: Nicht schlecht. Sie haben sechs Seiten, das heißt, wir können sie umdrehen und mit den verschiedenen Seiten Möbel und so weiter darstellen. Bis zum Nachmittag hatten wir alles ausgetüftelt. Ich hatte die Seiten der Klötze grob mit einem Kamin, Möbeln, Büchern usw. bemalt, um zu veranschaulichen, wie schnell sie sich umwandeln ließen. Am Abend wußten wir, daß wir die Lösung gefunden hatten. Die Ravel-Oper ist ziemlich schwierig: Es gibt eine Menge Stühle, eine Teekanne, Tassen und Teller, Flammen, die aus dem Kamin lecken, und all diese Gegenstände singen. Es hat nur ganz wenige gute Aufführungen gegeben. Die Liste der Pleiten war um so länger, trotzdem waren John und ich guten Mutes.

Außerdem tritt ein Chor von sechzig Sängern auf. Der Dirigent, Manuel Rosenthal, hatte gesagt, daß sie am besten zur Geltung kämen, wenn sie mitten auf der Bühne stünden. Tja, damit ist dein Bild hin, dachte ich. Wie sollen wir unter dieser Voraussetzung ein Bühnenbild schaffen? Rosenthal bestand darauf, daß es der beste Platz war. Also nahm ich die Herausforderung an und dachte, daß wir es vielleicht so aussehen lassen könnten, als verschwänden sie. Doch die Lösung zu diesem Problem sollte erst später kommen.

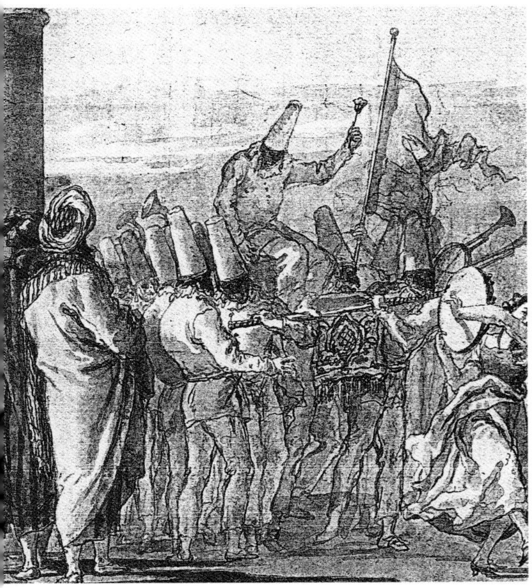

57 *Der Triumph des Punchinello*, von Giovanni Domenico Tiepolo (1727–1804) Diese Tiepolo-Zeichnung, die John Dexter in der *New York Times* entdeckte, löste unser Problem mit dem Chor in *L'Enfant et les Sortilèges*.

Ich brauchte ziemlich lange für die Prospekte. Und ich mußte mehrere Versionen von dem Raum machen – mit einem Fensterausschnitt, so daß die Protagonisten in einer späteren Szene draußen vor dem Fenster stehen konnten –, bevor ich die richtigen Perspektiven hatte. Und dann spielte ich ein bißchen mit dem Licht, roten und blauen Lampen, vor allem für den Baum. Ich entdeckte, daß man den Baum zum Sprechen bringen konnte, wenn man mit Hilfe der Scheinwerfer seine Farbe veränderte. Alle zwei Wochen flog ich für ein paar Tage nach New York, um alles mit John Dexter zu besprechen.

Bisher wußten wir immer noch nicht, was wir mit dem Chor machen sollten. Wenn wir die Sänger in die Mitte stellten, wie der Dirigent wollte, dann mußten wir sie neutral halten. Sollten wir sie in schwarze Anzüge stecken? Ich war gerade dabei, mir auf der Suche nach Ideen die Figuren der *commedia dell'arte* anzusehen, als John Dexter anrief und sagte: In der heutigen Ausgabe der *New York Times* ist ein Bild, das die Sache mit dem Chor löst, sehen Sie es sich an. Er erklärte nicht einmal, was es für ein Bild war. Ich legte auf und ging los, um mir ein Exemplar zu kaufen. Als ich es durchblätterte, stieß ich auf eine Kritik von Hilton Kramer zu einer Ausstellung mit Zeichnungen von Giovanni Domenico Tiepolo (im Stanford University Museum of Art) mit einer Illustration von *Der Triumph des Punchinello*. Es war der Punchinello! Ich

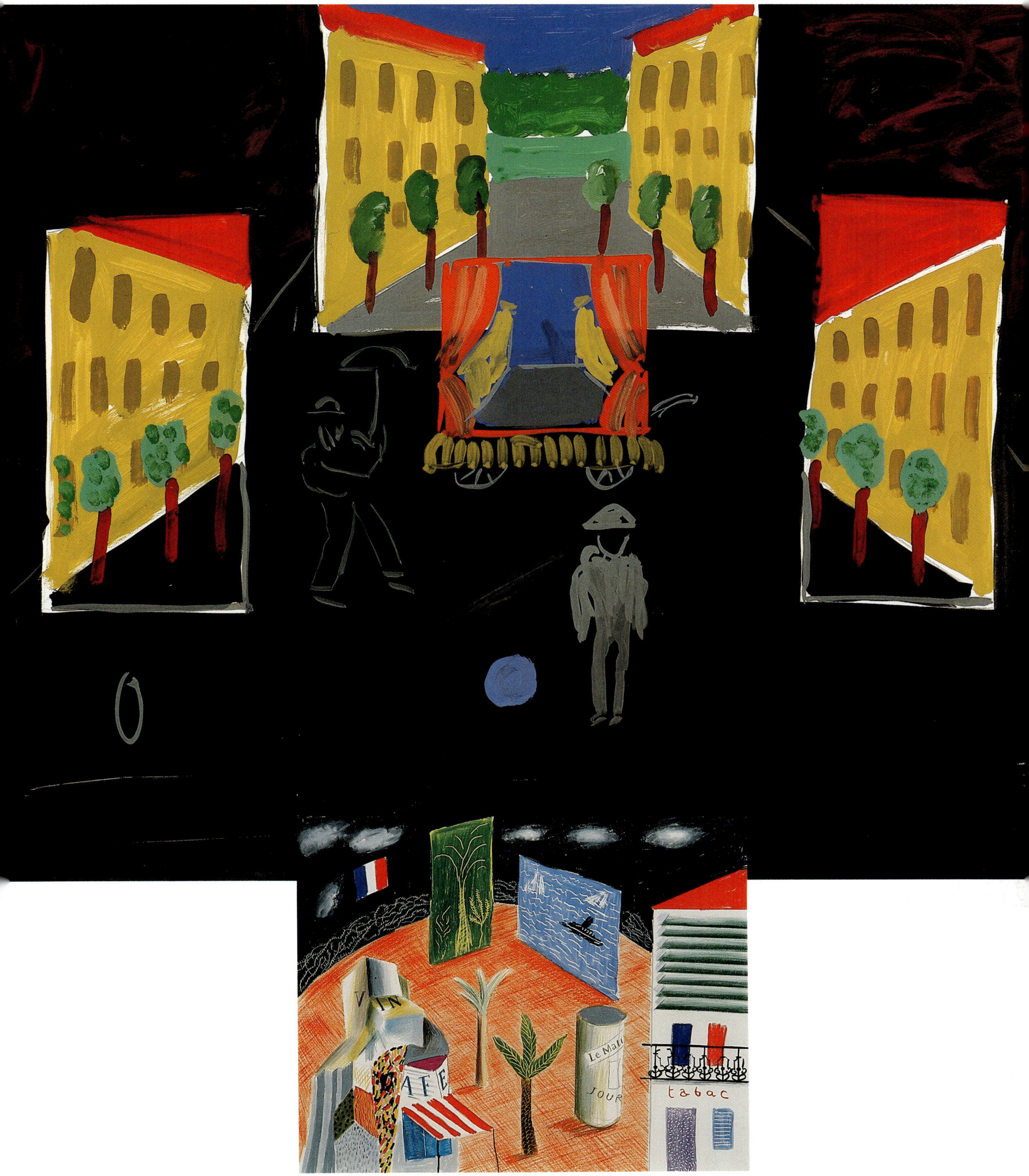
VIN
JOUR
tabac

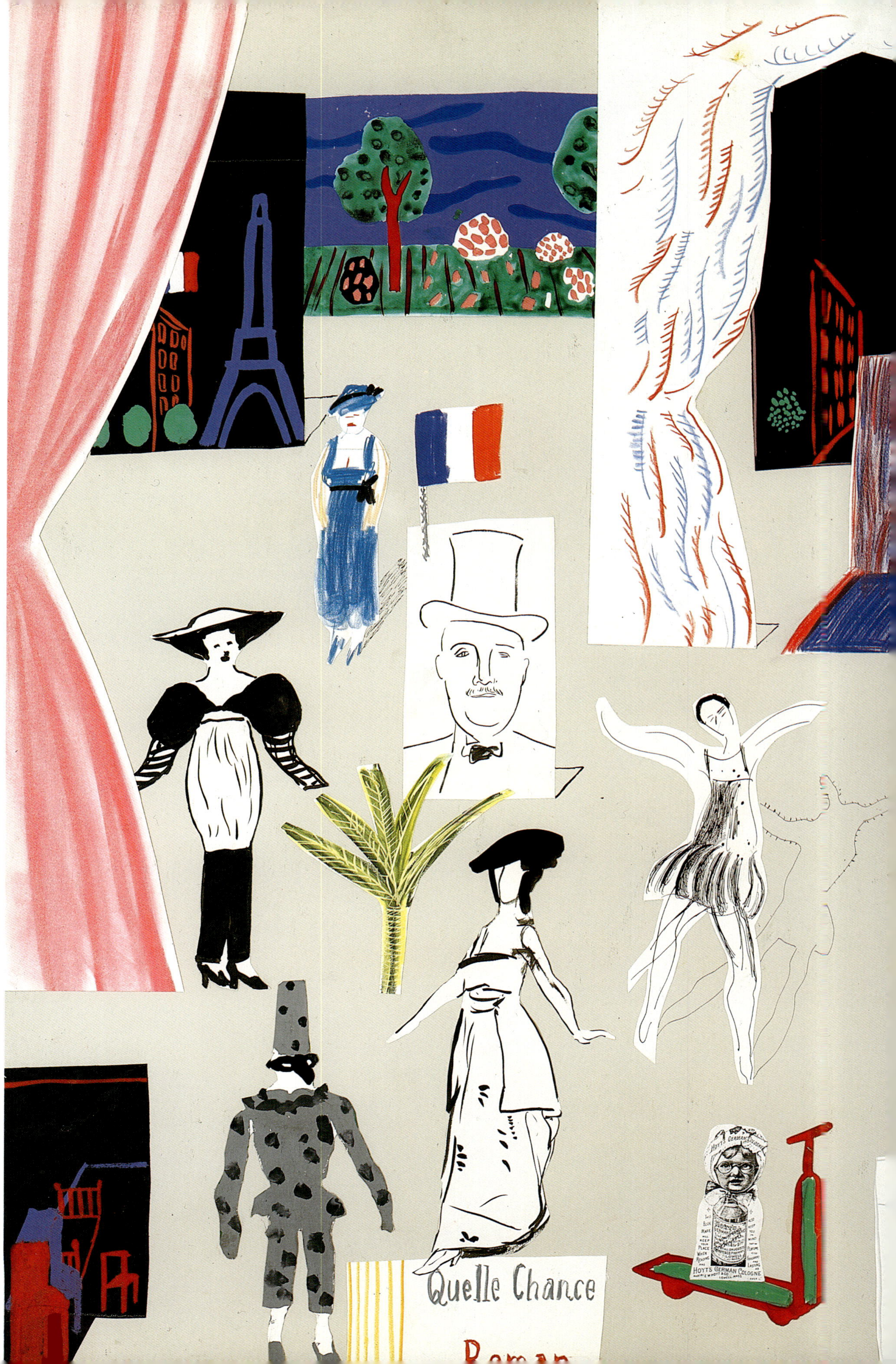

60 *Parade*,
Collage, 1980

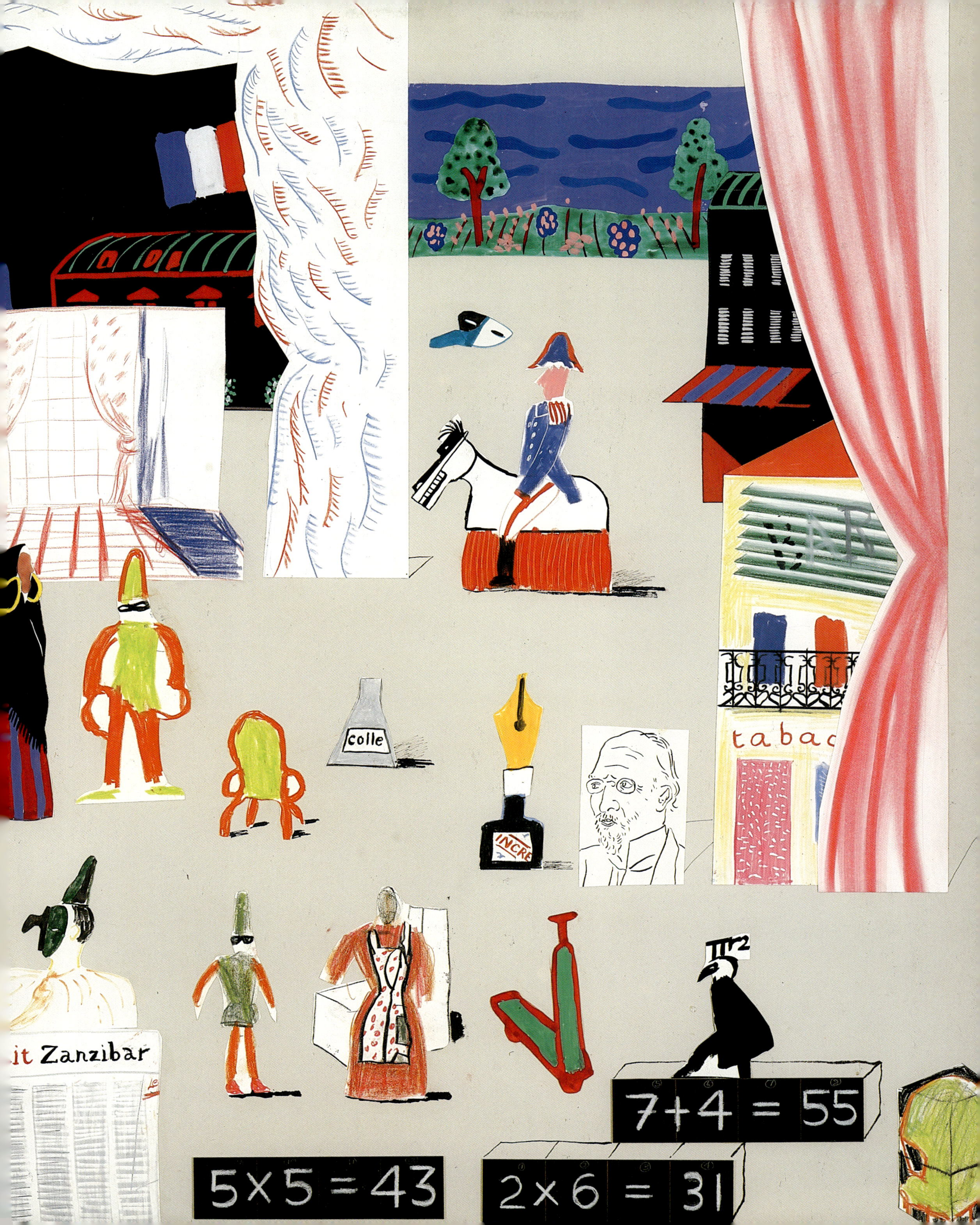

colle
INCRE
tabac
it Zanzibar
7+4 = 55
5×5 = 43
2×6 = 31

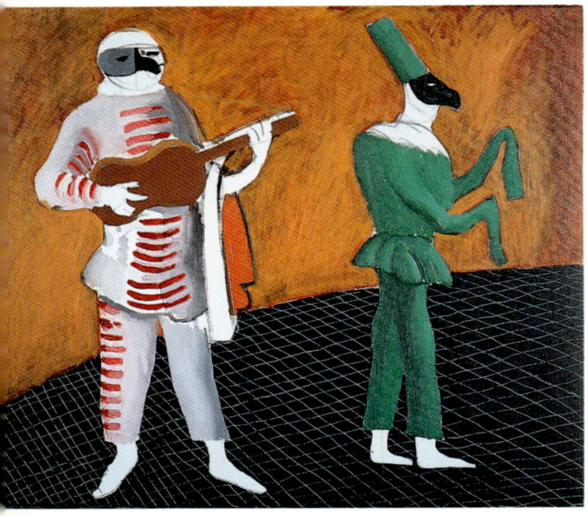

61 *Gregorys Bild*, 1980

rief John an und sagte: Sie meinen den Punchinello, stimmt's? Und er antwortete: Ja, eine wunderbare Ausstellung. Ich erklärte ihm, daß ich sofort nach New York käme, um sie mir anzusehen. Am nächsten Tag flog ich nach New York, nur um mir die Ausstellung anzuschauen. Ich fand sie großartig. Man mußte sich für jede Zeichnung eine Menge Zeit lassen und sie eingehend studieren. Zeichnungen des achtzehnten Jahrhunderts können sehr langweilig sein, aber diese waren hervorragend. Die Technik war einmalig. Ich habe die Ausstellung vielen Leuten empfohlen, die sicher nie daran gedacht hätten, hinzugehen.

Ich kannte höchstens eine oder zwei dieser Zeichnungen aus Büchern. Mir fiel auf, daß die Punchinellos zwar ähnlich, aber nicht völlig gleich waren; es gab unterschiedliche Variationen. Als wir dann die Punchinellos für die Aufführung benutzten – John und ich waren spontan der Meinung, daß es die richtige Lösung für den Chor war –, entschied ich mich, sie in Grün zu kleiden, und erklärte den Kostümbildnern der Met, daß es nicht darum ging, für alle haargenau dasselbe Kostüm zu schneidern, sondern diese abzuwandeln. Wir benutzten die Tiepolo-Zeichnungen als Vorlage. Punchinello ist eine Art Jedermann. Die Titel der Zeichnungen sind einmalig: *Punchinello-Baby von einem Vogel im Käfig unterhalten* und ähnlich irres Zeug. Als ich eines Tages mit John Dexter in New York im Taxi saß, fingen wir an, uns Punchinello-Titel auszudenken. Wir sahen aus dem Fenster: Punchinello als Hot-Dog-Verkäufer; Punchinello wird verhaftet; Punchinello als Polizist. Bei der Aufführung mußten die Bühnenarbeiter auf die Bühne kommen, um die Kulissen zu verändern. Wir beschlossen, sie ebenfalls als Punchinellos zu verkleiden. Doch aufgrund gewerkschaftlicher Bestimmungen oder etwas in der Art durften sie sich nicht verkleiden, außer bei Aufführungen, nicht einmal bei der Generalprobe. Als sie dann schließlich in den Kostümen auf die Bühne kamen, sah es großartig aus. Jeder stellte einen anderen Charakter dar. Einer hatte einen Buckel und einen Bierbauch und wollte sich nicht verkleiden, doch als er dann im Kostüm auf die Bühne kam, sah er wie Punchinello als müder Bühnenarbeiter aus. Es war eine geniale Idee, denn alles paßte zusammen. Es war, als sei der ganze Abend von einer Schauspielertruppe gestaltet worden.

DAS MALEN NACH PARADE

Im Sommer 1980 flog ich mit Gregory nach London, wo wir etwa sechs Wochen blieben, um an der Inszenierung von *Parade* in Covent Garden zu arbeiten. Wir paßten die Entwürfe den dortigen Gegebenheiten an. Auch John Dexter war den ganzen Sommer über dort.

Kurz vor meiner Abreise nach London sah ich mir die große Picasso-Retrospektive im New Yorker Museum of Modern Art an, und danach wollte ich nichts anderes tun als malen. Ich war noch nicht ganz fertig mit *Parade*, aber die Ausstellung hatte mich derart überwältigt, daß ich dachte, mein Gott, wenn du malen willst, dann male. Wenn Picasso in deiner Haut steckte und an *Parade* arbeiten müßte, würde er die Bühnendekorationen einfach malen, statt Gouachen davon zu machen – also geh und pack deine Farben aus! Genau das tat ich. In London füllte ich die Pembroke Studios innerhalb von zwei Monaten mit sechzehn Bildern. Ich hängte sie an den Wänden auf, und sie bildeten die Dekoration für *Les Mamelles de Tirésias*,

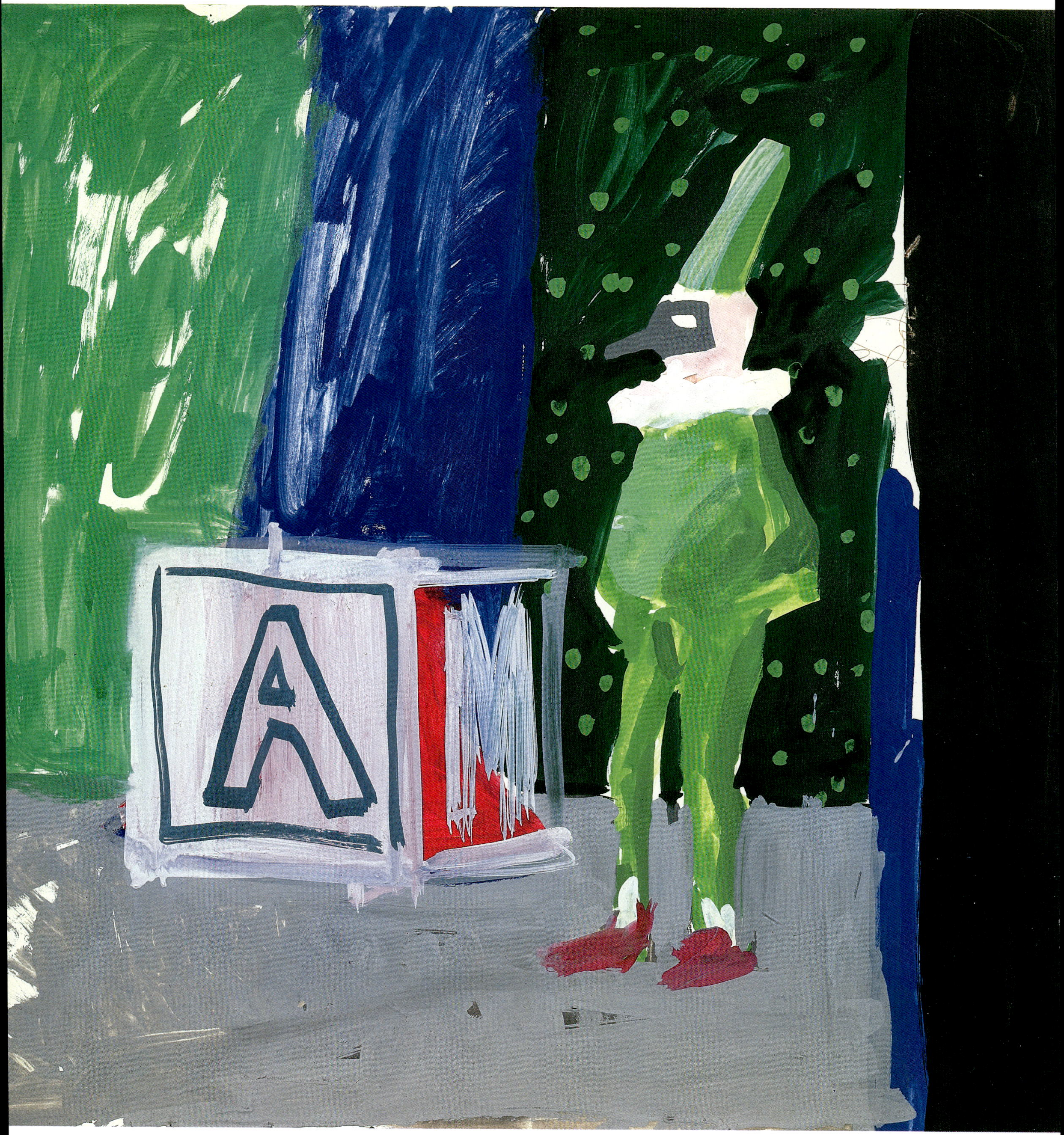

62 *Punchinello mit Bauklotz*, aus: *L'Enfant et les Sortilèges*, 1980

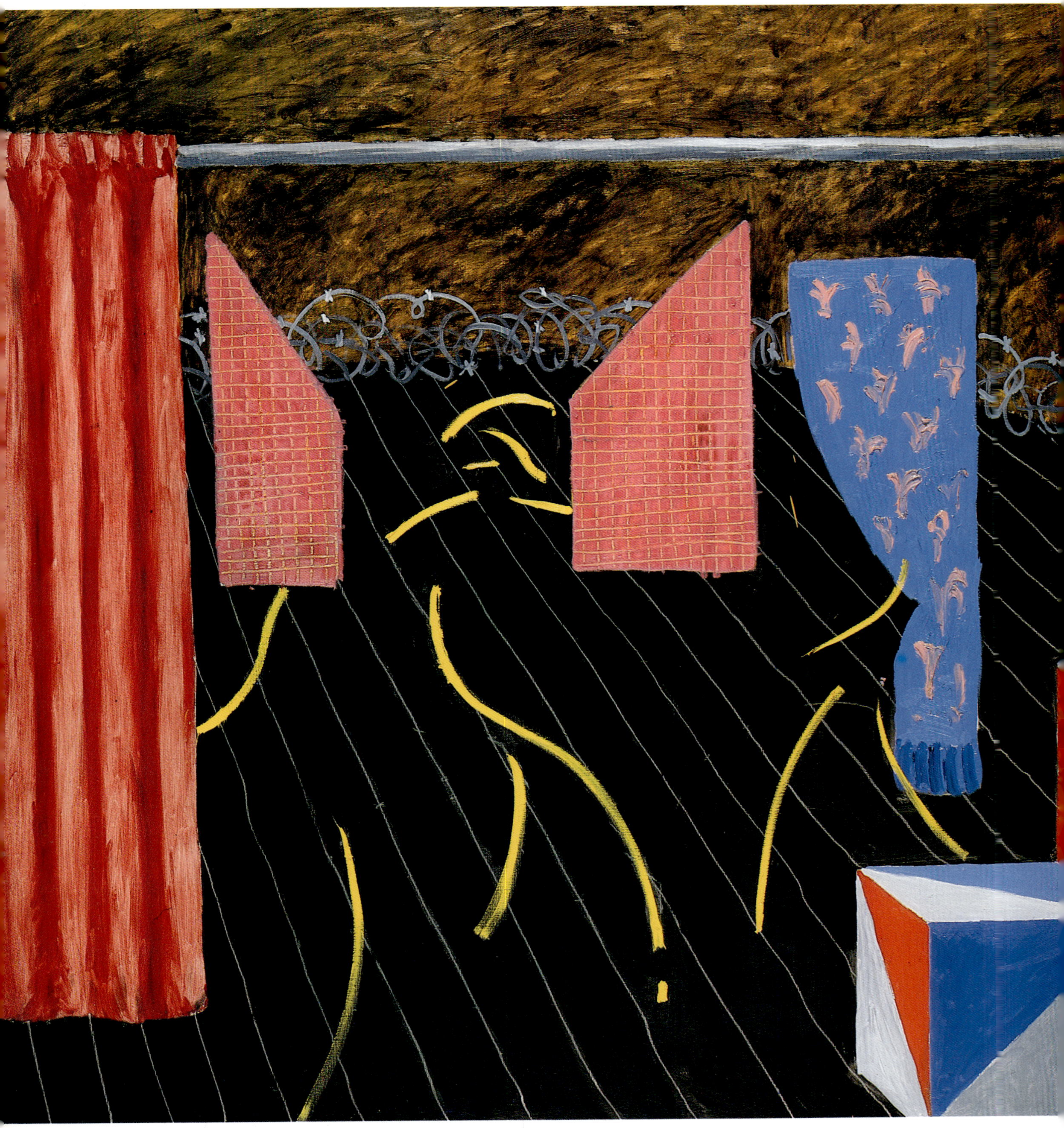

63 *Ohne Titel*, 1980

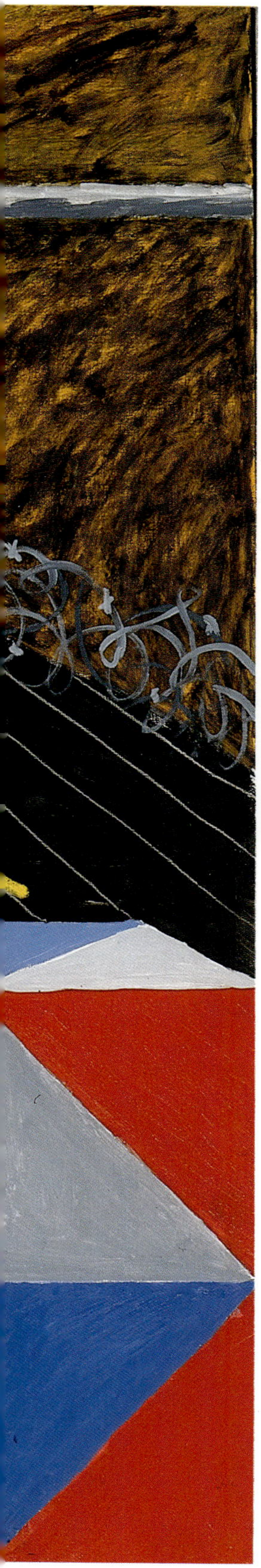

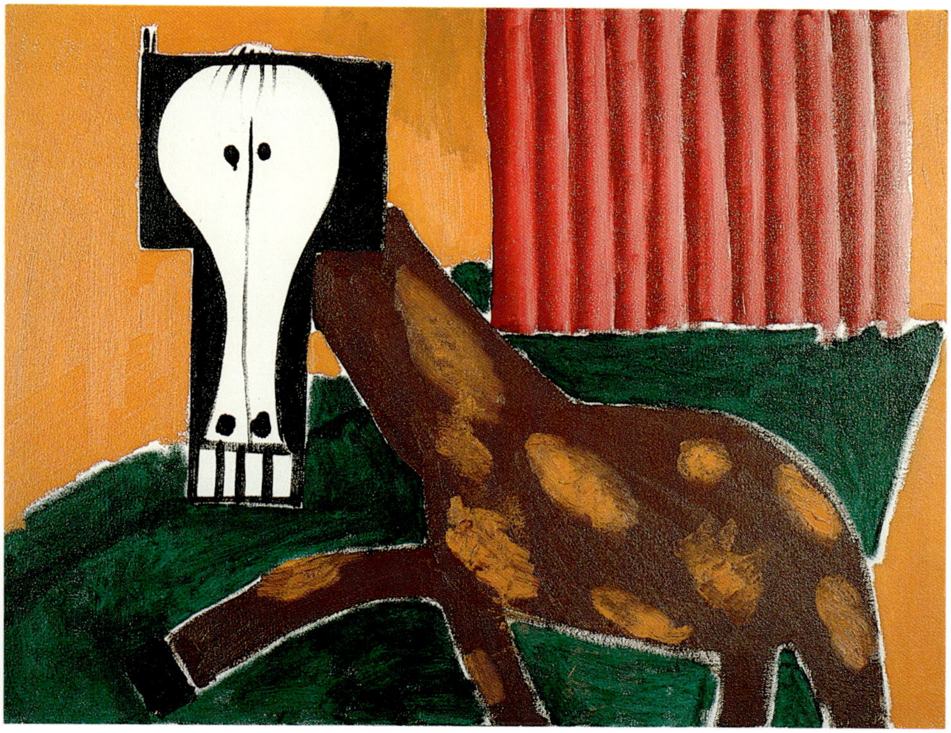

64 *Pferd für Parade I*, 1980

Im Sommer 1980 sah ich mir im New Yorker Museum of Modern Art die Picasso-Retrospektive an. Sie machte einen großen Eindruck auf mich und inspirierte mich zum Malen. Zwar arbeitete ich noch an den Bühnenentwürfen für *Parade*, aber ich sagte mir, wenn Picasso in deiner Haut steckte, würde er die Bühnenbilder malen. Und das tat ich: sechzehn Bilder in zwei Monaten.

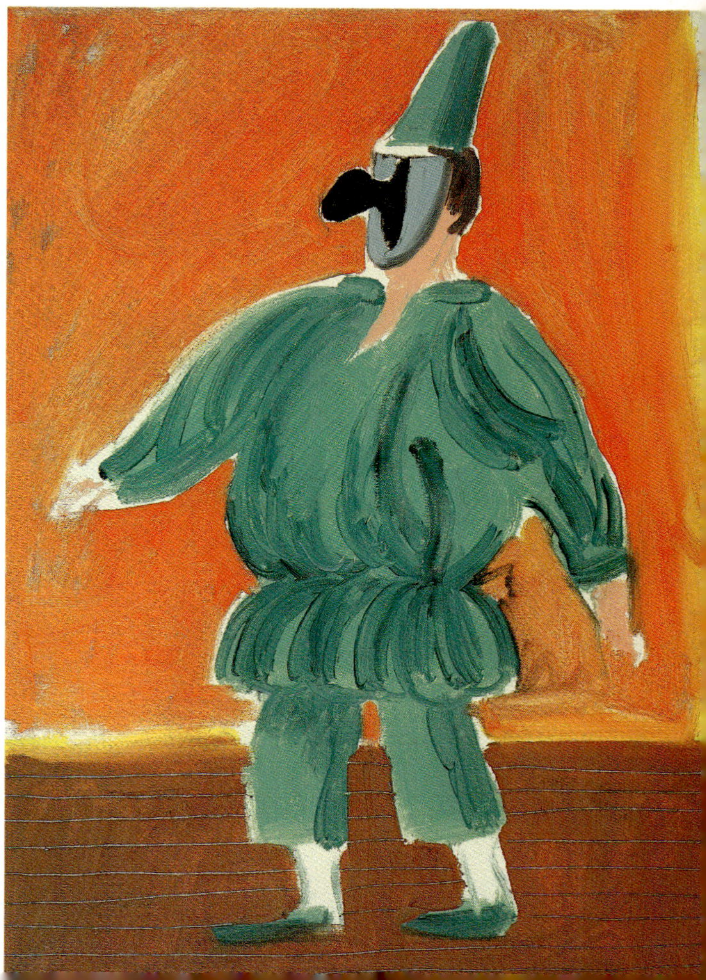

65 *Kleiner Punchinello*, 1980

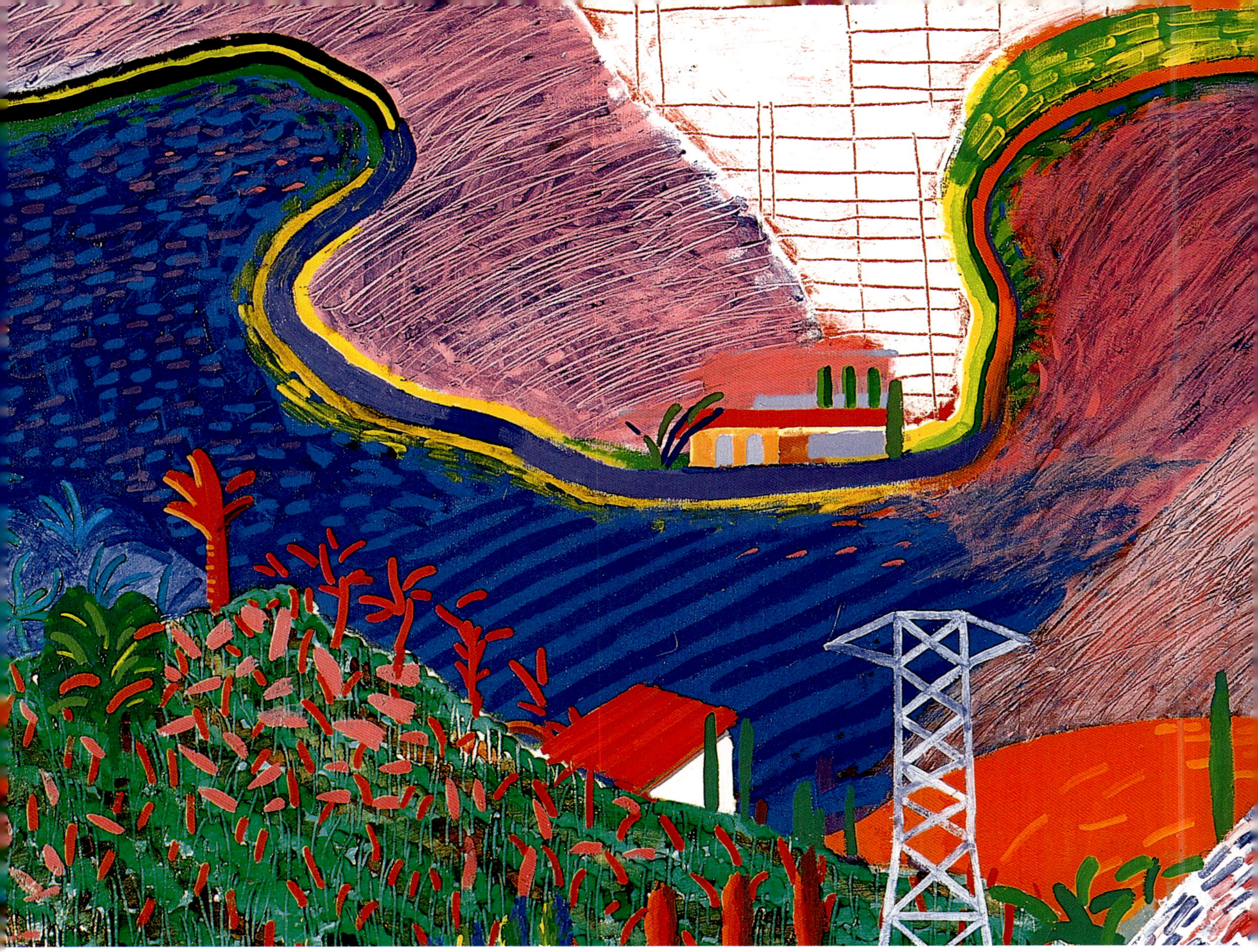

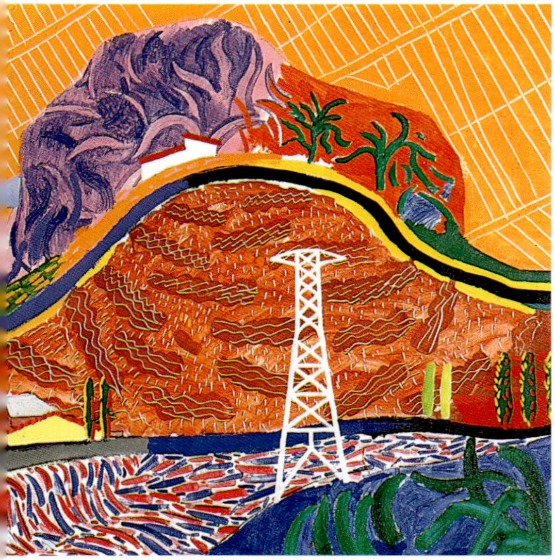

Ravels Garten und so weiter. Sie entstanden alle dort, und am Ende des Sommers platzte mein Atelier aus allen Nähten.

Anhand der kleinen Modelle, die wir für *Les Mamelles* und *L'Enfant* hergestellt hatten, experimentierten wir mit der Beleuchtung. Bislang hatten wir für die Modelle nur sehr hartes Licht benutzt. Jetzt spielte ich mit rotem und blauem Licht, aber es war genauso hart. Dann brachte David Graves, der für mich arbeitete, einen Freund mit, der mir eine Lichtmaschine baute. Jetzt war es möglich, per Knopfdruck das Licht zu wechseln. Ich konnte die Musik anhören und das Licht darauf abstimmen. Dabei wurde mir zum ersten Mal richtig bewußt, daß ich der Beleuchtung ebensoviel Aufmerksamkeit widmen mußte wie allem anderen, besonders weil ich mit sehr kräftigen Farben arbeitete. Dann spielte ich verschiedene Versionen der Oper durch, jedesmal von Anfang bis Ende. Sie ist nicht sehr lang – nur fünfundvierzig Minuten –, deshalb konnte ich sie drei oder vier Mal pro Abend spielen und die Lichteffekte proben.

Im Herbst 1980 kehrten wir nach Kalifornien zurück. Ich wollte unbedingt malen. Ich

66/67 Gegenüber: *Mulholland Drive: Die Straße zum Atelier* (Details), 1980

Als ich in die Hollywood Hills zog, fuhr ich jeden Tag zu meinem Atelier. Die Schlangenlinien der Straße faszinierten mich und drängten sich meinen Bildern auf. Von den Hügeln aus betrachtet, ist Los Angeles eine völlig andere Erfahrung. Tatsächlich sind diese Bilder realistischer, als man denkt. Schaut man sich *Mulholland Drive* an (gegenüber) – und mit Drive ist nicht der Name der Straße, sondern die Tätigkeit des Fahrens gemeint – fährt das Auge mit der gleichen Geschwindigkeit über die Straße wie ein Wagen.

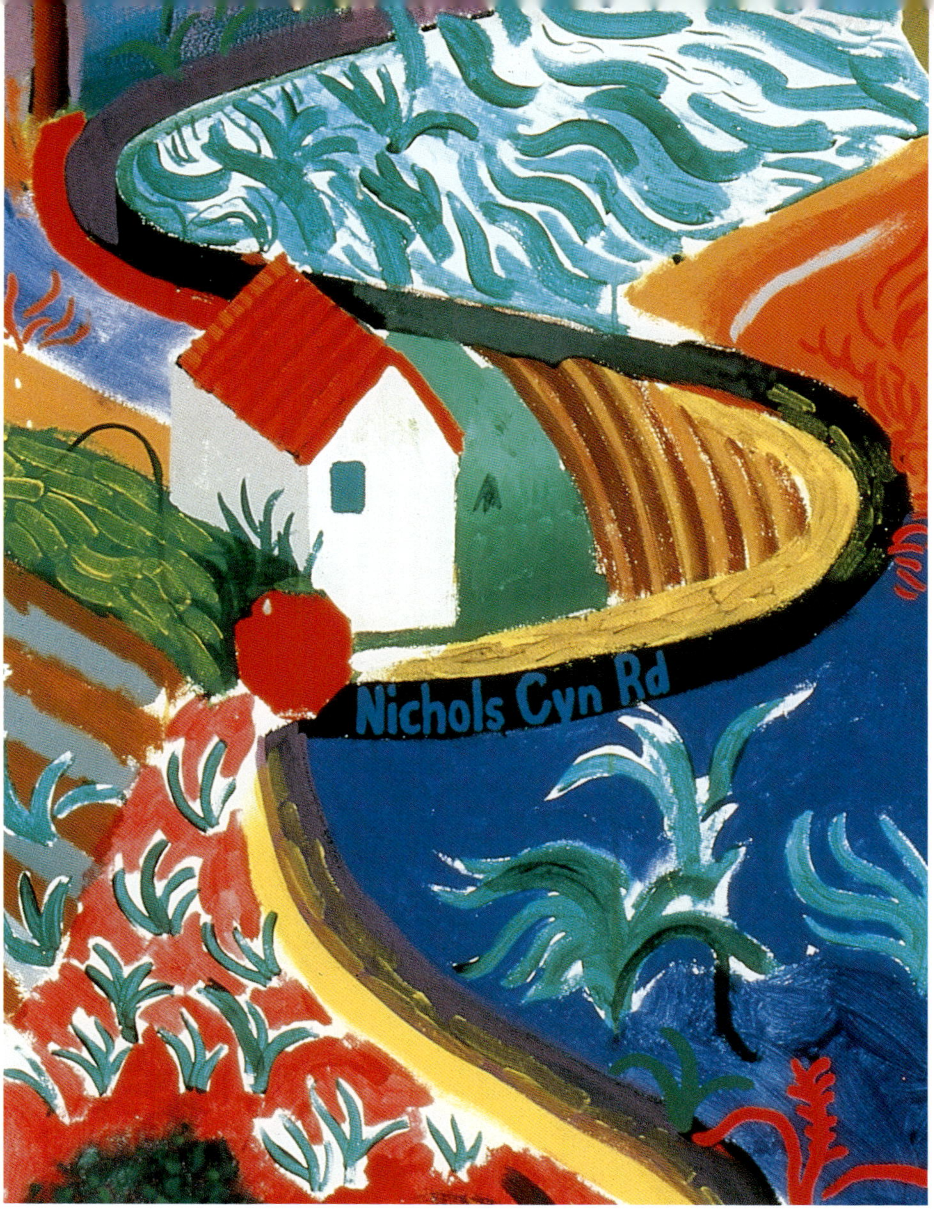

68 *Nichols Canyon* (Detail), 1980

begann mit *Nichols Canyon* und *Mulholland Drive: Die Straße zum Atelier*. Mein Haus liegt in den Hollywood Hills. Ich hatte nie da oben gewohnt, war nicht einmal sehr häufig dagewesen. Ich kannte nicht viele Leute in den Hills, und wenn man da oben niemanden kennt, fährt man auch nicht hin, denn man kann sich ziemlich leicht verfahren. Die Straßen verlaufen nicht gerade, und man weiß nie, welche aus den Hügeln hinausführt, also meiden die Leute die Hills. Doch wenn man erst dort wohnt, bekommt man eine andere Sicht von Los Angeles. Zunächst scheinen all die Schlangenlinien das Leben und dann auch die Malerei zu durchdringen. Ich fing an, *Nichols Canyon* zu malen. Ich nahm eine große Leinwand und malte eine Schlangenlinie in die Mitte, denn genau so kam mir die Straße vor. Ich lebte in den Bergen und malte in meinem Atelier unten in der Stadt. Ich pendelte also hin und her, gelegentlich zwei, drei oder gar vier Mal am Tag. Ich spürte, wie mir die Schlangenlinien buchstäblich in Fleisch und Blut übergingen. Ich sah Los Angeles, diese Stadt, die nur aus geraden Linien und Würfeln besteht, plötzlich ganz anders. Von dort oben kann man auch das San Fernando Valley wie auf einer Landkarte

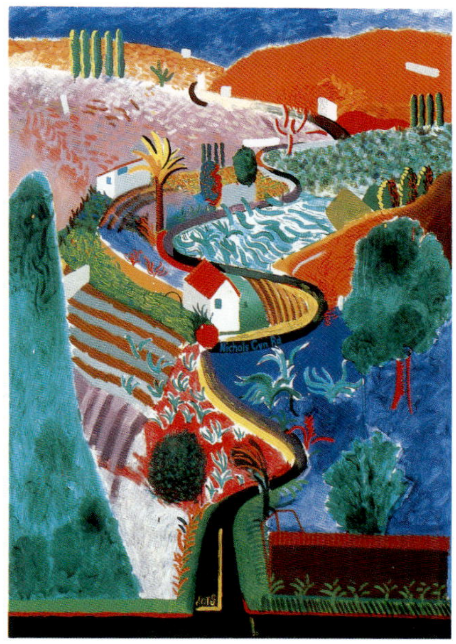

69 *Nichols Canyon*, 1980

68,69

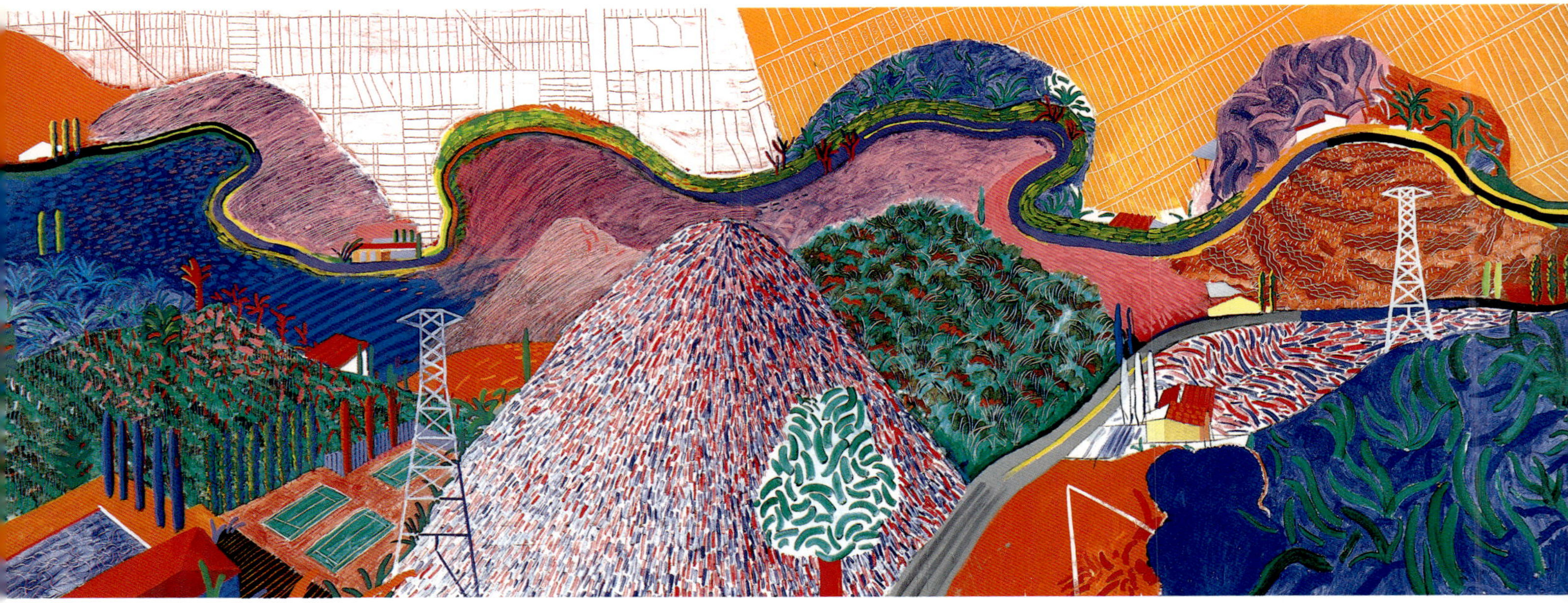

70 *Mulholland Drive: Die Straße zum Atelier,* 1980

ablesen; man sieht hinunter und erkennt sogar bei Nacht die Straßen, so klar ist es. So entstan-
68,69 den *Nichols Canyon* und *Mulholland Drive*, die, wenn man hier oben lebt, realistischer sind, als man meint. Auch die Farben wurden gewagter; ich gewann das Gefühl für sie zurück.

Dann brach die Met ihre Spielzeit ab. Das Orchester war im September in den Streik getreten, und die Direktion der Met hatte daraufhin die ganze Saison abgesagt. Ich war völlig niedergeschmettert. Ich hatte eine Menge Arbeit investiert und wußte, daß sie sich im Theater auszahlen würde. Ich war sogar überzeugt, daß meine Arbeit gut war. Ich hatte bereits zwei Opern ausgestattet und wußte genau, wie die Modelle auf der Bühne aussehen würden. Ich war sicher, daß es ein Erfolg würde. Ich flog immer wieder nach New York. Die Kostümbildner arbeiteten weiter, und ich löcherte sie: Werden sie wirklich alles abblasen? Ich war völlig fertig und dachte, alles, was du gemacht hast, war umsonst, sie werden es nicht nehmen; sie waren ohnehin nicht gerade scharf darauf gewesen. Es war die einzige Aufführung an der Met, die nur für eine Saison statt wie gewöhnlich für zwei angesetzt worden war.

Norman Rosenthal von der Royal Academy stattete mir damals einen Besuch ab. Er bereitete in London eine Ausstellung mit dem Titel *The New Spirit in Painting* vor, die im Januar 1981 eröffnet werden sollte. „New Spirit" hörte sich an wie eine neue Terpentinmarke. Ich war nicht
70 besonders interessiert, doch Rosenthal drängte mich, *Mulholland Drive* zu beenden. Mein Herz aber hing an *Parade* – das wollte ich machen. Der Streik in der Metropolitan Opera deprimierte mich immer mehr. Ken Tyler schlug vor, ich solle mich mal gründlich untersuchen lassen, und ich folgte seinem Rat, warum, weiß ich auch nicht. Normalerweise mache ich einen weiten Bogen um Ärzte. Bei der Untersuchung stellte sich heraus, daß etwas mit meinem Herzen nicht in Ordnung war. Drei Wochen lang hörte ich jeden Herzschlag, während ich *Mulholland Drive* beendete. Dann unterzog ich mich an der Universität von Kalifornien, UCLA, weiteren Tests, und dort fragte der Arzt: Haben Sie einen Herzinfarkt gehabt? Nein, antwortete ich. Er sagte daraufhin: Dann weiß ich nicht, was Sie hier wollen. Sie sind kerngesund. Ich bin nie

wieder hingegangen. Und ehrlich gesagt bin ich überzeugt, daß mein Herz nur durch den Streik an der Met gelitten hatte.

Nichols Canyon und *Mulholland Drive* entstanden im September und Oktober 1980 während 69,70
des Streiks an der Met. Wenigstens blieben mir die *Parade*-Bilder zum Vorzeigen. Ihre Farben waren um einiges kühner geworden; für Ravels *L'Enfant* beispielsweise nahm ich die Farben von Matisse.

Plötzlich wurde der Streik an der Met beendet, und man beschloß, *Parade* zum vorgesehenen Zeitpunkt, im Februar 1981, aufzuführen. Ich war wieder obenauf. Trotzdem lag noch eine Menge Arbeit vor uns, um das Ganze auf die Bühne zu bringen. Gregory und ich verbrachten einen ganzen Monat in New York und schufteten. Die Generalprobe lief wunderbar, und alle an der Met waren zufrieden. Sie sagten, es sei großartig gelaufen, aber sie hätten trotzdem Vorbehalte wegen der Kritiker. Ich antwortete, daß mir das ehrlich gesagt egal wäre; für mich zählte nur das, woran ich glaubte, und soweit ich sah, ließ sich dieses Stück sehr gut umsetzen. Wenn es den Kritikern nicht gefiel, hatten sie Pech gehabt. Doch ich konnte mir beim besten Willen nicht vorstellen, daß ihnen das Stück nicht gefallen würde.

Und siehe da, ich behielt recht. Es wurde sogar zu einem großen Erfolg. Bis zur Premiere waren noch nicht viele Karten verkauft; es hatte nur wenig Publicity gegeben, denn wir wollten bewußt verhindern, daß vorzeitig allzuviel an die Öffentlichkeit drang. Ich hatte keine Ahnung, daß es in New York Gerüchte gab, wonach die Aufführung völlig mißlungen sei. Am Tag nach der Premiere wurden fünftausend Karten verkauft, und das ohne eine einzige Kritik. Es waren die Besucher, die nach Hause gingen und ihren Freunden sagten, diese Inszenierung müßten sie sich unbedingt ansehen. Und das ist immer die beste Reklame, die wirksamste zumindest. Mir geht es doch selbst so. Wenn mich ein Freund anruft und sagt, das mußt du sehen, dann ist mir egal, was in den Kritiken stand. Ich glaube lieber meinen Freunden.

Der Erfolg von *Parade* war vor allem John Dexters Idee zu verdanken, Kinder im Theater einzusetzen. Der Kinderchor, Kinder als Schauspieler, als Punchinellos, und keine Star-Sänger, da das Stück ohnehin keine Starrollen hat. Poulencs *Les Mamelles* bietet wahrscheinlich die beste Gesangsrolle. Es ist ein ausgezeichnetes und höchst vergnügliches Theaterstück, das obendrein eine Botschaft enthält, genau wie das von Ravel. Ich glaube, daß John Dexter genauso an die Ravel-Oper glaubte wie ich und auch an deren Botschaft: daß Güte unsere einzige Hoffnung ist. Selbst der Dirigent Manuel Rosenthal glaubte daran. Später erklärte er mir, Ravel hätte es bestimmt sehr gefallen. Und ich antwortete, daß ich Ravel nach allem, was ich über ihn gelesen hatte, bestimmt gemocht hätte. Ich fand ihn großartig, als Künstler. Manuel erzählte, daß er die Oper häufig dirigiert habe und wisse, wie schwer es sei, eine ordentliche Aufführung zustande zu bringen. Die meisten Inszenierungen seien danebengegangen, doch diese habe er sehr spannend gefunden. Er gestand mir sogar, daß er zunächst gezögert habe, als John ihn einlud, nach New York zu kommen, um die musikalische Leitung zu übernehmen. Da an der Met nicht allzu viele französische Opern aufgeführt wurden, fürchtete er zu scheitern und die französische Musik in New York ein für allemal unmöglich zu machen. Das bereitete ihm als Fürsprecher französischer Musik die größten Sorgen. Er ist ein hervorragender Musiker und ein

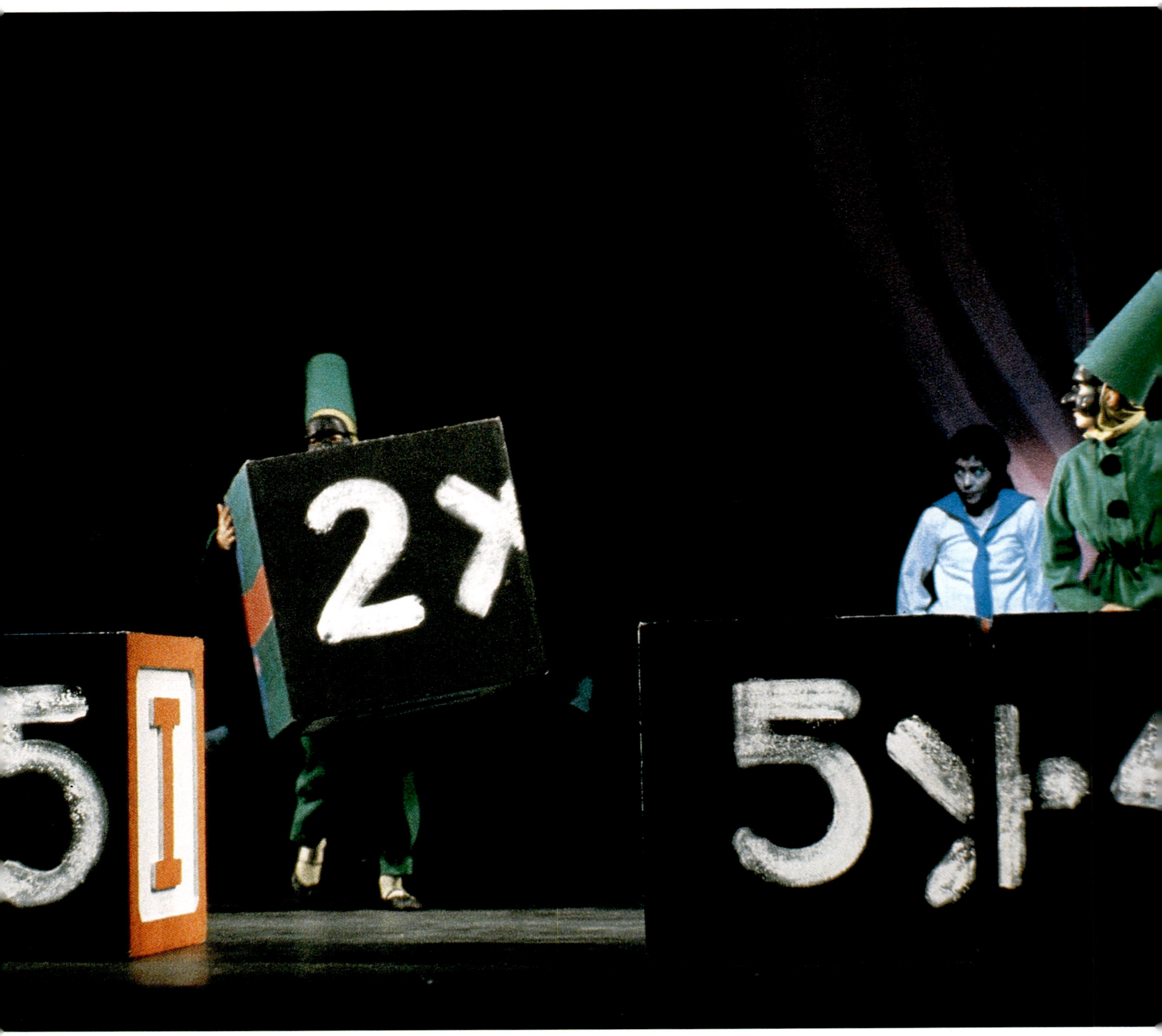

71 Szene aus *L'Enfant et les Sortilèges*, Metropolitan Opera House, New York 1981

wundervoller, bescheidener Mensch. Ich hatte den Eindruck, daß auch das ein Grund für den großen Erfolg war. Ich erinnere mich, wie ich bei einigen Proben zuhörte. Die Ravel-Musik ist so herrlich, daß ich mir einmal ansehen wollte, wie dieser unglaubliche Klang entsteht; also beobachtete ich das Orchester. Einmal spielten sie das Stück von Poulenc, das zwar sehr amüsant, aber längst nicht so gut wie das von Ravel ist, der den Zuschauer tief berührt. Manuel dirigierte und erklärte den Musikern, sie spielten das Stück ein wenig zu schwer. Das ist nicht Wagners Hans Sachs in den *Meistersingern*, der auf die Bühne kommt und eine Stunde lang philosophiert, sagte er. Ich will mehr von einem Salonorchester. Und nach einer Weile hörte es sich tatsächlich mehr so an, lebendiger.

Für Saties Ballett *Parade* hatte John Dexter sich folgendes ausgedacht: *Parade* sollte die Ouvertüre sein, in der alle Figuren, die in den anderen Stücken auftreten, vorgestellt wurden. Ursprünglich sollte das Ballett zwischen den Opern getanzt werden. Nachdem Nurejew ausgestiegen war, konnte John jedoch bis Oktober keinen anderen Choreographen finden. Manche Leute waren sehr skeptisch, was das Ballett anging. Der Kritiker Clive Barnes bezeichnete es als albern. Es käme ihm vor, als hätten wir Saties Grab mit Graffiti beschmiert. Als ich ihn ein Jahr später zufällig traf, erklärte ich ihm: Wissen Sie, das Problem liegt darin, daß Künstler keine Gräber haben; entweder sie leben, oder sie sind tot und vergessen, ehrlich. Nur ihr Werk lebt weiter. Satie hätten Graffiti auf seinem Grab bestimmt gefallen, jedenfalls mehr als ein großer toter Grabstein aus Marmor. Daß seine Musik gespielt wird, das hätte ihn interessiert. Tote Künstler leben in ihren Werken weiter. Und für mich war Ravel sehr lebendig.

DAS ZWEITE DREIERPROGRAMM

Jede Arbeit für das Theater hat mir etwas gebracht, und ich habe keine Minute davon bereut. Das Wichtigste ist, daß man es mit wirklichem Raum zu tun hat. Man beginnt, räumlicher zu denken. Unmittelbar nach dem Erfolg von *Parade* wurde ich gebeten, die Bühnenausstattung für ein weiteres Dreier-Programm an der Metropolitan Opera zu übernehmen. Dieses war für Dezember 1981, also noch das gleiche Jahr vorgesehen, und bestand aus drei Stücken von Strawinsky: *Le Sacre du Printemps*, *Le Chant du Rossignol* und *Oedipus Rex*. Ich stürzte mich sofort in die Arbeit, obwohl mich viele davor warnten. Henry Geldzahler sagte: Mach's nicht, du hattest mit *Parade* Erfolg, aber den wirst du nicht wiederholen. Ich aber dachte, bloß keine Angst, es ist eine tolle Idee, die drei Stücke von Strawinsky im gleichen Programm aufzuführen.

Ich verbrachte den größten Teil des Jahres 1981 mit den Vorbereitungen für dieses Projekt. Es war die schnellste und spontanste Theaterarbeit, die ich je gemacht habe. Ich begann im Februar oder sogar März mit der Arbeit, und im Dezember war bereits die Premiere. Das war ungeheuer schnell, vor allem für ein so bedeutendes Opernhaus wie die Met. Ende Mai, kurz nachdem ich die Entwürfe für *Rossignol* beendet hatte, reisten Stephen Spender, Gregory und ich für drei Wochen nach China. Wir hatten den Auftrag, gemeinsam ein Buch mit dem Titel *China Diary* zu machen. Während der Reise hörte ich ständig *Rossignol* auf meinem Sony-Walkman. Doch China hatte keinen Einfluß auf meine Entwürfe für *Le Chant du Rossignol*,

Das zweite Dreierprogramm an der Metropolitan Opera bestand aus drei Stücken von Strawinsky: *Le Sacre du Printemps*, *Le Rossignol* und *Oedipus Rex*. 1981 arbeitete ich fast das ganze Jahr an den Aufführungen, die am dritten Dezember in der Met Premiere feierten.

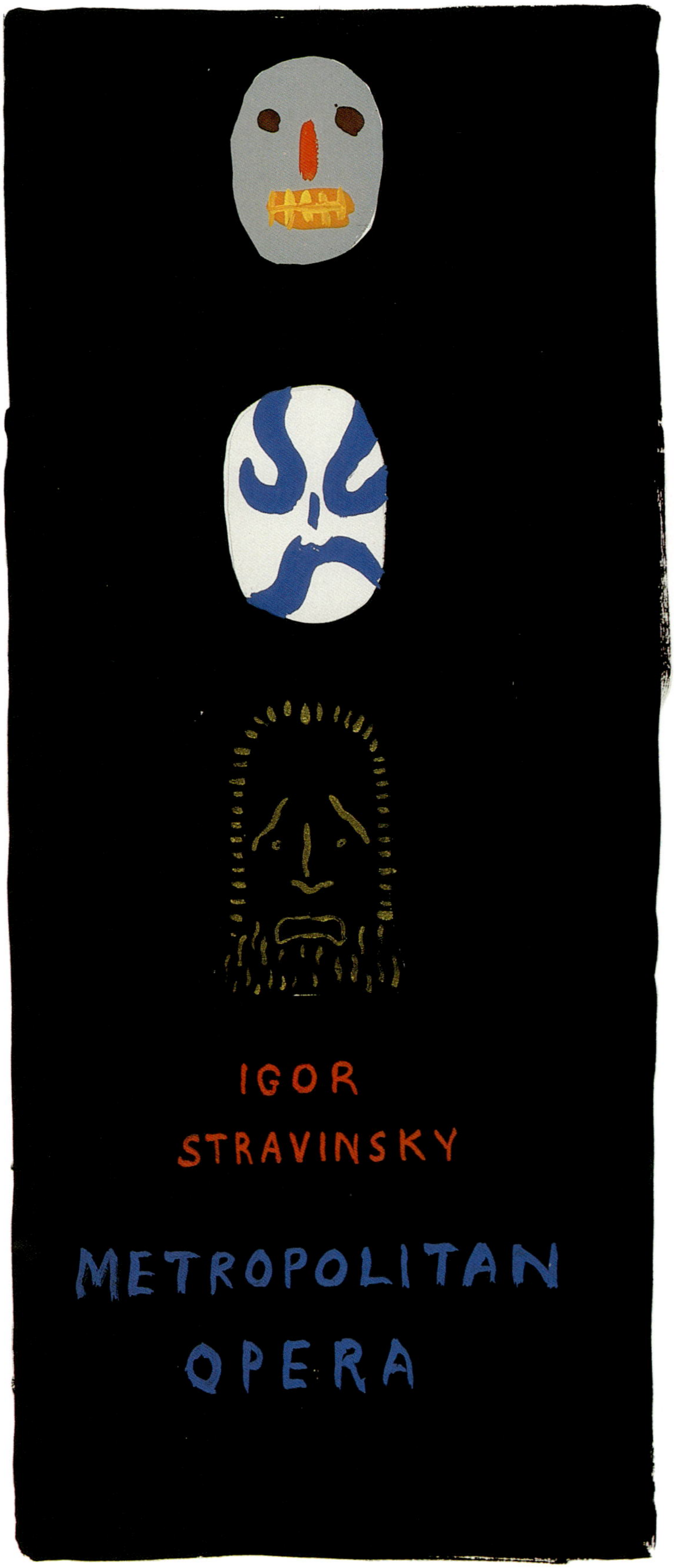

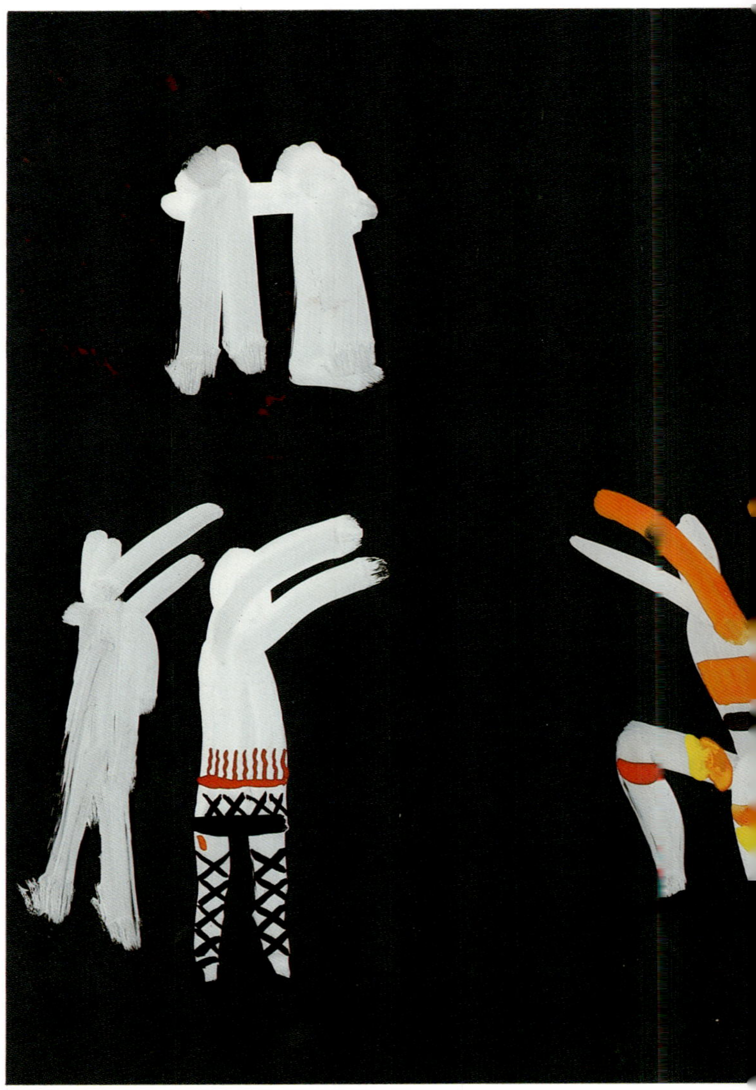

72 Plakat für den Strawinsky-Abend, 1981

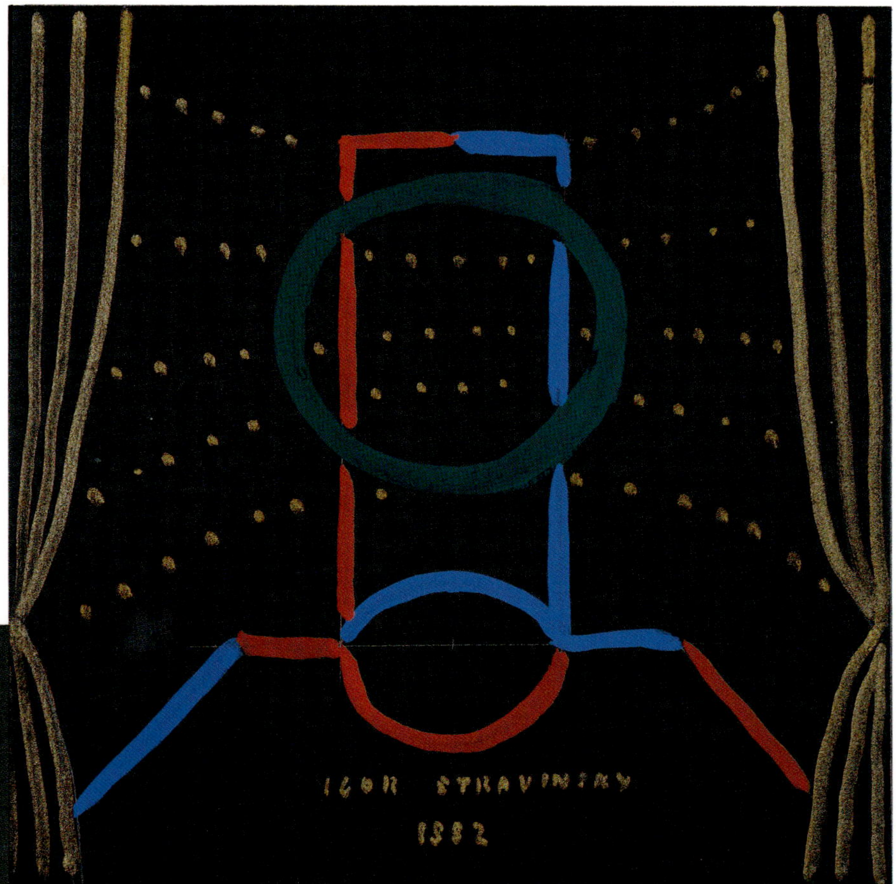

74 *Studie für Theatervorhang*, aus der Strawinsky-Aufführung, 1981.

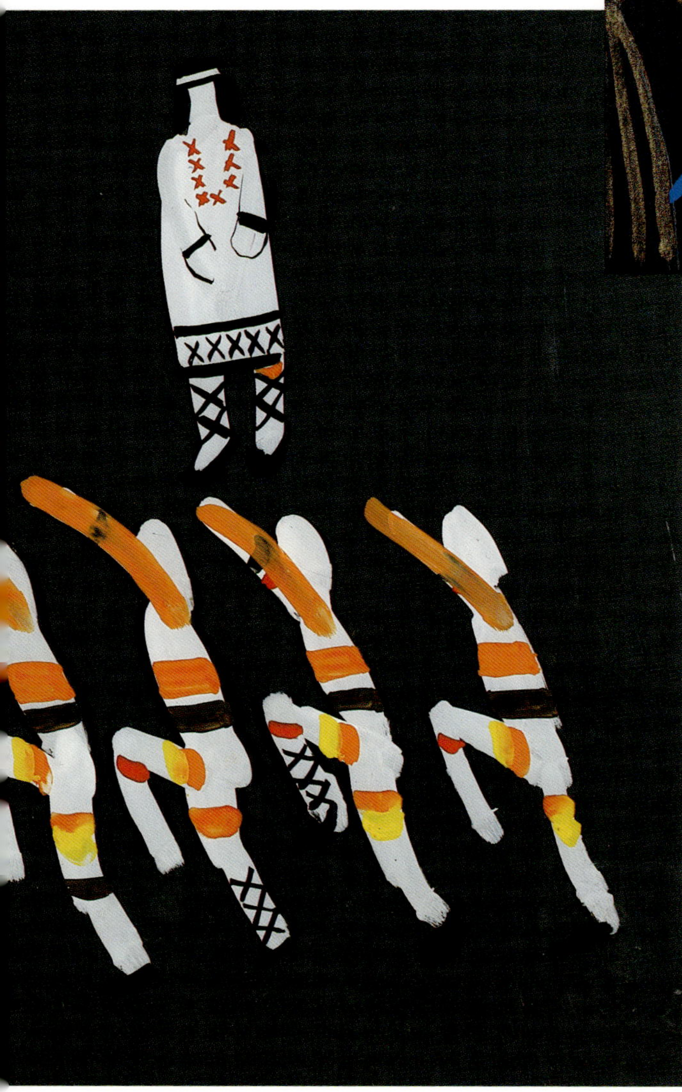

73 *10 Tänzer*, aus Strawinskys *Le Sacre du Printemps*, 1981

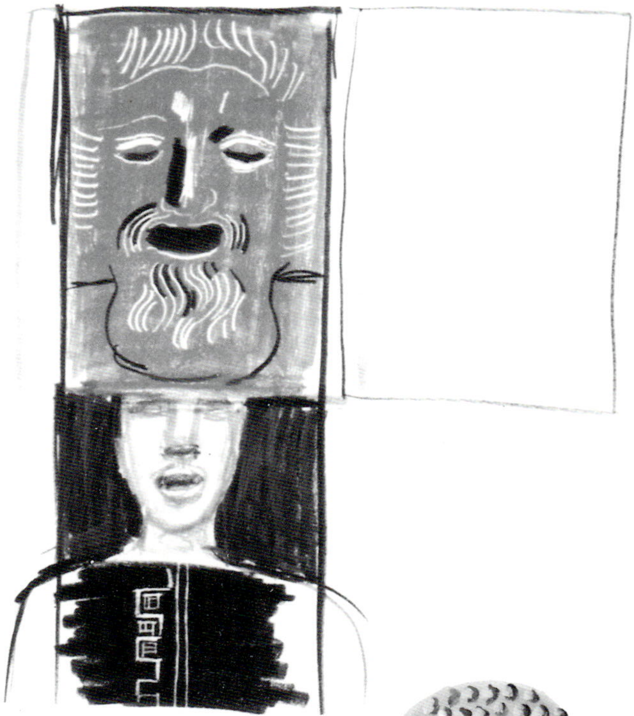

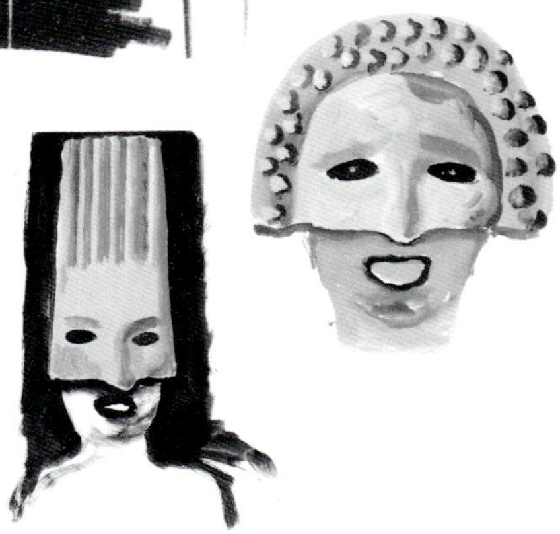

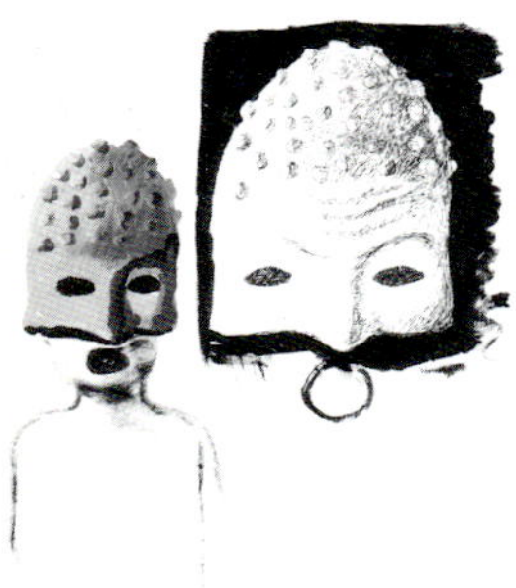

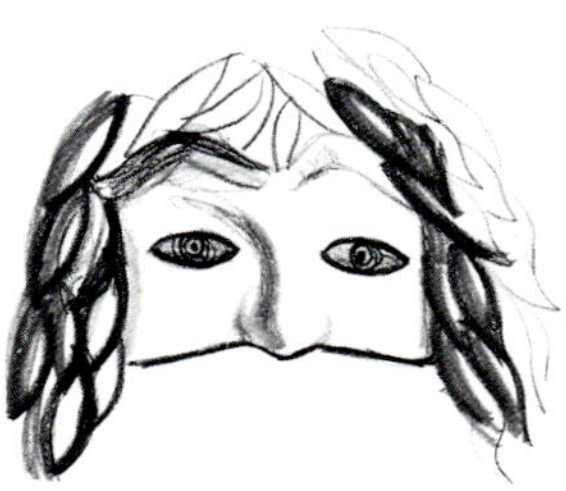

75–80 Entwürfe für Strawinskys *Oedipus Rex*, 1981

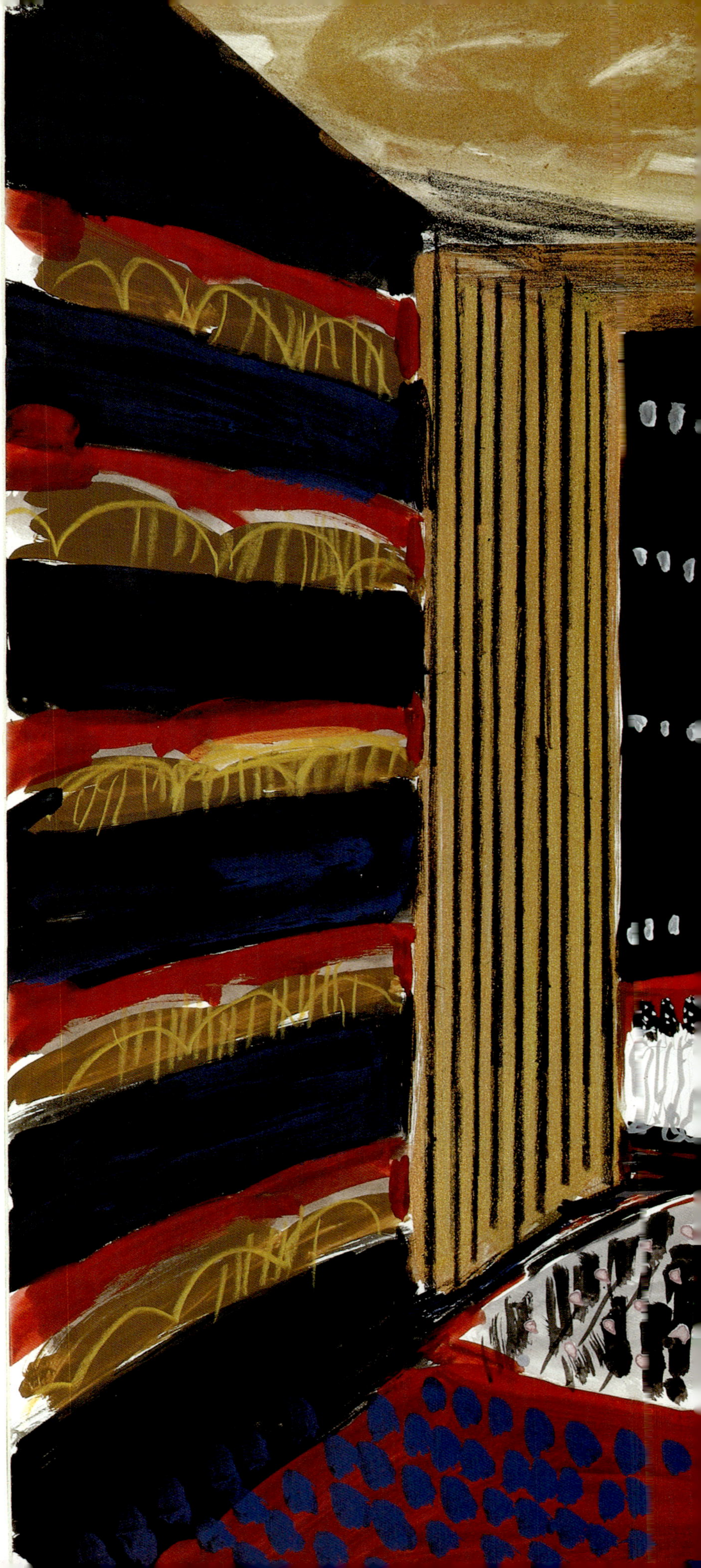

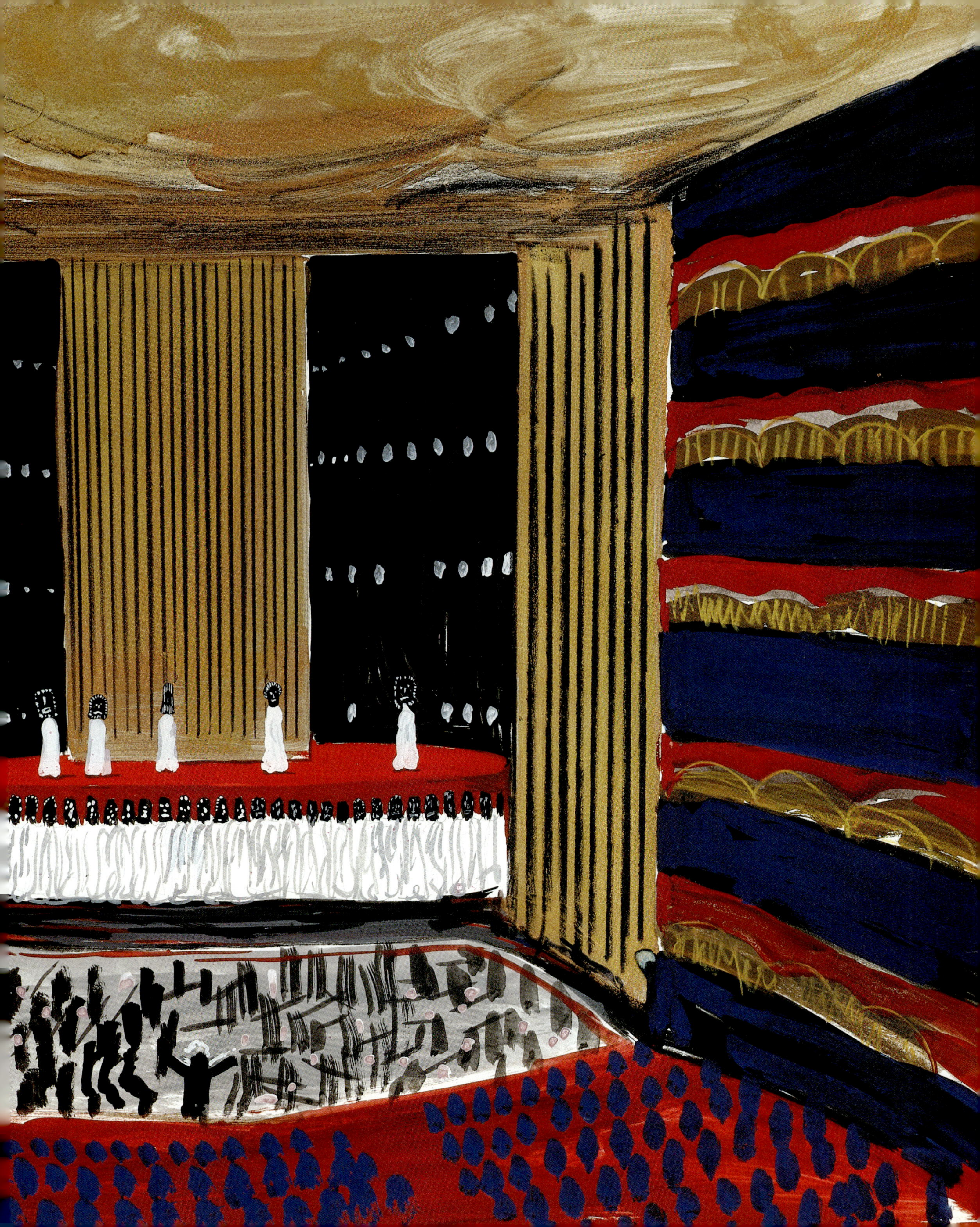

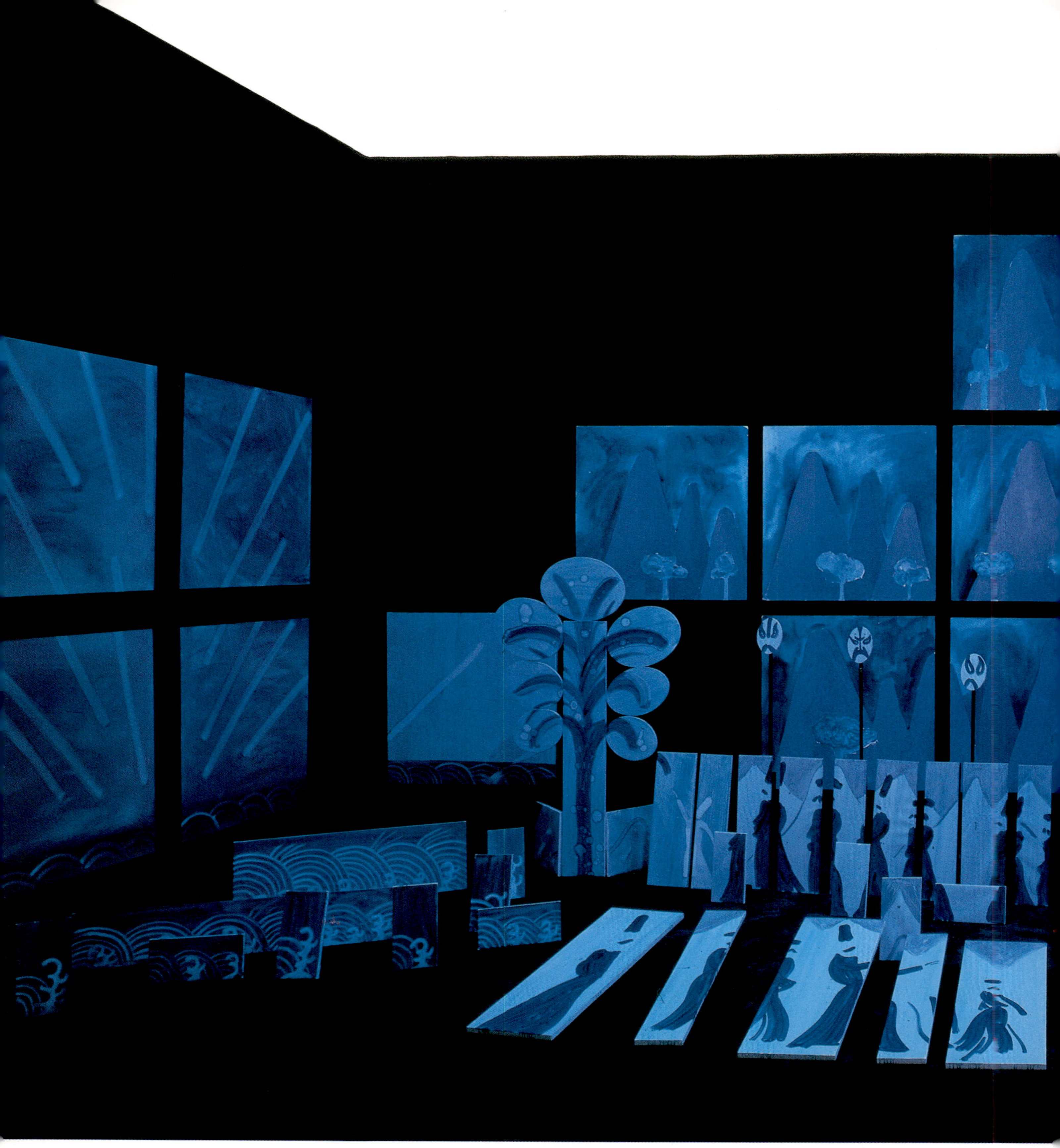

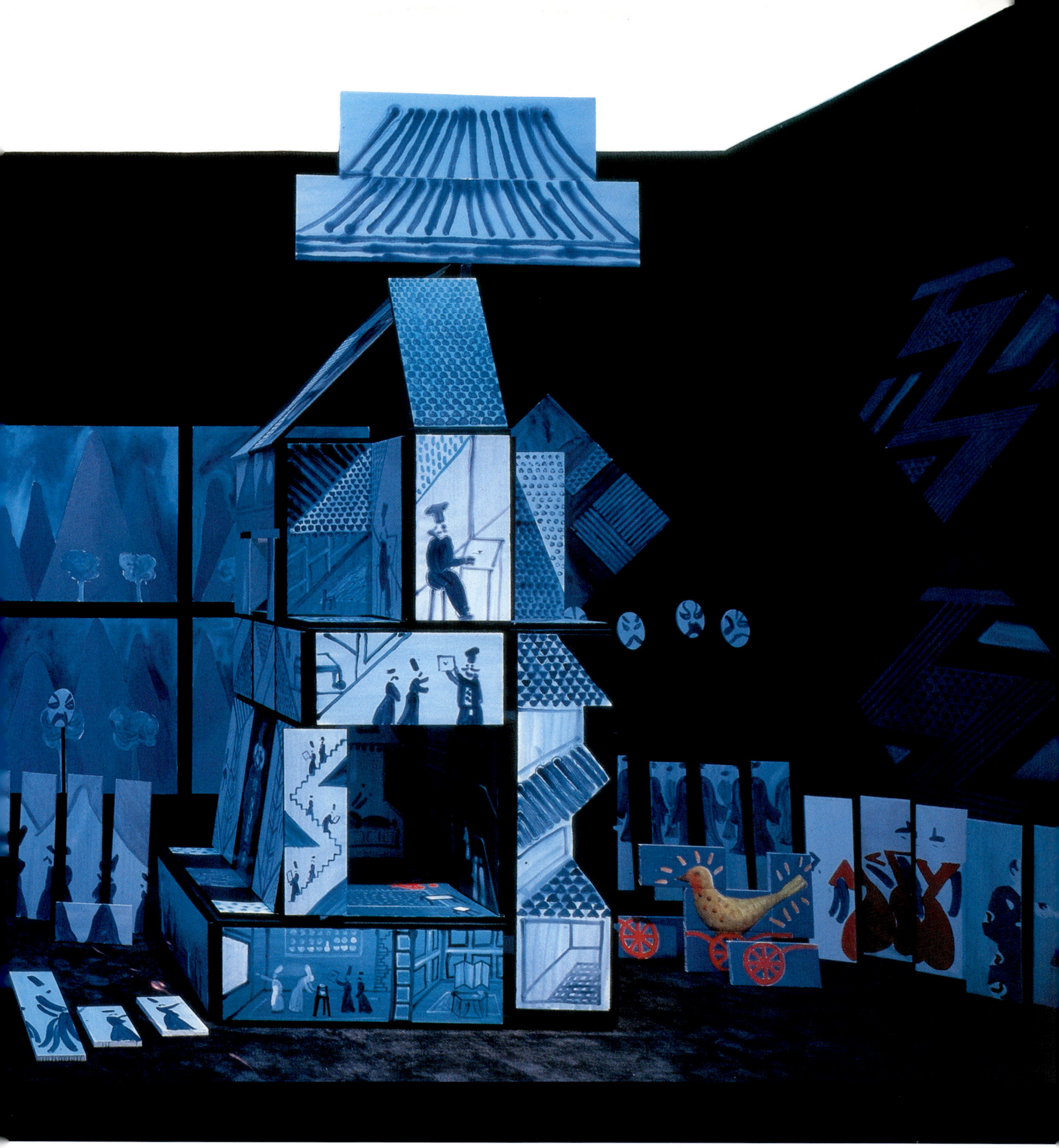

81 *Le Rossignol*, für die Theaterausstellung im Walker Art Center nachgebaut, 1983

das in China spielt, denn ich hatte die Arbeit daran schon vor meiner Reise beendet; ebenso wenig hatte Ägypten die *Zauberflöte* beeinflußt, obwohl ich an beiden Orten gewesen war bevor sie im Theater dargestellt wurden. Im November kehrte ich nach New York zurück, um die drei Stücke von Strawinsky in Szene zu setzen.

IN CHINA

Wir verbrachten drei herrliche Wochen in China. Heute würde ich sehr gern noch einmal hinfahren. Bei meinem ersten Besuch wußte ich zuwenig über chinesische Kunst. Ich erinnere mich, daß ich mich mit Stephen Spender darüber unterhielt. Er: Ist das denn nicht alles ein bißchen ähnlich? Ich: Sieht so aus. Doch so etwas kann nur ein Ignorant sagen. Die chinesiche Kunst ist für viele Leute zu subtil. Aber die Reise war großartig. Ich weiß noch, daß Christopher Isherwood mich davor warnte, mit Stephen Spender zu reisen, und prophezeite, daß er bestimmt die britische Botschaft oder die Konsulate besuchen wollte. Ich bedankte mich für den Tip. Darauf hatte ich wenig Lust. Ich dachte, es ginge darum, China kennenzulernen. Am Ende gingen wir doch in die britische Botschaft zum Tee, aber nur zum Tee. Ich wollte nicht um die halbe Erdkugel reisen, bloß um meine Zeit in Peking in englischen Häusern zu verbringen – obwohl sie wirklich sehr schön waren.

Die Landschaft in China ist unvergleichlich. Auf der Rückfahrt von Yang Shou nach Guilin machte ich eine Reihe von Baumfotos – Zypressen, chinesische Pappeln und andere – die sich sehr eindrucksvoll aus den flachen Feldern erhoben.

Mir war klar, daß ich alles mitnehmen mußte, Filme, Papier, Tinte, Wasserfarben, da ich keine Ahnung hatte, was man in China kaufen konnte, und ich nicht das Risiko eingehen durfte, plötzlich ohne Material dazustehen. Ich beobachtete, wie meine Zeichnungen in China von Tag zu Tag chinesischer wurden: Ich begann Pinsel zu verwenden und Tusche aufs Papier zu spritzen. Ich benutzte alle möglichen Medien. Ich hatte nur eine Kleinbildkamera dabei, weil ich nicht damit gerechnet hatte, daß ich so viele Fotos schießen würde.

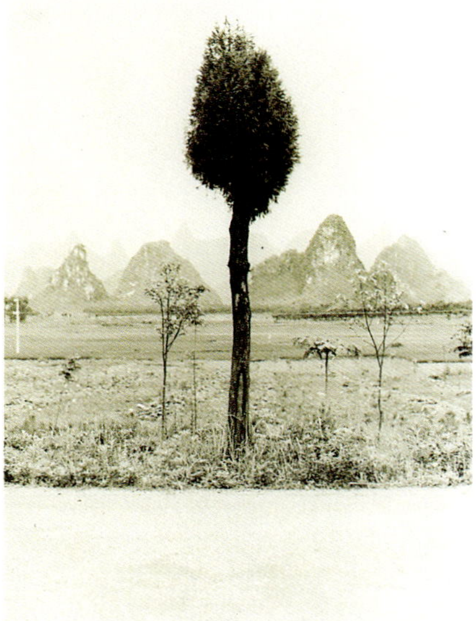

82 *Ohne Titel*, Guilin, China 1981

Der einzige Nachteil bestand darin, daß die Reise organisiert war und wir ständig unterwegs waren. Es blieb einem praktisch keine Zeit, um nur mal eine halbe Stunde irgendwo herumzusitzen, deshalb mußte ich mir etwas einfallen lassen, um schnell oder aus dem Gedächtnis zu zeichnen. Mit der Zeit zeichnete ich immer mehr aus dem Gedächtnis. Ich weiß noch, wie wir in Guilin (Kweilin) ankamen. Ich hatte keine Ahnung, daß es so magisch, so schön ist. Schon aus dem Flugzeug sahen wir die bizarre Landschaft und waren begeistert. Unser Hotel – ein bezauberndes, großes Haus – war wundervoll eingerichtet; ich glaube, der belgische König hatte in der Woche zuvor hier gewohnt. Sofort packte ich braune Tusche und Papier aus und machte ein paar große Kleckse: die Berge, die ich gerade gesehen hatte.

Die Fahrt den Fluß hinab führt durch die zauberhafteste und imposanteste Landschaft, die man sich vorstellen kann. Es ist, als hätten Kinder die Berge gezeichnet. Ich war hingerissen. Und dann ging es mit dem Wagen nach Guilin zurück. Die Boote kehren ebenfalls zurück, aber in der Nacht. Sie tuckern zwölf Stunden ohne Passagiere stromauf, dabei ist die Hinfahrt nur etwa halb so lang. Und mit dem Auto ist man in einer Stunde am Ziel. Auf dem Rückweg bat ich immer wieder anzuhalten und machte ein paar Aufnahmen. Zuerst glaubte ich, auf dem

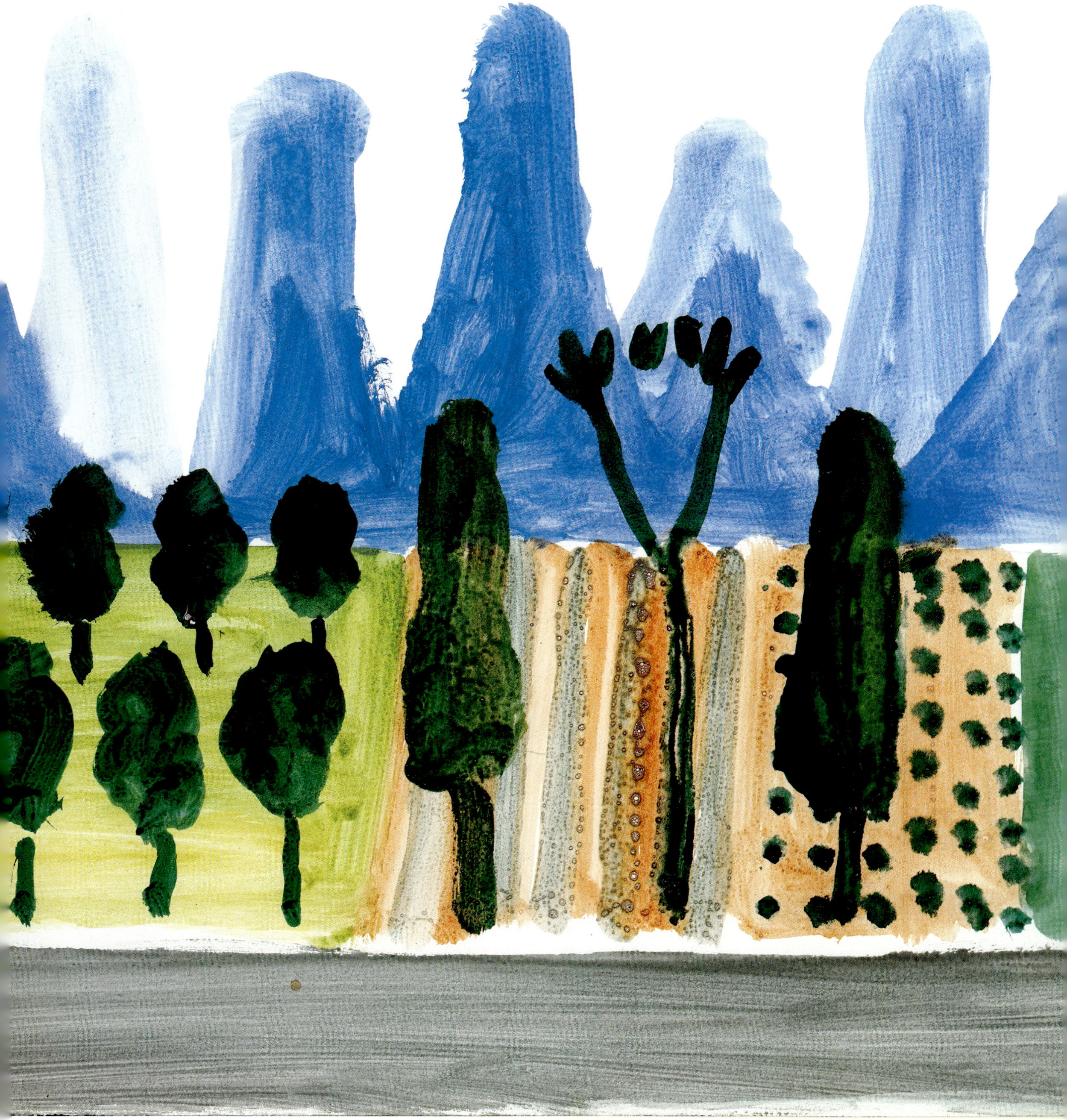

83 *Ohne Titel*, Guilin, China 1981

Land gäbe es nichts zu entdecken, alles spiele sich auf dem Fluß ab, aber dann entdeckte ich, daß es überall etwas zu sehen gibt. Unser Führer in Guilin war ein junger Mann. Er sprach tadellos Englisch. Hätte er mir erzählt, er sei in San Francisco geboren oder dort aufgewachsen, ich hätte es ihm abgenommen. Er spricht sehr gut Englisch, sagte ich zu Mr. Lin, unserem Reiseleiter. Mr. Lin war ein gebildeter Mann, der Musik liebte und dem ich meine Aufnahmen von Strawinsky und Ravel schenkte. Auch er sprach hervorragend Englisch. Aber der junge Mann war ein großartiger Philosoph, und ich unterhielt mich oft mit ihm. Er war nie aus Guilin herausgekommen. Er sagte: Die Menschen kommen her und finden alles so wunderbar, aber für mich ist es bloß meine Heimatstadt, und ich antwortete: Aber sie ist wirklich bezaubernd. Ich wußte, was er meinte: Wenn man dort geboren und aufgewachsen ist, nimmt man alles als selbstverständlich hin, so ist nun mal das Leben. Mit ihm konnte ich mich ausführlich über China unterhalten, auch über Politik. Alle Chinesen, denen wir begegneten, fragten immer wieder danach, warum der Westen reich und China arm ist; das interessierte sie am meisten. Ich glaube, das ist das, was alle intelligenten jungen Leute fragen. Ich erklärte ihnen, daß man im Westen auf Individualität setzte und der Grund vielleicht darin zu suchen sei. Die Vereinigten Staaten und England legen Wert auf Individualismus, daher können die Menschen dort erfinderisch sein, sagte ich. In Ländern, in denen man Konformität predigt und alles gleich sein muß, sind die Menschen weniger erfinderisch, weil man manchmal doch den Verrückten braucht, dem keiner glaubt, und der dann plötzlich eine Eingebung hat, die sich als richtig oder interessant erweist. Zumindest hat sich das im Verlauf der europäischen Geschichte immer wieder gezeigt, oder nicht?

Ich fand die Chinesen interessant und äußerst pragmatisch. Damals fing das Land gerade erst an, sich zu verändern. Später begriff ich, warum sie Mao so schätzten: Offensichtlich hatte er ihnen ihre Identität wiedergegeben. Ich glaube, daß sie mit der Zeit einsahen, daß einige seiner politischen und wirtschaftlichen Ideen wirklich nicht besonders gut waren, daß sie tatsächlich nicht das Geringste mit China zu tun hatten, sondern aus Europa stammten. Ich erklärte ihnen, daß sie wieder einmal einer europäischen Idee aufgesessen waren – dem Marxismus. Ich habe die ehemalige Sowjetunion nie besucht, aber auch dort schien man alles Orthodoxe zu schätzen, genau wie in der Vergangenheit: Schon das Zarenreich war orthodox gewesen und daran zugrunde gegangen.

Eines Tages aßen wir im Hotel zu Abend. Es war eines der vorzüglichsten Essen, die ich je genossen habe: unvergeßlich, köstlich und liebevoll zubereitet. Ich bin sicher, daß normale Touristen so etwas nicht zu sehen bekommen. Ich weiß noch, wie ich das Hühnchen fotografierte. Man hatte es zerlegt und auf einer Platte angerichtet. Es sah einfach wunderbar aus. Die chinesische Küche gilt als eine der besten der Welt, und hier waren Experten am Werk, die eine Kostprobe ihres Könnens geben wollten, was ihnen durchaus gelungen war. Dabei wurde nicht nur unser Gaumen, sondern auch das Auge verwöhnt.

Als wir Guilin verließen, um nach Kanton (Guangzhou) zu fahren, warnte uns Mr. Lin, der aus Peking stammte und Kanton nicht mochte: Oh, Sie müssen aufpassen in Kanton, da gibt es viele Taschendiebe und Räuber. Vielleicht glaubte er, uns davon abhalten zu können.

Doch ich dachte, aha, das klingt schon mehr nach Großstadt, vielleicht macht es Spaß. Kanton war in der Tat eine Überraschung. Plötzlich waren die Maoanzüge verschwunden, und die Leute auf der Straße trugen Jeans und T-Shirts. Ich war begeistert, denn die Stadt pulsierte vor Leben. Ich fragte Mr. Lin: Was machen die Leute hier am Abend? Wir haben eine Menge gesehen, aber das interessiert mich sehr. Im Westen, in Amerika, gehen die Leute zu Sportveranstaltungen oder ähnlichen Spektakeln. In einer großen Stadt wie Kanton müssen die Leute doch abends irgend etwas unternehmen. Mr. Lin sagte: Ja, es gibt den Kulturpark, und ich dachte bei mir, herrje, es muß doch was geben, was sie interessiert. Ein öffentlicher Kulturpark ist bestimmt schrecklich langweilig. Wir gingen trotzdem hin. Stephen kam nicht mit. Es stellte sich heraus, daß es so etwas wie ein Vergnügungspark war, mit Rollschuhfahrern, Achterbahnen und jeder Menge anderer Attraktionen. Endlich konnte ich sehen, wie sich die Chinesen vergnügten. Wir beobachteten die Basketballspieler und Rollschuhfahrer – ihre Rollschuhe waren noch jene altmodischen Dinger, die eine Menge Krach machen wie früher auf der Rollschuhbahn von Bradford. Es war so laut, daß es gar keinen Zweck hatte, Musik dazu zu spielen. In kleinen Theatern wurden Theaterstücke, kurze Einakter, gespielt, und die Bühnen sahen aus, als wären sie ziemlich alt, also mindestens vierzig Jahre. Sie waren aus Holz, was sie in unseren Augen natürlich ganz besonders wirken ließ. Mr. Lin war weniger begeistert; daran merkte man, daß er Funktionär war. Es war ungefähr so, als müßte ein Vertreter des British Council oder ein Londoner Beamter am Bank Holiday im August einen Besucher aus China durch Coney Island oder Blackpool führen. Ich war froh, daß wir den Park gesehen hatten, es machte alles ein wenig menschlicher. Man spürte, daß die Leute etwas brauchten, an dem sie sich freuen konnten, die bunten Lampions zum Beispiel oder diesen Kulturpark. Es tat gut, zu sehen, daß die Kantonesen auch nur Menschen waren wie überall auf der Welt.

Ein anderes Mal besuchten wir einen Kinderpark. Ich hatte ihn entdeckt und danach gefragt. Kinder waren dabei, ihn zu kehren. Es war unglaublich. Ein kleines Mädchen zog auf seiner Schaukel eine Riesenshow ab, als es uns mit den Kameras sah. Das Schöne war, daß die Kinder einen ansprachen. Natürlich sprechen sie nur Chinesisch, und man weiß nicht, was sie sagen, aber irgendwie kriegt man doch etwas mit. Ich merkte, daß das kleine Mädchen uns seine Sachen und seine Freunde zeigen wollte: Es war sehr zutraulich, sehr süß. Gregory und ich hatten eine Menge Spaß. Stephen verpaßte auch das, aber ich erzählte ihm später davon. Schade, daß er nicht dabeigewesen ist, dachte ich. Gerade Dinge wie diese machten einen großen Teil des chinesischen Charmes aus. Irgendwann fuhren wir auf einen Kollektivbauernhof mit lauter hübschen kleinen Hütten und Feldern. Natürlich war uns klar, daß nicht alle Kollektive so aussahen und dies nur ein Vorzeigemodell war. Mr. Lin gab zu, daß sie am liebsten alle so sehen würden, es aber leider noch nicht so weit war. Diese Äußerung bewegte mich sehr, denn in seiner Stimme schwang so etwas wie Traurigkeit mit. Man merkte, er sagte es nicht gern, aber er tat es. Wir hatten das Gefühl, daß er ehrlich war und sogar Gefühle zeigte. Das Vorzeigemodell sah aus wie eine absurde, idyllische kleine Gesellschaft für sich. Ich dachte, mein Gott, so würden sicher Millionen Menschen auf der Welt gerne leben: mit Bächen, kleinen Strohhütten, Feldarbeit, Gemüse, das man selbst anbaute, um sich zu ernähren – nicht

84 *Ohne Titel*, China 1981

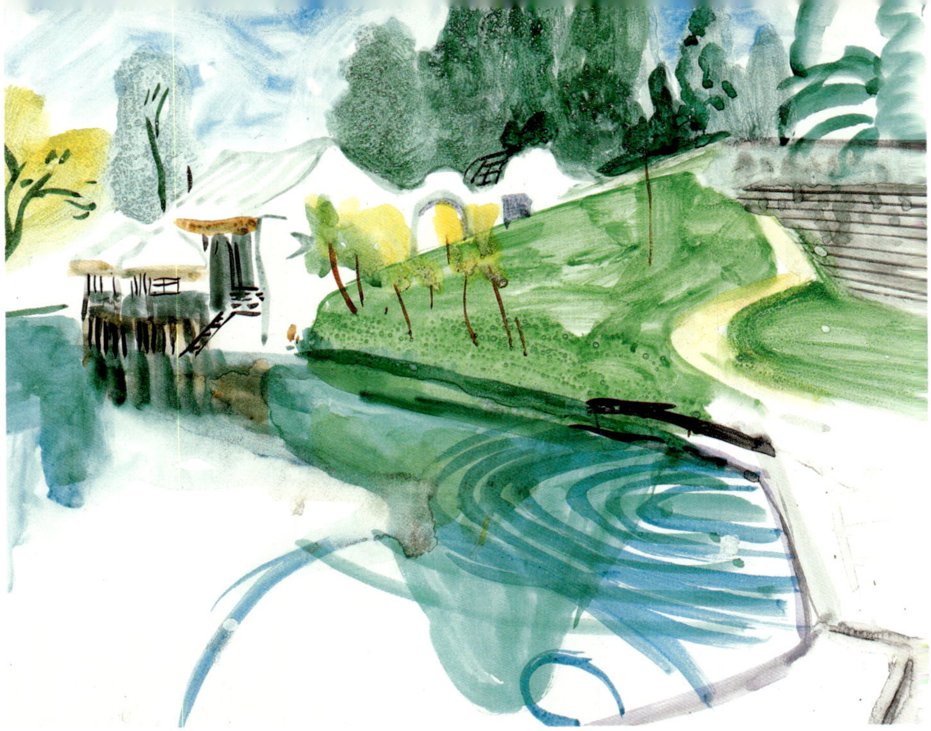

schlecht. Mit Sicherheit würden viele Amerikaner gerne so leben. Aber wir ließen uns nichts vormachen, und auch Mr. Lin nicht.

In Peking gingen wir in die Kunstakademie, aber alles, was wir dort sahen, war vom Westen beeinflußt, es gab sogar so etwas wie Fotorealismus. Von alter chinesischer Kunst bekamen wir nicht viel zu sehen, wußten auch nicht, wo wir danach suchen sollten. In Guilin hatten wir einen kleinen Jungen besucht, einen Künstler. Eines Morgens sagte unser Führer: Heute zeigen wir Ihnen einen achtjährigen Künstler. Ich dachte, mein Gott, was soll das nun wieder? Aber dann wurde es ein unvergeßlicher Vormittag. Wir fuhren zu einem Privathaus, es war das einzige Mal während der ganzen Reise. Der Vater des Kleinen war so etwas wie ein Auftragsmaler. Guilin war voll von ihnen, wie alle touristischen Anziehungspunkte in Europa, wo Künstler den Besuchern ihre Bilder verkaufen. Doch der Sohn, der ihn offensichtlich beobachtet hatte, besaß ein erstaunliches Talent. Zuerst wollte er nicht für uns zeichnen. Man erklärte uns, er sei sehr müde. Doch ich dachte, ach was, er ist überhaupt nicht müde, er hat es nur satt, daß man andauernd Leute wie uns anschleppt, er hat keine Lust. Ich hatte noch eine Menge von meinen Malutensilien übrig, darunter auch eine Schachtel Malkreiden, solche, die man auch mit Wasser benutzen kann, und Papier – verschiedene Papierarten. Ich sagte mir, wir bleiben nur noch wenige Tage, und ich werde nicht alles brauchen, ich schenke es dem Kleinen, er ist Künstler. Als er sich also weigerte, etwas für uns zu zeichnen, sagte ich, sieh mal, was ich hier habe, und kramte in meiner Tasche nach den Stiften. Dann zeichnete ich ein Bild von seinem Fahrrad und benutzte dabei alle möglichen Techniken, um ihm zu zeigen, was man damit machen konnte. Sobald ich den Stift aufs Papier setzte, griff der Junge nach meiner Hand. Er merkte, daß auch ich ein Künstler war, der ihn besuchen wollte, kein gewöhnlicher Tourist. Mr. Lin sagte ihm, daß ich ihm die Stifte schenken wollte. Ich erklärte ihm auf englisch, was man alles damit anstellen konnte, und er nickte, als wollte er mir bedeuten, daß er alles, was ich sagte, verstünde, auch das, was ich mit den Stiften machte. Ein so junger und guter Künstler hatte natürlich andere beim Zeichnen beobachtet – zuerst seinen Vater und jetzt mich. Sein Gesicht strahlte. Und dann malte er ein paar Katzen für uns, im chinesischen Stil, mit wenigen, erstaunlichen Pinselstrichen. Ihm dabei zuzusehen war eine unglaubliche Erfahrung; er malt wie ein kleiner Picasso, dachte ich, phantastisch!

Als wir aufbrachen, begleitete er uns zum Wagen und ließ meine Hand nicht mehr los. Ich fühlte, daß wir ohne Dolmetscher miteinander kommuniziert hatten, daß ich mit ihm gesprochen hatte, obwohl er kein Wort Englisch verstand und ich kein Chinesisch. Jeder Künstler, der ihn gesehen hätte, wäre erstaunt gewesen, jeder, der etwas von Malerei versteht. Mr. Lin fragte: Was sollen wir mit ihm machen? Sie müssen sein Talent fördern, antwortete ich, aber vielleicht sollten Sie nicht so viele Besucher zu ihm bringen. Er muß auch Kind sein dürfen. Später schickte ich ihm eine Menge Bücher über westliche Kunst, auch ein Werk über Dufy, weil ich glaubte, Dufy würde ihm gefallen, in seiner Pinselführung ist etwas Asiatisches. Außerdem schickte ich ihm Bücher über Picasso, Matisse und van Gogh – weil van Gogh die Japaner kopiert hatte. Ich weiß, daß er sie erhalten hat, mein Führer hat es mir geschrieben.

Die Bilder des Jungen machten mich auf all die herrlichen Sachen aufmerksam, die man mit dem Tuschpinsel anstellen kann oder die er von allein macht. Nach dieser Erfahrung sah ich die chinesische Kunst mit anderen Augen. Wenn man einmal in China gewesen ist, kommt das Interesse für alles Chinesische von allein. Nach unserer Rückkehr nach Amerika las ich eine Menge Bücher über China. Zwar hatte ich schon vorher einiges über das Land gelesen, doch später besorgte ich mir noch mehr Lektüre – über die Menschen und die Geschichte. Jetzt bin ich soweit, daß ich erneut dort hinfahren möchte, denn es gibt noch vieles, was ich gern sehen würde – weitere Bilderrollen zum Beispiel. Inzwischen wissen wir auch, wo sie sind, nicht im Museum in Peking, sondern in einem Archiv. Normalerweise würden die Chinesen nicht im Traum daran denken, es einem Fremden zu öffnen oder zu zeigen. Ich vermute, daß sie die Rollen bis heute nicht als echte Kunst anerkannt haben. Sie werden in einem Archiv aufbewahrt, als wären sie irgendwelche historischen Dokumente. Doch seltsamerweise lernte ich die chinesische Malerei erst durch die Fotografie richtig kennen und schätzen.

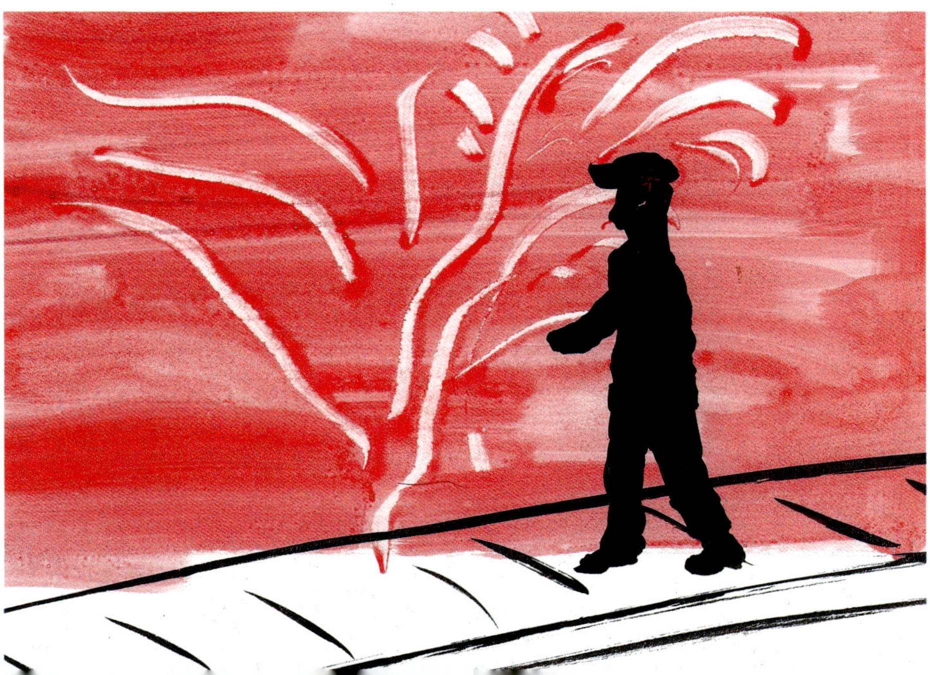

85 *Ohne Titel*, China 1981

3. Das Neue im Blick

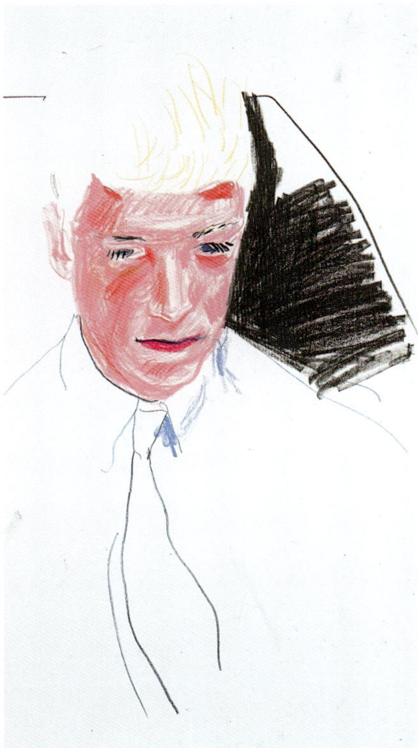

86 *Porträt von Ian*, 1981

GEDANKEN ÜBER DIE FOTOGRAFIE

Kurz vor meiner Chinareise hatte man mich aufgefordert, auszuziehen, denn der Besitzer wollte das Haus verkaufen, das ich in Kalifornien gemietet hatte. Daraufhin beschloß ich, es selbst zu kaufen. Ich hatte gerade mein Haus in London verkauft, und mit diesem Geld erwarb ich nun das in Kalifornien – der Preis war mehr oder weniger gleich, wenn ich mich recht erinnere. Danach war mir klar, daß ich von nun an ständig dort leben würde. Es war das erste Haus, das ich in Amerika kaufte – zuvor hatte ich nur in gemieteten Häusern gewohnt. Zunächst machte ich mich daran, es blau und rot anzustreichen – Farben, die ich für Ravels *L'Enfant et les Sortilèges* verwendet hatte –, und das Grün stammte aus der Natur, die das Haus auf allen Seiten umgab.

1980 hatte ich in New York Ian Falconer kennengelernt. Er war damals neunzehn oder zwanzig, und wir freundeten uns an. Als wir 1981 an *Parade* arbeiteten, besuchte er mich, und ich zeigte ihm die Met, das Theater und so weiter. Er hatte in New York Kunstgeschichte studiert und zeichnete selbst ein bißchen. Jetzt fragte er, ob er nach Kalifornien kommen könne und ob ich bereit wäre, ihm etwas beizubringen. Ich willigte ein, aber zuerst wollte ich noch nach London, um Weihnachten mit meiner Familie zu verbringen. Irgendwie fing ich dann in London an zu malen, warum, weiß ich nicht mehr. Ich malte ein Bild des Hauses in Kalifornien 87
aus dem Gedächtnis. Ich malte es nur, um mich im grauen London etwas aufzuheitern; zufälligerweise hatte ich drei Leinwände bei mir, und das Bild entwickelte sich zu einer Art Triptychon. Schließlich schickte ich das unfertige Bild nach Kalifornien und beendete es dort. Ian zog im Januar 1982, nachdem ich aus London zurückgekehrt war, zu mir nach Kalifornien, und

Ich lernte Ian 1980 in New York kennen, wo er Kunstgeschichte studierte. Im Januar 1982 zog er zu mir nach Kalifornien, und wir strichen gemeinsam das Haus in sehr bunten Farben. Die De-Stijl-Ausstellung im Walker Art Center und die Erinnerung an das Gelb, in dem Monet sein Haus in Giverny gestrichen hatte, inspirierten mich dazu.

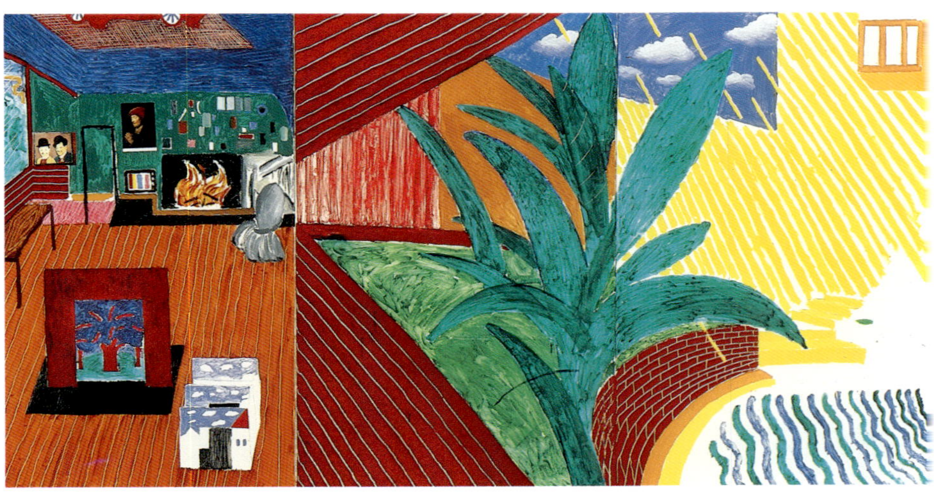

87 *Hollywood Hills Haus*, 1981/82

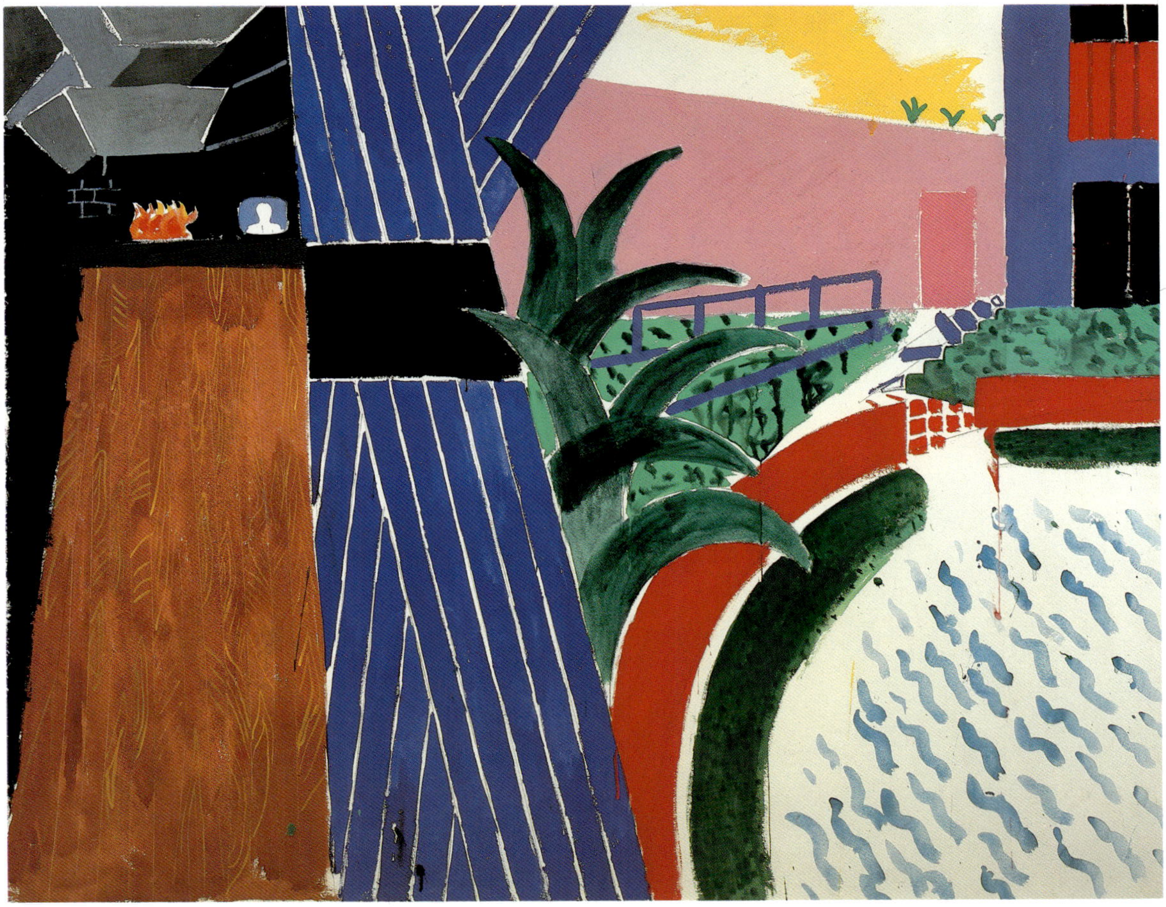

88 *Terrasse im Hollywood Hills Haus mit Bananenpflanze*, 1982

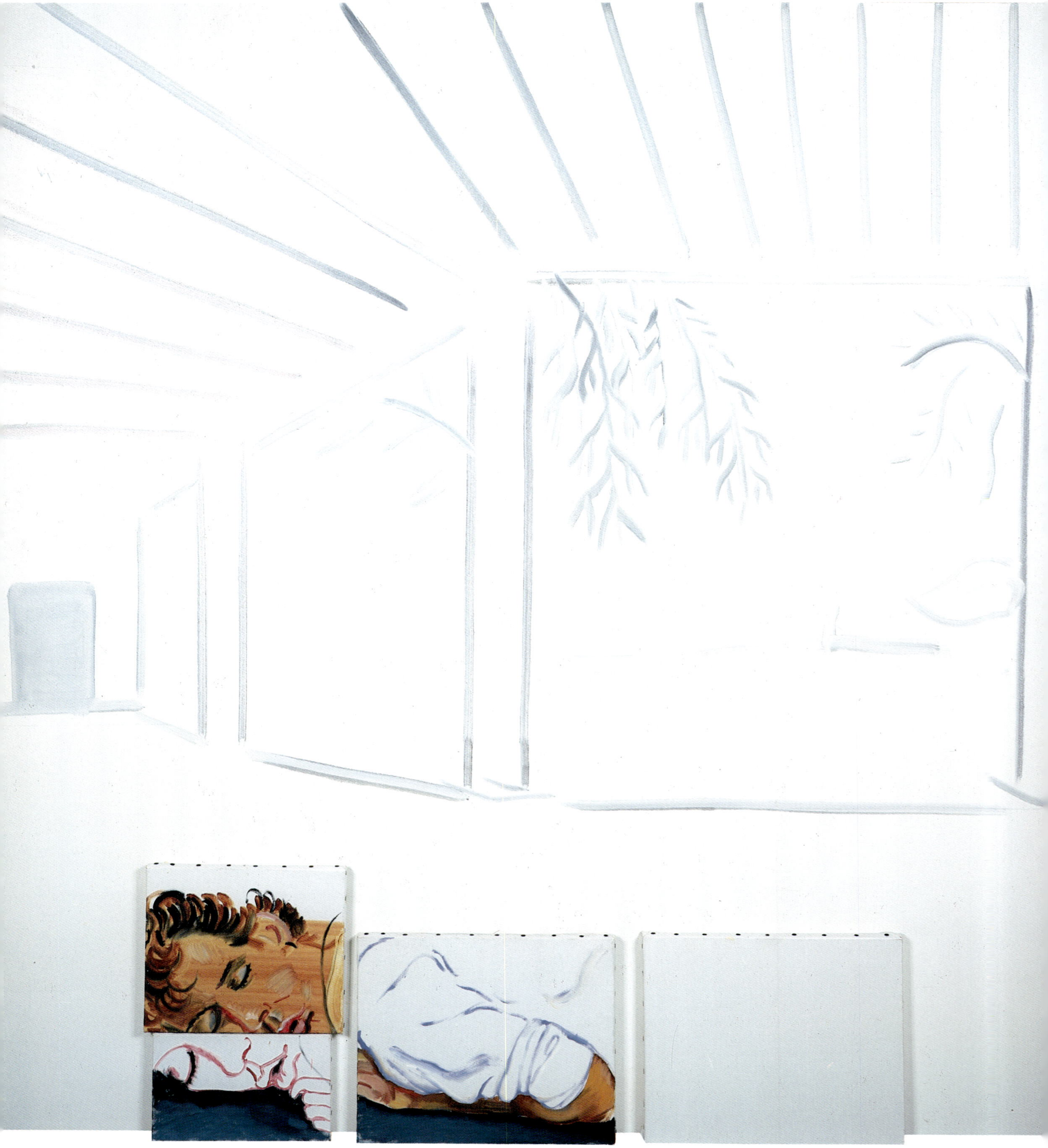

89 *Gregory schlafend*, 1984

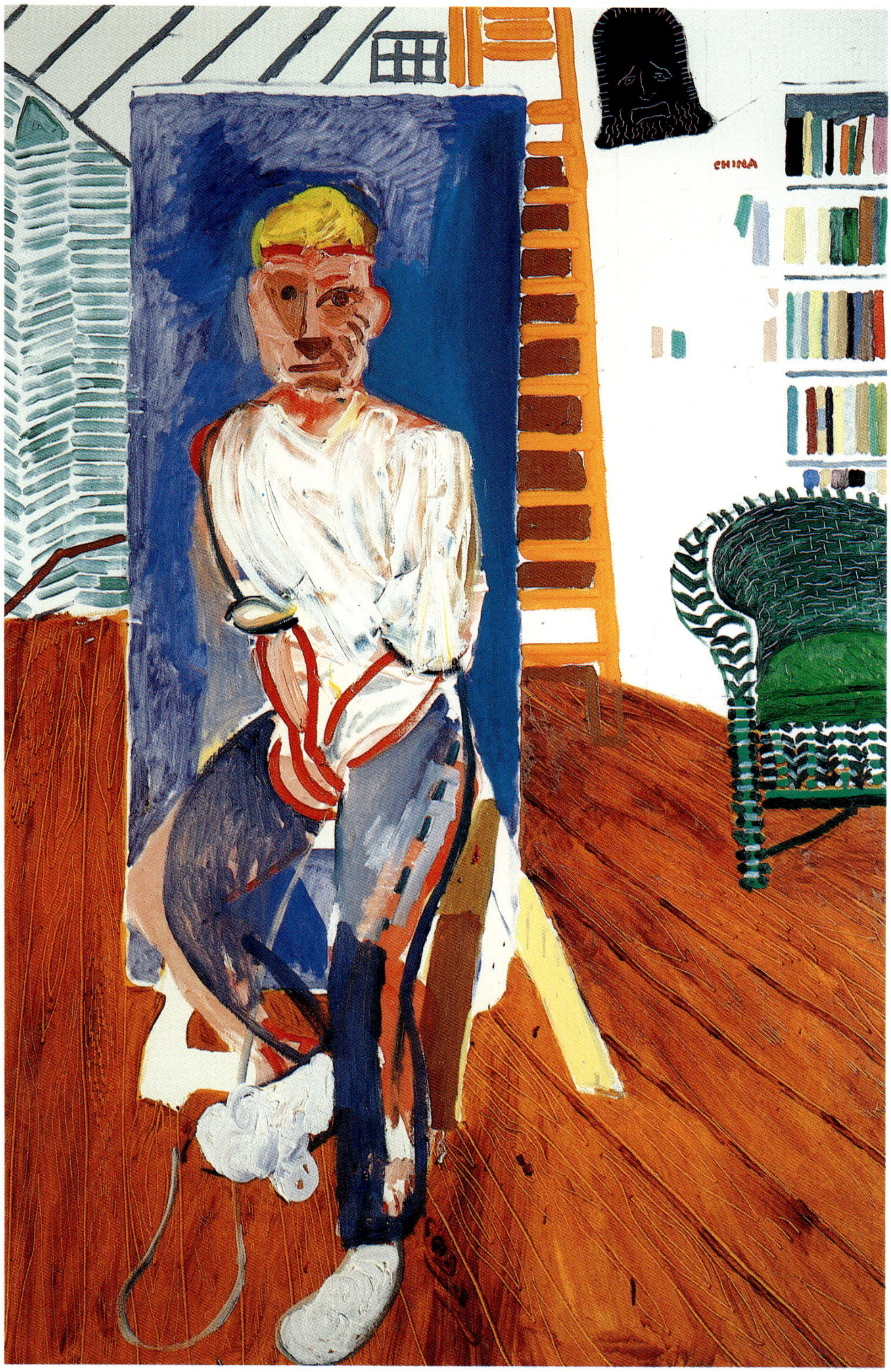

90 *Ian*, 1983

91 *David Graves*, Pembroke Studios, London, 27. April 1982 (Detail)

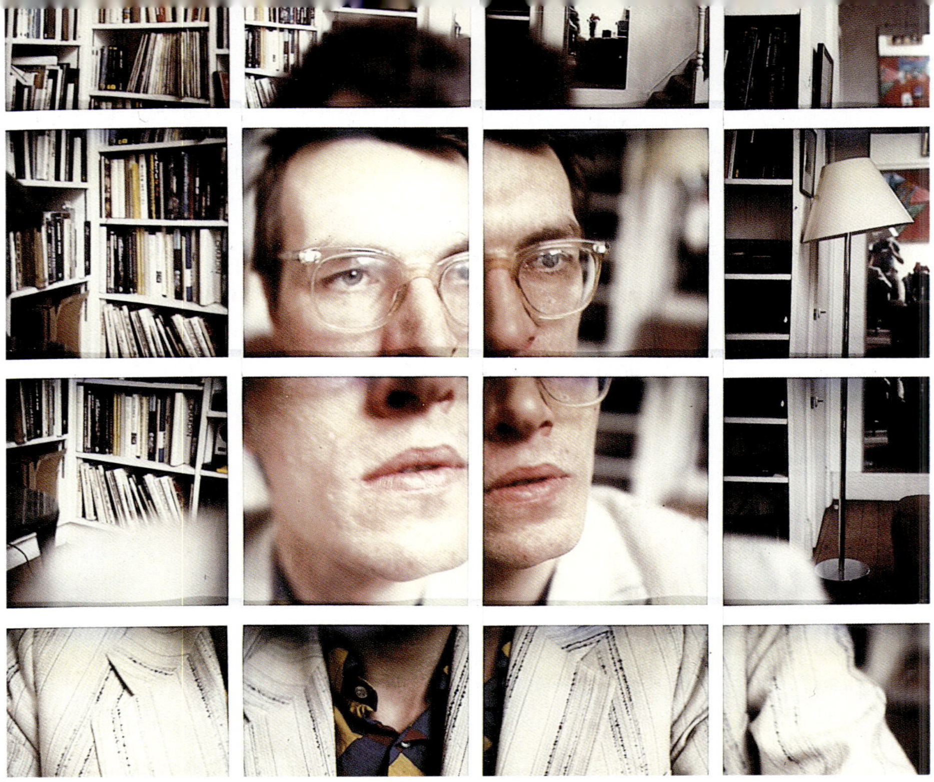

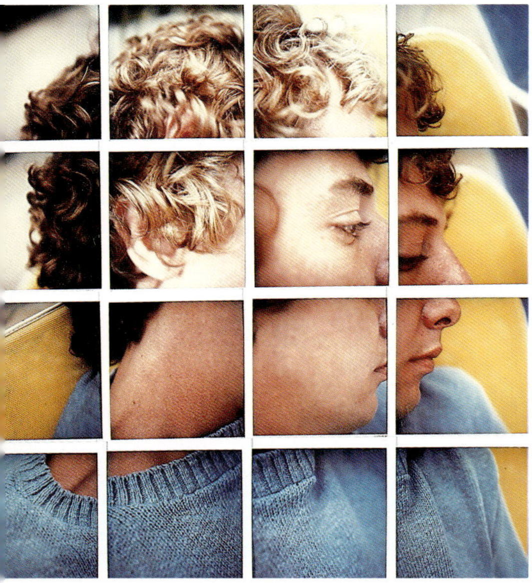

92 *Gregory*, Los Angeles, 31. März 1982

gemeinsam strichen wir das Haus von außen an. Man kann es von der Straße nicht sehen, sonst hätte ich es nie in diesen Farben gestrichen. Ian, Gregory und ich wohnten eine ganze Weile zu dritt dort. Wir kamen bestens miteinander aus. Ian und ich wohnten im oberen Stock und Gregory unten. Ian studierte an der Otis-Parson-Hochschule und ging jeden Morgen in aller Frühe aus dem Haus. Währenddessen sollte ich malen, zunächst ein paar große Gouachen.

Dann kam jemand vom Centre Pompidou in Paris, um eine Ausstellung meiner Fotografien zu organisieren. Man hatte mich schon mehrmals dazu eingeladen, aber ich hatte keine richtige Lust gehabt. Doch sie ließen nicht locker, bis ich schließlich zu Alain Sayag, dem Kurator der Ausstellung, sagte: Warum kommen Sie nicht einfach her und schauen sich die Alben an? Ich habe Hunderte, Tausende von Fotos; Sie sollten sie aussuchen, ich kann das nicht. Ich könnte nicht unterscheiden, welche gut sind und welche nicht. Also kam er für eine Woche, und wir unterhielten uns jeden Abend über Fotografie, die theoretischen Aspekte der Fotografie. Ich erklärte ihm, was ich dazu meinte, und er erklärte mir, was er dachte. Meine Abzüge waren geordnet, nicht aber meine Negative. Sie steckten in irgendwelchen Schachteln, und ich wußte nicht einmal, wo. Er war ziemlich entsetzt, daß ich so schlampig damit umging. Schließlich meinte er, er bräuchte eine Liste der Fotos, die er ausgesucht hatte. Daraufhin kaufte ich einen Stapel Polaroidfilme und machte von jedem Bild in den Alben zwei Aufnahmen: eine für Alain und eine für mich. Auch David Graves, der damals für Petersburg Press in London arbeitete, kam häufig nach Kalifornien, um mit mir zusammen zu arbeiten. (Er hat uns beispielsweise bei der Vorbereitung der Strawinsky-Aufführung in New York assistiert.) David suchte die Negative der Fotos zusammen, an denen das Centre Pompidou interessiert war. Nach der Rückkehr Alain Sayags nach Paris fing ich wieder an zu malen, doch mittlerweile lagen da all diese Polaroidfilme herum.

Im Sommer 1981 hatte ich in der Londoner National Gallery eine Ausstellung mit dem Titel „The Artist's Eye", für deren Katalog ich einen Aufsatz geschrieben hatte, der auf die Fotografie einging. Ich machte mir also schon seit einiger Zeit Gedanken darüber. Jetzt fing ich an, mit der Polaroidkamera zu spielen und Collagen zu machen. Innerhalb einer Woche wurden sie ungeheuer komplex, und ich vertiefte mich wie besessen in die Arbeit an ihnen. Ich habe ungefähr einhundertfünfzig Collagen mit Polaroidfotos gemacht. Ich arbeitete so lange daran, bis ich das Gefühl hatte, die Idee ausgeschöpft zu haben; das war etwa Mitte Mai. Im Juni zeigten wir sie in einer Ausstellung mit dem Titel „Drawing with a Camera". Das alles belebte mein altes Interesse am Kubismus und an Picassos Ideen neu, so daß es im Grunde die Fotografie war, die mich wieder dazu veranlaßte, über die Sichtweise der Kubisten nachzudenken.

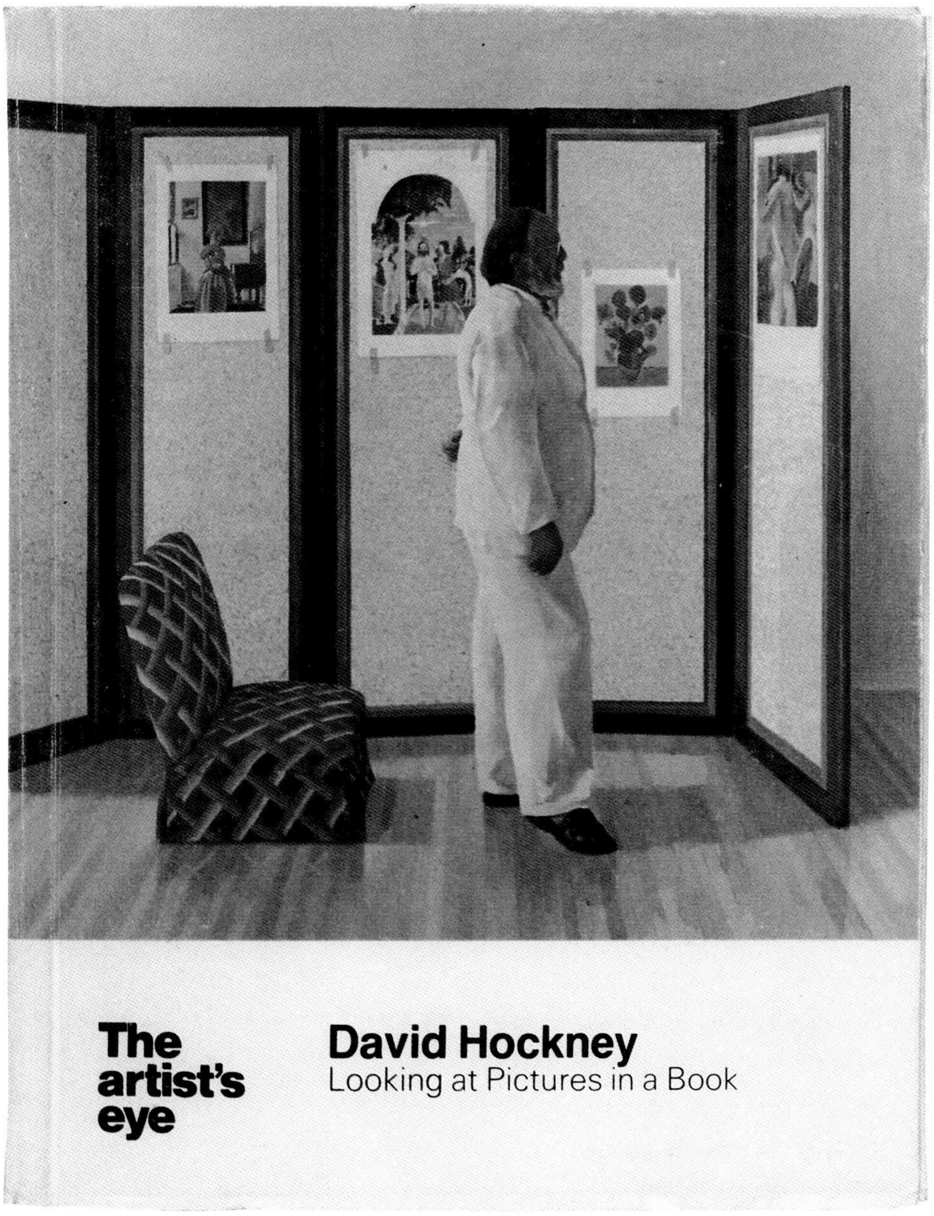

93 *Beim Betrachten von Bildern an einem Wandschirm*, 1977, Titelblatt des Ausstellungskatalogs „The Artist's Eye", *Beim Betrachten der Bilder in einem Buch*, 1981

94–105 Folgende Seiten: Aus dem Ausstellungskatalog zu „The Artist's Eye"

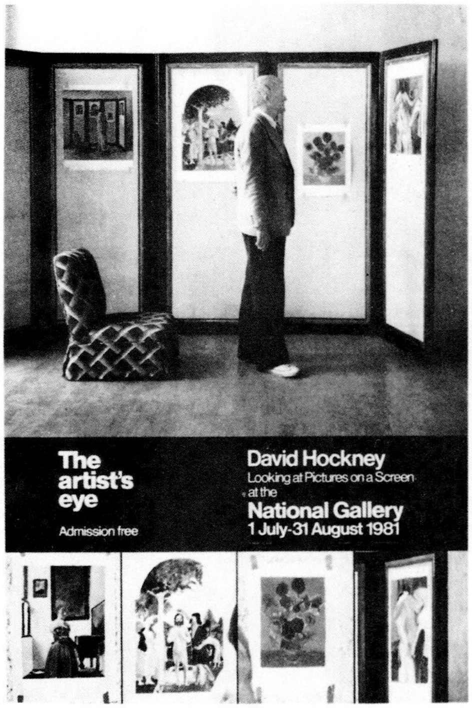

Poster of *The Artist's Eye* exhibition, 1981

Das Auge des Künstlers

David Hockney

Beim Betrachten von Bildern in einem Buch
Ausstellung in der NATIONAL GALLERY

London 1. Juli – 31. August 1981

Vorwort

Diese Ausstellung ist die letzte der ursprünglich geplanten Reihe, und die National Gallery ist David Hockney, der sich bereit erklärt hat, sie für uns zu organisieren, zu großem Dank verpflichtet. Da wir alle wissen, wie vielen Anforderungen er genügen muß, waren uns sein aufrichtiges Interesse, die Zeit und Anteilnahme, mit denen er unser Projekt vom ersten Augenblick an großzügig unterstützt hat, eine um so größere Freude.

Durch die Diskussion über seine Auswahl und die Energie, die er in diese Ausstellung investiert, rührte er an einen fundamentalen Punkt hinsichtlich der Reproduktion großer Werke aus der Malerei. Noch immer scheuen wir, möglicherweise aus einem gewissen Qualitätsanspruch heraus, allzu sehr vor der Unzulänglichkeit der Reproduktion im Vergleich zum Original zurück. Dennoch werden sich die meisten von uns, wenn sie ehrlich sind, daran erinnern können, wie anregend selbst die miserabelste Reproduktion eines Gemäldes sein kann, unabhängig davon, ob wir das Original kennen oder nicht. David Hockney selbst hat dazu ganz richtig beobachtet: „Sie schenkt auf unterschiedlichste Art Freude, immer wieder." Und um dieser Freude des Auges willen sehen wir uns ja Gemälde an.

Wir bedanken uns besonders bei Mr. und Mrs. Miles Q. Fiterman, die uns großzügig *Beim Betrachten von Bildern an einem Wandschirm* von David Hockney als Leihgabe zur Verfügung gestellt haben, und bei Mr. Martin Friedman vom Walker Art Center in Minneapolis für seine freundliche Unterstützung. Wir danken darüber hinaus Mr. Peter Schlesinger, der uns seinen Stuhl, und Mr. Paul Cornwall-Jones, der uns den Wandschirm geliehen hat, sowie für dessen Unterstützung und intensives Interesse an dieser Ausstellung. Wie bei früheren Gelegenheiten möchte ich an dieser Stelle auch meinem Mitarbeiter und Koordinator der Ausstellung, Alistair Smith, sowie Robin Cole-Hamilton, dem Designer der National Gallery, meinen aufrichtigen Dank aussprechen.

Michael Levey
Direktor

Beim Betrachten von Bildern von David Hockney

Anfänglich meinte ich, eine gewisse Willkür in meiner Auswahl von Bildern ausmachen zu können. Ich war in den letzten Jahren nicht oft in der National Gallery gewesen; ich kam selten nach England. Und wenn ich Ihnen erzähle, wie die Auswahl zustande kam, hätten Sie zunächst sicher denselben Eindruck von Zufälligkeit.

Als ich gebeten wurde, eine Auswahl zu treffen, ging es darum, daß der Künstler eines seiner eigenen Bilder einbringt, um damit zu veranschaulichen, welche Bedeutung Bilder aus der Vergangenheit für ihn haben. Nun, ich hatte ein Bild von einem Freund, Henry Geldzahler, beim Betrachten von anderen Bildern gemalt. Es handelte von der Freude am Betrachten. Die Bilder, die er sich ansah, waren Reproduktionen, die ich in der National Gallery gekauft hatte. Weil sie mir gefielen, zugegeben. Würden jedoch alle Bilder der National Gallery groß reproduziert, hätte ich vielleicht andere ausgewählt. Ich traf eine Auswahl aus dem, was da war, und ich wählte vier Bilder, die mir besonders gut gefielen. Dann steckte ich sie mir zu Hause an die Wand. Sie hingen überall. Sie haben sogar mehrere Umzüge überstanden. Schließlich befestigte ich sie an einem Wandschirm und malte ein Bild von Henry, wie er sie betrachtet. Dieses Gemälde nannte ich *Beim Betrachten von Bildern an einem Wandschirm*. Ich ging davon aus, daß der Titel auf eine andere Art als das Bild selbst den Betrachter dazu bringen würde, sich mit Henry und dessen Vergnügen zu identifizieren, weil er dasselbe tat wie dieser, wenn er das Bild betrachtete.

Wenn man das Bild nicht mag, entsteht natürlich auch kein Vergnügen. Doch wenn es irgend etwas daran gibt, was man mögen kann, ist man beinahe gezwungen, sich mit ihm zu identifizieren, auf sehr einfache Weise.

Ich sagte mir also: Nun, alle diese Bilder stammen aus der National Gallery. Warum schlage ich nicht einfach dieses Bild von mir vor, auf dem sie alle enthalten sind, nur kleiner? Und dann gab es hier die echten, die tatsächlichen Objekte, die eigentliche Quelle des Vergnügens. Also stellten wir sie zusammen mit dem Wandschirm, den Reproduktionen und meinem Gemälde aus.

Dann fragte ich mich, was das bedeuten würde und was der Betrachter davon haben könnte, und kam zu dem Schluß: Wenn ein Gemälde sehr gut ist, strahlt es selbst als Reproduktion, und sogar als billige Reproduktion, noch einen Teil seines Zaubers aus. Man kann es nicht genau definieren, was es ist – Zauber ist eine gute Umschreibung, finde ich. Und diesen Zauber habe ich manchmal sogar auf einfachen Postkarten von Gemälden bemerkt.

Ich war einmal in Albi im Toulouse-Lautrec-Museum, wo ein kleines Lautrec-Porträt von Vuillard hängt. Davon existiert eine sehr schöne Postkarte. Sie ist unglaublich. Ich sah sie und dachte, mein Gott, von dieser Postkarte geht tatsächlich etwas aus, ein unvorstellbares Vergnügen, genau wie von dem Gemälde. Das Gemälde war eine reine Freude, es war unglaublich einfach und frisch. Vuillard muß Lautrec einfach angesehen und beobachtet und dieses Gefühl, Lautrec bei der Arbeit zuzusehen, dann sehr schnell skizziert haben. Es strahlte die ganze Frische und Freude aus, die ihn erfüllt haben müssen, als er Lautrec zusah – in seinen gelben Hosen und rotem Hemd.

Ich kaufte den gesamten Vorrat an diesen Postkarten auf und verschickte sie an Freunde. Und die meisten Freunde bestätigten mir später, wie berührt sie waren an jenem Tag, an dem sie die Karte bekamen und sie betrachteten – berührt sogar von einer Postkarte, dem Objekt, das sie in den Händen hielten. Und ich dachte, aha, es stimmt also, daß der Zauber eines Kunstwerkes sogar auf einer Reproduktion zu spüren ist.

(Panchromatische Fotografie einer farbigen Postkarte. Edouard Vuillard: *Porträt Toulouse-Lautrec*; Albi, Musée Toulouse- Lautrec)

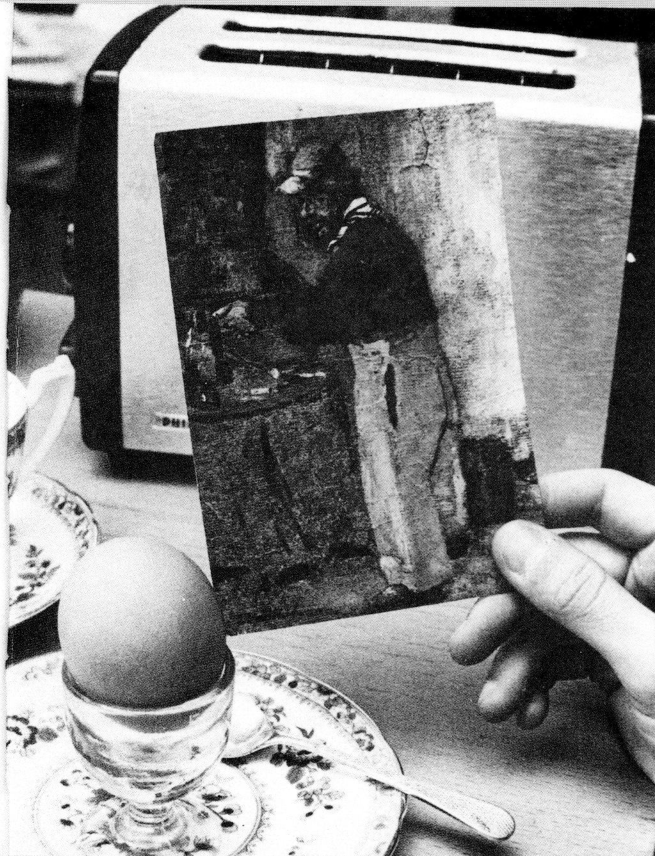

Jetzt werden einige Leute einwenden, das sei nicht dasselbe. Natürlich ist das Gemälde die eigentliche Sache, aus der man das eigentliche Vergnügen bezieht. Zuerst muß das Bild existieren, sonst kann es keine Postkarte geben. Die Postkarte existiert dank eines Verfahrens zur Herstellung von Bildern, das im neunzehnten Jahrhundert erfunden wurde und zunächst für etwas anderes gehalten wurde. Das war die Fotografie.

Nun glaube ich, daß man die Fotografie am besten nutzt, am allerbesten, wenn man andere Bilder fotografiert. Nur in dieser Hinsicht kann sie ihrem Medium, ihrem Anspruch auf Realität treu bleiben. Nur so kann man ein Foto machen, das einen starken Eindruck von Realität vermittelt. Denn auf der planen Oberfläche des Fotos wird einfach eine andere plane Oberfläche reproduziert – die des Gemäldes. Auf allen anderen Fotos wird keine zweidimensionale Oberfläche reproduziert. Das wurde mir plötzlich klar, als ich die Fotografie wieder aufgab. Manchmal, bei bestimmten Sachen, bin ich hin und hergerissen. Ich denke: Oh, das ist keine schlechte Art, Bilder zu machen, doch dann fällt mir auf, daß es ein unglaublich begrenztes Medium und im Grunde eine eher unbedeutende Technik ist. Ich bin also in einem Moment eher abgeneigt und begreife im nächsten, daß es das einzige ist, was die Fotografie zu bewerkstelligen vermag, ihre wahre Berufung also.

Das bedeutet, daß viele Menschen, die nie in die National Gallery kommen, in die Lage versetzt werden, eine Menge guter Reproduktionen von den Gemälden zu sehen. Die Reproduktion des Piero della Francesca, die an meiner Wand hing, befindet sich hier an dem Wandschirm. In diesem Raum, wo Sie das echte Gemälde, das Original und die billige fotografische Kopie gleichzeitig sehen und miteinander vergleichen können, werden Sie der billigen Kopie sicher nicht viel Aufmerksamkeit schenken. Warum auch? Sie hat jedoch den Vorteil, daß man sie mit nach Hause nehmen kann. Man kann sie sich übers Bett hängen. Man kann sie nachts ansehen. Man kann sie morgens nach dem Aufwachen betrachten. Sc schenkt sie auf unterschiedlichste Art Freude, immer wieder. Manchmal sieht man um so mehr, je länger man hinsieht.

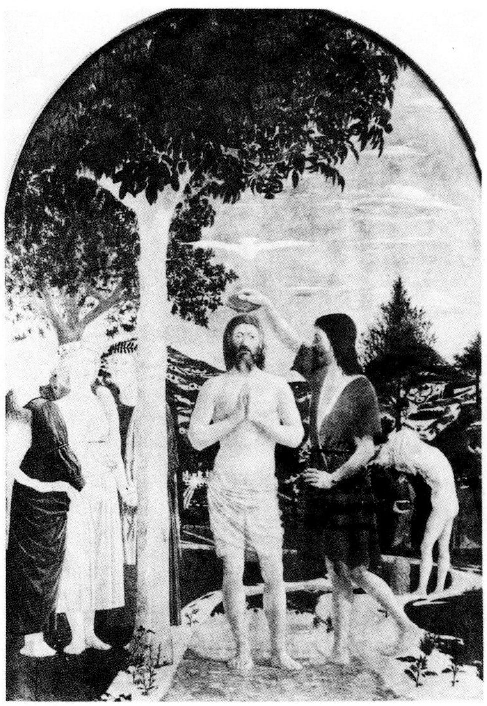

Panchromatic photograph of old sepia photograph.
Piero della Francesca: *The Baptism* (The National Gallery)

Als ich mir den Piero, besser gesagt, dessen Reproduktion, die Sie hier an der Wand hängen sehen, in New York kürzlich noch einmal ansah, fiel mir plötzlich auf, daß einer der wunderbarsten Aspekte an diesem Bild ist, daß man immer wieder Neues darin entdecken kann. Das macht einen großen Teil seiner Schönheit aus. Beispielsweise scheint der Vogel über dem Kopf von Jesus Christus bewegungslos zu verharren. Nun könnte man einwenden, daß sich auf einem so ruhigen Bild überhaupt nichts bewegt. Dennoch gibt es wunderbare Andeutungen von Bewegung auf dem Bild. Das Wasser, das gleich darunter ausgegossen wird, scheint nicht stillzustehen: Es ist voller Bewegung, die man geradezu spüren kann. Wenn man also den Vogel mit diesen anderen Elementen vergleicht, wirkt er um so starrer, als sei er vollkommen reglos.

All dies kommt mir vor wie einige der Mittel, die Künstler einsetzen, um bestimmte Wirkungen zu erzielen. Es gehört zum Handwerk, zur Kunst des Malens. Der eine oder andere findet vielleicht, das seien billige Tricks. Sicher, aber es gibt vieles, was die Schöpfer von Bildern tun, um eine bestimmte Wirkung zu erzielen, etwas zu dramatisieren. Diese Techniken lernte man früher auf recht akademische Art. Sie galten als Teil einer ganzen Reihe von Methoden, die der Künstler sich zunutze machen konnte, um seine individuelle Erfahrung der sichtbaren Welt darzustellen – der Dinge außerhalb von ihm, die zugleich Teil von ihm sind.

Wenn man eine Reproduktion in die Hand nimmt oder ein Stück Papier wie diese Seite, die Sie gerade lesen, blickt man auf eine Oberfläche. Einige Theorien in der modernen Kunst gehen davon aus, daß alles, was man sieht, sich auf einer Oberfläche befindet. Und um dieser Tatsache gerecht zu werden, könnte man einiges eliminieren – um ihr noch „gerechter" zu werden. Von daher mein Vorschlag, daß der Fotograf, um ihr gerecht zu werden, nur andere plane Oberflächen abfotografieren sollte, denn dazu ist die Fotografie geeignet.

(Stark vergrößerte Type von dieser Seite, Absatz 3, dritte Zeile, das Wort „Oberfläche", im Original: „Surface")

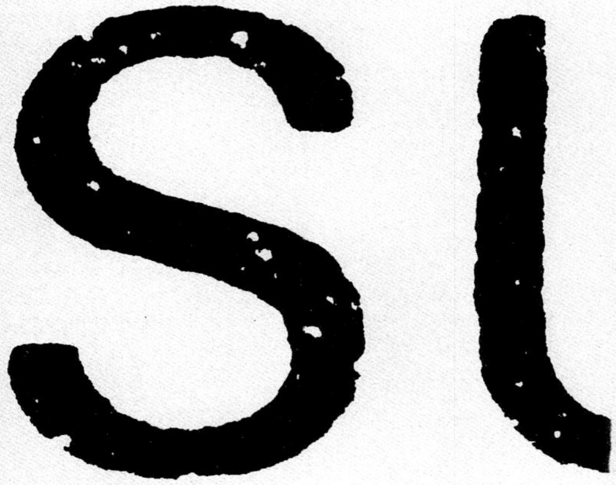

Oberflächen können jedoch auf verschiedenste Weise gebrochen werden. Die Oberfläche dieser Seite, die Sie gerade betrachten, enthält Buchstaben, die Sie lesen können, und diese Buchstaben bilden Muster, die einen Sinn ergeben, und daraus schöpft man Ideen. Zumindest gelangen die Worte, die ich sage, in Ihr Bewußtsein.

Das aber, so könnte man sagen, liegt allein daran, daß sich diese Muster auf der Oberfläche befinden, das ist alles. Dennoch steckt mehr dahinter, nämlich die Bedeutung der Worte und Gedanken, die in Ihr Bewußtsein gelangt sind. Nun, auf dieselbe Art kann man auch Oberflächen brechen. Kommen wir einmal zurück auf George Herberts Zeilen:

"A man that looks on glasse
on it may stay his eye
Or if he pleaseth, through it pass
and then the heav'n espie."

George Herbert: *The Elixer*

Eine einfache Idee: daß man sich aussuchen kann, wohin man schaut. Als Metapher eröffnet sie uns unglaublich viele Arten des Sehens oder der Suggestion. Und auch sie bedient sich des Bildes der Oberfläche, die etwas aufhalten oder eindringen lassen kann. Sogar ein Stück Glas vermag die Phantasie zu beflügeln, wenn der Blick es durchdrungen hat, denn dann verschwindet das Glas einfach. Man hat die Oberfläche verschwinden lassen. Ein Gemälde hat natürlich immer eine Oberfläche. Sie kann nicht verschwinden. Höchstens in der Phantasie. Und das ist Teil des Zaubers, den Bilder haben.

In der schottischen National Gallery gibt es ein Gemälde von Raeburn von einem schlittschuhlaufenden Mann. Es trägt den Titel *Reverend Robert Walker als Schlittschuhläufer*. Es ist ein wunderbares Bild. Es könnte den Untertitel *Selbstvertrauen* haben. Es liegt eine unglaubliche Eleganz in der Ausgewogenheit dieses Bildes. Es ist sehr harmonisch und ansprechend. Es hat etwas *Richtiges* an sich, anders kann man es nicht bezeichnen. Auf diesem Bild läuft der Reverend Schlittschuh. Raeburn

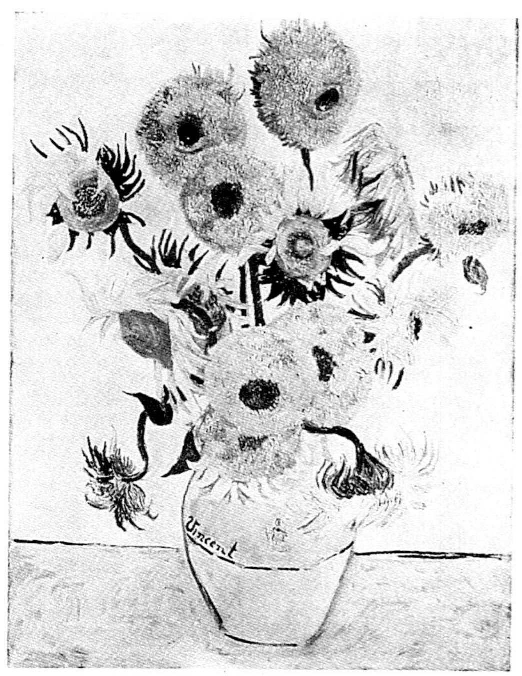

Infrarotfotografie
Vincent van Gogh: *Sonnenblumen* (The National Gallery)

hat die Risse im Eis gemalt und die Kratzer, wo die Schlittschuhläufer gefahren sind. Einige Jahre später erschienen Risse auf dem Bild, genau da, wo sich die gemalten Kratzer befanden. Und dann wurde das Gemälde fotografiert, das heißt, der Fotograf machte ein Bild von einer planen Oberfläche, auf der Risse in den gemalten Kratzern zu sehen waren. Davon wurde eine Reproduktion hergestellt, und als ich in Edinburgh war, kaufte ich eine. Man bot mir an, sie nach Kalifornien zu schicken. Dazu steckte man die Reproduktion in eine Rolle, und diese wurde unterwegs ein bißchen gequetscht. Als ich das Bild schließlich erhielt, hatte die Oberfläche des Papiers Schaden genommen. Mein erster Gedanke war: Jetzt ist es hin. Dann hängte ich es an die Wand, und eines Abends betrachtete ich es – man ist ja immer wieder gezwungen, auf die Oberfläche zurückzukommen, egal, was man sich gerade anschaut. Und plötzlich sah ich sämtliche Ebenen der Risse gleichzeitig. Das fand ich wunderbar, sehr komisch. Ich sagte mir, nein, nein, es ist überhaupt nicht ruiniert. Es ist nur etwas Neues dazugekommen. Erst waren da die gemalten Kratzer auf dem Eis, dann die Risse auf den abgebildeten Kratzern, die auf der neuen Oberfläche flach erschienen, und schließlich die frischen Knicke in der Oberfläche des Papiers. Unterschiedliche Tiefenschärfe. Es kommt immer darauf an, wie das Auge fokussiert, wie es über die Oberfläche gleitet und schließlich in sie eindringt.

Das sah ich und dachte nach – und plötzlich fielen mir ein paar Zeilen ein, Zeilen von T. S. Eliot, der dies auf wunderbare Art ausgedrückt hat:

„A painter of the Umbrian school
Designed upon a gesso ground
The nimbus of the Baptized God.
The wilderness is cracked and browned.“

(*Mr Eliot's Sunday Morning Service*, Copyright Faber & Faber)

(Ausschnitt aus der geknickten Reproduktion von Sir Henry Raeburns *Reverend Robert Walker als Schlittschuhläufer*, Scottish National Gallery, Edinburgh)

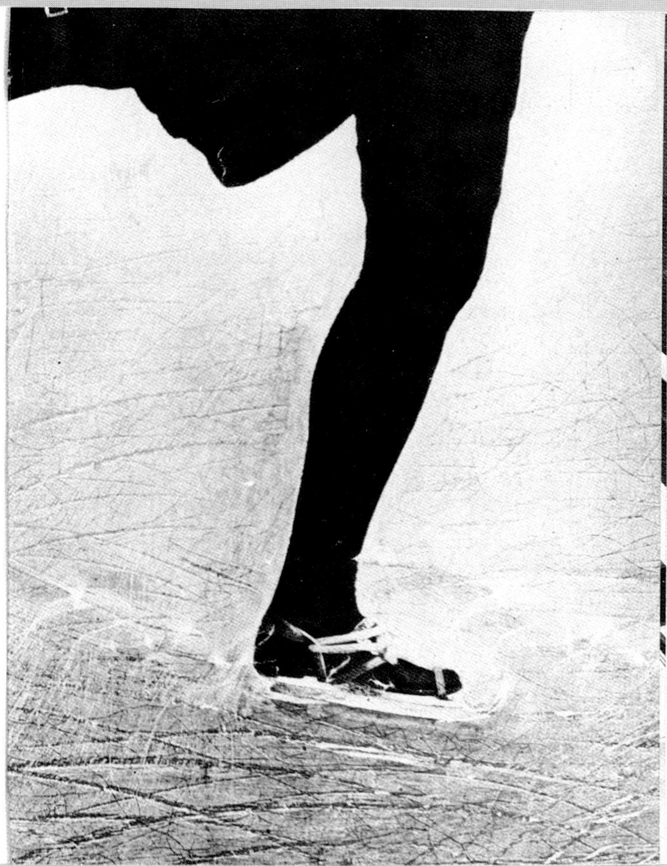

Es ist der plötzliche Wechsel des Fokus auf die Oberfläche. Meiner Meinung nach bedeutet es, daß nicht alles, was man auf der Oberfläche sieht, auch tatsächlich da ist.
Das scheint mir völlig klar zu sein. Das Lustige daran demonstrierte dann Magritte, der einmal ein Bild von einer Pfeife malte und darunter schrieb: „Das ist keine Pfeife.“ Völlig richtig, diese Behauptung. Es ist ein Bild von einer Pfeife. Das ist natürlich ein Riesenunterschied. Man kann die Abbildung einer Pfeife nicht rauchen wie eine richtige Pfeife. Sie hat andere Eigenschaften. Auf diese weist er einfach nur hin, vielleicht weil er glaubte, daß darauf hingewiesen werden sollte. Nun, manchmal ist das der Fall. Und damit sind wir wieder bei der Oberfläche.

Ich komme also immer wieder auf die Oberfläche zurück, denn wenn man ein wirkliches Gemälde betrachtet, ist auch die Oberfläche des Bildes ein Vergnügen. Manchmal sieht man sich diese Bilder an (und ich bin überzeugt, daß man jedes von ihnen mindestens eine halbe Stunde lang mit größtem Vergnügen betrachten könnte), und auch wenn eine ganze Weile überhaupt nichts passiert, denkt man vielleicht: Ob es möglich ist, diese Bilder eine halbe Stunde hintereinander zu betrachten? Und je länger man hinsieht, um so komplexer werden sie. Natürlich ist es schwierig, sie eine halbe Stunde zu betrachten, wenn nur diese vier Reproduktionen da sind. Man muß also in die National Gallery gehen. Und wenn man das tut, ist das Vergnügen natürlich um so größer, weil man das vom Künstler selbst geschaffene Original sieht. Was auch immer für die anderen Reproduktionen sprechen mag – ohne dieses Original wären sie nie entstanden. Denn auf dem Original sieht man mehr.

Doch sobald man anfängt, die Oberfläche des Gemäldes aufzubrechen, holt man plötzlich dasselbe aus ihm heraus wie das, was man aus einer Reproduktion holen kann. Freude an der Verwendung von Formen, Farben und deren Beziehung zum Gegenstand – wie diese Beziehung aussieht, wie wichtig das alles ist oder, um auf den reglosen Vogel über Jesus zurückzukommen, wie einem plötzlich klar wird, daß er reglos ist.

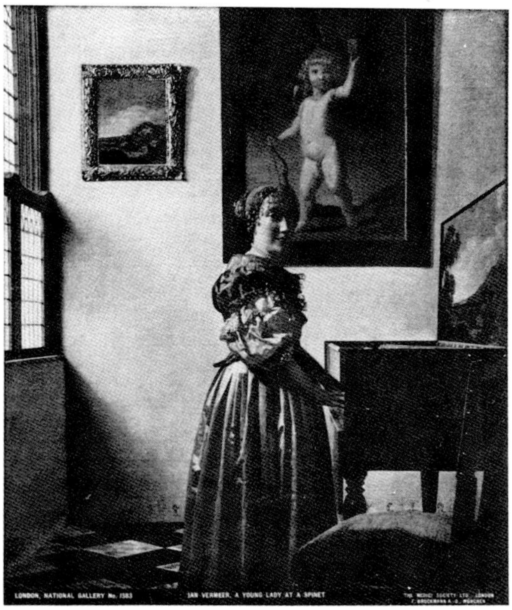

(Frühes „Medici“-Foto, Johannes Vermeer: *Junge Frau vor einem Spinett stehend*, The National Gallery)

Wie schafft es der Maler, den Eindruck zu erwecken, daß er reglos ist? Was sage ich da? – Er ist reglos. Natürlich ist er es, nichts auf dem Bild bewegt sich. Nichts im herkömmlichen Sinne. Und doch könnte man es denken. Und wenn die Fotografie immer besser wird, werden wir schließlich Kopien erhalten, die so gut sind, daß man sie sich zu Hause aufhängen kann (und ich behaupte, daß darin die eigentliche Stärke der Fotografie liegt). Sie werden fast so gut sein wie das Original. Und jeder wird sagen, daß das Gerät, mit dem dies möglich wurde, eine wunderbare Erfindung ist. Stimmt. Doch was wäre diese wunderbare Erfindung ohne die Originale? Wozu wären diese Geräte gut? Sie können nur reproduzieren. Doch um etwas zu reproduzieren, muß etwas dasein. Wir müssen also diese Idee von Bildern haben, die uns mehr verraten können als Fotos.

Die reale Welt draußen zu fotografieren hat meiner Meinung nach mehr mit Stilisieren zu tun, als wir glauben oder im Moment glauben. Mit der Zeit werden die Fotos uns merkwürdig stilisiert erscheinen.

Als ich mir einen dieser Stereokassettenrekorder mit Kopfhörern gekauft habe, meinte ein Freund: Ach David, du bist doch nur auf technische Spielereien aus. Und ich antwortete: Na ja, das ist nicht nur Spielerei, es geht darum, Musik in dein Leben zu bringen. Diese kleine Maschine ist nützlich für die Musik, wenn man möchte, daß einem die Musik etwas sagt und alles ein bißchen interessanter macht. Das ist der Zweck dieser Spielerei, und ich glaube, es ist ein akzeptabler Zweck. Es gibt eine Menge Musik, die man hören kann – im Bus oder in der National Gallery –, und niemand wird gestört. Man hat also viel mehr Zeit, Musik zu hören, wenn man das will. So haben alle Ideen, die in diese Spielerei eingeflossen sind, letztlich dazu beigetragen, die Bedingungen zu verbessern, unter denen man sich Musik anhört. Natürlich können sie die Musik selbst nicht verbessern, das ist eine andere Frage. Technologischer Fortschritt ist etwas völlig anderes als künstlerischer Fortschritt – an den ich übrigens nicht glaube.

(Kontrolle des Ausstellungsplakats auf der Litho-Presse)

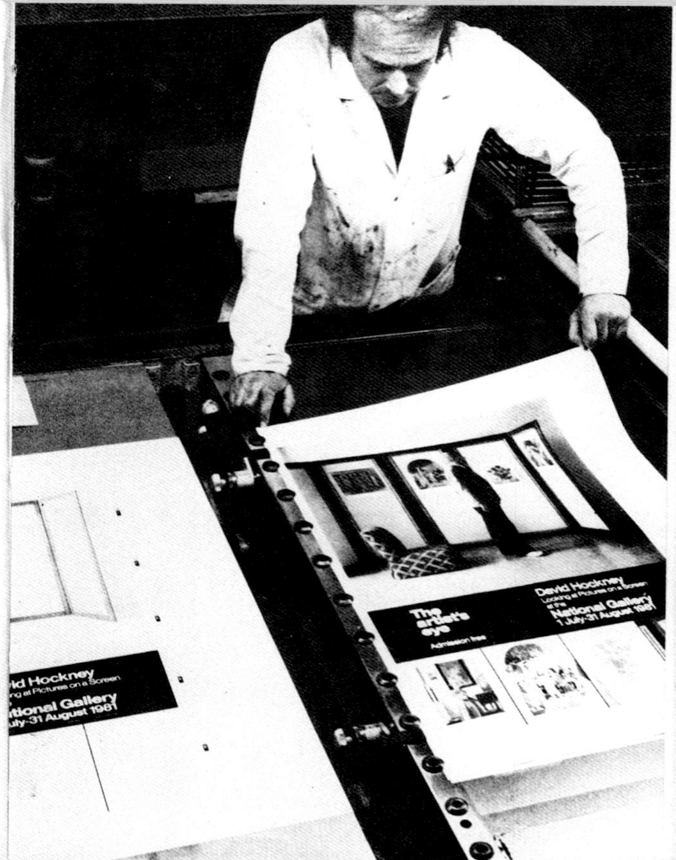

Deshalb habe ich der National Gallery erklärt, es wäre interessant, gleichzeitig beispielsweise auch die Reproduktionen zu sehen, da ich im Moment davon ausgehe, daß diese Reproduktionen objektiv nicht „echt" sind. Sie sind keine Duplikate des Originals, sie haben nicht dieselben Maße. Trotzdem können sie einem – mir jedenfalls – eine Menge Freude bereiten. So hat es also doch eine Wirkung, dieses Stück Papier, das Piero della Francesca – gestaltet hat. Und selbst wenn man behauptet, es gehe zuviel verloren, glaube ich nicht, daß es immer so sein muß. Ich finde einfach, daß die Freude trotz allem groß genug ist, um die Idee an sich zu begrüßen.

Als ein Bekannter die Reproduktionen an meiner Wand sah, meinte er, das solle man nicht machen. Reproduktionen seien schrecklich, nur das Original des Künstlers zähle, das heißt ein Originaldruck, bei dem ein Künstler sich Gedanken gemacht habe über das Medium des Druckes, um ein Werk zu schaffen, das dem wahren Geist des Materials entspricht. Das kann die Reproduktion nicht, stimmt. Doch die Reproduktion bedient sich der Fähigkeiten des Handwerkers, der diese Maschinen bedient, und das sind Fachleute. Die Maschinen wurden von klugen und phantasievollen Leuten erfunden. Doch es sind Handwerker, nicht unbedingt Künstler. Ihre Arbeit ist anders.

Die Verbindung zwischen den Ideen, die durch die Malerei vermittelt werden können – Erfahrungen, die sich in der Malerei mitteilen lassen, das, was Gemälde können und andere Künste nicht –, das ist das eigentliche Vergnügen. Schatten zum Beispiel. Die Freude an Schatten, die real sind beim Betrachten von Gegenständen – diese Freude läßt sich in der Malerei besser ausdrücken als in der Literatur. Ich glaube, man muß schon ein sehr, sehr guter Dichter sein, um sich diesem Phänomen nähern zu können. Es ist etwas Bizarres an Schatten, ich weiß nicht, warum. Es sieht so aus, als würde diese seltsame Reproduktion eines Gegenstands durch Licht zustande kommen. Doch er selbst – der Gegenstand – besteht nicht aus Licht. Ein Schatten

(Giovanni Paolo Pannini: *Junger Mann mit Hut*, Metropolitan Museum of Art, New York; Nachlaß von Harry G. Sperling, 1975)

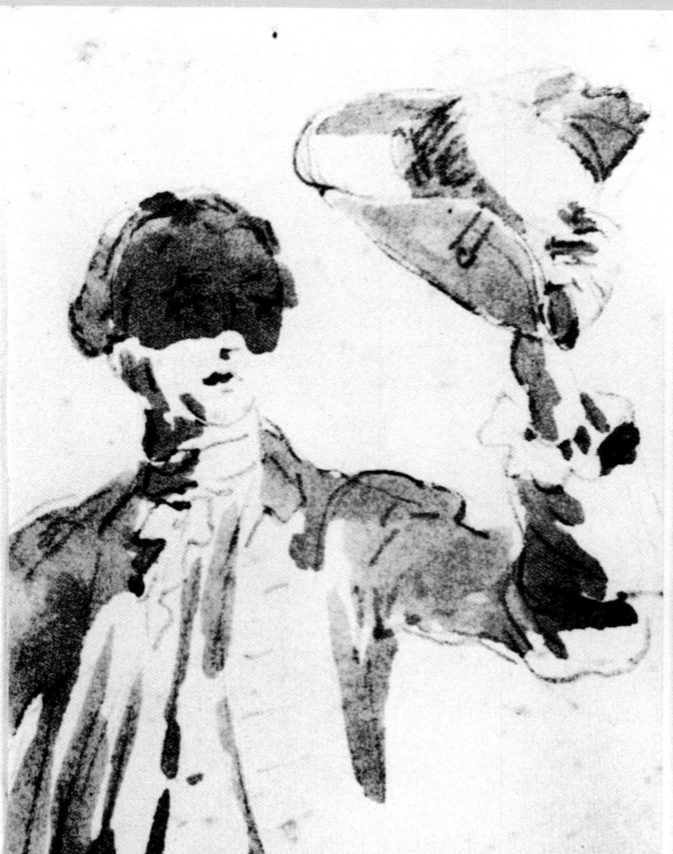

ist auch nicht notgedrungen verzerrt. Doch fehlt zu vieles, um ein Abbild zu sein. Er gibt nur die Konturen. Tja, und in der Fotografie ist es so ähnlich. Es fehlt einfach vieles, was in der realen Erfahrung real ist.

Die seltsamsten Bilder, die heutzutage wohl gemacht werden, sind jene, die wir bei Sportveranstaltungen sehen – meistens in den Zeitungen oder in Büchern über Sport. Es sind völlig unrealistische Bilder, in dem Sinne, daß man Derartiges niemals wirklich gesehen hat, wenn man auf der Veranstaltung war. Man sieht nicht, wie jemand in der Luft schwebt. Man sieht nicht, daß der Ball still steht. Doch auf den Fotos scheint es so. Das liegt daran, daß die Verschlußzeiten sehr kurz sind. Die Sportfotografie entsteht im Bruchteil einer Sekunde, und genau das ist darauf zu sehen. Doch es ist nicht das, was man erlebt hat. Man hat gespürt, wie die Zeit verging, während das Ereignis stattfand. Der Fotograf hat größte Mühe, die Zeit darzustellen. Und wenn wir noch einmal auf Piero zurückkommen – bei diesem Gemälde behauptete ich, der Vogel schwebe reglos in der Luft, andere Teile des Bildes zeigten jedoch Bewegung. Nun, in der Malerei, der kreativen Malerei ist dies möglich. Und in diesem Sinne ist sie der realen Erfahrung viel näher. Sie beschreibt die Erfahrung viel lebendiger.

Vor etwa sechzig Jahren konnten die meisten gebildeten Menschen ganz geschickt zeichnen. Was bedeutete, daß sie anderen bestimmte Erfahrungen auf eine bestimmte Weise vermitteln konnten. Sie konnten ihre visuellen Freuden ausdrücken. Heute zeichnet kaum noch jemand. Statt dessen greifen die Leute zur Kamera. Ich finde, sie drücken damit nicht exakt das aus, was sie gesehen haben und was sie erfreut hat – und wie diese Freude sie dazu gebracht hat, die Erfahrung für einen anderen lebendig werden zu lassen. Wenn man die wenigen Fähigkeiten, die zum Zeichnen notwendig sind, nicht mehr ernsthaft pflegt, werden sie eines Tages gänzlich verkümmert sein. Alles, was dann noch übrig sein wird, ist die Fotografie, deren Wert wir weit überschätzen.

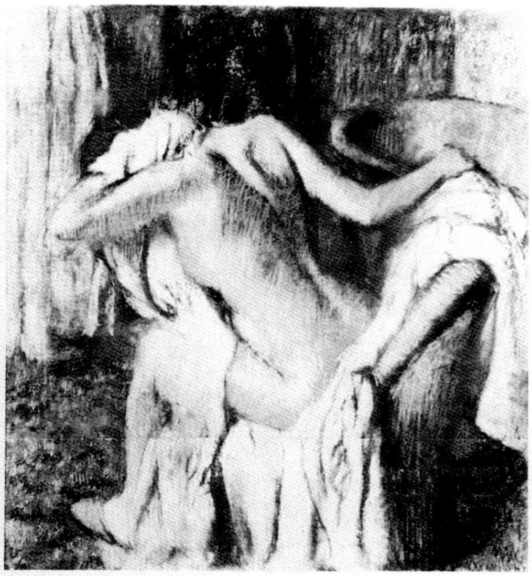

Edgar Degas: *After the Bath* (National Gallery)

Soweit also mein kurzes Plädoyer für die Erhaltung der darstellenden Kunst. Und wenn ich „Erhaltung" sage, meine ich bestimmte Aspekte der darstellenden Kunst, die jedermann lernen kann, und vor allem, so sollte man meinen, gebildete Leute.

Denn auf diese Weise würde die primitive Kunst langsam wieder aufleben und die handwerklichen Fähigkeiten würden ganz allmählich wiederkehren. Ja, so ist es. Es würde eine Weile dauern, denn die Menschen würden etwas Zeit brauchen, um zu erkennen, daß sie dabei waren, einen Bereich der Erfahrung zu verlieren, und ihn tatsächlich verlieren würden, wenn sie nicht die Fähigkeit entwickelten, ihn mit anderen zu teilen. Immerhin ist das eine der größten Freuden der Kunst überhaupt: Daß man diese Erfahrung teilen kann. Und deshalb ist diese Kunst gewissermaßen unsere Erlösung.

Verzeichnis der ausgestellten Werke

1
David Hockney (1937): *Beim Betrachten von Bildern auf einem Wandschirm, 1977.* Leinwand, 183 x 183 cm. Ständige Leihgabe im Walker Art Center, Minneapolis, aus der Sammlung von Mr. und Mrs. Miles Q. Fiterman.

2
Piero della Francesca (ca. 1416 – 1492): *Taufe Christi.* Holz, 167,5 x 116 cm, NG 665.

3
Johannes Vermeer (1632 – 1675): *Junge Frau vor einem Spinett stehend.* Leinwand, 51,7 x 45,2 cm, NG 1382.

4
Edgar Degas (1834 – 1917): *Nach dem Bad*, Pastell auf Papier, 103 x 99 cm, NG 6295.

5
Vincent van Gogh (1853 – 1890): *Sonnenblumen*, Leinwand, 92,1 x 73 cm, NG 3863.

Stuhl: Leihgabe von Peter Schlesinger.

Wandschirm: Leihgabe von Paul Cornwall-Jones.

106 *David, Celia, Stephen und Ian, London 1982*

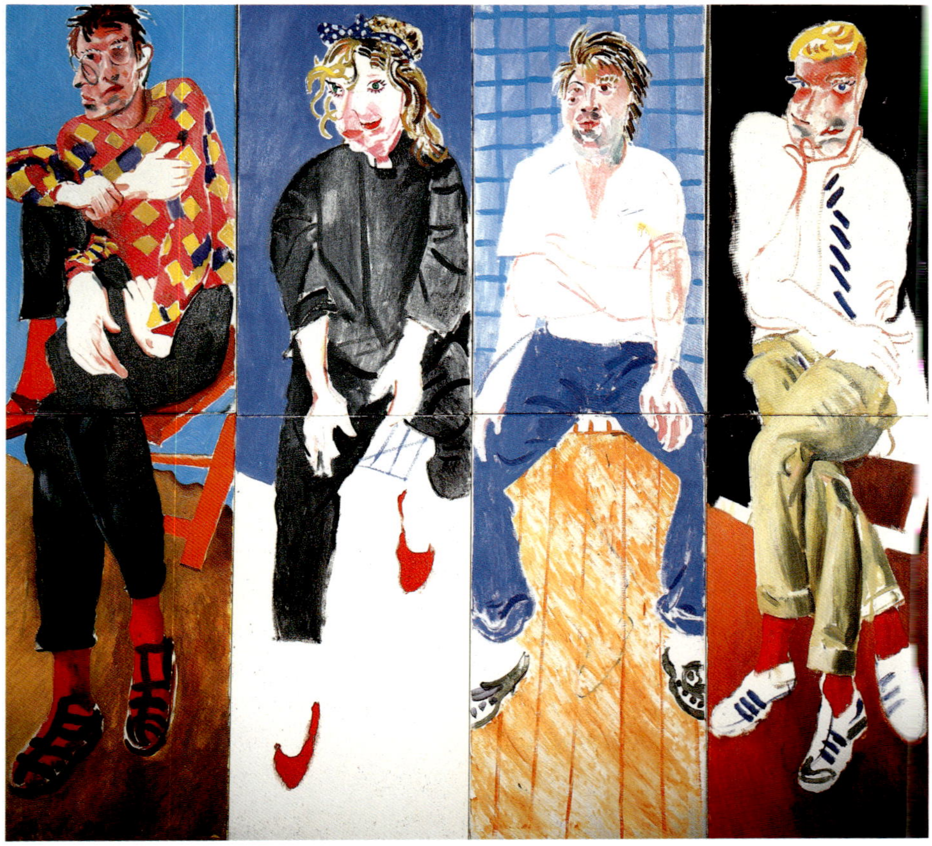

Im Sommer flog ich mit Ian nach Europa, um mir die Fotoausstellung im Centre Pompidou anzusehen. Wir blieben ziemlich lange in Paris, und ich malte ein wenig, darunter ein Bild,
106 das aus vier verschiedenen Porträts bestand. Ich verzerrte die Körper, vertauschte die Köpfe
und so weiter. Es war der Versuch, die Idee der Polaroids weiterzuentwickeln. Die ersten Ergebnisse waren einfach, ganz einfach, aber mir wurde langsam klar, was ich in der Malerei machen wollte, und das war spannend. Ich war nur noch nicht ganz sicher. Was ich natürlich nicht wußte, war, daß ich mit der Fotografie noch lange nicht fertig war.

Als ich im Herbst 1982 nach Kalifornien zurückkehrte, kamen David Graves und Ann Upton mit, und wir fuhren zum Grand Canyon und zum Zion Canyon. Ich nahm meine kleine Pentax mit, und als wir dort ankamen, experimentierte ich mit verschiedenen Möglichkeiten
108 und machte viele, sehr viele Aufnahmen vom Grand Canyon, um die Tiefe des Raumes zu ver-
deutlichen. Nach meiner Rückkehr fügte ich sie zusammen und entdeckte, daß sich hier ein ganz neues Gebiet auftat, das ich erforschen konnte. Außerdem konnte ich meine Erinnerung mit einbeziehen. Mir war schon klar gewesen, daß es viel schwerer sein würde, mit einer herkömmlichen Kamera zu arbeiten als mit einer Polaroidkamera, weil man nicht so leicht behalten kann, was man bereits aufgenommen hat, wenn man das Bild nicht sofort vor sich hat wie bei einem Polaroid. Ich stürzte mich voll auf diese neue Sache und fing an, die Idee in verschiedene Richtungen zu entwickeln. Ich arbeitete bis Weihnachten daran, und meinte dann, jetzt sei es genug.

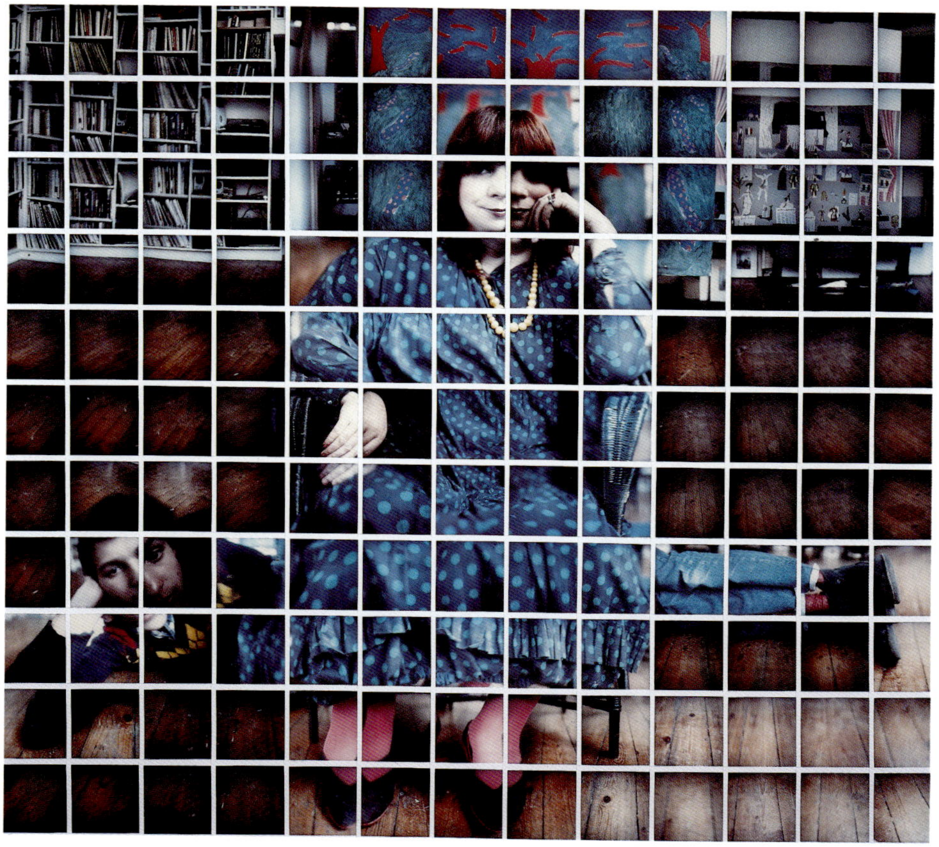

107 *Ann & Byron Upton, Pembroke Studios, London, 6. Mai 1982*

Aber als meine Mutter Weihnachten zu Besuch kam, machte ich ein paar Aufnahmen von ihr, und kurz vor ihrer Abreise beschloß ich, die Idee doch noch einen Schritt weiter zu verfolgen. Meine Mutter spielt leidenschaftlich gern Scrabble, und ich beschloß, das Spiel als Handlungsrahmen für eine Fotografie zu benutzen. Ich wählte also bewußt eine Handlung aus, die ich als Thema benutzen konnte. Eine Partie Scrabble eignete sich hervorragend, weil Scrabble ohnehin etwas von einer Collage hat: Es ist ein Kreuzworträtsel, in dem man Buchstaben zusammensetzt, um Worte zu bilden. Wir spielten eine echte Partie – das mußte sein, obwohl ich nicht voll konzentriert war, da ich die Fotos schießen und das Bild im Kopf planen mußte. Als ich die Fotos später zusammenfügte, wurde mir bewußt, daß ich etwas Neues entdeckt hatte, eine wunderbare Geschichte. Was ich tat, wurde daraufhin klarer: Zum ersten Mal bediente ich mich einer narrativen Form und damit einer neuen Zeitdimension. *109*

Als Ann Upton ihren Sohn Byron verlor, flog ich nach London zurück; das war etwa im November 1982. David Graves, der mit Ann zusammenlebte, wollte damals gerade nach Kalifornien kommen, da wir an einer Edition dieser Fotos arbeiteten. Da ich eine gewöhnliche Kamera verwendete, glaubten wir, eine Edition von drei oder vier Exemplaren machen zu können. Ich schlug Ann vor, mitzukommen. Ich dachte, es würde ihr guttun, wenn sie eine Weile aus London herauskam; eine neue Umgebung würde ihr helfen, auf andere Gedanken zu kommen. So kamen David und Ann nach Weihnachten wieder und wohnten etwa einen Monat bei mir, bis sie Anfang 1983 im Beechwood Canyon ein eigenes Haus mieteten.

Als ich im Herbst 1982 mit David Graves und Ann Upton den Grand Canyon besuchte, machte ich eine Menge Aufnahmen. Ich benutzte eine kleine Pentax Kamera. Nach unserer Rückkehr begann ich, sie zusammenzustellen, und erkannte, daß sich ein ganz neues Betätigungsfeld auftat. Da ich die Bilder nicht sofort gesehen hatte – wie es der Fall gewesen wäre, wenn ich eine Polaroidkamera benutzt hätte –, mußte ich mir alles, was ich tat, genau merken. So wurde die Erinnerung zu einem wichtigen Bestandteil des Prozesses. Ich war sehr aufgeregt und entwickelt die Idee weiter. Das *Scrabble-Spiel* entstand während eines Besuchs meiner Mutter zu Weihnachten. Ann Upton, David Graves und meine Mutter spielten. Ich gesellte mich dazu, obwohl ich mich nicht allzusehr auf das Spiel konzentrieren konnte, da ich die Fotos machte. Und während ich fotografierte, wurde mir zum ersten Mal bewußt, daß ich dabei war, eine Geschichte zu erzählen, indem ich mich einer neuen Dimension – der Zeit – bediente.

108 *Grand Canyon, Blickrichtung Norden, Sept. 1982*

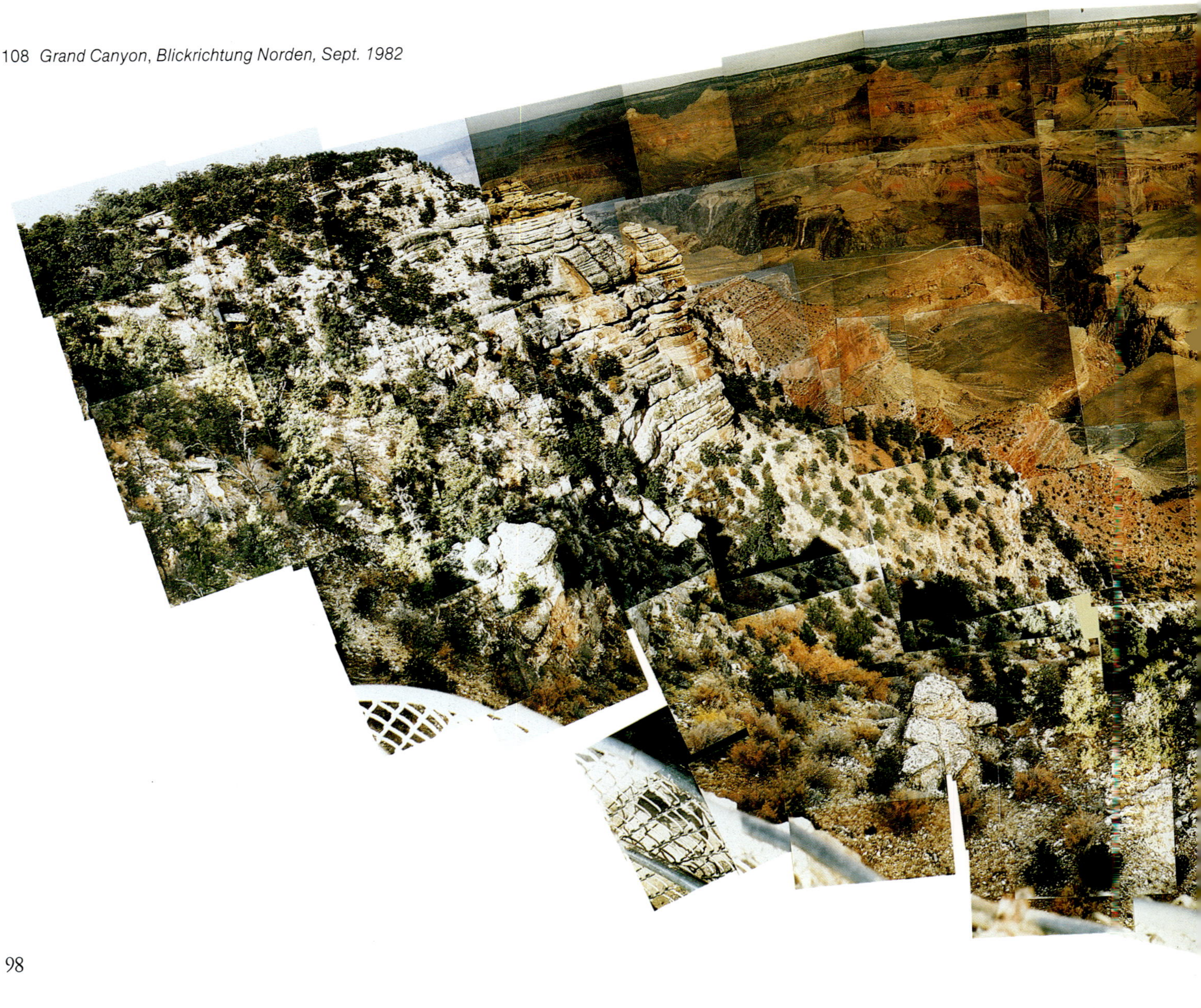

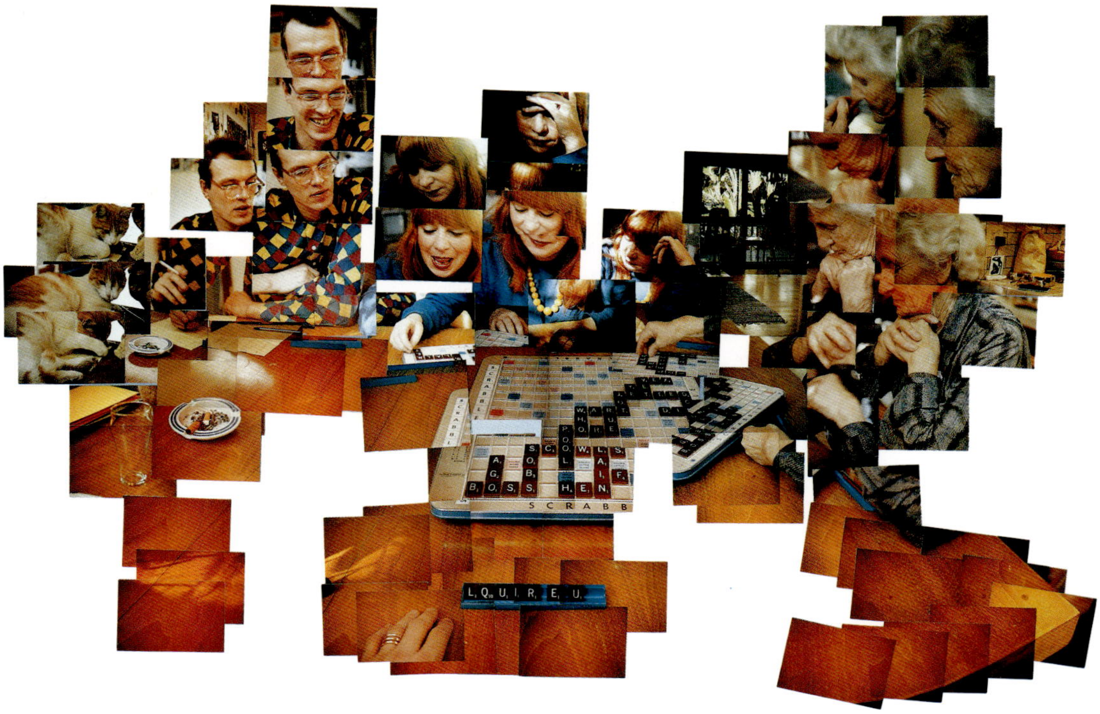

109 *Das Scrabble-Spiel, 1. Jan. 1983*

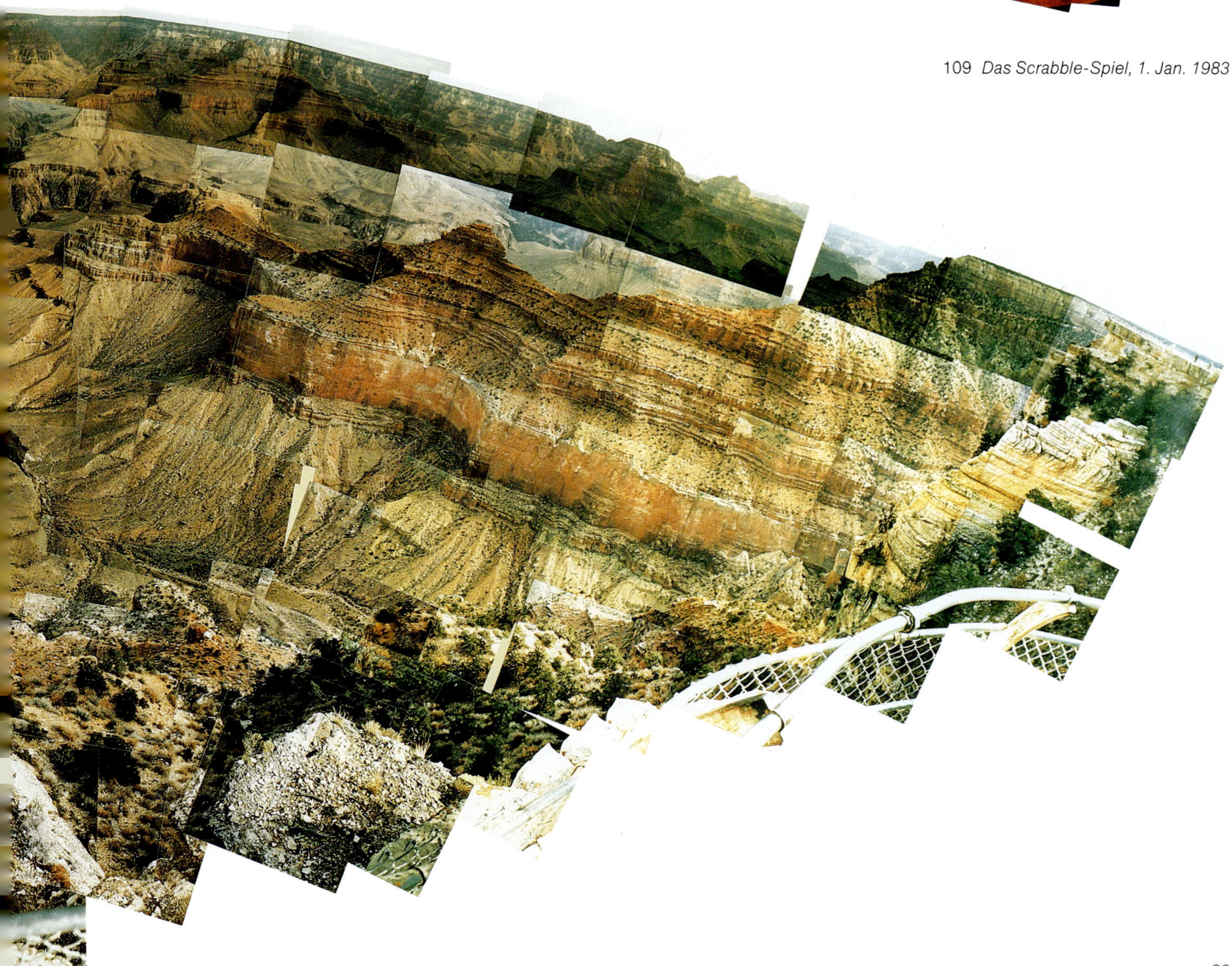

110 *Im Zen-Garten des Ryoanji-Tempels gehend, Kioto, 21. Feb. 1983*

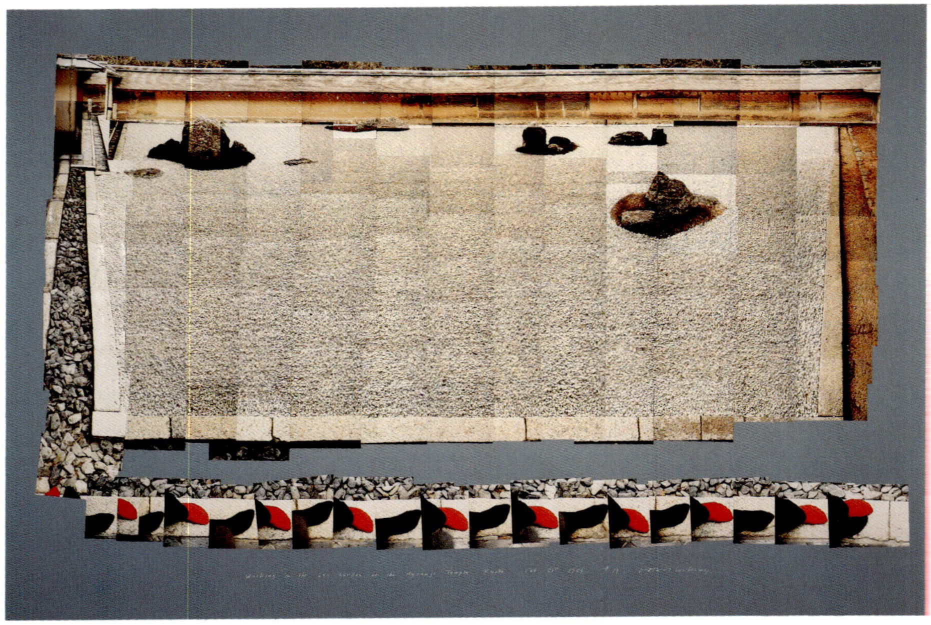

Im Februar 1983 fuhr ich mit Gregory nach Japan, wo ich einen Vortrag über die Verwendung von Papier in der Kunst hielt. Während unseres Aufenthaltes machte ich eine Menge Fotos und Notizen für die äußerst komplexen Collagen, die ich nach meiner Rückkehr zusammenlegte. Für *Im Zen-Garten gehend* machte ich mehr als hundertsechzig Aufnahmen. Als ich sie dann zusammenlegte, hatte ich das Gefühl, ein Foto ohne Perspektive gemacht zu haben.

UMGEKEHRTE PERSPEKTIVEN

Im Februar 1983 reiste ich nach Japan, um an einer Konferenz teilzunehmen, die sich mit Papier beschäftigte. Man hatte Robert Rauschenberg und mich eingeladen, einen Vortrag über die Verwendung von Papier als Medium zu halten. Ich war 1971 schon einmal in Japan gewesen. Diesmal kam Gregory mit, und wir verbrachten die meiste Zeit in Kioto. Meine Gedanken kreisten nach wie vor um die Fotografie. Ich nahm eine Kamera mit und machte viele Aufnahmen, ohne sie jedoch gleich entwickeln zu lassen. Jedesmal, wenn ich Fotos für eine meiner komplexen Arbeiten schoß, machte ich mir sorgfältig Notizen und zeichnete genaue Diagramme, wie ich sie später zusammensetzen würde. Nach meiner Rückkehr begann ich, die Fotos zusammenzustellen, was ziemlich lange dauerte. Doch richtig gepackt war ich erst, als ich
110 die Fotos vom Zen-Garten in Kioto arrangierte – die zweite Version, die mit meinen Füßen am unteren Rand. Erst in diesem Augenblick wurde mir bewußt, daß es die Perspektive war, die mich so interessierte, denn die ließ sich in der Fotografie verändern. Das war mir vorher nicht klar gewesen, jedenfalls nicht so ganz. Genauso sollte ich auch die Implikationen der
17 Ideen von *Kerby (nach Hogarth) Nützliches Wissen* (1975) erst neun Jahre später voll begreifen, als ich begann, mich ernsthaft mit der Verwendung und Veränderung von Perspektiven zu beschäftigen. Das in der Fotografie zu erreichen, war eine ziemliche Leistung, da der Prozeß des Fotografierens völlig von der Perspektive beherrscht wird. Die meisten Fotografen meinen, daß die Regeln der Perspektive untrennbar zur Natur des Fotografierens gehören, daß man sie auf gar keinen Fall verändern kann. Ich selbst brauchte eine ganze Weile, um einzusehen, daß das nicht unbedingt so sein muß.

Ende der siebziger Jahre, als ich nicht so viel malte, arbeitete ich mehr für das Theater. Nun ist das Theater oder zumindest die Art von Theater, mit der ich zu tun hatte – die Oper – italienisches Theater, also eng mit der Perspektive verbunden. Es ist dreidimensionales Illusionstheater, es ist eine Schachtel. Es gibt ein Proszenium, und dieses Proszenium stellt eine Ebene dar. Hinter der Ebene befindet sich eine Illusion. Vor der Ebene sitzt das Publikum, und auf die eine oder andere Art ist es vom Proszenium getrennt. Es gibt natürlich auch andere Arten von Bühnen, die in England sehr bekannt sind, zum Beispiel die Shakespeare-Bühne. Die Shakespeare-Bühne könnte man fast als kubistisch bezeichnen, insofern sich keine Illusion hinter dem Proszenium befindet. Die Bühne ragt in den Zuschauerraum hinein und nimmt denselben Raum ein wie das Publikum, so daß verschiedene Zuschauer sie aus sehr unterschiedlichen Blickwinkeln betrachten. Shakespeare brauchte keine illusionistische Ausstattung. Vielleicht ist das der Grund, warum seine Stücke im Fernsehen nie richtig zur Geltung kommen. Das Fernsehen ist eine Schachtel und gehört damit in die italienische Theaterschublade. Hinter dem Bildschirm liegt die Illusion und natürlich auch die Schachtel. Diese Illusion schließt Perspektive ein.

Als ich 1979 in Italien an der Mailänder Scala an *The Rake's Progress* arbeitete, besuchte ich Vicenza, wo ich seit sechzehn Jahren nicht mehr gewesen war. In dem berühmten Teatro Olimpico von Palladio mit der festen Bühnenausstattung von Scamozzi wird die Stadt Vicenza selbst auf die Bühne gebracht. Die Einwohner sahen sich selbst und ihre Stadt jenseits der Bühne. Die Bühne ist nicht rund, im Unterschied zum Auditorium, so daß man, wenn man auf die Bühne blickt, stets irgendwo eine Straße in der Ferne verschwinden sieht. Es ist ein wunderbares Theater, und man ist sich der bildlichen Darstellung von Raum im wirklichen Raum, einer Illusion von Raum im wirklichen Raum, jede Sekunde bewußt, was sich natürlich von der Illusion von Raum auf einer planen Oberfläche grundlegend unterscheidet.

Wie bereits beschrieben, arbeitete ich nach *The Rake's Progress* an der *Zauberflöte*, und vor allem im zweiten Akt spielte ich mit dem Raum, indem ich mich ausgiebig mit perspektivischen Ideen beschäftigte, mit Linear- und Zentralperspektive. In Glyndebourne war ich mit dem Ergebnis nicht zufrieden, weil wir die Prospekte ziemlich zusammenquetschen mußten. Man hatte mir versprochen, ich könne alle fünfunddreißig Prospekte im Theater verwenden, aber dann ging es doch nicht, weil auch *Don Giovanni* Platz beanspruchte, und dessen Prospekte hatten rauhe Oberflächen, die unsere *Zauberflöte* beschädigten. Ich hatte *Don Giovanni* als Oper gemocht, aber dort fing ich an, sie zu hassen. 1983 wurde die *Zauberflöte* in der Mailänder Scala in einem sehr viel größeren Rahmen erneut inszeniert. Die Perspektive und die räumlichen Spiele darin waren viel interessanter, weil man die Hintergrundprospekte großzügiger verteilen konnte. Wenn man im Theater arbeitet, bleibt einem gar nichts anderes übrig, als sich mit Illusion auseinanderzusetzen, vor allem mit der Illusion von Raum innerhalb des Raumes.

PICASSOS REALISMUS

Meine Unzufriedenheit mit dem Naturalismus und der bildlichen Darstellung einer naturalistischen Zentralperspektive einerseits und meine Arbeit im Theater andererseits verliefen parallel zu meiner wachsenden Bewunderung für Picasso, vor allem nach seinem Tod im Jahre 1973. Ich hatte schon immer großes Interesse an Picasso gehabt, wußte jedoch nicht, wie ich damit umgehen sollte. Das geht wohl den meisten Künstlern so. Er erschien mir zu übermächtig, und seine Formen waren zu eigenwillig. Wie lernt man? Wie gebraucht man sie? Aber lernen muß man. Eines der wichtigsten und schwierigsten Dinge ist, sich nicht einschüchtern zu lassen und keine Angst zu haben, sich durch seine Formen durchzuarbeiten, bis man seinen eigenen Weg gefunden hat. Ich brauchte sehr lange, um zum Beispiel zu erkennen, daß man im Gegensatz zu dem, was die Leute behaupten, bei Picasso nicht von Verzerrung sprechen kann. Seine Werke erscheinen einem nur dann verzerrt, wenn man eine bestimmte Sichtweise hat: stets aus einer gewissen Distanz und in einer angehaltenen, sozusagen „eingefrorenen" Zeit. Begreift man aber, daß Picasso in sein Werk auch die Zeit einbezieht – so daß man den hinteren und den vorderen Teil des Körpers gleichzeitig sehen kann –, wird man sich dieser Tatsache bewußt, dann hat man möglicherweise einen großartigen Lernprozeß vollzogen, denn dann erkennt man, daß es keineswegs um Verzerrung geht. Je genauer man hinsieht, um so realer wird alles. Und plötzlich ist es der Naturalismus, der einem immer weniger real erscheint. Man fängt an, über die Natur des Realismus nachzudenken. Es wird einem klar, daß es mehrere Arten des Realismus gibt und sogar, daß manche realistischer sind als die anderen.

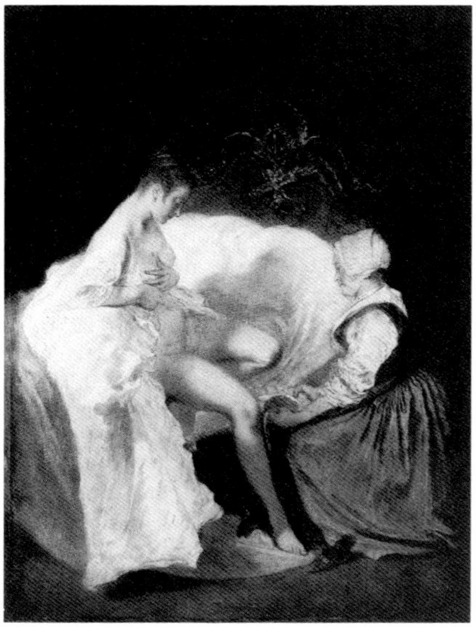

111 Jean-Antoine Watteau, *Intime Toilette*, ca. 1715

Ich begriff, daß Picassos Sichtweise viel realer war als alles andere, und ich begann auch zu verstehen, warum sie so viel lebendiger war. Im Dezember 1984 fuhr ich mit Celia Birtwell nach Paris, um einen kranken Freund zu besuchen, Jean Léger. Im Grand Palais fand gerade die große Watteau-Ausstellung statt, und das Centre Pompidou zeigte Picasso-Bilder, die Kahnweiler dem Museum geschenkt hatte. In der Watteau-Ausstellung, die übrigens ausgezeichnet war, fiel mir ein bezauberndes kleines Gemälde mit dem Titel *Intime Toilette* auf. Es zeigt eine vornehme Dame, die sich von einer Dienerin mit Puder bestäuben läßt. Das Bild ist durchdrungen von Parfum und sinnlichen weiblichen Reizen. Celia sagte: Das ist herrlich, das Gefühl ist ganz herrlich, wunderbar. Und ich antwortete: Du hast recht, es ist wunderbar. Am nächsten Tag sahen wir uns die Picasso-Ausstellung im Centre Pompidou an, und dort hing ein kleines Gemälde aus dem Jahre 1935, das daher Marie Thérèse darstellen muß, und wieder sagte Celia: Wunderschön, es ist wunderschön, sie anzusehen. Ich erklärte ihr daraufhin den großen Unterschied zwischen Watteau und Picasso. Bei Watteau fragt man sich, von wo aus man als Zuschauer die Szene betrachtet. Es ist, als befände man sich in einem anderen Raum und beobachtete durch einen Türspalt eine Dame, die sich von ihrem Mädchen bei der Toilette zur Hand gehen läßt. Bei Picasso dagegen sieht man Vorder- und Rückseite zugleich, und man fragt sich: Wo bin ich? Man ist im Bild, man muß es sein, denn man kann nicht einfach aus ihm heraustreten und drumherum gehen. Bei Watteau ist man Voyeur und späht durch ein Schlüsselloch, bei Picasso nicht.

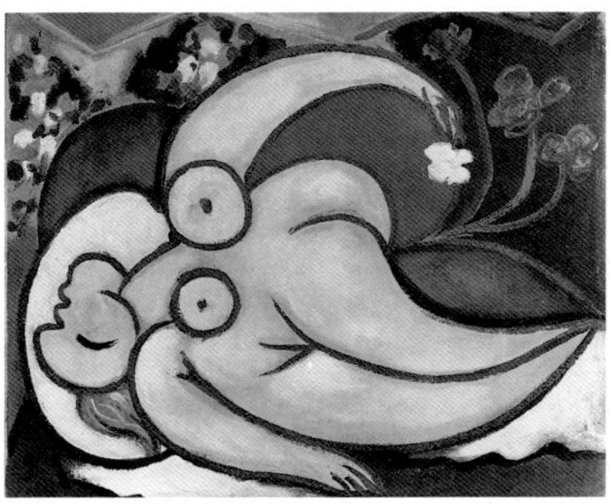

112 Pablo Picasso, *Femme Couchée*, 1932

GEGEN RÄNDER

Wir sehen die Welt nicht aus der Distanz, sondern befinden uns mittendrin, und genauso fühlen wir uns auch. Manche Leute mögen das nicht, anderen gefällt es. Mir gefällt die Vorstellung, in der Welt zu sein. Ich will nicht nur durchs Schlüsselloch spähen. Ich spreche also von der

Welt und davon, daß es unterschiedliche Arten gibt, den Raum darzustellen. Eine davon ist die Möglichkeit, durchs Schlüsselloch zu blicken, das ist im wesentlichen die Fenster- oder Zentralperspektive. Das Fenster ist nur ein großes Schlüsselloch mit Rändern. Allmählich erkennt man, daß es die Ränder sind, die das Schlüsselloch definieren. Man ist sich dieser Ränder sehr stark bewußt. Eine Zeitlang war ich geradezu besessen von derartigen Grenzen und der Erkenntnis, daß man sie möglicherweise sprengen könnte. Ich brauchte eine Weile, bis ich wußte, daß es geht und daß die Umkehrung der Perspektive eine große Hilfe dabei ist. Dann verliert jeder Rand an Bedeutung. Eine Grundregel der Fotografie lautet: Wenn man zur Kamera greift und durch den Sucher blickt, ist man sich der Ränder sehr stark bewußt. Jeder Fotograf wird einem das bestätigen. Es sind die Ränder, die die Komposition eines Fotos bestimmen. Sie ermöglichen einem, zu sehen, was in der Mitte des Bildes ist. Nur der Anfänger ist sich der Ränder nicht bewußt. Der Gelegenheitsfotograf richtet die Kamera auf sein Objekt, ohne sich über die Komposition Gedanken zu machen. Dabei wird sie allein von den Rändern bestimmt. Als ich begann, mit der Fotografie zu experimentieren, beschloß ich Fotos zu machen, deren Ränder sich stark verändern ließen.

Der Rand hat mit Bewegung und Zeit zu tun, doch vor allen Dingen mit der Darstellung des Raumes. Bei meiner Arbeit jedoch beschäftigte mich noch etwas anderes, das mit der Oberfläche zu tun hat. Nun steht der Bildrand natürlich in enger Verbindung mit der Oberfläche. Alle Maler beschäftigen sich mit der Oberfläche. Es ist eine Grundregel in der Malerei, so wie die Beachtung der Ränder in der Fotografie. Beim Malen oder Zeichnen arbeitet man auf einer planen Oberfläche, und diese Oberfläche muß man akzeptieren. Wenn man die Oberfläche akzeptiert, akzeptiert man auch den Rand.

Ich glaube, daß eine zweidimensionale Oberfläche, falls es sie überhaupt gibt, etwas mit Größe zu tun haben muß. Wahrscheinlich gibt es sie gar nicht, außer in der Theorie. Wenn man eine Leinwand nimmt und sie aufmerksam betrachtet, erscheint sie einem um so unebener, je näher man ihr kommt. Schließlich fällt einem auf, daß sie gar nicht zweidimensional ist: sie sieht nur aus einer gewissen Distanz zweidimensional aus, wenn also zwischen dem Betrachter und der Leinwand ein bestimmter Abstand herrscht. Ich habe darüber nachgedacht und muß lachen bei der Vorstellung, daß es allerhöchstens theoretisch zweidimensionale Leinwände geben kann, weil eine zweidimensionale Leinwand absolut eben sein muß. Wie groß könnte eine absolut ebene Fläche sein? Wie schwierig wäre es, sie herzustellen? Spielt das eine Rolle? Ist es wichtig? Mir erschien es einigermaßen wichtig, denn die Kunst des Malens besteht zum Teil darin, eine „flache" Oberfläche zu nutzen – wir halten sie für flach – und uns auszudrücken, indem wir unsere Zeichen darauf setzen. Doch kaum haben wir das getan, fangen sie an, mit der Oberfläche zu spielen. Das Auge erfaßt ein Zeichen eher als das andere, und so entsteht aus diesen Zeichen ein Raum. Ich glaube, daß Raum in Bildern genau auf diese Art gebildet wird: Jedes Zeichen fordert das Auge auf, die Zeit anders wahrzunehmen. Deswegen, glaube ich, erschienen mir Fotos mit der Zeit immer flacher, denn auf einem Foto ist die Zeit natürlich in jedem Abschnitt der Bildoberfläche dieselbe. Auf ein Gemälde kann das nicht zutreffen, weil die Hand eine bestimmte Zeit braucht, um eine Linie zu ziehen. Es speichert Zeit, weil es einen

Anfang, eine Mitte und ein Ende hat, und das trägt irgendwie mit dazu bei, eine räumliche Dimension zu schaffen. Ich habe oft darüber nachgedacht, ob das möglicherweise auch auf das wirkliche Leben zutrifft.

DIMENSIONEN VON ZEIT UND RAUM

Eine Zeitlang interessierte ich mich brennend dafür, wie viele Dimensionen es gibt. Wenn man ein wenig für Mathematik und Physik übrig hat, stellt man sich irgendwann unweigerlich solche Fragen. Die aktuellen Theorien gehen davon aus, daß wir heute in einer vierdimensionalen Welt leben, den drei Dimensionen des Raums und einer der Zeit. Um bestimmte Probleme zu lösen, spekuliert man jetzt in der Mathematik damit, daß es auch sechs, elf, fünfunddreißig, neunundneunzig oder unendlich viele Dimensionen sein könnten. Doch angenommen, man macht einen Schritt zurück und geht davon aus, daß es nur zwei räumliche Dimensionen gibt. Das hieße, daß sich alles auf derselben Ebene befände, die eine Kugel sein könnte – eine randlose Ebene ist eine Kugel –, und wir wären Punkte darauf. Angenommen, es ist bloß unser Bewußtsein, das die Illusion von anderen Dimensionen in der Zeit erzeugt. Möglich wäre es. Es klingt vielleicht lächerlich oder dumm, aber das galt auch für eine Menge anderer Ideen, die sich Leute ausgedacht haben und die sich später als hochinteressant erwiesen, vor allem in der Naturwissenschaft. Oft scheinen sie jeglicher Logik zu widersprechen. Warum konnte ich diese Gedanken nicht in meine Arbeit einfließen lassen? Wenn man anfängt, solche Ideen zu begreifen, erscheint es einem möglich, eine andersartige Illusion von Raum auf die Leinwand zu bannen. Gelegentlich führt sie einen in derart bizarre Bereiche, daß man sich fragt, ob sie überhaupt etwas taugt. Und dennoch muß ich mich damit auseinandersetzen. Neulich las ich in der *New York Times*, daß Astronomen ein Objekt im Raum entdeckt hätten, das weiter von uns entfernt ist als Quasare, und die, so behaupteten sie, seien derzeit die am weitesten von uns entfernten Objekte, die man kenne. Fragt man nun, wie weit genau, erklären sie, daß derartige Entfernungen in Lichtjahren gemessen werden. Nun soll das entfernteste Objekt, das man kennt, etwa dreizehn Milliarden Lichtjahre von uns entfernt sein. Nach den heute gültigen Theorien fand der Urknall vor etwa fünfzehn Milliarden Jahren statt. Das Licht des Objektes, das wir jetzt sehen, ist etwa dreizehn Milliarden Jahre alt, das heißt, es existierte etwa zwei Milliarden Jahre nach dem Urknall. Vielleicht fragt man sich dann: Wo waren wir damals? Wo war die Erde? Je mehr man darüber nachdenkt, um so spannender wird es, denn man erkennt: Je tiefer man in den Raum vorstößt, um so weiter reist man in die Vergangenheit zurück. Die Vorstellung, in die Zeit zurückblicken zu können, hat etwas Verrücktes an sich; zumindest scheint es im Moment so. Und deshalb frage ich mich, ob nicht auch der Raum eine Illusion sein könnte. Was ist Raum? Wir können uns ja kaum vorstellen, daß es irgendwo einen Rand geben muß, wenn Raum tatsächlich endet und das Universum endlich ist.

Was aber ist jenseits des Raums? Das können wir nicht begreifen, es liegt jenseits menschlicher Erkenntnis. Tatsächlich ist das einzige, was ich mir vorstellen kann, wenn der Raum wirklich irgendwo endet, das Gegenteil von Raum, eine unerwartete Wand, eine feste Masse.

Doch selbst dann würde man sich fragen, wohin diese führt. Immer weiter? Hat sie Ränder? Selbst die Ränder erscheinen uns plötzlich faszinierend. Mir jedenfalls. Wir erkennen, daß sie mit dem verknüpft sind, wo wir zu sein glauben, und daher mit der Frage, wer wir sind. Und dann beginnen wir, räumliche Vorstellungen mit unserer Identität zu verbinden; ich jedenfalls tue es. Und habe ich die Verbindung zwischen ihnen entdeckt, komme ich auf alle möglichen anderen Ideen.

Meistens passiert mir so etwas frühmorgens, wenn ich noch nicht ganz wach bin. Seit ich zehn war und mir dieser Sache bewußt wurde, war ich in der Lage, auf die eine oder andere Art davon zu profitieren. Es ist der Augenblick, wenn wir vom unbewußten in einen bewußten Zustand übergehen. Was geschieht in diesem Augenblick wirklich, und wie lange dauert er? Das war schon immer ein Problem für mich. Es ist der Augenblick, wo uns Dinge einfallen, auf die wir sonst nicht kommen. Vermutlich liegt es daran, daß wir in diesem Zustand frei sind von allem, was wir fühlen und sehen, wenn zu viele Reize auf uns einströmen. Als ich mich so intensiv mit der Fotografie beschäftigte, basierte jeder Schritt darauf, daß ich mich abends vor dem Schlafengehen noch einmal hinsetzte und mir die Bilder ansah. Gelegentlich wachte ich dann morgens auf und wußte, so muß es weitergehen, natürlich. Ich merkte dann, daß es mir gerade erst eingefallen war. Ich weiß nicht, wie lange dieser Augenblick dauert. Die Zeit scheint stillzustehen und der Kopf freier zu sein. Ich glaube, daß es vielen Menschen so geht – es muß ein weit verbreitetes Phänomen sein. Je mehr wir uns dessen bewußt sind, um so besser können wir diesen Augenblick zwischen Wachsein und Halbschlaf nutzen und in Bereiche vordringen, um die wir bei vollem Bewußtsein einen weiten Bogen machen würden, weil uns das Ganze möglicherweise völlig absurd erschiene. Es ist schwierig, diesen Zustand zu beschreiben, doch ich bin überzeugt, daß es ihn gibt, denn ich habe ihn genutzt.

CAMERAWORKS

Meine frühen Fotoarbeiten entstanden zu meiner eigenen Erleuchtung: Ich interessierte mich für Polaroidfotos und experimentierte damit. Es endete jedoch stets mit einem Rechteck, denn ich nahm das Gitter des weißen Fotorandes in jedem rechtwinkligen Foto als gegeben hin. Als ich mit einer gewöhnlichen Kamera zu arbeiten begann, endete es nicht immer mit einem Rechteck; die Ränder waren überall. Zuerst gefiel mir das, doch ich mußte sie aufkleben, und der Hintergrund war meistens aus Gründen der Bequemlichkeit wiederum eine rechtekkige Fläche. Bei der Zusammenstellung des Buches *Cameraworks* (1984) – dabei war letztendlich keines der Fotos zur Veröffentlichung bestimmt gewesen, an ihre Reproduktion hatte ich keinen Gedanken verschwendet – wurde mir bewußt, daß ich Fotos geschossen hatte, die nicht reproduzierbar waren. Wenn eine solche Collage fertig war, konnte ich sie nicht mehr wie ein x-beliebiges Foto reproduzieren. Jedes normale Foto läßt sich, rein technisch gesehen, kopieren. Ein Fachmann könnte mit einer Plattenkamera zum Beispiel ein hervorragendes Duplikat eines Fotos von Ansel Adams anfertigen, etwa von einem dieser wunderbaren Schwarzweißabzüge von Yosemitemare, und man würde den Unterschied kaum bemerken. Das ist mit

1985 wurde ich von der französischen *Vogue* eingeladen, einen vierzigseitigen Beitrag für die Weihnachtsausgabe zu gestalten. Statt auf vorhandenes Material zurückzugreifen, machte ich eine Anzahl neuer Foto-Collagen (Illustrationen 114 bis 117). Ich entwarf die Seiten selbst und machte auch das Layout. Das Ganze nahm drei Monate in Anspruch.

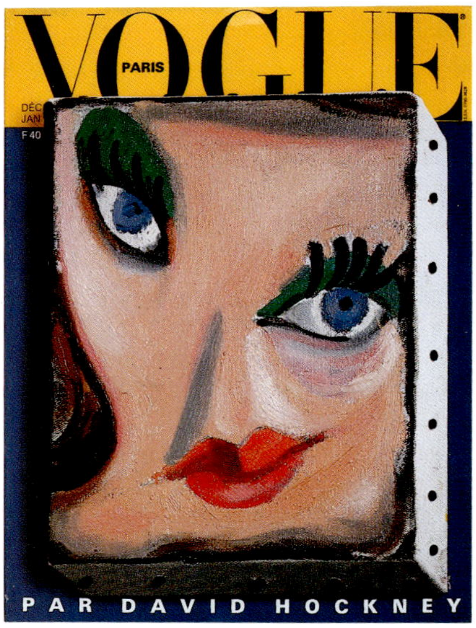

113 Titelseite für die französische *Vogue*, Weihnachten 1985

meinen Fotoarbeiten natürlich nicht möglich, denn es handelt sich um Fotocollagen, und eine Collage spielt mit der Oberfläche, sie ist ein sinnliches Erlebnis, daher kann man sie nicht einfach kopieren – es wäre nicht dasselbe.

Einige Seiten in *Cameraworks* sind gut, doch die besten sind diejenigen, deren Ränder frei verlaufen. Eins der Hauptprobleme bei einem derartigen Buch ist, daß die Ränder, statt sich einfach aufzulösen, willkürlich umherwandern. Dazu kommt all das weiße oder graue Papier, das das, was man sieht, beeinflußt. Meine Art von Fotografie muß auf der Seite „funktionieren". Ein weiterer Aspekt der Fotografie – und ein Grund für deren rasche Verbreitung – ist, daß man mit der Erfindung des Halbtonverfahrens die Möglichkeit hatte, Fotos in Büchern einwandfrei zu reproduzieren. Ich fand schon immer, daß Fotos in Büchern genausogut funktionieren wie die Originale. Das Original ist natürlich ein Dokument, interessant für ein Museum. Doch ein Buch mit Cartier-Bressons Fotografien zu erwerben ist genausogut wie die Originale im Museum anzusehen. Wenn ich wollte, daß meine Art von Fotos auf der gedruckten Seite funktionierten, mußte ich mich mit den Rändern auseinandersetzen, und das waren die Ränder der Buchseiten selbst.

Aus diesem Grund erklärte ich mich schließlich bereit, die Weihnachtsausgabe der französischen *Vogue* von 1985 zu gestalten. Als man mich das erste Mal dazu einlud, hatte ich abgelehnt; ich verstand nichts von Mode, und das Thema interessierte mich auch nicht sonderlich. Doch dann meinten die Leute von *Vogue*, es müsse nicht um Mode gehen, es könne auch etwas ganz anderes sein. Wenn das so ist, dachte ich, dann mache ich es. Ich glaubte, daß meine Art von Fotocollagen auf den *Vogue*-Seiten funktionieren könnte. Ich wollte zeigen, daß sich die Grenzen der Fotografie sprengen, sich verändern lassen, vorausgesetzt, sie funktionierten überhaupt auf gedruckten Seiten. Immerhin sind vierzig Seiten mitten in *Vogue* vierzig Seiten zwischen lauter Bildern, die sich der Zentralperspektive bedienen, denn alle anderen Aufnahmen in der Zeitschrift sind auf herkömmliche Art gemacht. Ich wollte zeigen, daß man auch anders mit Fotografie umgehen konnte.

An den Fotocollagen für *Vogue* arbeitete ich insgesamt drei Monate. Die Leute dort glaubten, ich würde ihnen ein paar Fotos von meinen Bildern schicken, und sie bräuchten nur noch jemanden zu beauftragen, etwas dazu zu schreiben, und das Ganze zu layouten, wie bei den anderen Künstlern, die die Weihnachtsausgabe gestaltet hatten und nur eine Auswahl ihrer Arbeiten geschickt hatten. Ich glaube, im Jahr zuvor war es Zeffirelli gewesen. Im Impressum hieß es: *Vogue* by Zeffirelli, aber richtiger wäre gewesen Zeffirelli by *Vogue*, da die meisten Fotos Zeffirelli zeigten. Es ging um Zeffirelli selbst, nicht um seine Arbeit. So etwas wollte ich auf gar keinen Fall. Ich sah die Einladung als Gelegenheit, meine jüngsten Vorstellungen über die Fotografie zu testen. Daher machte ich eine Reihe neuer Fotocollagen speziell für *Vogue* und sorgte dafür, daß die Ränder über die Zeitschriftseiten hinaus verliefen. Ich erklärte, daß ich keine Ränder um die Fotos wollte und auch keine inneren Unterteilungen, die nur noch mehr Ränder bedeutet hätten.

Wir fingen also an, doch die Collagen rechtwinklig zu gestalten, war nicht leicht, denn bisher hatte ich sie immer so zusammengefügt, daß sie auf keinen Fall rechteckig waren. Sie

116–117 S. 108-109: *Ohne Titel*, aus *Vogue par David Hockney*, Weihnachten 1985, *Jardin Luxembourg, Paris, 10. August 1985*

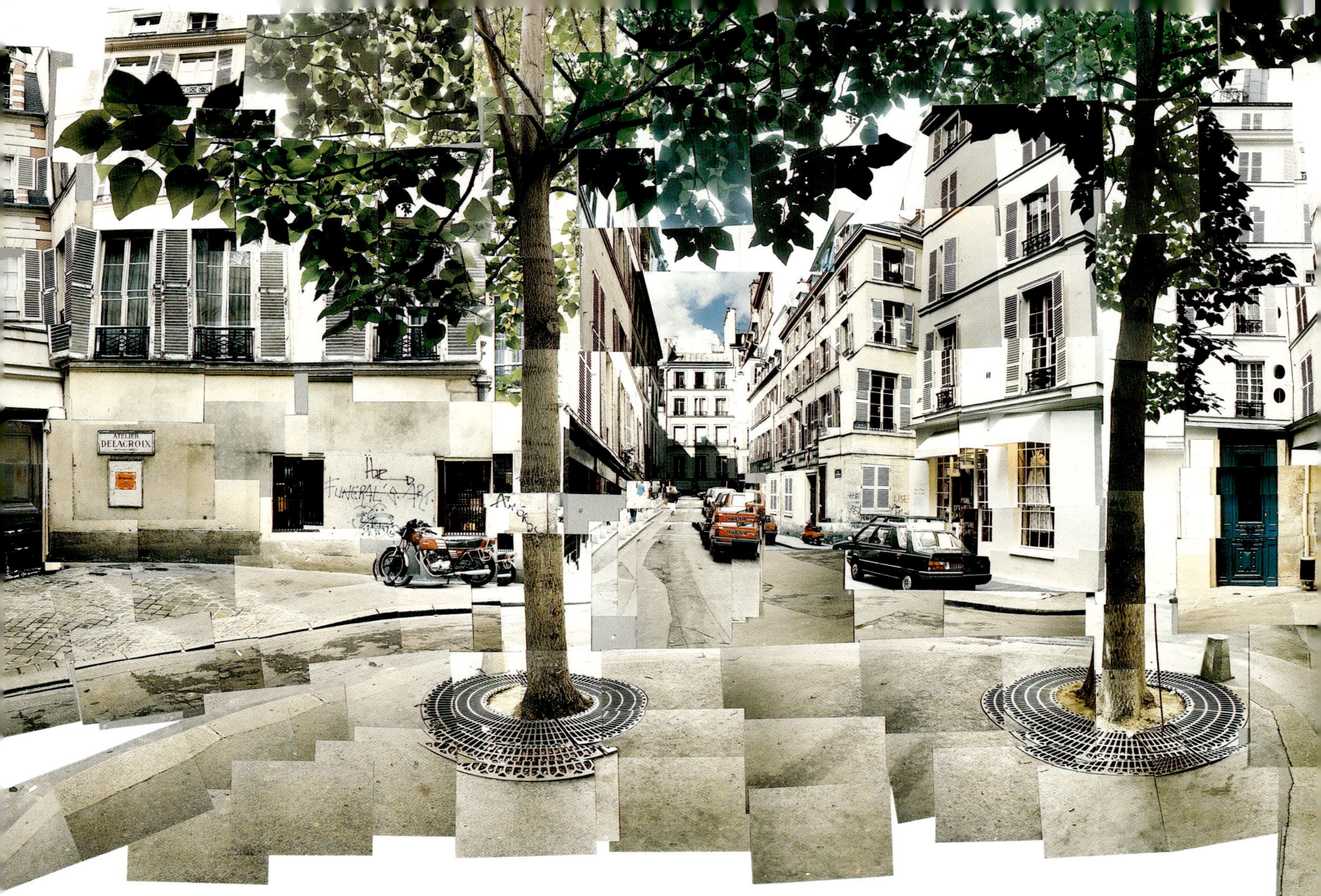

nun zu einem Rechteck zu gestalten war viel komplizierter; es bedeutete, daß man sich bewegen mußte. In früheren Fotoarbeiten hatte ich gewöhnlich am unteren Rand meine Füße eingebaut, um zu zeigen, aus welchem Winkel die Aufnahme gemacht worden war. Jetzt, da ich mich
114 mehr bewegen mußte, gab es keine Füße mehr. Hätte ich in der ersten Fotografie von der Place de Fürstenberg, bei der ich ständig die Perspektive wechselte, die Füße eingebaut, wären sie auf jeder Aufnahme zu sehen gewesen, da ich ständig hin und her wanderte. Letzendlich, denke ich, hat es funktioniert. Und natürlich brachte mich das wieder auf neue Ideen. Ich sah, daß der gesamte Beitrag in *Vogue* mein Werk war und nicht etwa ein Kommentar der *Vogue* über mich, es war mein Beitrag speziell für diese Ausgabe der Zeitschrift. Ich entwarf die Seiten, ich besorgte das Layout, ich machte alles. Ich bestand darauf, jeden Quadratzentimeter zu kontrollieren, von Anfang bis Ende, einschließlich der Paginierung. So entwickelte sich die ganze Beilage zu einer Arbeit von mir.

Zur gleichen Zeit erhielt ich die Fahnen der Faksimile- Ausgabe eines meiner Skizzenbücher, *Martha's Vineyard*; es waren die Druckfahnen der Zeichnungen in Originalgröße, ohne irgendeine Verkleinerung. Bei der Reproduktion etwas zu verkleinern heißt, den Betrachter wegzuschieben. Es ist so, als würde man eine Zeichnung oder ein Gemälde aus einer größeren Entfernung betrachten. Mir war aufgefallen, daß die Hand, die die Zeichen setzt, eine Verbin-

114 *Place Fürstenberg, Paris, 7., 8., 9. August 1985*

115 *Stuhl, Jardin Luxembourg, Paris, 10. August 1985*

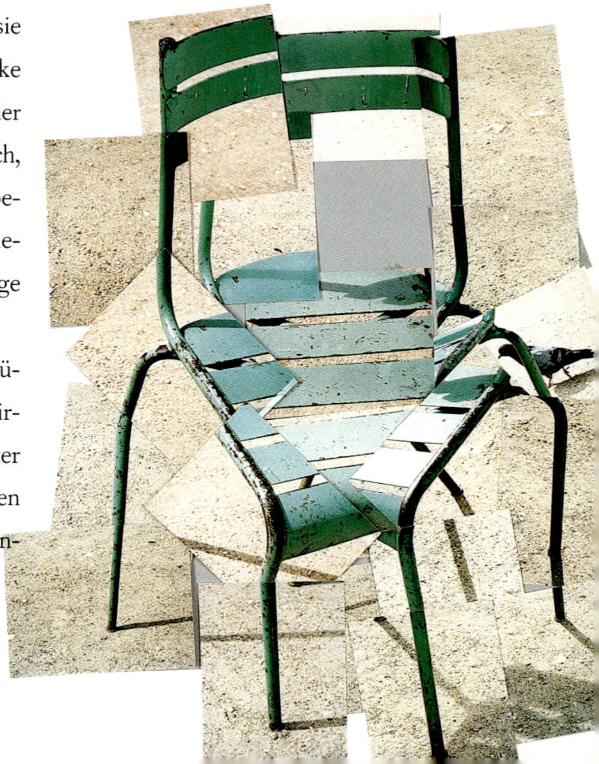

le temps
l'espace
l'illusion
le regard
le dessin
la couleur
la surface
le collage
la gravure
la perception
la suggestion
la perspective
la photographie

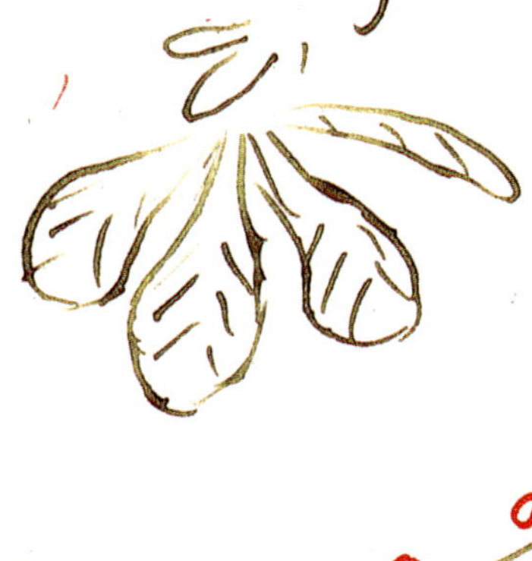

et les magazines

Voici quelques ideas et quelques images

à droite, une promenade dans les jardins du Luxembourg et la double page suivante, une promenade Place Furstenberg

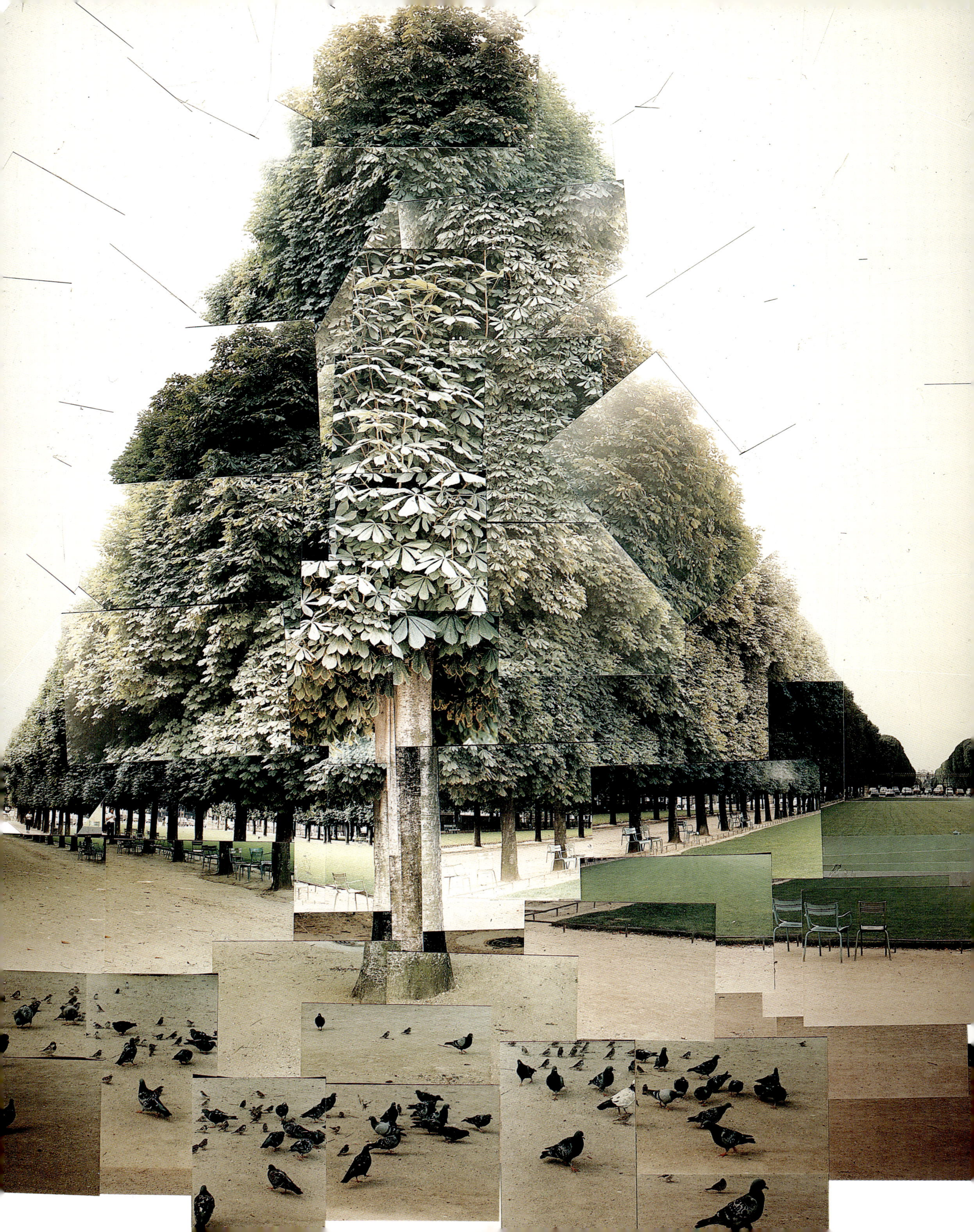

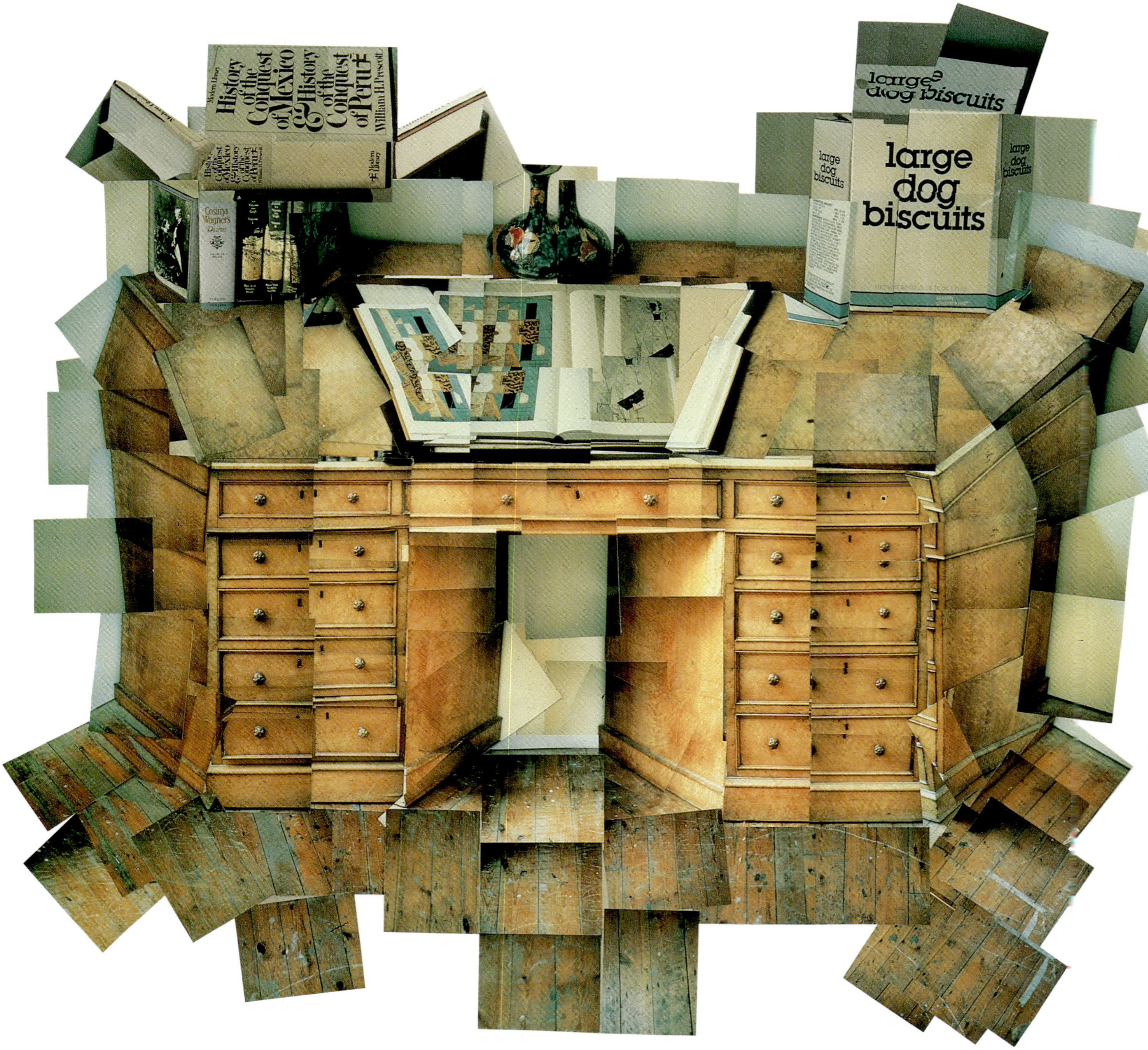

118 *Der Schreibtisch, 1. Juli 984*

dung eingeht mit der Hand, die das Buch hält, wenn ein Werk nicht verkleinert, sondern genausogroß abgebildet wird wie das Original. Der Betrachter ist näher dran, das Ganze wird intimer. Gemäß dieser Einsicht wurde jede Vorlage, die ich für die *Vogue*-Ausgabe machte – jeder einzelne Strich, meine Handschrift, alles – in Originalgröße reproduziert. Gegen Ende baute ich auch eine Zeichnung von dem Raum ein, wo ich arbeitete. Die Fotos konnten nicht dieselbe Größe haben wie meine Originalabzüge – sie waren ziemlich groß –, aber Fotos kann man in jedem Format abdrucken; ich hätte sie sogar kleiner abdrucken können als die Negative – die Originalgröße eines Fotos ist nicht so wichtig wie die einer Zeichnung. Die Originalgröße ist nur wichtig, wenn die Hand arbeitet. Macht man also einen Strich mit dem Pinsel oder einem Buntstift und gibt diesen in derselben Größe wieder, hat die Hand, die die Zeichung anfertigte, dieselbe Größe wie die Hand, die das Buch oder die Zeitschrift hält. Das aber schafft größere Intimität.

Der Schreibtisch entstand neun Monate nach *Im Zen-Garten des Ryoanji-Tempels gehend, Kioto* (siehe Seite 100) und war für mich sehr wichtig, denn er bildete Teil meines Versuches, zu lernen, wie man einen Gegenstand in den Raum integriert. In *Zen-Garten* hatte ich es mit einem Raum zu tun, nun mit einem Gegenstand. Später gelang mir beides zusammen in *Pearblossom Hwy.*

REPRODUKTIONSVERFAHREN

An diesem Punkt begann ich mich eingehender mit der Reproduktion als solcher zu befassen – interessiert hatte sie mich schon vorher. Als ich 1981 die Ausstellung „The Artist's Eye" in der Londoner National Gallery organisierte, nahm mein Aufsatz im Katalog ungewollt manche *94–105*
Gedanken vorweg, die mich später intensiv beschäftigen sollten. Erst im nachhinein erkannte ich beispielsweise, daß ich mich in diesem Aufsatz hauptsächlich über die Fotografie geäußert und die Meinung vertreten hatte, daß die besten Fotos vielleicht Gemälde oder Zeichnungen zeigten, das heißt, flache Objekte, bei denen die Fotografie in etwa so genutzt wird wie eine Fotokopiermaschine. In diesem Aufsatz hatte ich die Fotografie kritisiert, doch was ich kritisierte, wurde mir erst ein Jahr später bewußt. Ich ging nicht nur auf die eigenhändig gemachte, das heißt abgemalte, sondern auch auf die fotografisch produzierte Reproduktion eines Gemäldes ein, auf den Erwerb von Reproduktionen, ihre Wiedergabe in Büchern und so weiter. Mein eigenes Gemälde in der Ausstellung trug den Titel *Beim Betrachten von Bildern auf einem Wandschirm*; die Ausstellung hatte den Titel *Beim Betrachten von Bildern in einem Raum* und der Katalog hieß *Beim Betrachten von Bildern in einem Buch*. Alle hatten damit zu tun, wie unterschiedlich man Bilder sehen kann.

Das Gemälde *Beim Betrachten von Bildern auf einem Wandschirm* stammte aus einer früheren *93*
Epoche; es wurde 1977 fertiggestellt. Man sieht Henry Geldzahler, der einige Bilder an einem Wandschirm betrachtet. Ich hatte dieses Gemälde völlig vergessen, doch als die National Gallery mich bat, die Ausstellung zu organisieren, in der auch eines meiner Bilder gezeigt werden sollte, kam ich auf den Gedanken, *Beim Betrachten von Bildern auf einem Wandschirm* auszustellen, denn alle an dem Wandschirm befestigten Reproduktionen zeigten Werke aus der National Gallery. Die entsprechenden Postkarten hatte ich dort gekauft und sie später an die Wand meines Ateliers gepinnt. Für das Porträt von Henry befestigten wir sie an einem Wandschirm, und er stellte sich davor und betrachtete sie. Ich dachte, es wäre nicht schlecht, die Ausstellung um dieses Thema herum aufzubauen. An einer Wand der Ausstellung hing mein Gemälde. An der

119 *Pearblossom Hwy, 11. – 18. April 1986, # 2*

Ich begann mit der Arbeit an *Pearblossom Hwy*, als mich *Vanity Fair* beauftragte, ein Stück meines Freundes Gregor von Rezzori zu illustrieren, das den Spuren Humbert Humberts auf der Suche nach Lolita folgte. Es war meine letzte Foto-Collage. Ich brauchte neun Tage, um die Fotos zu schießen, und weitere zwei Wochen, um sie zusammenzustellen. Ich betrachte sie als panoramischen Angriff auf die Zentralperspektive der Renaissance.

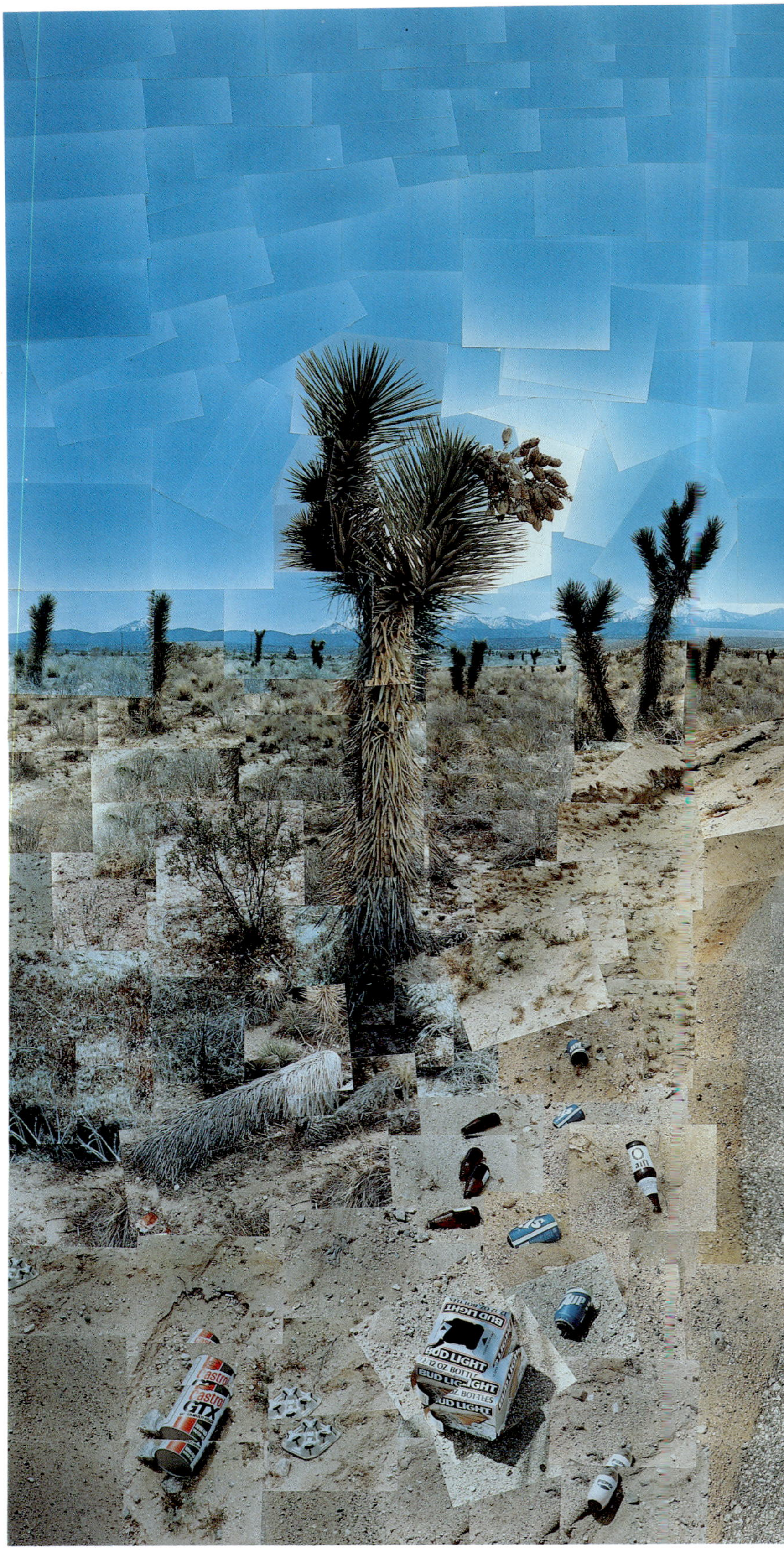

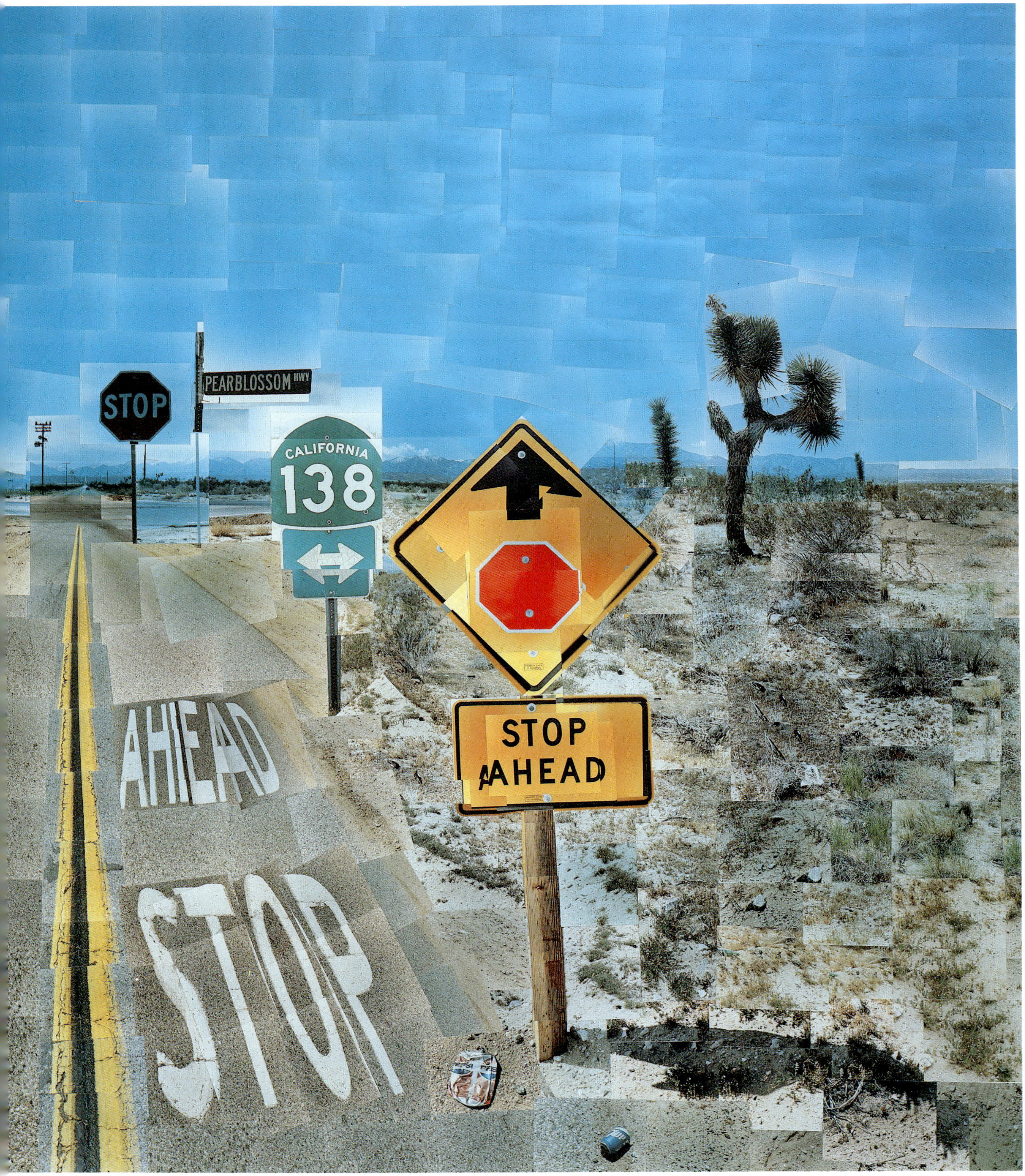
STOP
PEARBLOSSOM HWY
CALIFORNIA
138
STOP
AHEAD
AHEAD
STOP

anderen Wand bauten wir den echten Wandschirm mit den daran befestigten Reproduktionen und den echten Sessel auf. An einer dritten Wand schließlich hängten wir die echten Werke auf, durchweg Meisterwerke: den echten Piero della Francesca, den echten Degas, den echten van Gogh und den echten Vermeer. So waren die vier Gemälde an jeder Wand auf eine andere Art zu sehen. Der Aufsatz im Katalog setzte sich mit diesen Ideen auseinander: Reproduktion und Rolle der Fotografie und wie man Bilder auf unterschiedliche Weise betrachtet. Bei der Arbeit für den Katalog wurde ich mir zum ersten Mal der Bedeutung des Druckens bewußt. Ich lernte, was der Druck bewirkt, wie wichtig er für die unterschiedlichen Sichtweisen ist und daß wir ohne die Technik des Druckens kaum etwas über Malerei wissen würden, denn wir würden nur jene Gemälde kennen, die wir mit eigenen Augen gesehen haben. Heute kennen die meisten Menschen die Malerei über die verschiedenen Reproduktionsverfahren.

Als nächstes erkannte ich, daß natürlich jeder von uns auf einem gedruckten Bild etwas anderes sieht, denn jeder verbindet eine andere Erinnerung damit. Ich, der Schöpfer des Gemäldes, werde zum Beispiel im Gegensatz zu einem fremden Betrachter nie vergessen, welche Größe das Original hat, und ein dritter wird das Original vielleicht nie gesehen haben. Wir alle nehmen also die Welt unterschiedlich wahr. Gedruckte Bilder erwecken unterschiedliche Erinnerungen. Selbst in einer Reproduktion ist nichts objektiv. Die Größe jedoch spielt eine enorme Rolle: Das Original zu betrachten und es irgendwo abgedruckt zu sehen ist etwas völlig anderes, schon wegen der verschiedenen Größe. Dazu kommen Unterschiede in der Oberfläche, der physischen, vom Auge wahrgenommenen Oberfläche.

Auf einer Seite des *Vogue*-Beitrags sind Fotos von Stiften und Federn in Originalgröße abgedruckt. Wenn man nun hinginge und eine Münze, ein Feuerzeug oder eine Zigarette auf diese Seite legte, würden sie alle genau dazu passen, denn sie hätten dasselbe Verhältnis zueinander wie im wirklichen Leben. Ich habe in *Vogue* aufgelistet, was ich nicht in meinem Beitrag unterbringen konnte: Gedanken über Zeit, Raum und so weiter. Dazu gehörten auch Überlegungen zu Druck und Reproduktion. Damals wußte ich noch nicht, wie ich in das Innere einer Druckerpresse gelangen konnte. Also wurde alles auf herkömmliche Art reproduziert mit Halbtonverfahren, Sieben und so weiter. Ich hätte das Druckverfahren wahnsinnig gerne direkt genutzt, aber ich wußte nicht, wie das geht. Das lernte ich erst ein wenig später, als ich mit einer anderen Art von Kamera herumspielte.

Ich glaube, daß mein Interesse für die Reproduktion aus der Zeit stammt, als die Leute begannen, Plakate herzustellen. Vor allem die Galerien in Europa wollten Plakate haben, wenn sie eine Ausstellung veranstalteten. In Paris hat das Tradition; sie hängen überall in St. Germain, man sieht sie an jeder Ecke. Ich kann mich erinnern, wie ich Paul Cornwall-Jones von Petersburg Press erzählte, daß es manchmal besser wäre, Plakate herzustellen statt Drucke, und dasselbe erklärte ich auch den Galerien. Also fingen sie an, Plakate zu drucken, und die einen waren besser als die anderen. Zur selben Zeit wurden Drucke sehr teuer, zumindest meine. Während der sechziger und noch Anfang der siebziger Jahre waren sie durchaus erschwinglich gewesen; fast jeder konnte sich so ein Blatt leisten. Die Graphiken, die ich mit G.E.L. von Celia beim Rauchen gemacht habe, kosteten dreihundert Dollar. Sie waren im Nu weg, was bedeutet, daß wir sie wahrscheinlich unter Preis verkauft haben. Jeder, der einen Job hatte, konnte einen Druck erwerben, wenn er ihm gefiel. Doch dann wurden sie teurer, und ich glaube, damals wurde mir klar, daß das Plakat die billigen Druckgraphiken ersetzen könnte. Das Plakat kann eine wunderbare Reproduktion sein, größer als jedes Buch. Wenn die Werke sorgfältig abfotografiert und anschließend gut gedruckt werden, sind die Plakate ihr Geld wert. Die Leute haben ihren Spaß daran und können sie sich an die Wand hängen.

Ich bin mir bewußt, daß ein Großteil meines Werkes vor allem durch Reproduktionen bekannt geworden ist, wenn nicht sogar das meiste. In den späten Siebzigern beschäftigte ich mich eingehend mit der Herstellung von Postern, welches Papier sich am besten dafür eignet und so weiter. Der Preisunterschied zwischen einem gut gedruckten Poster auf hochwertigem Papier und einem schlecht gedruckten auf billigem Papier ist gar nicht so groß, daß es für den Endpreis ausschlaggebend wäre. Und wenn es zwei Dollar mehr kostet, ein Poster auf ordentlichem Papier zu drucken, macht man es eben. Käufer, die zwei Dollar mehr zu zahlen bereit sind, finden sich immer; das ist keine große Summe. Die meisten Leute sind durchaus bereit, für gutes Papier und eine saubere Verarbeitung zwei Dollar mehr zu zahlen.

Als wir ein Poster von *Pearblossom Highway* (1986) machten, ließen wir für eine Ausstel- *119*
lung im New Yorker Institute of Contemporary Photography fünftausend Exemplare drucken. Dabei wurde mir klar, daß die meisten Menschen es auf diese Art und Weise kennenlernen würden – als Reproduktion. Die Anzahl derer, die das Original sehen konnten, würde ziemlich klein sein im Verhältnis zu der, die das Poster sehen würde. Wenn man fünftausend Poster verkauft, erreicht man jedoch nicht nur fünftausend Menschen, sondern wahrscheinlich zehn weitere Betrachter pro Stück, eine stattliche Anzahl also. Ich sagte mir, wenn die meisten Leute es in dieser Form sehen werden, will ich es technisch so gut wie möglich machen. Das ist der Grund, warum meine Poster eine so hohe Qualität erreichten. Wir gaben uns ein bißchen mehr Mühe – sorgten dafür, daß die Bilder sorgfältig abfotografiert wurden und der Druck nichts zu wünschen übrig ließ. Ich war überrascht, als ich sah, wie wenig Künstler anscheinend Wert darauf legten. Mit der Zeit haben viele von ihnen erkannt, daß ein Großteil ihrer Werke durch Reproduktionen bekannt wird. Wir Künstler hätten dies wissen müssen, denn wir selbst haben die meisten Werke auf diese Weise kennengelernt. Für mich gewannen die Reproduktionen meiner Werke immer mehr an Bedeutung, angefangen bei meinem ersten großen Buch *Hockney by Hockney*. Mir wurde bewußt, daß ich mein Werk nicht nur ständig parat hatte, sondern obendrein darin blättern, sozusagen durch mein Leben blättern konnte. Außerdem war das nun auch für andere möglich, und ich meine, auch das ist ein Teil der Kunst.

PICASSOS BEISPIEL

Um 1978 bekam ich die letzten zehn Bände des Zervos-Katalogs über Picassos Werk. Ich studierte sie sorgfältig, denn es ist die einzige Möglichkeit, sich dem späten Picasso zu nähern. Danach kaufte ich all die übrigen Zervos-Kataloge, die zum Teil ziemlich teuer waren, da sie vergriffen sind und es sich um Originalausgaben handelte. Ich begriff, daß Picasso gewußt haben muß, was Zervos tat; er hatte bereits in den zwanziger Jahren mit der Katalogisierung des Gesamtwerkes begonnen. Picasso wußte, daß dieses unglaubliche Dokument ständig aus seinem Werk heraus entstand und datierte alles auf den Tag genau. Er muß darüber hinaus erkannt haben, was Zervos für ihn tat, daß buchstäblich alles, was in den letzten Jahren entstand, dort verzeichnet werden würde, nicht jede Zeichnung, aber sämtliche Gemälde in der Reihenfolge, in der sie gemalt worden waren. Diese zweiunddreißig Bände sind ein einzigartiges Dokument; kein anderer Künstler hatte dies zuvor verwirklicht. Zervos' *Werkverzeichnis* entstand zu Picassos Lebzeiten. Normalerweise werden solche Kataloge erst nach dem Tod eines Künstlers gemacht. Ich glaube, Picasso war sich dessen bewußt. Auf diese Weise würde man seinen Weg zurückverfolgen können, was immer er tat.

So fiel mir beispielsweise auf, daß er in Serien arbeitete. Ich studierte den Katalog und konnte verfolgen, wo er etwas Neues begann und wann er damit aufhörte. Im Januar 1983 hielt ich am Los Angeles County Museum of Art einen Vortrag über Picassos Gemälde mit dem Titel „Important Paintings of the 1960's" (Bedeutende Gemälde der sechziger Jahre), über zweiunddreißig Gemälde, die Picasso 1964 innerhalb von zehn Tagen gemalt hatte. Für mich ergaben sie álle zusammen ein Werk. Und wenn man sie so betrachtete, erkannte man die Einzigartigkeit und Komplexität eines grandiosen alten Meisters, dessen Werke wir in den Sechzigern überhaupt nicht mehr beachtet hatten. Viele Leute wandten sich von Picasso ab, weil sie meinten, daß er sich wiederhole: Alles sei gleich, die Arbeiten hätten ihre Kraft eingebüßt. Doch das ist nur der erste Eindruck, wenn man nicht genau genug hinsieht. Sobald man sich mit den einzelnen Bildern auseinandersetzt, erkennt man, daß er weit davon entfernt war, sich zu wiederholen, sondern im Gegenteil auf einer sehr hohen Ebene Neues schuf. Picasso muß davon ausgegangen sein, daß man dies erkennen würde, wenn man den Zervos-Katalog studierte, auch ohne die Gemälde zu sehen, die nur als Schwarzweiß-Reproduktionen wiedergegeben wurden. Folglich brauchte er sie nicht einmal auszustellen. Der größte Teil der Werke wurde tatsächlich nicht mehr ausgestellt. Einige wurden möglicherweise verkauft, aber in den sechziger oder frühen siebziger Jahren gab es kaum noch Picasso-Ausstellungen mit neueren Werken, abgesehen von einer in Avignon im Jahre 1970.

Vermutlich hat Picasso verstanden, daß er ein Verfahren nutzen konnte, eine Technologie, die immerhin erst seit den Zwanzigern allgemein zugänglich war. Das Halbtonverfahren, mit dem sich Fotos auf allen Arten von Papier reproduzieren ließen, war erst kurz vor dem Ersten Weltkrieg entwickelt worden. Doch schon gegen Ende des Krieges war dieses Verfahren preiswerter geworden und hatte sich weit verbreitet. Jetzt war es möglich, Bilder in Zeitschriften abzudrucken. Statt Strichätzungen konnten die Zeitungen nun Fotos drucken. Ende der zwanziger Jahre erschienen viele Fotozeitschriften: *Picture Post*, *Illustrated* und andere. Zervos bediente sich dieser Technik, um sein *Werkverzeichnis* herauszugeben, und wie bereits gesagt: Picasso begriff, was er tat, und machte es sich zunutze. So wurden die zweiunddreißig Bände zu einem überdimensionalen Tagebuch, dem erstaunlichsten Tagebuch, das es je gab.

Die letzten drei Jahre in van Goghs Leben sind ebenfalls sehr sorgfältig dokumentiert. Wir glauben, alles, was er gemacht hat, zu kennen. Wenn man die Briefe, Zeichnungen und

Gemälde zusammenstellt und sich überlegt, wieviel Zeit sie in Anspruch genommen haben müssen, kann ihm höchstens noch Zeit zum Schlafen geblieben sein. Obendrein hat er alles schriftlich und bis ins kleinste Detail festgehalten. Wenn man allein ist und Lust hat, mit jemandem zu kommunizieren, ist der Brief natürlich wie geschaffen dazu: Man unterhält sich mit dem anderen. Ich selbst schreibe gern längere Briefe, wenn ich irgendwo allein bin. Wer ständig unter Menschen ist und sich unterhalten muß, spürt dieses Bedürfnis nicht. So ist van Goghs Leben während dieser drei Jahre sehr gut dokumentiert, besser vermutlich als jedes andere.

Doch in Picassos Fall hat man fast achtundsiebzig sorgfältig dokumentierte Jahre. Ich glaube, die ersten Bilder im Katalog entstanden, als er etwa vierzehn war, und er wurde immerhin zweiundneunzig Jahre alt. Das ist eine enorme Zahl fotografisch dokumentierter Jahre von einem Künstler, der mehr Bilder malte als jeder andere. Er hat sogar im Guiness Book der Rekorde seinen Platz – nicht einmal ein Auftragsmaler hat mehr gemalt. Bewundernswert!

Es gibt viele verschiedene Arten, Bilder zu reproduzieren, ganz gleich ob sie aus der realen Welt stammen oder erfunden sind, wie Gemälde, etwa im Zervos-Katalog. Ich verspürte das ungeheure Bedürfnis, die Idee der Reproduktion weiterzuentwickeln und mich der Reproduktionsverfahren selbst zu bedienen. Um noch einmal auf die Arbeit für *Vogue* zurückzukommen: Diese war speziell für deren Seiten entwickelt worden. Sie ist von A bis Z konzipiert worden, da ich wußte, wie man Bilder auf eine Seite bringt. Wenig später war ich soweit, daß ich etwas auf eine Druckseite bringen konnte, das keine Reproduktion war. Und damit schien eine weitere Barriere gebrochen zu sein. Kurz nachdem ich die Arbeit an der Weihnachtsausgabe von *Vogue* beendet hatte, begann ich mit einem Fotokopierer zu experimentieren, den ich zuvor für die Vorlage zu meinen Beitrag benutzt hatte. Wir hatten die Fotos fotografiert und anschließend Farbkopien in einem bestimmten Format gemacht, die wir auf die *Vogue*-Seiten klebten. Da ich die Vorlage hatte, wußte ich haargenau, was passierte, wenn man die Seite umblätterte. Dabei machte ich die Fotokopien nicht selbst. Wir fuhren nach Hollywood, wo es ein Geschäft mit einem Vierfarb- Fotokopierer gab. Mit der Zeit gefiel mir die Art, wie die Maschine Sachen interpretierte, dieser mechanische Billigdruck. Obwohl ich nie mit einer derartigen Maschine gespielt hatte, machte ich sofort die ersten Entdeckungen.

FOTOKOPIEN

Ohne meine Erfahrungen in Ken Tylers Grafikwerkstatt hätte ich die Möglichkeiten eines Fotokopierers nie kennengelernt, sie nie für meine Zwecke eingesetzt. Zwei Jahre lang machte ich jede Menge Drucke und sonst so gut wie nichts. Das war 1984 und 1985, als mein Haus in Hollywood umgebaut und renoviert wurde. Ich bediente mich aller möglichen Techniken. Wenn man Drucke herstellt, beginnt man, in Schichten zu denken; man ist ständig dabei, Farben zu trennen und in Schichten zu denken. Ohne diese zweijährige Beschäftigung, glaube ich, hätte ich nicht mit der Fotokopiermaschine experimentiert und so schnell herausgefunden, was man damit alles anstellen kann. Diese Arbeit war also eine direkte Folge meiner Zusammenarbeit mit Ken Tyler.

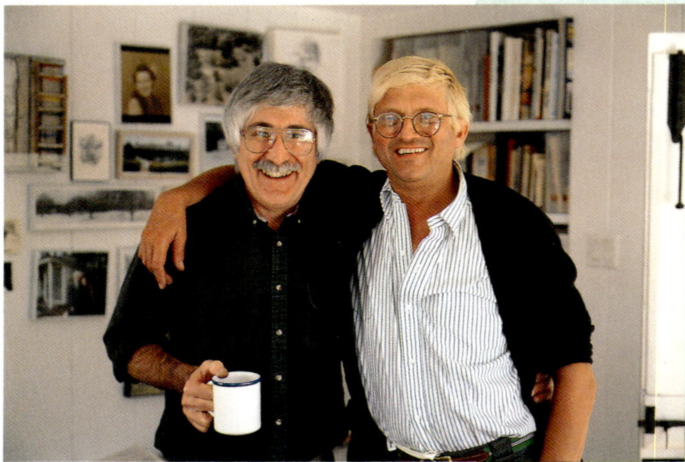

120 Oben: Ken Tyler und David Hockney, 1985

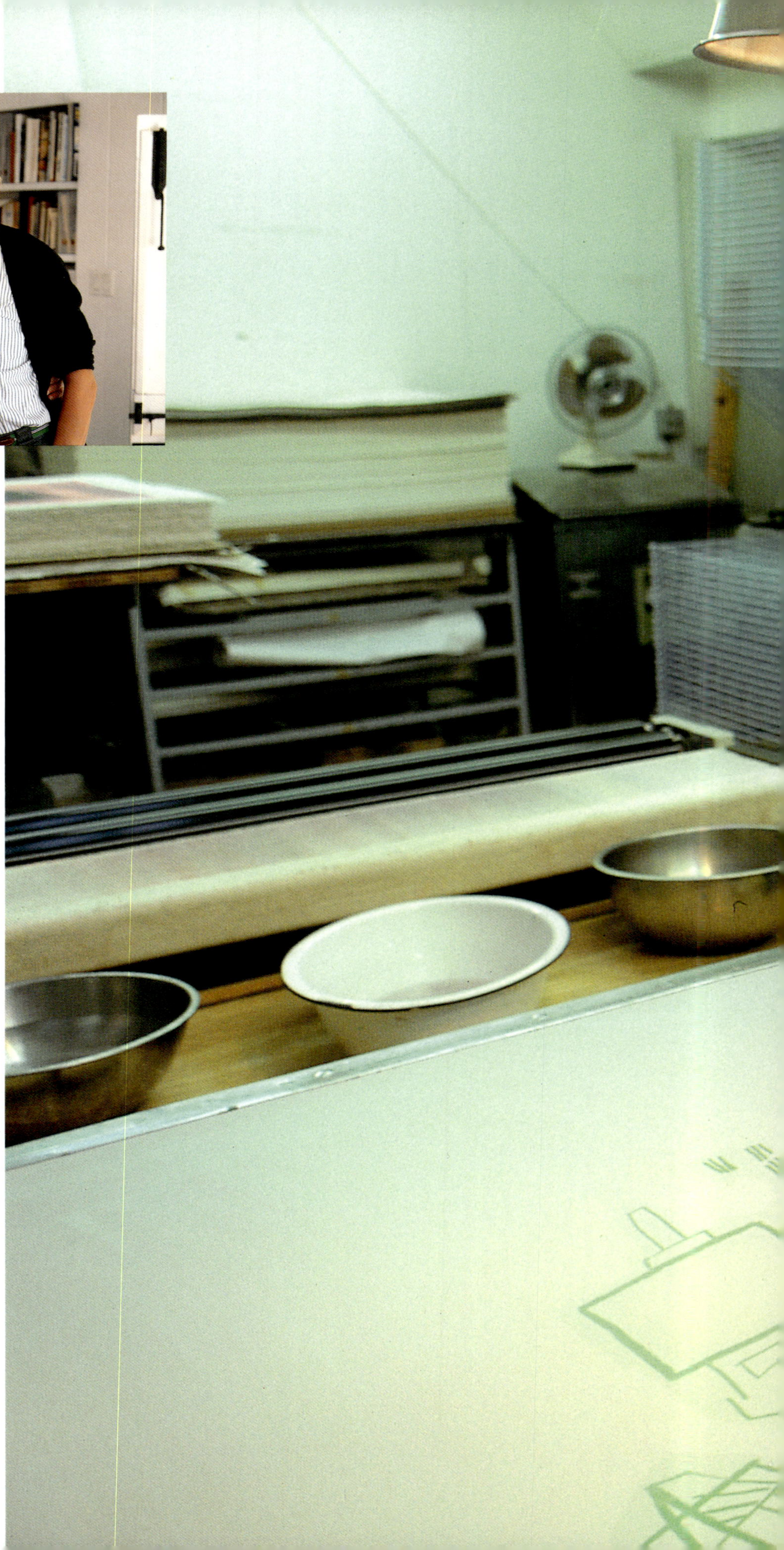

121 Rechts: Bei der Arbeit in Ken Tylers Atelier in Bedford Village an den *Atelierstuhl*-Bildern 1985 (umseitig)

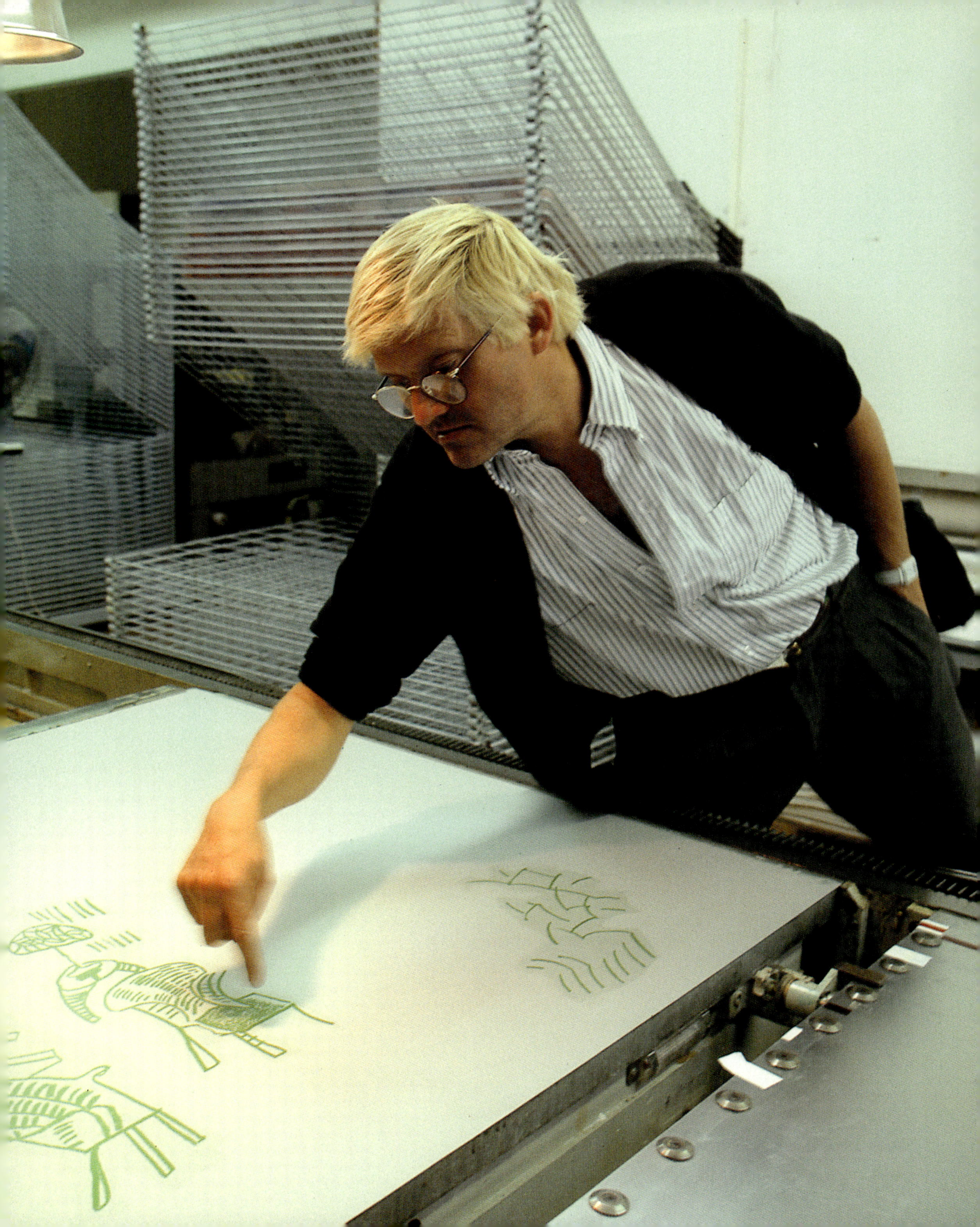

122 *Zwei Atelierstühle*, 1985

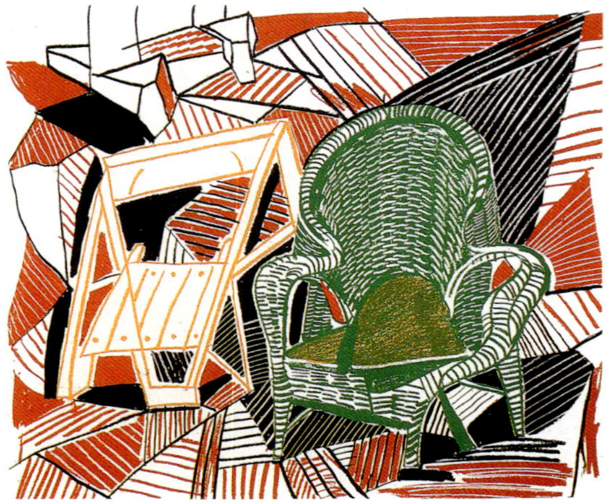

Wegen der vielen unterschiedlichen Standpunkte in diesen Bildern wird das Auge zum ständigen Wandern gezwungen. Wenn sich die Perspektive verändert, bewegt sich auch das Auge, und während das Auge durch die Zeit wandert, verwandelt man Zeit in Raum. Im Verlauf der Bewegung verändern sich die Formen des Stuhls, und auch die geraden Linien auf dem Boden scheinen in verschiedene Richtungen zu verlaufen.

123 Unten: *Pembroke Studio mit blauen Stühlen und Lampe*, 1985

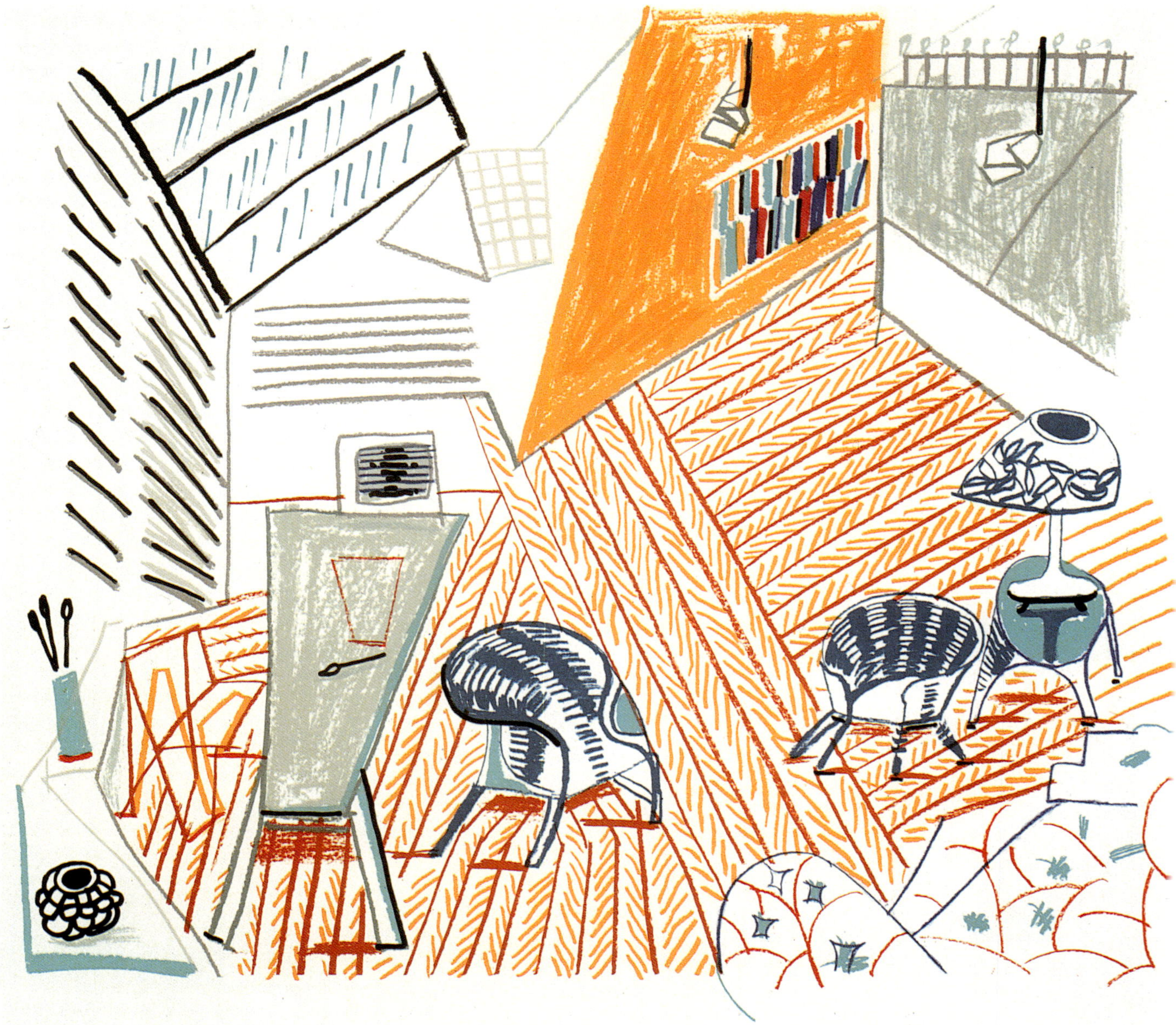

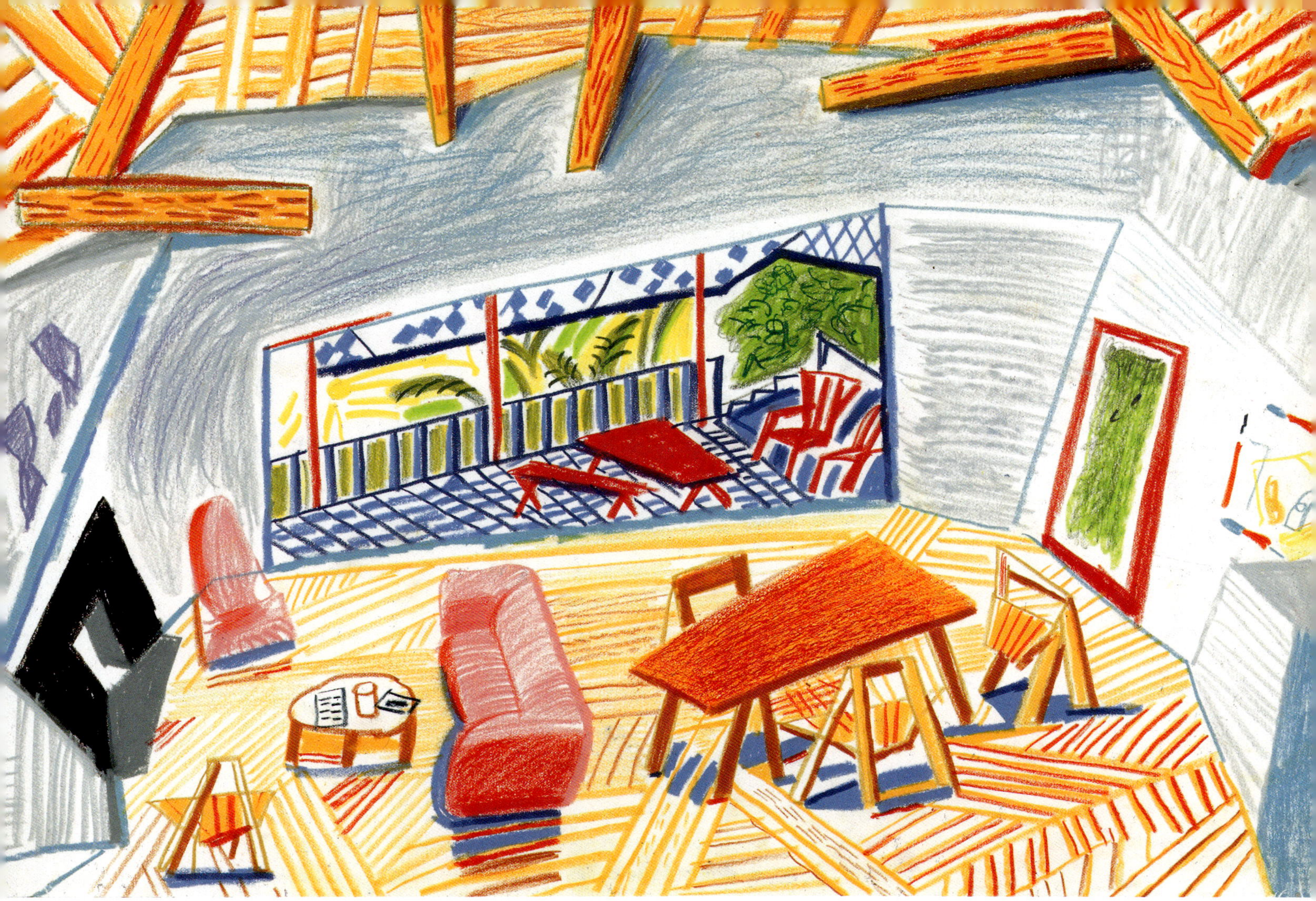

Die Arbeiten mit dem Kopierer, die ich 1986 begann, waren keine Reproduktionen, sondern hochkomplizierte Drucke, so wie eine Druckgraphik keine Reproduktion ist, sondern für sich allein steht. Es handelt sich darum, Druckverfahren zu benutzen, um Bilder zu konstruieren, so wie bei einer Lithographie. Als ich dahinterkam, wie man mit Fotokopierern umgehen mußte, um Kopien von nicht existierenden Bildern zu machen, war ich wie elektrisiert. Ich hatte das Gefühl, das sei die spontanste Art, Graphiken herzustellen. Nie zuvor hatte ich so schnell arbeiten können. In kürzester Zeit machte ich jede Menge Sachen. Das meiste von dem, was ich „home-made prints" (selbstgemachte Graphiken) nenne, entstand während einer Periode von etwa sechs Monaten. Es entwickelte sich von einfachen Geschichten zu sehr komplexen Drucken, komplex in dem Sinne, daß gelegentlich eine Seite bis zu zwölf Mal durch die Maschine laufen mußte.

124 *Ohne Titel*, 1985

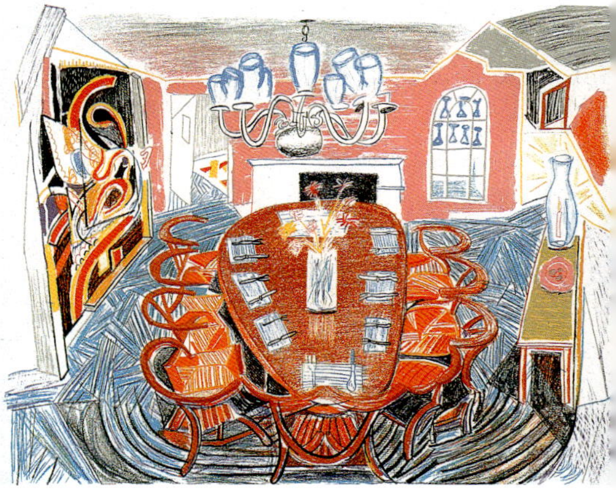

125 *Tyler Eßzimmer*, 1985

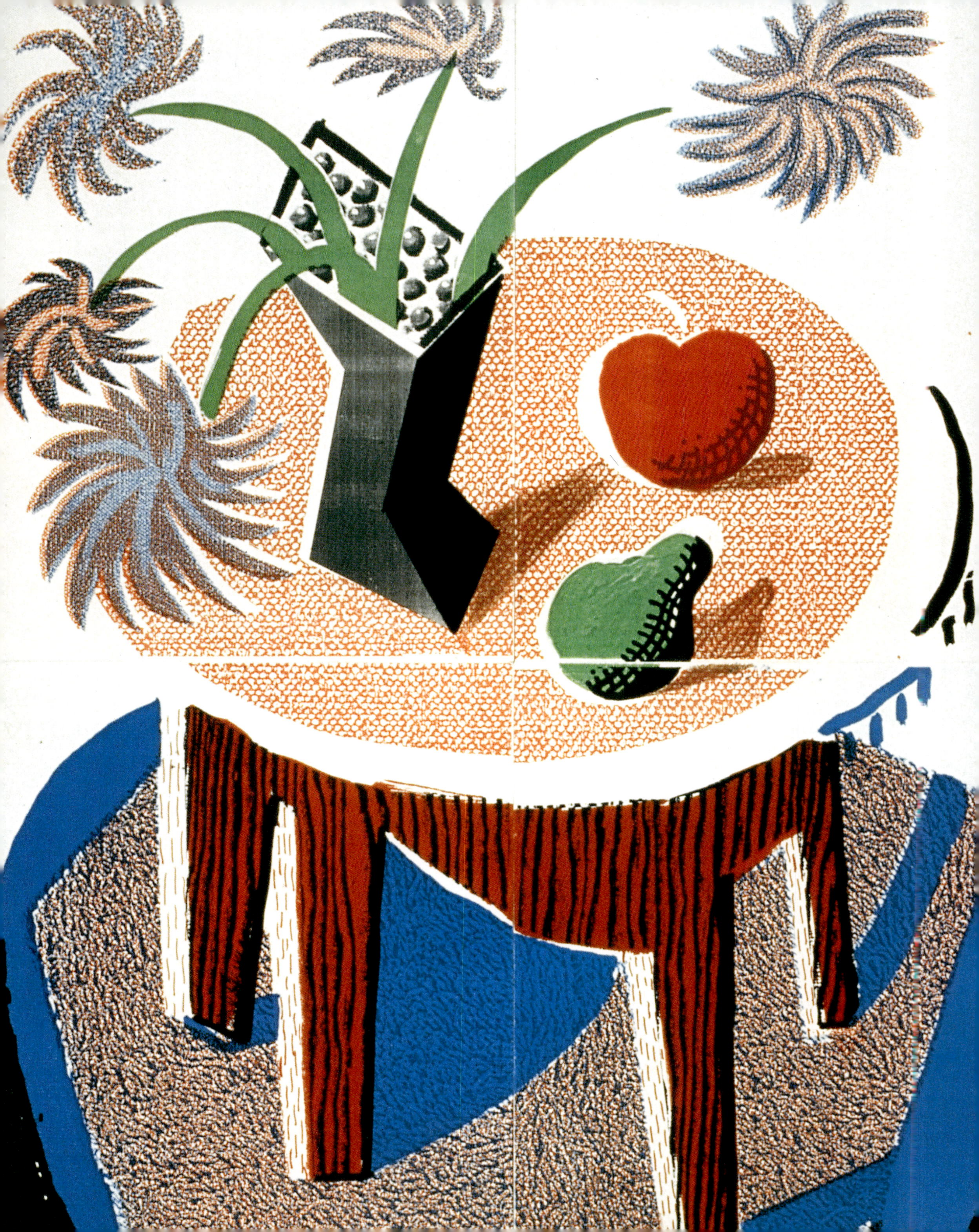

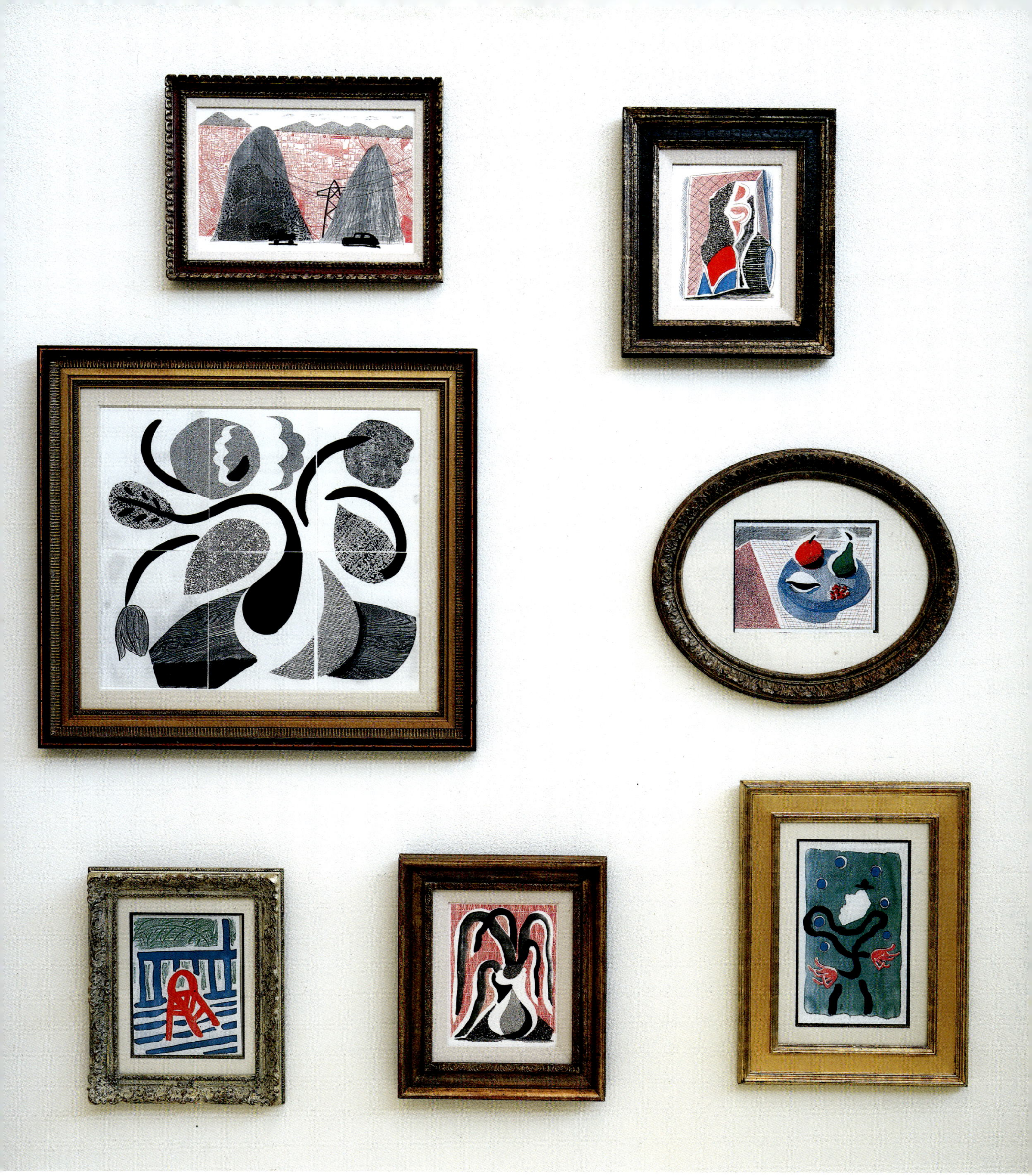

Home made Prints (Selbstgemachte Drucke)

126 Links: *Blumen, Apfel und Birne auf einem Tisch, Juli 1986*

127–133 Im Uhrzeigersinn von oben links: Mullholland Drive, Juni 1986; *Rot Blau und Korb*, Juli 1986; *Der runde Teller*, April 1986; *Der Jongleur*, September 1986; *Die hängende Pflanze*, Juni 1986; *Der rote Stuhl*, April 1986; *Tanzende Blumen*, Mai 1986

Einer der Gründe, warum ich Picasso solche Bedeutung zumesse, liegt darin, daß er den Zwiespalt zwischen Wirklichkeitsnähe und Wiedergabe der Erscheinung so offenkundig gemacht hat. Ich fing nur deshalb an, Zweifel an der Wirklichkeitsnähe des Naturalismus zu entwickeln, weil er nicht real genug war. Das eigentliche Problem liegt nicht darin, daß der Naturalismus zu real ist, sondern daß er ganz einfach nicht real genug ist. Das Spannende an der Lektüre von Linda Hendersons *The Fourth Dimension and Non Euclidean Geometry in Modern Art* war für mich die Erkenntnis, daß die frühen modernen Künstler geglaubt hatten, sie könnten die Welt verändern, diese Überzeugung später jedoch verblaßt war. Der Behauptung, daß die Künstler das damals glaubten, während sie heute wissen, daß es unmöglich ist, muß ich allerdings widersprechen. Ich glaube schon, daß Künstler die Welt verändern können, und ich glaube zudem, daß die Moderne falsch beurteilt wird, weil sie nicht alle Arten von Bildern einschloß, die möglich gewesen wären, und das wiederum hatte seinen Grund darin, daß die Fotografie die Funktion des Bildermachens übernahm.

Wir müssen uns vor Augen halten, daß es noch gar nicht so lange her ist, daß das erste Foto auftauchte. Die Fotografie ist heute etwa hundertfünfzig Jahre alt, aber zu Anfang haben nur ganz wenige Leute Fotos gesehen. Erst zu Beginn des Jahrhunderts realisierten vermutlich größere Kreise die Implikationen der Fotografie für die Kunst. Doch mit dem Aufkommen von Fotoateliers in den Städten, wo man Porträts und Hochzeitsfotos bestellen konnte, verbreitete sie sich schnell und wurde Teil des Alltags. Fast jeder Zeitgenosse kann irgendwelche Fotos ausgraben, die seine Großeltern um die Jahrhundertwende zeigen. Ich habe eine Wand in meinem Haus voller Fotos, von meinen Eltern, ihrer Hochzeit, den Eltern meiner Mutter und selbst deren Eltern. Es gibt ein Bild von meiner Urgroßmutter, das wahrscheinlich um die Jahrhundertwende in Bradford gemacht worden ist. Bis zur Entwicklung des Halbtonverfahrens waren Fotos nicht sehr verbreitet. Von diesem Zeitpunkt an jedoch werden Fotos allgegenwärtig, sie sind einfach überall. Sie dominieren die Art, wie wir die Welt sehen. Heute scheinen sich die Ansichten der Moderne über die Darstellung der Welt natürlich kaum noch von der herrschenden Meinung über die „Realität" der fotografischen Darstellung zu unterscheiden. Die Künstler der Moderne denken, daß sie mit der Welt spielen. Die Welt, so glauben sie, sieht aus wie das Foto – und sie arrangieren sie künstlerisch neu. Aber das ist nicht alles. Ich glaube, daß die Welt viel mehr ist: Sie ist eine ständige Herausforderung an sämtliche dogmatischen Überzeugungen, die wir von Realität und Abbildung haben mögen. Und ich glaube, wir sind uns teilweise dessen bewußt geworden, weil wir allmählich die Grenzen der Fotografie erkennen.

Wir machen uns gern vor, das Foto sei eine perfekte Aufzeichnung des Lebens. Dabei ist das Foto in Wirklichkeit das perfekte Renaissance-Bild. Es ist die mechanische Fassung der in der Renaissance entwickelten Perspektivtheorien, der Erfindung des Fluchtpunkts, die allgemein zu den bedeutendsten Entdeckungen der Menschheit im Italien des fünfzehnten Jahrhunderts zählt. Brunelleschi blickte durch ein Loch auf eine Straße in Florenz und schuf von einem festen Standpunkt aus ihr Abbild. Die Renaissance-Maler haben den strengen Regeln der Perspektive natürlich stets mißtraut und sie gebrochen.

In der Fotografie dagegen muß es streng zugehen. Die Kamera ist um einiges älter als das Foto selbst; sie ist eine Erfindung aus dem sechzehnten Jahrhundert. Die *camera obscura* ist noch älter, doch im sechzehnten Jahrhundert kam man zum ersten Mal auf die Idee, Linsen zu verwenden. Die Entwicklung der Fotografie im neunzehnten Jahrhundert bestand einfach in der Erfindung eines chemischen Prozesses, um das Bild, das aus dem Loch in der Wand projiziert wird, auf einer Oberfläche sozusagen „einzufrieren". Das Neue daran war die Erfindung der chemischen Flüssigkeiten, nicht die besondere Art zu sehen, die auf das Italien des fünfzehnten Jahrhunderts zurückgeht. Daher ist das Foto gewissermaßen nicht der Anfang von etwas Neuem, sondern sein Schlußpunkt; es markiert ein Ende.

Doch es steckt mehr hinter dem eingefrorenen, fotografisch abgebildeten Augenblick. Allerdings kann man die Leute nur davon überzeugen, wenn man das konventionell gemachte Foto verändert, es noch lebendiger, noch lebendig-realer macht. Der Kubismus in der Malerei hat genau das versucht, aber dann wurde es immer schwieriger, zu erkennen, was genau er erreicht hat, weil das Foto dazwischenkam. Man konnte immer ein Foto hochhalten und sagen: Schau mal, so sieht es aus. Bis zur sogenannten Modernen Kunst, die zwischen 1870 und 1880 einsetzt, konnten die Menschen ein Bild betrachten und es zu einem gewissen Grad verstehen, selbst wenn sie ein ungeschultes Auge hatten. Bilder sollten ja auch verstanden werden, vor allem die in der Kirche. Bauern, die nicht lesen konnten, sahen die christlichen Geschichten – das war der Zweck der Bilder. Die damaligen Maler hätten keine Bilder aus der Bibel gemalt, die jene Bauern nicht hätten sehen, geschweige denn verstehen können; es war sehr wichtig, daß sie sie sahen. Die Moderne begann damit, daß man über Europa hinausblickte, eine andere Art entdeckte, die Welt zu vermessen, und auch eine andere Art, sie zu sehen.

Neue Möglichkeiten, die Realität zu sehen und abzubilden, tauchten parallel zu wissenschaftlichen Entdeckungen einer neuen Art, die Welt zu vermessen, auf. Doch auf den Kubismus reagierten die meisten Leute einfach mit dem Einwand: So sieht die Welt nicht aus. Picasso kam ihnen völlig verdreht vor. Denken wir zurück, was die Leute etwa 1925 sagten, zu einer Zeit, da große kubistische Werke bereits entstanden waren und Picasso sich in seiner neoklassizistischen Periode befand, so waren kubistische Bilder für den Mann auf der Straße, selbst wenn er sich für Malerei interessierte, äußerst verwirrend. Viele Leute glaubten, daß es eigentlich gar keine Bilder waren. Die meisten sahen in kubistischen Gemälden nicht das, was man unter einer gemeinsamen Realität verstand, sondern eine Privatversion von Realität.

Da er gleich auf den Expressionismus folgte, sah es für viele so aus, als spiegele der Kubismus die subjektive Wahrnehmung der Realität eines Individuums wider. Und genau davon schienen auch Einsteins Theorien zu handeln. Vor Einstein hielt man Zeit und Raum für getrennte und unabhängig existierende Phänomene, die es schon immer gegeben hatte. Nun behauptete Einstein: Das stimmt nicht, es sind keineswegs unabhängig voneinander existierende Phänomene, und obendrein werden sie außerordentlich stark von demjenigen beeinflußt, der sie beobachtet; verschiedene Beobachter sehen zu verschiedenen Zeiten ganz verschiedene Phänomene. Eine solche Sicht schien ebenfalls die Vorstellung von einer gemeinsamen Realität zu sprengen, denn sie geht davon aus, daß wir alle die Welt ein wenig unterschiedlich sehen.

Doch daran ist auch unsere Erinnerung nicht ganz unbeteiligt. Die konventionelle Kunstgeschichte geht davon aus, daß der Kubismus um 1925 der Vorläufer der Abstraktion war. In diesem Jahr tauchten die ersten Mondrians auf und noch vieles mehr. Tatsache ist, daß das, was man unter reiner Abstraktion verstand, schon vorher passiert war. Doch hier stehen wir vor einem Problem, denn damals dachten die Leute, ach ja, das ist abstrakt, also das, was wir abstrakt nennen und was nicht unbedingt so aussieht wie die Welt um uns herum, oder es spielt keine Rolle, ob es so aussieht wie die Welt oder nicht. Und daneben gibt es Abbildung, wo alles genauso aussieht wie im richtigen Leben, und die vollkommenste Form der Abbildung ist die Fotografie. Der Streit ging weiter: Jetzt, da wir das Foto haben, das mechanisch genau aufzeichnet, wie die Welt zu sein scheint, muß sich die Malerei um so etwas nicht mehr kümmern. Topographische Malerei ist überflüssig geworden; die Malerei kann sich mit sich selbst beschäftigen. Doch die Malerei hatte sich schon immer mit sich selbst beschäftigen müssen. Und all das führte zu der Überzeugung, daß es zweierlei gibt: Abstraktion und Gegenständlichkeit, die kaum etwas miteinander zu tun haben.

Wie jeder andere auch stimmte ich diesem Gedanken zu. Mittlerweile bin ich gar nicht mehr so sicher. Statt dessen glaube ich, je tiefer man gräbt, um so deutlicher erkennt man, daß es eigentlich nur Abstraktion gibt. Das Foto ist eine verfeinerte, eine unendlich raffinierte Abstraktion, genauso wie die Perspektive. In diesem Sinne ist ein Gemälde von Canaletto ein abstrakteres Bild als eine chinesische Bilderrolle aus dem achtzehnten Jahrhundert, die viel „realer“ ist als der Canaletto. Und der Grund, warum ich 1987 einen Film zu diesem Thema machte, war, daß die meisten Leute darüber genau umgekehrt denken: Canaletto repräsentiert die Realität, und die chinesische Bilderrolle ist eine erfundene, skizzenhaft stilisierte Art der Realität. Auch das Foto ist stilisiert, aber stilisierter als alles, was ein Abbild ist; das muß es sein, was sollte es sonst sein? Um diese Frage nach der Rolle von Foto und Abbild, Gegenständlichkeit und Abstraktion kreisten meine Gedanken während der letzten zehn Jahre hauptsächlich. Und so habe ich damit gespielt, mal gut, mal weniger gut. Gelegentlich kommt man auf Abwege und landet in einer Sackgasse, dann bleibt einem nichts anderes übrig, als den Abstecher abzubrechen, zur Hauptstraße zurückzukehren und seinen eigentlichen Weg fortzusetzen. Aber man sieht nicht immer ganz klar, was einen erwartet, und diese Tatsache verzerrt die Dinge. So ist es nun mal im Leben.

Wenn jemand behauptete, daß einige Formen der Kunst, beispielsweise die von Rothko, eher Auskunft über einen inneren Zustand geben als über äußere Erscheinungen, würde ich antworten, daß es sich mit allem anderen genauso verhält. In einem Gespräch über den Kubismus hat mich einmal jemand gefragt: Hat Kubismus nicht etwas mit dem inneren Auge zu tun? Und ich antwortete: Das ist alles, was wir haben, mehr ist nicht da. Andere Formen gibt es für mich nicht.

4. Erinnern und erneuern

UMFASSENDERE PERSPEKTIVEN

Selbst in der Wissenschaft erkannte man allmählich, daß es keine Messungen geben kann ohne jemanden, der sie vornimmt – daß der Experimentator einen Einfluß auf das Experiment ausübt. Allein die Tatsache des Beobachtens hat Auswirkungen auf das, was beobachtet wird. Wissenschaftler akzeptierten dieses Problem, und das wiederum führte zu einigen bemerkenswerten Entdeckungen. Ich bin nur ein Laie, aber was mir beim Lesen auffällt, sind einige Ausdrücke, die Wissenschaftler benutzen, obgleich sie sicher metaphorisch gebraucht werden. Ich begriff, daß für den Bildermacher Anspielungen auf „neue Horizonte" oder „umfassendere Perspektiven" eine beinahe wörtliche Bedeutung haben könnten. Es sind visuelle Metaphern, die sich auf Bilder anwenden lassen. Wissenschaftler würden diese Verbindung nicht unbedingt ziehen, da sie sich nicht für Bilder interessieren. Die einzigen, die über Bilder nachdenken und die Art, wie sie konstruiert werden, sind diejenigen, die sie machen, also die Maler. Fotografen tun das nicht. Sie konstruieren ihre Bilder, indem sie mit Hilfe des Suchers den Rand festlegen. Ein Maler dagegen kann seine Ränder überall hinsetzen, wo er sie haben will, selbst wenn er eine Szene abbildet, die sich genau vor seiner Nase abspielt.

In der Diskussion, daß die Malerei mit sich selbst beschäftigt ist, daß sie sich nicht mit der Beschreibung oder äußeren Erscheinung der sichtbaren Welt abgeben muß, wird dem Foto ein Exklusivanspruch darauf zugestanden, und zwar fälschlicherweise, und das ist dasselbe wie die Behauptung: Wir wissen, wie die Welt aussieht – sie sieht aus wie ein Foto. Ich finde, das macht die Welt ziemlich öde. Ich glaube nämlich nicht, daß wir so gut wissen, wie die Welt aussieht, denn wir entdecken gerade erst, daß alles, was wir betrachten, alle Erfahrungen, die wir machen, durch das eigene Bewußtsein gefiltert werden. Mit anderen Worten, wir lernen, daß es nicht möglich ist, das, was man sieht, vom eigenen Ich zu trennen. Irgendwo gibt es stets eine Verbindung zwischen dem Beobachter und dem Beobachteten.

Das Problem fing an, als wir begannen, die Welt zu vermessen, als hätten wir selbst gar nichts mit ihr zu tun, teilweise, weil wir die Welt auf diese Art gesehen hatten. Bis zu einem gewissen Punkt bildeten die räumlichen Abstraktionen, die von der Renaissance an gemacht wurden, eine Schachtel, eine räumliche Schachtel, und wir existierten außerhalb davon. Ihre vollkommenste Form wurde komischerweise erreicht, als man versuchte, das Foto mit Hilfe der Stereoskopie, einer viktorianischen Erfindung, noch lebendiger zu machen. Es ist zwar richtig, daß man ein viel lebendigeres, zugleich aber irreführendes Gefühl für den Raum bekommt, doch man bleibt trotzdem draußen – mehr noch als auf einem gewöhnlichen Foto sogar. Man muß sich fragen: Wo bin ich? Man befindet sich im leeren Raum, sieht aus etwas in etwas hinein – in die Welt. Nun ja, und dann fragt man sich: Wohin haben wir uns gestellt?

Es steht außer Zweifel, daß wir von illusionistischen und *trompe l'oeil*-Effekten fasziniert sind. Einer der Gründe liegt vielleicht darin, daß sie ein wenig mit Gott-Spielen zu tun haben; vielleicht ist das das Verführerische daran. Wenn man davon ausgeht, daß Gott außerhalb gestanden und dann die Welt erschaffen hat, führt das Bewußtsein, daß wir ein kleines Stück davon neu erschaffen können, rasch zu der Einbildung, daß wir Gott tatsächlich ein bißchen ähnlich sind. Früher dachte ich, das sei das Wesen der Kreativität.

An dem Tag, als ich in der Abteilung für fernöstliche Kunst im Metropolitan Museum die große chinesische Bilderrolle sah, die mich dann so intensiv beschäftigte, unterhielt ich mich mit Mike Hurn, dem Kurator, darüber, wie souverän sie mit Raum, Zeit und narrativen Elementen umging, wie aufregend sie war, wie bezaubernd. Auf dem Weg nach draußen – wir hatten uns in Privaträumen des Museums aufgehalten, weil die Bilderrolle nicht zu den öffentlich zugänglichen Exponaten gehörte – kamen wir zu einem runden Raum mit einem Wandgemälde von Versailles, wenn ich mich recht erinnere, der Rückseite von Versailles aus dem frühen neunzehnten Jahrhundert. Man stand in der Mitte des Raums auf einem Podest mit einem niedrigen Geländer; dort konnte man sich langsam um sich selbst drehen und das Panorama betrachten. Ich aber hatte gerade eine chinesische Stadt durchquert; ich war stundenlang eine Straße entlanggewandert, dann eine andere zurück und wieder eine andere hinauf. Ich hatte keinen festen Standpunkt gehabt. Als ich jetzt starr an diesem Fleck stand und mich nur um die eigene Achse drehen durfte, um die Ansicht von Versailles zu betrachten, glaubte ich zu träumen. Es war ziemlich ernüchternd, wieder in Paris zu sein. Ich bewegte mich nicht, ich hatte keinerlei Verbindung zu der Stadt; es klappte nur, wenn ich wirklich starr dastand. Ich mußte ein winziger unbeweglicher Punkt werden, damit es funktionierte. Mit anderen Worten, es schien, als hätte ich meinen Körper verloren, während es bei der chinesischen Bilderrolle ganz anders gewesen war. Ich spazierte in ihr herum, was mir viel realer erschien und was ich deshalb auch viel spannender fand. Auf den ersten Blick wirkte die chinesische Bilderrolle viel, viel stilisierter und daher weniger real, denn wir haben die Vorstellung, Realität sei nicht stilisiert. Doch im Vergleich zum Panorama von Versailles erschien sie mir viel realer.

WIE MAN WAS DARSTELLT

Vielleicht sieht es so aus, als machte ich mir viel zu viele Gedanken über das „Wie" der Darstellung, wie man tatsächlich etwas darstellt, statt „was" oder „warum". Doch mir erscheint das unausweichlich. Das „Wie" hat einen großen Einfluß auf das, was wir sehen. Zu behaupten, „was wir sehen", sei wichtiger, als „wie wir es sehen", heißt davon auszugehen, daß das „Wie" ein für allemal festgesetzt und fixiert worden ist. Wenn man erkennt, daß dies nicht der Fall ist, begreift man auch, daß häufig das „Wie" eine Auswirkung hat auf das, „was" wir sehen. Ein Beispiel: Im Fernsehen werden Nachrichten mit Bildern und Fotomaterial unterlegt, im Unterschied zu Radionachrichten. Man will den Zuschauer an den Schauplatz des Geschehens versetzen, man braucht ein Publikum und muß daher eine Möglichkeit finden, irgendeine Art von Spannung aufzubauen. Es ist einfacher, ein brennendes Rom zu zeigen als ein Rom, das erbaut wird. Daher sehen wir mehr Bilder vom brennenden Rom. Indem ich das „Wie" mit dem „Was" verbinde, wie ich es gerade tue, versuche ich zu zeigen, daß wir damit einen enormen Effekt erzielen. Man kann nicht das „Wie" ignorieren und so tun, als sei nur das „Was" wichtig, denn damit schränkt man den Vorgang selbst zu sehr ein, und das wiederum wird das beeinflussen, was man sieht. „Was" und „Wie" sind untrennbar miteinander verbunden. Die Frage nach dem „Wie" ist von entscheidender Bedeutung. Sie muß gestellt und berücksichtigt werden – nur darum geht es mir.

Man hat meiner Fotografie vorgeworfen, daß sie sich auf schöne oder angenehme Objekte beschränkt. Doch in dem Augenblick, in dem man sich von der konventionellen Fotografie, vom Blick durchs Schlüsselloch entfernt, muß man sich ungeheuer auf sein Objekt einlassen. Dann ist es schwierig, bestimmte Dinge darzustellen. Solange man sich für den Blick durchs Schlüsselloch entscheidet, kann man beispielsweise Grausamkeiten zeigen und sich dennoch einbilden, daß der Abbildende selbst nicht viel damit zu tun hat. Wenn aber das Schlüsselloch verschwindet, hat der Abbildende plötzlich eine ganze Menge damit zu tun. Um dies zu zeigen, habe ich häufig das Beispiel des berühmten Fotos gebraucht, auf dem ein brennendes kleines Mädchen in Vietnam eine Straße entlangläuft. Wir können dieses Foto nur deshalb aushalten, weil wir davon ausgehen, daß es mit einem Teleobjektiv geschossen wurde. Wir vermuten, daß der Fotograf sich in einer gewissen Entfernung zu dem Mädchen befand und ihm daher nicht sofort helfen konnte. Denn wenn er nicht versucht hätte, dem Kind zu helfen, sondern statt dessen Nahaufnahmen von ihm, seinem Objekt, gemacht hätte, wäre nicht das Bild des brennenden Mädchens vermittelt worden, sondern man hätte über das viel beherrschendere Thema des grausamen Fotografen sprechen müssen, der dem Kind nicht zu Hilfe kam. Meine Methode, Fotocollagen zu konstruieren, war sehr langsam. Allein diese Tatsache bedeutete, daß ich mich auf alles einlassen mußte, was vor mir geschah. Wenn einer dem anderen an die Gurgel geht, ist man wahrscheinlich noch imstande, eine Aufnahme zu schießen, die Kamera fallenzulassen und dem Opfer zu Hilfe zu kommen. Bei meiner Methode war das unmöglich; es hätte damit geendet, daß das Opfer ermordet worden und der Fotograf Teil des Verbrechens, sozusagen ein Komplize, gewesen wäre. Aus diesem Grund sind meine Objekte das, was sie sind. Ich dachte, ich hole sie mir einfach aus meiner eigenen Umgebung, ich nehme meine Freunde, zeige nur die private Welt, die ich kenne. In Wahrheit ist es sogar einigermaßen schwierig, das hat mit der Methode, für die ich mich entschieden habe, nichts zu tun.

All das hat eine Menge mit dem sogenannten „Gegenstand" zu tun. „Wie" wir also die Welt sehen, hat eine große Bedeutung dafür, „was" wir sehen. Zweifellos haben wir diesen Bewußtseinsstand nicht immer gehabt. Heute aber glaube ich, daß das Gefühl für Raum und daher Darstellungen des Raums großen Einfluß auf uns haben. Dieses wachsende Bewußtsein meinerseits hat schließlich dazu geführt, daß ich eine kleine Besessenheit entwickelte für diverse Möglichkeiten, Raum darzustellen.

Es gibt einen Bereich der Fotografie, den ich seit vielen Jahren intensiv verfolge. Ich interessiere mich brennend für alte Bilder, für alle Arten von Darstellung, darunter auch pornographische. Lange Zeit habe ich Schwulenmagazine mit Bildern aus den frühen sechziger Jahren gekauft, gewöhnlich Schwarzweiß-Publikationen. Würde man sie mit Magazinen von heute vergleichen, hätte man eine ziemlich interessante Geschichte der fotografierten Figur. Wenn man sich die letzten fünfundzwanzig Jahre Schwulenmagazine ansieht, entdeckt man sogar Fortschritte in der Drucktechnik. Heute sind die meisten Abbildungen in derartigen Publikationen farbig, aber in den sechziger Jahren waren Farbfotos noch eine Seltenheit. Damals war höchstens der Umschlag farbig gedruckt. Außerdem würde man feststellen, daß sich die Kamera in den Magazinen von heute viel näher an die Person heranbewegt hat. Früher wurde normalerweise die ganze Figur dargestellt; die Kamera mußte eine gewisse Distanz halten, abseits von der dargestellten Figur bleiben. Eines Tages werde ich versuchen, eine Ausstellung meiner Sammlung von Schwulenmagazinen zu machen, um zu beweisen, wie sich mit der Fortentwicklung von Kameras und Drucktechnik die Fotografie immer näher an ihr Objekt heranbewegte, so daß das Auge das Fleisch geradezu sinnlich erfaßte und man sich der abgebildeten Person näher fühlte. Auch die einzelne Figur kam zurück. Es gab eine Art Höhepunkt in den sogenannten harten Pornos, der zwei Personen zusammen zeigte, aber auch das bedeutete nur, daß der Betrachter eine gewisse Distanz einhielt, Voyeur blieb. Dann schien sich die Kamera immer mehr dem Fleisch selbst zu nähern, bis der Betrachter nicht nur ein Voyeur war, der aus der Ferne zwei Figuren betrachtete, sondern tatsächlich eine Verbindung zu einer einzelnen Person entwickeln konnte.

Es gibt Gegner der Pornographie, die behaupten, daß solche Magazine und Fotos eingestampft werden müßten. Dabei wissen wir alle, daß wir niemals etwas zerstören würden, ganz gleich, wie pornographisch es ist, wenn es fünfhundert oder tausend Jahre alt wäre. Wir fänden so etwas unverantwortlich, denn wir würden das Material studieren wollen und gern wissen, welche Auskunft es uns darüber geben könnte, was die Leute dachten und was sie sahen. Das ist ein stichhaltiges Argument, das man gebrauchen sollte, besonders in England, wo Pornographiegegner wie Mrs. Whitehouse dazu auffordern, derartige Publikationen einzustampfen. Wenn sie sagen würde: Wir werden alle pornographischen Werke im British Museum zerstören, würden die Leute sie vielleicht ein wenig ernster nehmen und protestieren. Zumindest die Historiker würden das tun. Sie würden sagen: Nein, nein, das geht nicht, Sie können nicht einfach ins British Museum einfallen und erklären, das ist widerlich, also gehört es auf den Scheiterhaufen. Und wenn man erkennt, daß eine solche Einstellung unverantwortlich ist, warum läßt man dann die Leute, die heute Pornographie machen, nicht einfach in Ruhe? Immerhin wissen wir nur zu gut, daß bestimmte Dinge im British Museum ursprünglich nicht dafür gemacht wurden, daß man sie studierte, sondern denselben Zwecken dienten wie die Magazine, die man heute publizieren und kaufen kann. Natürlich ist es albern, mit dem Magazin vor der Nase zu intellektualisieren oder zu analysieren, aber anschließend denkt man doch darüber nach oder erinnert sich daran, wie die Bilder früher ausgesehen haben. Man sieht, daß die Fotos heute intimer wirken und fragt sich: Wie kann das sein, warum empfinde ich das Fleisch hier soviel sinnlicher als früher? Ist es nur die Drucktechnik, oder sind auch die Kameras besser geworden? Jeder neugierige Mensch, der sich für das Thema interessiert, würde sich solche Fragen stellen, einfach weil sie eine Bedeutung haben für die Art unseres Sehens.

Obgleich ich mich für die Theorie interessiere, bin ich natürlich kein Theoretiker. Ich stelle solche Fragen und formuliere Theorien immer erst nachher, nicht vorher – erst nachdem ich etwas fertig habe. Ich behalte die Bilder, die ich gemacht habe, im Atelier; ich möchte sie ansehen können. Und es dauert eine Weile, bis ich realisiere, was ich tatsächlich gemacht habe, wie es funktioniert. Dann kann ich es vielleicht auch anderswo verwenden. Das Malen selbst läßt sich nicht theoretisch erledigen. Dennoch müssen alle Maler bis zu einem gewissen Grade ihr Werk analysieren. Ich bin sicher, daß die Kubisten keinen Plan hatten, sie haben sich bestimmt nicht bewußt hingesetzt und gesagt: Also schön, die Perspektive muß gebrochen werden, darum geht's. Es ist eine Suche, sie tasten sich langsam und auf unterschiedlichste Arten vorwärts. Picasso oder Braque haben sich ihre Bilder angesehen, als sie fertig waren, aber sie haben nicht über kubistische Theorien nachgegrübelt, solange sie malten. Man überläßt sich einem halbbewußten Zustand, sonst käme ein vorsätzlich geplantes Bild zustande, und vorsätzlich könnte man einfach nicht malen. Man entdeckt, was in einem vorgeht. Beim kreativen Prozeß selbst braucht man es gar nicht zu wissen, denn diese Arbeit ist intuitiv. Der Kubismus wurde intuitiv entdeckt. Die meisten Künstler, jedenfalls die guten, vertrauen ihrer Intuition. Ich vertraue auf die meine. Manchmal verleitet sie einen zu Fehlern, aber das macht nichts. Man sieht es nicht so, es ist einem sogar egal, ob es richtig oder falsch ist. Ein echtes Scheitern ist ausgeschlossen, denn man lernt aus seinen Fehlern, und dann erst macht man den nächsten Schritt.

Ich erinnere mich an ein Beispiel – ich glaube, es war das erste Mal, daß wir die Fotocollagen in New York zeigten. Ein Kritiker schrieb: Er hat alles ganz falsch gemacht. Und ich dachte damals: Das kann man einfach nicht so sagen, man kann nichts falsch machen. Zunächst einmal hängt alles davon ab, wofür man es macht. Ich wußte, daß ich dabei war, eine Menge zu lernen. Wenn ich etwas lerne, kann ich aber nichts falsch machen. Es handelte sich schlicht um die typische Arroganz eines Kritikers, der eine ziemlich festgefahrene Meinung von der modernen Kunst zu haben schien. In den siebziger Jahren sah es beispielsweise so aus, als sei die Moderne zusammengebrochen, aber das stimmte nicht. Viele Kritiker glaubten, sie könnten die nächsten Schritte vorhersagen. Doch hätten sie das wirklich gekonnt, hätte es wenig Sinn gehabt, sie zu machen, da sie bereits gemacht gewesen wären. Es waren nicht die Maler, die den Zusammenbruch der Moderne erklärten, es waren die Kritiker. Ich liebe die Bemerkung von de Kooning, als Clement Greenberg behauptete, es sei für einen ernsthaften Künstler unmöglich, heutzutage ein Porträt zu malen. De Koonings Antwort war: Ja, und es ist unmöglich, es nicht zu tun. Seine Antwort erscheint mir sehr weise. Was konnte Greenbergs Behauptung bedeuten? Daß die einzigen Porträts, die wir sehen durften, Fotos waren, das heißt, daß wir auf eine ganz bestimmte Art sehen sollten. Das aber würde bedeuten, daß keine zukünftige Generation Interesse daran haben würde, ein Gesicht anders darzustellen als mit der konventionellen Schlüsselloch-Methode. Und dies scheint mir höchst unwahrscheinlich. Nach achttausend Jahren, in denen Gesichter abgebildet wurden, sehe ich nicht den geringsten Grund, warum dieses Bedürfnis plötzlich um 1955 einfach verschwinden sollte. Ich hatte den Eindruck, daß Greenbergs Bemerkung kein großes Verständnis für Künstler offenbarte. Die Darstellung des menschlichen Gesichts kann nicht der fotografischen Sehweise überlassen bleiben. Hatte Greenbergs Haltung nicht eine Menge mit der Existenz der Fotografie zu tun? Tatsache ist, daß wir ein enormes Bedürfnis haben, etwas darzustellen. Die gesamte Geschichte zeigt es. Warum sollte unsere Generation plötzlich darauf verzichten? Und natürlich hat sie auch nicht darauf verzichtet. Greenbergs Einstellung ist ein Beispiel für eine Theorie, die zu stark vom Normalen abweicht. Jeder, der über einen Funken gesunden Menschenverstand verfügt, weiß, daß sie absurd ist, denn es würde bedeuten, daß sich die Menschheit radikal verändert hätte. Die interessanteste Frage ist: Vorausgesetzt, das Darstellen, das Bedürfnis, die Welt abzubilden, ist Teil der menschlichen Natur, wie gehen wir dann damit um? Welche Methoden benutzen wir, und welche Theorien über diese oder jene Art zu malen stellen wir auf?

Was uns auf die Frage nach dem Wesen der Abstraktion zurückbringt. Darauf läuft immer wieder alles hinaus, und der Grund liegt meines Erachtens darin, daß das Aufkommen der abstrakten Kunst in direktem Zusammenhang mit unserem Denken steht, Fotografie sei wahre realistische Abbildung. In dem Moment, wo man glaubt, daß ein Foto auch anders gemacht, manipuliert werden kann, erledigen sich alle Fragen über einen fixen Standpunkt von selbst. Wenn der in einem Foto präsente Standpunkt nicht fix ist, wird alles viel spannender. Plötzlich sieht die Welt viel interessanter aus, und wir fangen sogar an, daran zu zweifeln, was wir sehen. Was ich daran so aufregend finde, ist, daß dies für immer mehr Leute offensichtlich wird. Es fängt wie immer damit an, daß ein paar Leuten etwas auffällt. Als ich die ersten Beispiele für eine andere Art von Fotografie vorlegte, wurde ich heftig angegriffen. Er verschwendet seine Zeit, sagten die Leute, warum malt er nicht und so weiter. Ich achtete nicht darauf. Wenn man etwas lernt aus dem, was man gerade macht, läßt man sich nicht davon abbringen, nur weil einer ankommt und behauptet, das sei aber keine Kunst. Mir war es vollkommen egal, ob es Kunst war oder nicht, denn da ich, wie gesagt, so viel daraus lernte, fand ich es ungeheuer aufregend. Ich hatte das Gefühl, daß das, was ich machte, zumindest für mich eine Entdeckung war, ganz gleich, was andere davon hielten, und ich fand sie spannend. Ich kann meistens ganz gut ignorieren, was andere sagen. Ich besitze eine Menge Selbstvertrauen. Man läßt sich nur dann von Kritikern aus der Ruhe bringen, wenn man ihnen glaubt. Wenn sie etwas aussprechen, was man selbst denkt, bedeutet es, daß man selbst schon diese Überzeugung in sich trug. Wenn man aber nicht daran glaubt, hat Kritik kaum eine Bedeutung. Als meine Art der Fotografie angegriffen wurde, zuckte ich nur die Achseln. Ich dachte keine Sekunde daran, damit aufzuhören, bis ich selbst so weit war, daß ich aufhören konnte. Die Entdeckung war einfach zu groß für mich. Die drei intensiven Jahre, in denen ich mich mit Fotografie befaßte, bestätigten zugleich die Theorie, daß man bei Picasso keineswegs von Verzerrung sprechen kann, sondern im Gegenteil, daß das, was er macht, im höchsten Maße real ist. Es führte dazu, daß ich mir die späten Picassos noch einmal vornahm, aufmerksamer als zuvor. Die meisten Leute wollen, daß Picasso gewissermaßen verschwindet, aber das tut er nicht. Ich glaube, daß der immense Ausstoß an Werken immer noch schwierig einzuordnen ist, und deshalb sind wohl die Meisterwerke bis 1940 so viel leichter zu würdigen. Sie aus einer Distanz von rund vierzig Jahren zu betrachten, macht die Sache natürlich viel einfacher.

Ich war immer der Meinung, daß die Kunst ein Genuß sein sollte. Ich finde, daß eine aus tiefer Verzweiflung geborene Kunst ein Widerspruch in sich ist, denn allein die Tatsache, daß Kunst gemacht wird, scheint die Verzweiflung zu widerlegen. Es bedeutet, daß man zumindest versucht, zu vermitteln, was man fühlt, und allein das Wissen, daß man es vermitteln kann, nimmt ein wenig von der Verzweiflung. Mit diesem Widerspruch ist die Kunst untrennbar verbunden, wie ein Blick in die Geschichte beweist.

Vor ein paar Jahren fand im Metropolitan Museum of Art in New York eine Fragonard-Ausstellung statt. Fragonard ist ein Künstler, den man gelegentlich für zu leicht oder zu spielerisch gehalten hat, zu süßlich, als daß man ihn ernstnehmen könnte, und so kam es, daß er zu Beginn des neunzehnten Jahrhunderts allgemein abgelehnt wurde. Erst die Brüder Goncourt erkannten den Wert seiner Bilder und fingen an, sie zu kaufen. Heute sehen wir ihn ganz anders. Für mich ist Fragonard ein wunderbarer Künstler. Ich glaube, es gibt keine Kunst ohne Spiel; Picasso hat das immer verstanden. Meiner Ansicht nach kann man kaum irgendwelchen menschlichen Aktivitäten nachgehen, ohne einen Sinn für die Leichtigkeit des Seins zu besitzen. Man hat meinem Werk einmal vorgeworfen, es sei zu spielerisch. Ich antwortete: Das ist wohl kaum eine Kritik, das ist ein Kompliment. Ich sehe es als Kompliment, weil ich glaube, daß es ohne Sinn für das Spielerische auch keine Neugier gibt – selbst ein Wissenschaftler hat etwas davon. Und das schafft die Möglichkeit, überrascht zu werden, unerwartete Entdeckungen zu machen. Jeder, der darin eine gewisse Übung entwickelt, weiß das. Man kann damit arbeiten. Ich tue es. Die Leute vergessen schnell, daß ein Spiel ernst ist, während mir das natürlich völlig klar ist. Es gibt Kritiker, die haben die Vorstellung, wenn etwas langweilig ist, dann ist es Kunst, und wenn es nicht langweilig ist, dann ist es auch keine Kunst. Ich fand schon immer, daß es genau umgekehrt ist. Wenn etwas langweilig ist, dann ist es höchstwahrscheinlich keine Kunst; ist es aber aufregend oder spannend, dann ist es mit großer Wahrscheinlichkeit auch Kunst. Ich kenne kein Beispiel für gute Kunst, das mich langweilt, weder in der Musik, noch in der Literatur oder Malerei.

In gewissem Sinne malt man die Bilder nur für sich selbst. Ich arbeite aufgrund der Annahme, daß es auch für andere interessant sein könnte, wenn ich etwas interessant finde. Es ist mir aber mehr oder weniger egal. Ich bin ein Künstler, der ständig arbeitet. Ich weiß, es gibt Leute, die glauben, ich verbringe meine Zeit im Swimmingpool oder in Nightclubs. Nichts dagegen einzuwenden. Aber so ist es nicht. Ich arbeite die meiste Zeit, weil ich das spannend finde und es mir großes Vergnügen macht und weil ich, wenn ich nicht arbeiten würde, nicht wüßte, was ich tun sollte. Ich glaube, ich würde verrückt, wenn ich nicht arbeitete. Die Welt würde mir einfach nicht gefallen. Vielleicht bin ich in dieser Hinsicht verflucht. Manchmal denke ich, es wäre vielleicht besser, sich zurückzulehnen und zu genießen, aber dazu bin ich einfach nicht imstande. Ich wünschte, ich wäre es. Ich kann das Leben genießen, habe aber leider den Trieb, meine Art des Genießens mit anderen teilen zu wollen. Das geht wohl den meisten Künstlern so. Ich habe den Eindruck, es ist immer möglich, etwas Schönes an der Welt zu entdecken, ganz gleich, wie schrecklich sie einem erscheinen mag. Deshalb bin ich bis zu einen bestimmten

Punkt ein optimistischer Mensch. Ich glaube, ich neige zu einer eher asiatischen als westlichen Einstellung gegenüber Tragik im Leben. Die asiatische Haltung ist anders; sie hält das Leben für weniger tragisch, als man es in Europa tut, und irgendwie zieht mich das sehr an. Mir erscheint es unendlich deprimierend, daß wir alle mehr oder weniger wissen, was Tragik ist oder sie in unserem Leben spüren: geliebte Gegenstände verschwinden, Leute, die man liebt, sterben. Die komische Seite daran entgeht den meisten einfach.

ABENTEUER MIT DEM TOD

Der Tod meines Vaters hatte eine große Bedeutung für mich. Er hatte mir gesagt, daß wir nicht um ihn trauern sollten, wenn es soweit wäre. Er hatte das Leben genossen, ja, ich glaube, das hat er, obwohl es rein materiell gesehen häufig schwierig war. Doch im spirituellen Sinne hatte er wohl ein sehr reiches Leben. Auch meine Mutter behauptet, ihr Leben sei reich gewesen, trotz vieler äußerer Nöte. Ich sah meinen Vater zum letzten Mal, als die *Papierpools* im Februar 1978 in London gezeigt wurden. Ich hatte mit Ken Tyler zusammen im Norden des Staates New York daran gearbeitet, und als wir fertig waren, schickten wir sie zu einer Ausstellung nach London. Ich flog nach England, und meine Eltern kamen von Bradford. Sie wohnten im Savoy Hotel; von dort konnten sie zu Fuß in die Galerie gehen. Bei dieser Gelegenheit sah ich meinen Vater zum letzten Mal. Nach der Ausstellung fuhr er nach Bradford zurück. Ich blieb noch einen Tag länger in London. Als ich an diesem Tag anrief, sagte meine Mutter: Oh, er ist ins Krankenhaus gegangen, um sich einstellen zu lassen. In seinen letzten Jahren war er Diabetiker, wollte aber nicht auf seine Schokoladenplätzchen verzichten. Als Diabetiker verliert man die Orientierung, es ist, als sei man ständig betrunken. Jeder in Eccleshill, in Bradford, wußte, wer er war, selbst wenn er die Leute nicht gut kannte. Wenn sie ihn irgendwo herumtorkeln sahen (mein Vater rührte keinen Alkohol an, daher wußten sie, daß er krank war), brachten sie ihn zu meiner Mutter zurück. Die Nachbarn waren sehr nett zu ihnen. Also ging er ins Krankenhaus, am gleichen Tag, an dem sie aus London zurückkamen. Meine Mutter sagte: Das ist in Ordnung, sie stellen ihn nur wieder richtig ein. Ich sagte, na gut, und flog zurück nach New York, wo ich eine Nacht bleiben wollte, ehe es nach Kalifornien weiterging.

Um sechs Uhr morgens klingelte das Telefon. Es war mein Bruder. Als ich seine Stimme hörte, wußte ich, daß etwas passiert war, denn mein Bruder kennt den Zeitunterschied. Er sagte, mein Vater sei soeben im Krankenhaus gestorben. Er hatte einen Herzinfarkt gehabt, einen starken, und war einfach gestorben. Ich legte auf und weinte. Dann nahm ich das nächste Flugzeug zurück nach Bradford. Meine Mutter sagte: Oh, du bist in ein trauriges Haus zurückgekehrt. Irgendwie dachte ich zuerst mehr an meine Mutter. Von einem auf den anderen Tag hatte sie ihren Partner verloren – sechs Monate vor der goldenen Hochzeit. Mein erster Impuls war, ihr Mut zu machen. Meine Mutter ist eine sehr starke Persönlichkeit, aber ich hatte das Gefühl, daß sie jetzt sehr verletzbar wäre und meine erste Pflicht den Lebenden gelten müsse. Ich kam mir sehr tapfer vor, obwohl ich bei der Beerdigung kein Wort herausbrachte. Mir stiegen die Tränen in die Augen, sobald ich an ihn dachte. Wir hatten kleine Karten drucken lassen, und ich malte ein paar fluoreszierende Punkte darauf. Mein Vater hatte seine Briefe immer mit fluoreszierenden Punkten versehen, wenn er etwas besonders hervorheben wollte. Jeder andere hätte es unterstrichen, er aber machte diese Punkte, die einem sofort ins Auge sprangen. Ich erinnerte mich daran, was er gesagt hatte: „Seid nicht traurig.“ Er schien einfach akzeptiert zu haben, daß der Tod kommen würde. Das müssen wir wohl alle akzeptieren. Ich blieb ein paar Tage in Bradford und machte ein paar Zeichnungen von meiner Mutter.

Als ich nach Kalifornien zurückkehrte, konnte ich nicht aufhören, an ihn zu denken. In meinem Kopf lebt er weiter. Er ist immer da, er wird nie weggehen. Ich fand, daß es wirklich ein *reiches* Leben war: wir sollten nicht um ihn trauern, sondern uns für ihn freuen.

Seitdem sind viele Freunde von mir gestorben, die um einiges jünger waren. Daß ein alter Mensch stirbt, scheint vollkommen normal, aber mit zweiunddreißig zu sterben ist etwas anderes. Der erste Freund, den ich verlor, war Joe McDonald. Ich fuhr immer hin, um ihn zu besuchen, wenn ich in New York war. Er hatte sämtliche Geschlechtskrankheiten, die es gibt, und er war der erste aus meinem Bekanntenkreis, der an Aids erkrankte, gleich nach 1981. Wir hatten gerade *Parade*, *Les Mamelles de Tirésias* und *L'enfant et les Sortilèges* an der Metropolitan Opera

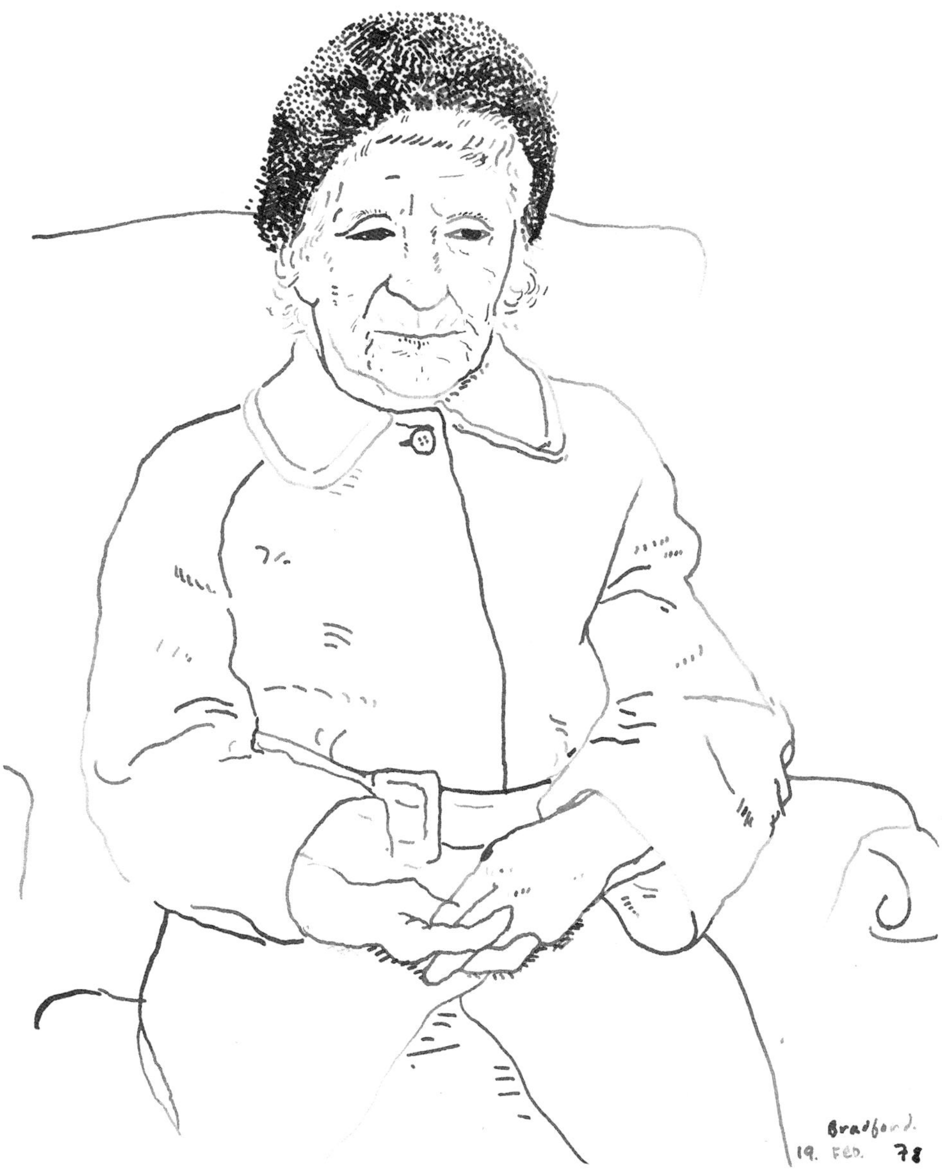

134 *Mutter*, Bradford, 19. Februar 1978

auf die Bühne gebracht, im Februar 1981. Während ich in New York daran arbeitete, Ende 1979, sah ich Joe ziemlich häufig. Dann fing ich mit dem Strawinsky-Abend an, der im Dezember 1981 Premiere an der Metropolitan Opera hatte. Schließlich kehrte ich nach Kalifornien zurück. Ich rief Joe alle zwei, drei Tage an, um mit ihm zu plaudern, oder er rief bei mir an. Eines Tages versuchte ich es, und er nahm nicht ab, also dachte ich, er sei nicht zu Hause. Schließlich bekam ich einen Anruf von seiner Mutter. Sie sagte, er liege mit Lungenentzündung im Krankenhaus. Ich dachte, Lungenentzündung, nichts Ernstes, das kann man heilen. Wenn heute jemand das Wort Lungenentzündung ausspricht, zucke ich innerlich zusammen. Joes Zustand verschlechterte sich, und ich besuchte ihn häufig. Ich brachte ihn sogar dazu, mit mir nach Kalifornien zu kommen, und sah, daß er krank war, sehr krank. Als er nach New York zurückflog, besuchte ich ihn weiter. Vier Tage vor seinem Tod sah ich ihn zum letzten Mal. Seine Mutter hatte angerufen und gesagt, daß es ihm sehr schlecht gehe. Es war grauenhaft. Im Krankenhaus mußte man eine Maske und Gummihandschuhe tragen und durfte ihn nicht berühren. Ich dachte, um Gottes willen, der arme Joe, alle seine Freunde kommen, und er kann nicht mal ihre Gesichter sehen. Als ich ihn zum letzten Mal sah, wußte er, daß der Tod nicht mehr fern war, und sagte, er hätte eine prima Zeit gehabt. Das war typisch für Joe.

Das war fünf Jahre nach dem Tod meines Vaters. Immer mehr Freunde starben, und jeder auf seine Art. Als Joe starb, sah er aus wie ein Neunzigjähriger. Er hatte fast sein ganzes Haar verloren, und sein Gesicht war so eingefallen, daß es einem Totenschädel glich. Aber nicht alle aus meiner Umgebung starben auf diese Weise. Meine Tanten waren schon vor längerer Zeit gestorben, aber angenehm, in einem kleinen Krankenhaus in Bradford. Sie hatten ein wunderbares Leben gehabt und es genossen; wie schwer es auch gewesen sein mochte, sie hatten es geliebt. All das sorgte dafür, daß ich über den Tod selbst nachdachte, aber ich glaube nicht, daß ich ihn absolut tragisch finde. Manchmal denke ich, vielleicht ist er nur ein neues Abenteuer.

ENDE DES LEIDENS

Wenn man älter wird, verändert sich zunächst der Sinn für die Zeit. Bei mir ist es so: Je älter ich werde, um so interessanter finde ich das Leben. Man lernt, bestimmte Dinge zu akzeptieren. Ich bin in einer prinzipiell wohlerzogenen englischen Umgebung großgeworden: Sogar das Leben der Arbeiterklasse von damals war wohlerzogen verglichen mit den meisten anderen Ländern. Meine Familie ist wohlerzogen. Obgleich ich während des Krieges aufwuchs und wir bombardiert wurden, als ich klein war, hielt sich das Leiden, dem sich die Menschen in unserer wohlerzogenen Welt stellen mußten, in Grenzen. Ich habe nicht das Grauen erlebt oder gesehen, dem, sagen wir, die Juden in Deutschland ausgesetzt waren. Diese Welt kenne ich nicht. Man kann sich das Grauen zwar vorstellen, aber ich habe keine direkte Erfahrung mit dieser Art von Leiden. Und dennoch besitzen wir alle eine relativ direkte Erfahrung von Leid, auch ich. Ich weiß, daß die Leute sagen, ich würde es in meiner Malerei, meinen Themen aussparen. Bis zu einem gewissen Grad mag das stimmen, aber ich bin nicht sicher. Würde ich mein eigenes Leiden, wenn man es denn so nennen kann, beschreiben, so hätte es mit Einsamkeit zu tun.

Es gibt Augenblicke, in denen man sich unendlich allein fühlt – und das ist eine Form von Leiden. Aber dann beherrsche ich mich, wahrscheinlich weil es, wie meine Mutter sagen würde, immer jemanden gibt, dem es noch dreckiger geht, und ich denke: Ich kann damit klarkommen, irgendwie werde ich es schaffen. Also schafft man es. Man belastet andere Leute nicht damit. Deshalb analysiert man sich auch nicht ständig. Manchmal bricht es aus einem heraus, und man kann es nicht verhindern. Wenn es möglich wäre, das zu kontrollieren, würde man es sicher tun, aber es gibt Augenblicke, in denen das Bewußtsein ausgeschaltet ist.

Dann gibt es das Leid, wenn man es so nennen will, das aus einem Gefühl des Betrogenseins entsteht – wenn Menschen einen verlassen. Doch das meiste davon erscheint trivial im Vergleich zu positiven Erfahrungen wie der Liebe. Im Rückblick sehe ich, wie liebevoll meine Familie war und daß ich wirklich eine wunderbare Kindheit hatte. Armut bedeutet nicht viel für Kinder, solange sie zu essen haben. Daß das Haus nicht sehr groß ist, spielt keine Rolle, Hauptsache, man hat es warm und muß nicht hungern. Unglückliche Kinder sind einfach nur ungeliebte Kinder. Ansonsten sind Kids ganz zufrieden, wenn sie im Schlamm spielen können oder mit Stöcken oder ähnlichem. Was zählt, ist die Liebe, und das gilt natürlich für alle anderen Bereiche auch. Die Liebe ist das einzige wirklich wichtige Thema. Mangel an Liebe bedeutet Furcht vor allem, was unbekannt ist. Ich glaube, daß ein Mensch, der wirklich lieben kann, im vollen Sinn des Wortes, weniger Angst hat als andere. Vielleicht ist das sogar eine christliche Überzeugung. Wirklich lieben könnte sogar bedeuten, die Welt zu lieben, oder das Leben selbst, es als wunderbares Geschenk anzusehen. So könnte man es sehen, wie deprimiert man auch gerade sein mag. Es ist trotz allem ein Geschenk, und im Normalfall klammern wir uns daran. Die meisten von uns wollen leben. Wir haben ein tiefes Verlangen nach dem Leben, weil uns die Erfahrung der Liebe gefällt. Die wirklich Verzweifelten bringen sich um. Es gab nur ganz wenige Gelegenheiten in meinem Leben, bei denen ich an Selbstmord dachte, und ich weiß bis heute nicht, wie ernst es mir damit war. Wie gesagt, mangelnde Liebe führt zu Angst – wenn man versteht, was Liebe ist, kann man, glaube ich, zu einem bestimmten Grad furchtlos sein. Dann bekommt sogar der Tod ein neues Gesicht. Ich muß zugeben, daß ich neugierig auf ihn bin. Im Grunde glaube ich nämlich, daß er gar kein Ende bedeutet. Ich denke viel darüber nach. Ich habe gegrübelt und sogar damit gespielt, mit der Vorstellung des Nichts, des absoluten Nichts, die ebenso schwierig zu verstehen ist wie die eines Gottes.

Worin sieht man als Künstler seine Pflicht? Vielleicht kommt jetzt meine didaktische Ader zutage. Ich genieße das Leben. Ich kann es auf einem sehr einfachen Level genießen. Ich bin mir selbst genug, ich finde mich nicht im geringsten langweilig – wenn ich also allein bin, komme ich gut zurecht. Gelegentlich fühle ich mich einsam, und dann wieder überhaupt nicht, obwohl ich allein bin. Ich kann mich irgendwie mit mir selbst beschäftigen oder Spaß daran haben, einfach nur vor mich hinzuträumen und im Geiste irgendwelche Spiele zu spielen. Dann denke ich: Wenn ich das alles kann, sollte ich nicht irgendwem davon erzählen? Genau das tue ich nämlich, wenn ich Bilder male, und es scheint zu funktionieren. Offenbar haben die Leute etwas davon, und ich finde, wenn das so ist, sollte ich den Leuten davon erzählen, ihnen vielleicht zeigen, daß die Welt nicht ganz so schrecklich ist, wie sie glauben. Ich bin meistens anderer Meinung, wenn Leute sagen: Oh, wir leben in einer schrecklichen Zeit. Das ist eine ziemlich blödsinnige Bemerkung. Wie schlecht eine Zeit auch sein mag, wir wissen, oder ich weiß, daß irgendwo auf der Welt irgendwer, wahrscheinlich zwei Menschen, gerade verliebt sind, und etwas Schöneres gibt es einfach nicht. Doch das soll nicht heißen, daß das Leiden nicht existiert. Natürlich existiert es. Es gibt immer und überall schreckliches Leid, ich als Künstler jedoch sehe meine Pflicht darin, die Sterilität der Verzweiflung zu überwinden.

GEMALTE BÜHNEN

1983 machte ich immer noch Fotocollagen. Im Februar 1983 reiste ich nach Japan, wo ich sehr viel arbeitete. Die Ergebnisse zeigten wir im Mai in New York, anschließend in Los Angeles. Und dann mußte ich aufhören, um Martin Friedmans Ausstellung meiner Theaterarbeit im Walker Art Center von Minneapolis vorzubereiten.

Martin, der Leiter des Centers, hatte mich überredet – obgleich ich zunächst gezögert hatte –, eine Ausstellung aller meiner Arbeiten fürs Theater zu machen. Ich hatte bis dahin die Bühnenbilder für sechs Opern, drei Ballette und *Ubu Roi* entworfen. Doch ich fand Theaterentwürfe überhaupt nicht interessant. Es sind Entwürfe, keine Zeichnungen, es ist einem mehr oder weniger egal, ob sie gut sind. Häufig sind es kaum mehr als Diagramme, um Mitarbeitern anzudeuten, wie ein Kostüm oder ein Bühnenbild aussehen soll. Ich hatte schon immer das Gefühl, daß Ausstellungen von Theaterentwürfen nicht besonders interessant seien, und hielt vor Martin mit meiner Meinung nicht hinter dem Berg. Ich sagte: Ich habe keine Ahnung, ob es genügend Material gibt; wir haben die Modelle, ja, aber sie sind nicht besonders groß, und ich weiß wirklich nicht, ob sie für Leute interessant sind, die die Oper gar nicht gesehen haben. Doch Martin hatte Größeres vor und machte den Vorschlag, ein paar Originalbühnenbilder miteinzubeziehen. Ich erklärte ihm, daß sie viel zu groß für ein Museum seien. Außerdem sind sie dazu bestimmt, aus der Entfernung betrachtet zu werden, und deswegen nur grob bemalt. Dann überredete er mich, sie für eine Ausstellung neu zu gestalten. Am Ende hatte er mich so weit, daß ich zustimmte, ohne zu wissen, worauf ich mich da einließ. Ich ließ mir gerade mein Atelier bauen, das im Sommer fertig sein sollte. Im Juni wollte ich anfangen, an den riesigen Tableaus für die Ausstellung der Bühnenentwürfe in Minneapolis zu arbeiten. Diese Tableaus sollten Neufassungen der Bühnenbilder sein und alle speziell für die Ausstellung produziert werden. Wir fingen im Juni an; die Ausstellung war im November. Martin wurde immer nervöser, bis ich mit der Arbeit begann. Er hatte bereits dafür gesorgt, daß die Ausstellung anschließend in fünf weitere Städte reiste, deshalb wollte er sichergehen, daß neues Material dabei war. Außerdem beschloß er, Gemälde zu integrieren. Als ich anfing, stellte sich interessanterweise heraus, daß sich die Arbeit, die ich mit der Fotografie gemacht hatte, als große Hilfe erwies.

Die Tableaus selbst hätten eigentlich relativ einfach sein müssen, denn wir produzierten ja nur Variationen der einzelnen Bühnenbilder. Ich dachte, es würde alles ziemlich problemlos gehen; es würde zwar eine Weile dauern, aber ganz einfach sein. Ich mußte nur die Entwürfe irgendwie mit Leben füllen. Ich hatte Martin erklärt, daß man nicht einfach ein Bühnenbild in die Ausstellung stellen konnte, denn Bühnenbilder sind nicht dazu da, nur betrachtet zu werden. Normalerweise befinden sich fast immer Menschen darin. Er erwähnte jemanden in Minneapolis, der ausgestopfte Tiere machte.

Mein erstes Tableau war das für *Les Mamelles de Tirésias*. Ich fragte mich, wo zum Teufel
ich die Figuren dafür herkriegen sollte. Ein oder zwei Jahre zuvor hatte Jerry Sohn in Paris ei-
nen Haufen sehr kleiner Leinwände gefunden. Ich bat ihn, alle zu kaufen, in der Vorahnung,
daß die Fotos, die ich gemacht hatte, mich zu irgendeiner Form der Verwendung inspirieren
würden. Diese kleinen Leinwände lagen also jetzt im Atelier herum. Eines Tages, als ich die
Version des Bühnenbildes für *Les Mamelles* fertig hatte, nahm ich mir plötzlich eine davon und
fing an, Gesichter darauf zu malen. Mit einem Schlag wurde mir klar, daß ich sie gebrauchen
konnte, um die Figuren zu machen, beispielsweise den Ehemann, der in die Rolle seiner Frau
schlüpfen kann, indem er einfach die Leinwand wechselt. Ich stellte die Figuren stückweise her
und fand, daß es eine gute Lösung war. Außerdem sah es gut aus. Mir war sofort klar, daß
–15 meine Fotocollagen mir ein paar Lösungen dafür boten. Als ich mit den Figuren für *Les Mamel-
les* fertig war, machte ich die für die Irrenhaus-Szene in *The Rake's Progress*. Die Arbeit war rela-
tiv einfach, weil alle Figuren Masken tragen – wie in der Oper –, und ich wußte schon, wie
,139 ich sie machen würde. Dann fing ich mit der *Zauberflöte* an. Ich malte zuerst den großen Hinter-
grund und dann die Tiere. Ich beschloß, die Tiere aus Styropor auszuschneiden und sie dann
auseinanderzubrechen, um sie in Bewegung zu zeigen. Ich zerlegte sie in einzelne Fragmente.
Auch das stammte aus der Beschäftigung mit der Fotografie und erwies sich als interessante
Lösung, viel interessanter als ausgestopfte Tiere. Wenn man an ihnen vorbeiging, schien sich
alles zu bewegen – man selbst trug als Zuschauer gewissermaßen mit dazu bei, daß sie sich be-
wegten. Als ich das entdeckte, fand ich es furchtbar aufregend. Martin kam, um sie anzusehen,
und war ebenso begeistert, daß ich eine Lösung gefunden hatte. Nach der *Zauberflöte* malte ich
141 Ravels *L'Enfant et les Sortilèges*, die Szene im Freien; die mit dem Dach entstand hier in meinem
140 Atelier. Immer benutzte ich dieselbe Technik und arbeitete mit Fragmenten. Das letzte Stück,
81 das ich in meinem Atelier machte, war *Rossignol*. Dann schickte ich alles nach Minneapolis.

Ich hatte mich dagegen entschieden, einfach nur Kostüme in der Ausstellung aufzuhän-
gen, das fand ich langweilig. Ich fuhr etwa sechs Wochen vor Eröffnung der Schau nach Min-
12 neapolis und arbeitete dort an der Auktionsszene von *The Rake's Progress* und der Gartenszene
3,139 bei Ravel. All das war eine Menge neue Arbeit, in gewissem Sinne ziemlich experimentell. Es
war spannend, weil ich nicht allzuviel wiederholte, denn es langweilt mich einfach, dasselbe
zweimal zu machen. Wir arbeiteten sieben Tage in der Woche, zwölf Stunden am Tag. Als ich
das erste Tableau fertig hatte, war mir klar, wie lange ich dafür brauchen würde, besonders,
weil ich alle selbst malen wollte. Man hatte mir aus Minneapolis einen Assistenten geschickt,
der mir im Atelier zur Hand gehen sollte. Es war Ron Elliott, und er war umwerfend gut. Als
wir fertig waren, nahm er seine Arbeit bei Martin nicht wieder auf – die ganze Sache habe sein
Leben verändert, sagte er. Er wußte, wann er mich in Ruhe lassen mußte und wann ich ihn
brauchte. Als wir die Figuren ausschneiden mußten, konnte er am besten mit der Säge umge-
hen. Außerdem war er verantwortlich für sämtliche Maße, denn es mußte sichergestellt sein,

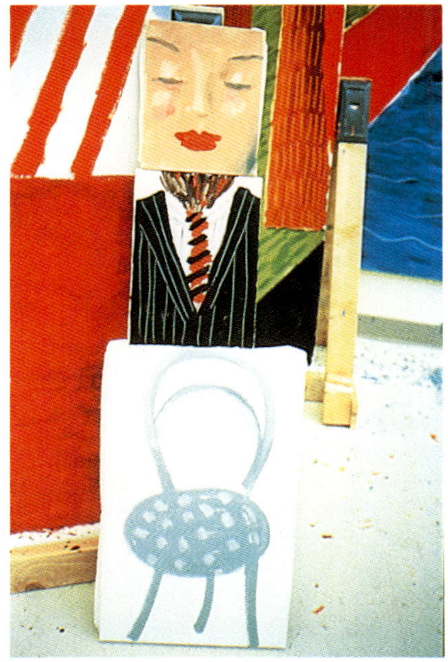

135 Bühnenentwurf für *Les Mamelles de Tirésias* (Detail), 1983

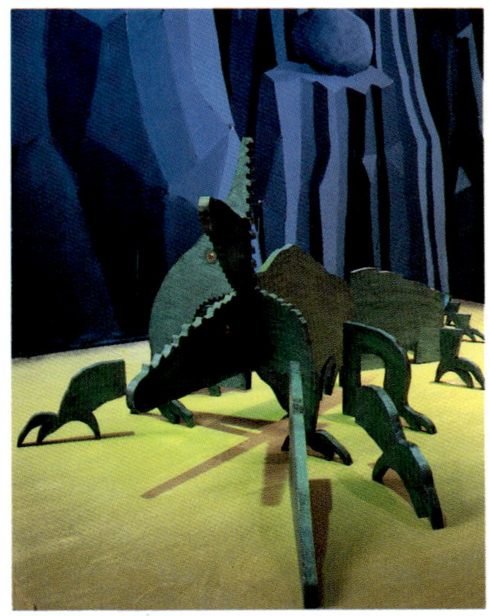

136 Detail aus einem großformatigen Gemälde mit einzelnen Elementen, die auf einem Entwurf für *Die Zauberflöte* basierten, 1983

Für meine Theaterausstellung „Hockney Paints the Stage" („Hockney bemalt die Bühne") wiederholte ich eine Reihe von Ausstattungen, die ich bereits vorher geschaffen hatte, auf riesigen Tableaus. Da eine Ausstattung ohne Schauspieler ziemlich leblos ist, beschloß ich, meine Tableaus lebendiger zu machen, indem ich Figuren integrierte. Es war eine enorme Arbeit, da ich alles selber malte. Ich begann im Juni; die Ausstellung wurde im November im Walker Art Center, Minneapolis, eröffnet.

daß am Schluß alles in die Galerie hineinpaßte. Er wußte, daß ich eine Menge Zeit für mich
brauchte, in der ich einfach nur dasaß und mir Sachen überlegte und sie dann umsetzte. Dann
12 ließ er mich allein und ging schwimmen oder machte irgendwas anderes. Anschließend sagte
138,139 er, es seien die schönsten sechs Monate seines Lebens gewesen. Auch ich fand es angenehm,
mit ihm zu arbeiten.

Martin Friedman selbst ist ein großartiger und wirklich einmaliger Mensch. Fünfundzwanzig Jahre lang leitete er das Walker Art Center in Minneapolis, einer nicht gerade großen Stadt. Es gibt kaum Leute, die extra dorthin fahren, um die Stadt zu sehen, aber sie hat ein lebendiges Theater, das Tyrone Cuthrie Theater, direkt neben dem Walker Art Center. Martin hat dort ausgezeichnete Ausstellungen organisiert, zum Beispiel eine De-Stijl-Ausstellung, für die er das Straßburger Café L'Aubette aus dem Jahr 1928 originalgetreu nachbauen ließ. Er hatte einfach ein Händchen für Ausstellungen. Einem Menschen wie ihm begegnet man in der Museumswelt nur ganz selten; er ist selbst kreativ, großzügig, hat einen breitgefächerten künstlerischen Geschmack und geht ausgesprochen intelligent damit um. Man merkte, daß das

137 David Hockney bei der Arbeit an *Les Mamelles de Tirésias* in meinem Atelier für die Ausstellung „Hockney Paints the Stage", 1983

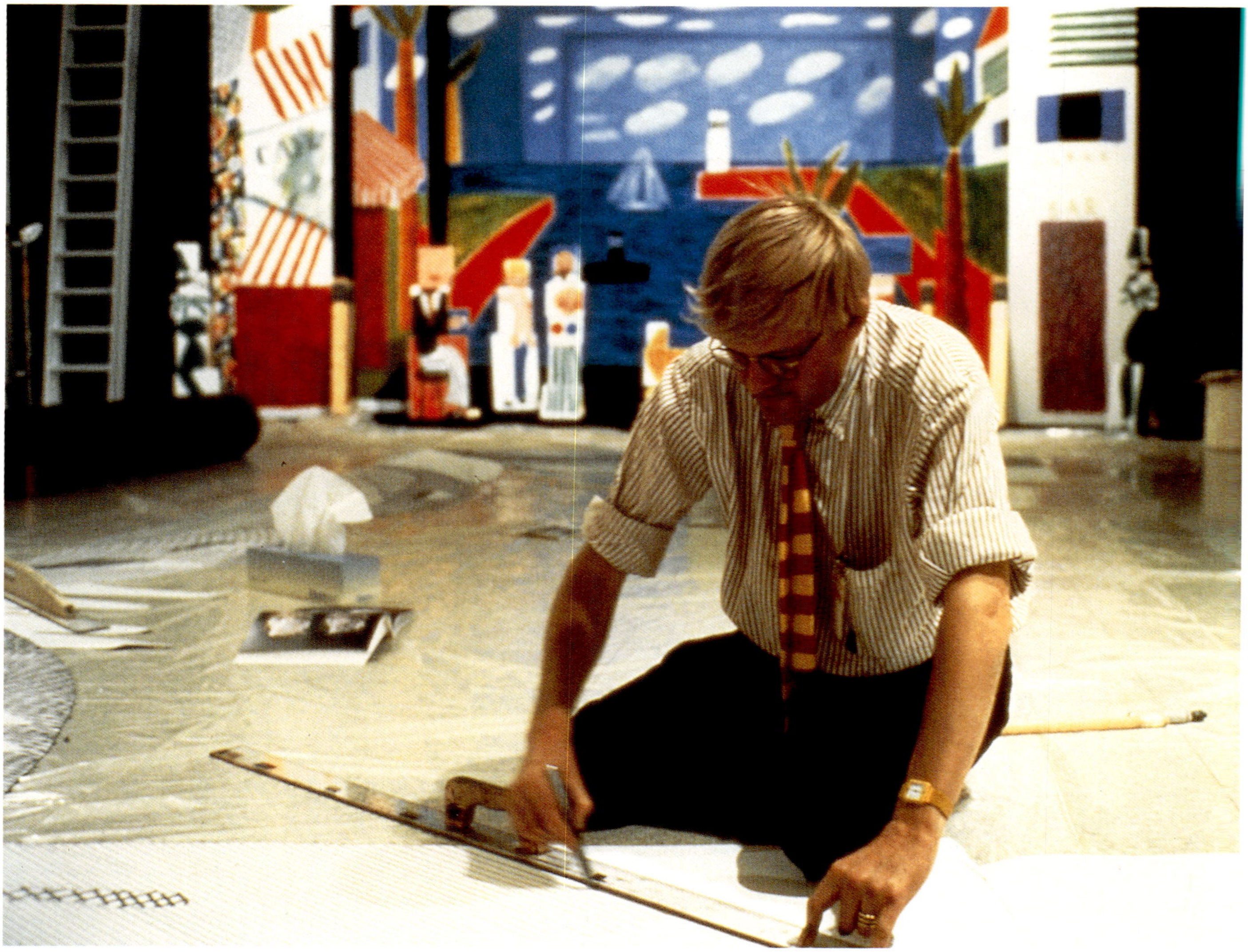

Kuratorium und die Leute, die das Museum finanziell unterstützten, ihn enorm schätzten, denn sie wußten, daß sie einen hervorragenden Mann hatten, dem sie vertrauen konnten. Er hat Großartiges für diese Stadt geleistet, und ich bin überzeugt, daß man ihn seit seinem Weggang dort sehr vermißt. Die Ausstellung meiner Theaterarbeit wurde insgesamt drei Jahre geplant. Am Tag der Eröffnung klappte Martin zusammen. Er bat mich, noch eine Woche länger zu bleiben. Ich merkte, daß es ihm ziemlich dreckig ging, daher willigte ich ein. Er sagte, für dich ist alles okay, du kannst jetzt einfach nach Hause fahren und deine Arbeit fortsetzen. Da verstand ich, wie man sich fühlen kann, wenn man drei Jahre lang an einem riesigen kreativen Projekt gearbeitet hat. Als wir anfingen, hatten wir keine Ahnung, wie es ausgehen würde. Das war ein Risiko, das Martin auf sich nahm. Es kostete eine Menge Geld, aber er vertraute mir, und ich erfüllte seine Erwartungen und ließ ihn nicht hängen. Ich glaube, nicht alle Künstler hätten das getan.

Die Ausstellung reiste von Minneapolis nach Mexico City, wo sie von einer Viertelmillion Menschen gesehen wurde. Ich fuhr selbst hin und verliebte mich in Mexiko. Martin hatte lange überlegt, ob er die Ausstellung dorthin schicken sollte, als die Anfrage des Museums kam. Ich hatte dafür gestimmt. Ich war noch nie in Mexiko gewesen, nur in ein paar Grenzstädten. Ich blieb einen Monat in Mexico City und half beim Aufbau, weil es eine so komplizierte Ausstellung war. Bei dieser Gelegenheit merkte ich, daß sie ihr eigenes Leben besaß: Sie wirkte an jedem Ort anders. Die Mexikaner waren begeistert. Ich hatte mir Sorgen gemacht, daß die Exponate nicht viel für sie bedeuten würden, wenn sie die Opern nicht kannten. Ich glaube, was sie so angezogen hat, war der Eindruck des Handgemachten, die Farben. Die Mexikaner lieben Farben und sind unglaublich geschickt mit den Händen. In bestimmter Hinsicht sind sie der Kunst sehr nahe, viel näher als Nordamerikaner. Ich liebte Mexico City und bin seitdem noch mehrmals dort gewesen. Das Fernsehen strahlte eigene Sendungen über die Ausstellung aus, und es kamen Unmengen von Besuchern. Manchmal traf ich Leute auf der Straße, und sie sagten: Ah, Mr. Hock-e-ney, Hock-e-ney. Besonders die Kinder waren fasziniert. Ich hatte ein ganzes Puppentheater für Kinder gemalt. Es war wunderbar, zu sehen, was die Kids damit anstellten; man merkte ihnen an, wie aufgeregt sie waren. Dabei hatte man in Mexiko bisher keine Ahnung von meiner Arbeit gehabt, sie bedeutete dort überhaupt nichts.

Anschließend reiste die Ausstellung weiter nach Toronto, Fort Worth, Chicago, San Francisco und schließlich nach London. Ursprünglich war London gar nicht im Gespräch gewesen, doch als die Schau in Minneapolis eröffnet wurde, kamen Vertreter des Arts Council und sorgten dafür, daß sie am Ende der Tournee auch in der Londoner Hayward Gallery zu sehen war. So haben wohl alles in allem etwa eine Million Menschen die Ausstellung gesehen. Das fand ich wunderbar.

ENGLISCHER BLUES

Auch in England kam sie beim Publikum gut an, doch die einzige boshafte Kritik erschien ebenfalls dort. Offen gestanden hatte ich damit gerechnet: So etwas passiert nur in England. Es waren gehässige Kritzeleien; ich schrieb sie einfach der Boshaftigkeit von Teilen der englischen Kunstszene zu. Dort versucht immer irgendwer, einem den Boden unter den Füßen wegzuziehen. Es heißt, daß in Amerika Erfolg das Größte ist, während man ihn in England haßt. Meiner

138–39 umseitig: Zwei Details aus dem überdimensionalen gemalten Environment auf der Basis eines Entwurfs für einen Garten in Sarastros Königreich in *Die Zauberflöte*, für die Ausstellung „Hockney Paints the Stage", 1983

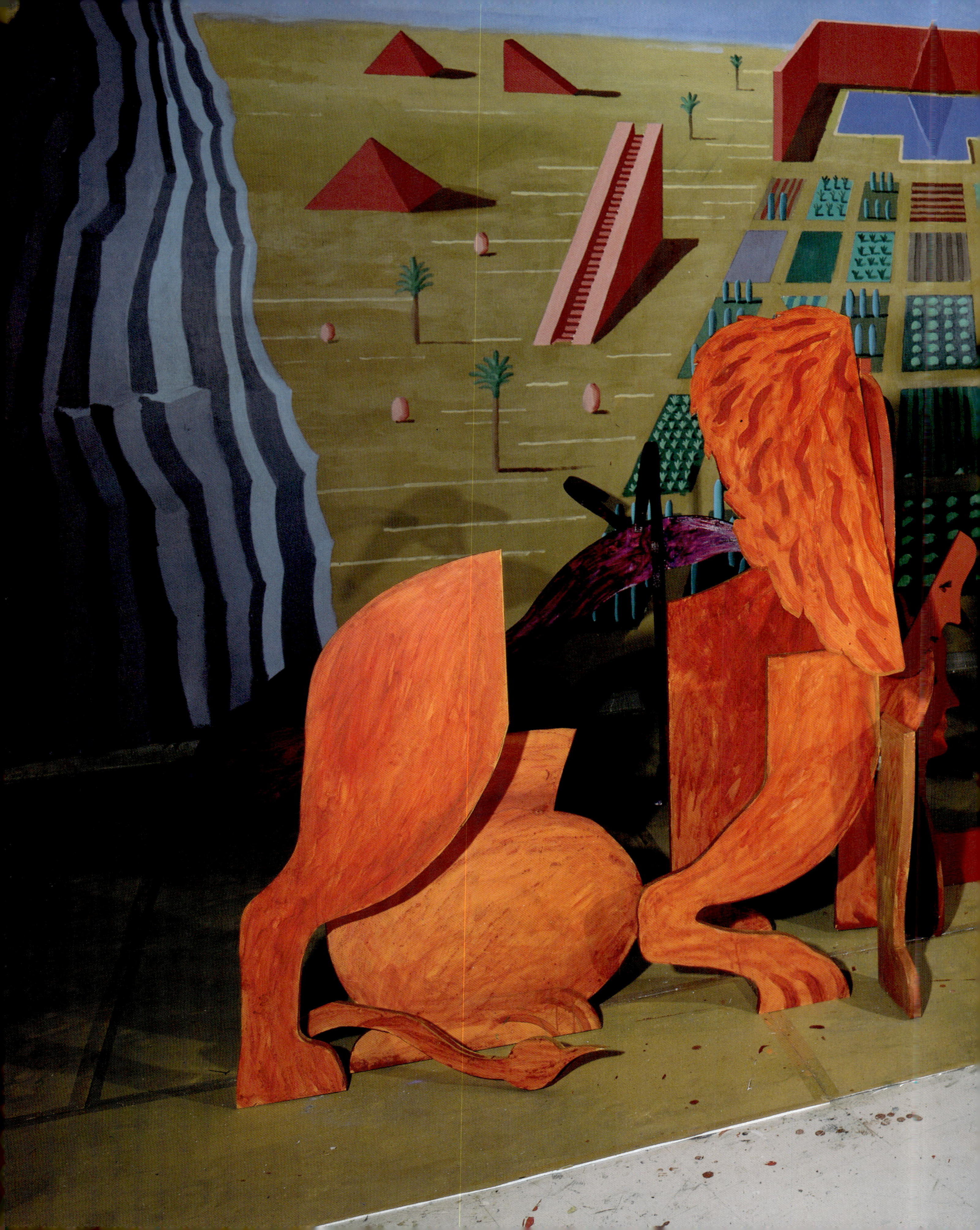

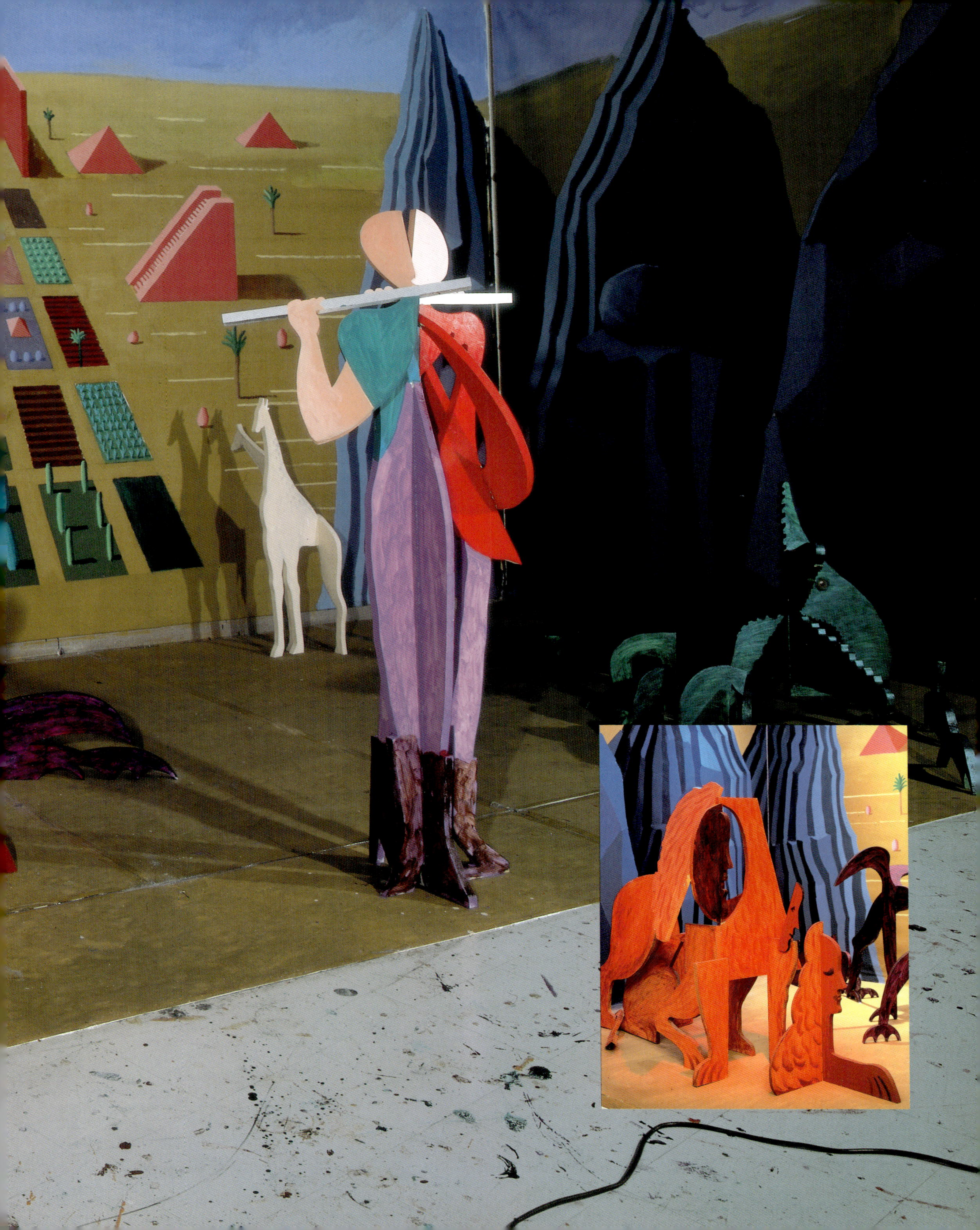

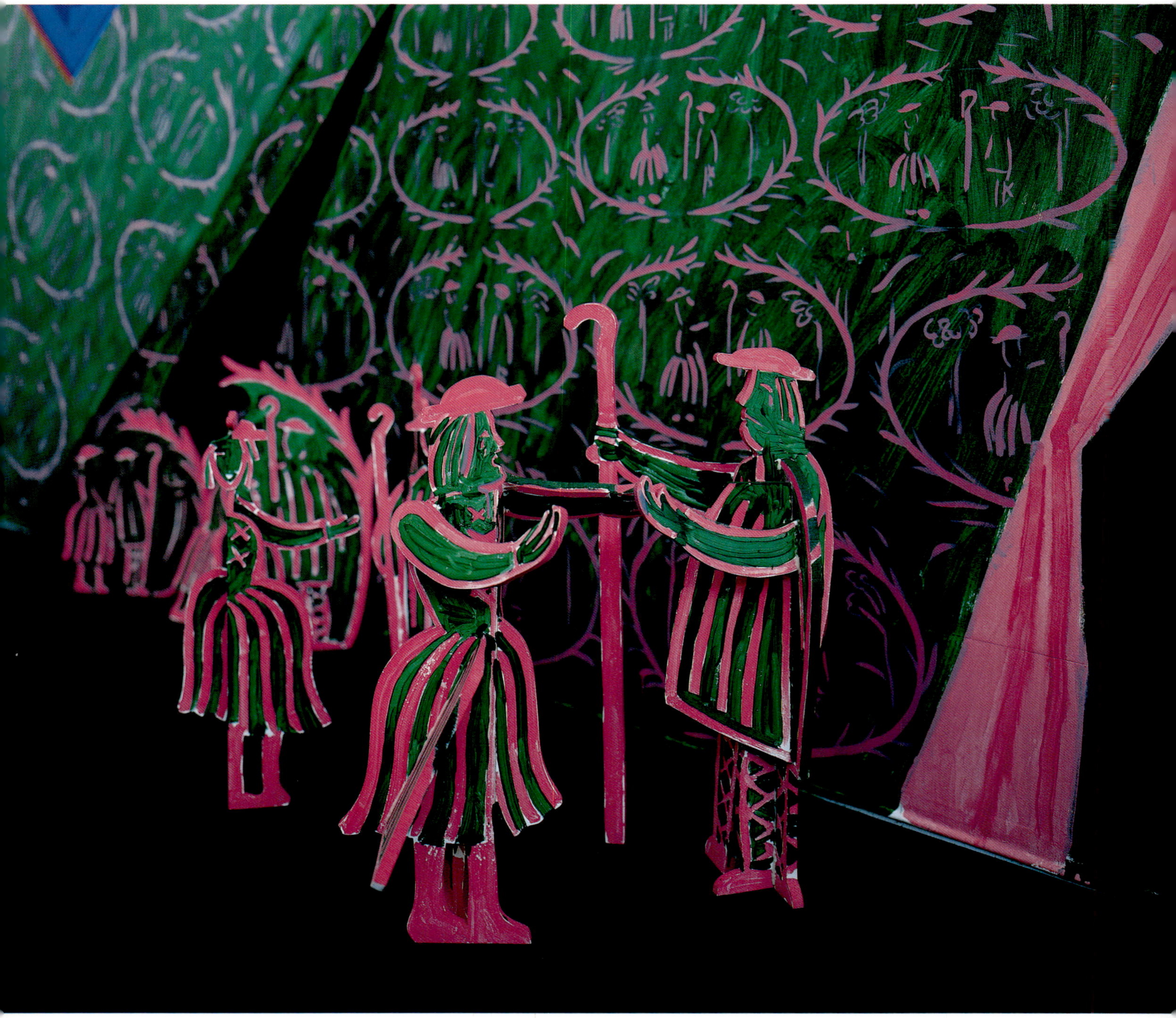

140 Oben: Schäfer und Schäferinnen lösen sich aus der Tapete

Details eines großformatigen gemalten Environments auf der Basis eines Entwurfs für Zimmer und Garten in *L'Enfant et les sortilèges*

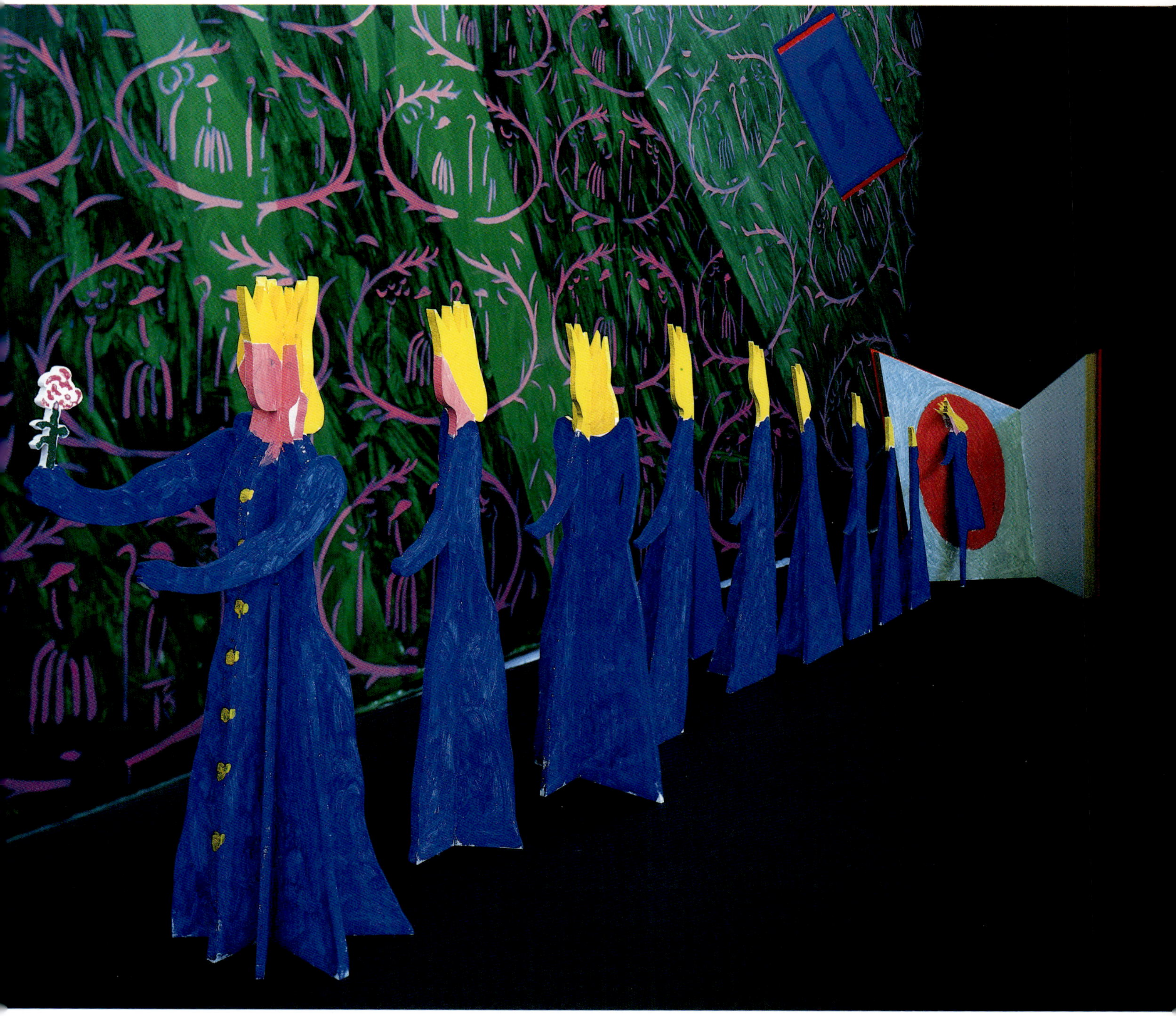

141 Die kleine Prinzessin entsteigt einem Märchenbuch.

Meinung nach bedeutet das nur, daß beide Lager den Erfolg zu ernst nehmen. Wenn man bei einem Amerikaner genügend nachhakt, wird er zumindest zugeben, daß es oberflächlich sein könnte, dem Erfolg solchen Wert beizumessen. Doch wenn man dasselbe bei einem Engländer macht, der Erfolg verabscheut, was kann man da schon erwarten? Ich habe den Eindruck, es ist besser, Erfolg anzuerkennen, zumindest ist es positiver. Ich habe diesen Zug an England noch nie ausstehen können. Ich hatte schon immer das Gefühl, daß es im offiziellen England eine gewisse Gehässigkeit gibt, und mich damit nie wohl gefühlt. Ich fand es einfach nie demokratisch genug. Ich hatte in England häufig ein Gefühl der Ohnmacht, so als hätte ich mein Leben nicht vollkommen in der Hand.

Ich habe mich schon immer gegen alle möglichen Komitees gewehrt, und die meisten englischen Komitees können einen das Fürchten lehren. Ich selbst bin zutiefst englisch und nie etwas anderes gewesen, aber ich bin ein Engländer, der den Mund aufmacht. Ich habe keine Lust, mir von einem armseligen kleinen Beamten sagen zu lassen, was ich zu tun und zu lassen habe; ich bin Engländer und würde ihm antworten, daß er sich zum Teufel scheren soll. Die Leute in England beschweren sich einfach nicht genug. Ich beschwere mich ständig. Manchmal glaube ich, daß die Leute einfach zu höflich sind. Ich bin selbst ein höflicher Mensch, aber ich lasse mich nicht herumschubsen. Offenbar sind die meisten, die aus England weggehen, entweder zu aufsässig, oder sie haben die Nase voll von der englischen Kleinkrämerei und Gehässigkeit. Drei meiner eigenen Familienmitglieder sind aus Bradford weggegangen und leben im Ausland, zwei meiner Brüder in Australien. Ich bin überzeugt, daß sie England nur deswegen verlassen haben, weil sie glaubten, anderswo bessere Chancen zu haben. Natürlich sind es normalerweise Mitglieder der Arbeiterklasse, die diesen Schritt tun. Die Aristokratie emigriert nicht nach Australien. Ich hatte früher immer das Gefühl, daß ich aufstehen sollte und mich für Dinge einsetzen, und ich habe auch wirklich ziemlich viel getan, aber manchmal reicht's mir einfach. Die Leute dachten, ach, bloß wieder David, der mit seinem Bradforder Akzent rummeckert, immer nur rummeckert. Manchmal denke ich, es war der Akzent, der die Leute abgestoßen hat; ich hätte anders sprechen sollen. Am Royal College of Art fragte man mich gelegentlich um Rat, und dann sagte ich, sie sollten ihr General Studies Department abschaffen und statt dessen das Zeichnen ernst nehmen. Die Leute glaubten, ich machte Witze, und ignorierten, was ich sagte. Also dachte ich: Na schön, ich werde ihnen nie wieder einen guten Rat geben. Ich hatte es völlig ernst gemeint, und sie glaubten das offenbar nicht, also resignierte ich. Irgendwann erreicht man einen Punkt, an dem man einfach aufgibt. Ich habe keine Lust, meine Zeit damit zu verbringen, an allem und jedem herumzunörgeln.

Ich glaube, ich fände es ziemlich schwierig, nach England zurückzugehen und dort zu leben. Die Engstirnigkeit dort, diese Besserwisserei würde mich fertigmachen. Das Traurige ist, daß man entweder eine Labour Partei hat – die in mancher Hinsicht progressiv war und sich wirklich um die Menschen kümmerte, dann aber eine Bürokratie entwickelte, die alle unternehmerischen Geister verjagte – oder Mrs. Thatcher, die das Unternehmertum unterstützte. Aber man kriegt damit auch den alten Tory wieder, der sich für eine intolerante Gesetzgebung wie die Anti-Homosexuellen-Bestimmung 28 starkmacht. Es sind immer die gleichen alten Leute, phantasielose Spießer, die vor allem möglichen Angst haben. Ich habe nichts gegen diese Leute, aber sie sollten nicht unbedingt in der Regierung sitzen. Es gab in diesem Jahrhundert nur einen Premierminister, der dem Volk, den Engländern tatsächlich vertraute. Natürlich wußte er, daß er nur verlieren konnte, wenn er es nicht tat, und England damit auch. Es war Churchill. Ich hörte damals seinen Kommentar über Noel Coward, als dieser außerhalb von England lebte. Die Leute fanden das schrecklich und irgendwer fragte Churchill, was er davon hielt, daß Coward im Ausland lebte. Er gab eine herrliche, wunderbar arrogante Antwort. Er sagte, es gehöre zu den unveräußerlichen Rechten eines Engländers, zu leben, wo immer er will.

Ich habe mich selbst immer als Sproß einer englischen Tradition gesehen, einer sehr alten und ehrwürdigen Tradition. Wenn man das Gefühl hat, Teil einer neunhundert Jahre alten Geschichte zu sein, dann geht es dabei auch um Macht, die mehr und mehr geteilt wird. Man ist Teil einer demokratischen Tradition, aber man muß sie hüten, denn es wird immer Kleingeister geben, die sie einem wegschnappen würden, wenn sie könnten. Glücklicherweise haben sie so gut wie keine Gelegenheit dazu, aber sie werden in Gemeinderäte gewählt und sind Mitglieder des Parlaments. Dennoch kann man was erreichen, wenn man den Mund aufmacht, glaube ich. Ich gebe die Hoffnung nicht auf. Mir tun nur die Leute leid, die sich mit all diesem Schwachsinn abfinden. Ich muß zugeben, daß ich in Kalifornien mehr das Gefühl habe, mein Leben selbst zu bestimmen, dabei darf ich hier nicht einmal wählen. Amerika ist ein viel demokratischeres Land. Die Leute können zu allen möglichen Themen ihre Meinung sagen und tun es auch; sie machen den Mund auf. In dieser Hinsicht haben Amerikaner eine viel lebendigere Tradition. Ich glaube, daß diese Tradition auch in England existiert, doch leider verlassen die Leute, die sich für sie einsetzen würden, aus diversen Gründen das Land. Wahrscheinlich würden sie nicht sagen, daß sie deswegen gehen, aber so ist es. Und das ist traurig. Ich glaube, daß nur die wenigsten England aus steuerlichen Gründen den Rücken kehren. Ich zum Beispiel bin nicht aus steuerlichen Gründen gegangen. Mir war es vollkommen egal, wie hoch die Steuern waren. Ich zahle alles, was man von mir verlangt. Ich mag keine krummen Sachen, ich bin ein ehrlicher Mensch. Aber es gibt andere Dinge, die mir eine ganze Menge ausmachen.

Dummerweise macht man gelegentlich etwas falsch, obwohl man es gut meint. So habe ich einmal, es war 1976, für eine Ausstellung mit dem Titel „The Human Clay" eine Zeichnung von Lucian Freud zur Verfügung gestellt. Ich hatte sie Jahre zuvor gekauft. Es war eine hübsche Zeichnung, von einem Jungen, der mit seinem Schwanz spielt. Die Leute vom Arts Council, die die Ausstellung organisierten, sagten: Nein, wir nehmen sie lieber nicht auf, das ist zu riskant, weil die Ausstellung auch in der Provinz gezeigt werden soll. Ich dachte: Moment mal, das habt ihr aber dem Falschen gesagt. Ich komme selbst aus der Provinz, und der Gedanke, daß irgendwer in London Ausstellungen speziell für die Provinz zusammenstellt, weil die Leute zu blöd sind, um was zu verstehen, gefällt mir nicht. Ich fand ihre Bevormundung zum Kotzen. Vermutlich hatten sie Angst, daß irgendein hinterwäldlerischer Gemüseverkäufer oder eine Mary Whitehouse sich beschweren könnte. Doch um solche Leute kann man sich keine Gedanken machen und sollte es auch nicht, denn sie stellen nicht die Mehrheit. Sie bilden eine Minderheit, und wenn man sie ignorieren kann, sollte man es auch tun.

Ich habe nicht mehr viel Verbindungen zu Künstlern oder zur Kunstszene in England. Ohnehin hatte ich nie viel mit der Kunstszene zu tun, die eine kleine Welt für sich ist, und mittlerweile lebe ich schon zu lange in Kalifornien, um noch viele Beziehungen dorthin zu haben. Ich fühle mich hier zu Hause. Ich zeige nicht einmal mehr viele Arbeiten in England. Man hat mich zum Mitglied der Royal Academy (Königliche Akademie der Künste) ernannt, doch ich habe dort nie ausgestellt, außer wenn eine Arbeit von mir in einer ihrer Ausstellungen hing. Die Academy hat wegen ihrer diversen Präsidenten eine Menge durchmachen müssen, und ihre Haltung der frühen Moderne gegenüber war schlichtweg dumm. Ich sehe, daß sich das mittlerweile verändert hat, bin aber nicht sicher, wieviel sich tatsächlich ändern kann. Als Joshua Reynolds vor ungefähr zweihundert Jahren die Royal Academy gründete, hätte das Parlament ihn konsultiert, wenn es über bildliche Darstellungen diskutiert hätte, ganz gleich welcher Art. Die Akademie befaßte sich mit dem Abbild der Welt, daher wäre man selbstverständlich davon ausgegangen, daß Reynolds in dieser Frage Experte war und hätte ihn um Rat gefragt.

Zufälligerweise machte sich das Parlament in jenen Tagen kaum Gedanken über das Abbild der Welt. Heute jedoch ist das anders: Man diskutiert darüber, ob man in einem Gerichtssaal fotografieren dürfen soll oder nicht, ob ein Foto juristisch gesehen tatsächlich dokumentarischen Wert hat und so weiter. Wahrscheinlich fällt es niemandem auf, daß man damit über Kunst diskutiert, doch jede Debatte über bildliche Darstellung handelt bis zu einem gewissen Grad von der Kunst. Deshalb stellt man Regeln darüber auf, was man fotografieren darf und was nicht. Doch käme man sicher nie auf die Idee, den Präsidenten der Royal Academy hinzuzuziehen – wahrscheinlich würde man gar nicht wissen, wer das ist. Wir sprechen davon, was Leute fotografieren dürfen, aber das hat nichts mit der Royal Academy zu tun. Welchen Zweck erfüllt die Royal Academy eigentlich, wenn sie in Angelegenheiten, die mit dem Abbild der Welt zu tun haben, keinen Rat erteilen oder ihre Einschätzung geben darf? Das Problem mit Akademien, so scheint mir, ist, daß sie am Anfang immer gut sein können, weil sie über klare Vorstellungen verfügen, doch nach einer Weile scheinen diese sich zu verflüchtigen und das Hauptinteresse der Akademie liegt darin, sich selbst als Institution zu erhalten, statt dem Zweck zu dienen, zu dem die Institution begründet worden war. Akademien haben die Tendenz, ihren eigentlichen Zweck aus den Augen zu verlieren, und dann werden sie zu Institutionen. Genau so ist es der Royal Academy ergangen, finde ich. Vermutlich weiß man es, hat aber keine Ahnung, wie man damit umgehen soll. Wenn meine Argumente bezüglich der Abbildung der Welt richtig sind, könnte das bedeuten, daß sich die Akademie in Zukunft nicht nur mit der Malerei befassen müßte, sondern mit allen möglichen Arten von Bildern: Film, Fernsehen, allem, was mit Bildern zu tun hat. Vielleicht ist die Zeit jetzt reif, um eine andere Art von Akademie zu begründen. Ich glaube, diese Entwicklung wird kommen. Das Foto wird seine Objektivität einbüßen. Vielleicht braucht man dann eine andere Art von Institution, um mit den verschiedenen Arten von bildlichen Darstellungen umzugehen. Alle Formen darstellender Kunst werden vermutlich innerhalb der nächsten fünfzig bis sechzig Jahre wieder auf einer Stufe stehen, was zu einer tiefgreifenden Veränderung in visuellen Angelegenheiten führen kann. Ich weiß nicht, ob ich dann noch da bin, jetzt aber will ich jedenfalls meine Zeit in Ruhe und mit meiner Arbeit verbringen. Ich habe nämlich eine ganze Menge zu tun.

Auch zu englischen Künstlern habe ich keine Verbindung, abgesehen von Ron Kitaj. Ihn besuche ich jedes Mal, wenn ich in England bin, oder er kommt hierher, und wir telefonieren häufig. Er ist mein ältester Freund. Aber ich neige dazu, mich aus der Kunstszene herauszuhalten. Mir war immer bewußt, daß die Wirkung meines Werkes über die sogenannte Kunstszene hinausreicht. Viele Künstler sind in der Kunstszene bekannt, außerhalb davon aber nicht. Ihre Arbeiten haben keinerlei Bedeutung für die Menschen. Es gibt nur ganz wenige Künstler, die außerhalb der Kunstszene arbeiten können. Ich habe den Eindruck, daß viele Szene-Künstler es einem übelnehmen, wenn man zu dieser Sparte gehört. Ich kann das verstehen, aber es läßt mich kalt. Wenn man über die Kunstszene hinaus Erfolg hat, glauben andere Künstler natürlich, daß die Leute, die man dann erreicht, keine Ahnung von Kunst haben, und deshalb nehmen sie sie nicht ernst. Ich dagegen habe diese Leute nie für Banausen gehalten; ich glaube nämlich, daß die meisten Leute alles andere als Banausen sind.

So liebe ich die Musik, alle Arten von Musik. Ich gehe in Konzerte, und ich höre mir auch zeitgenössische Musik an, die mir zuerst nicht viel sagt. Aber ich beteilige mich nicht an den Querelen der Musikszene. Ich bin überzeugt, daß es eine Musikszene gibt und ihre Mitglieder nicht immer unbedingt sanft miteinander umgehen. Aber ihre Streitigkeiten interessieren mich nicht, weil ich außerhalb dieser Szene stehe und sie mir egal sind. Genauso wie jede Menge intelligente Leute, die außerhalb von ihr stehen und denen diese Querelen egal sind. Sie würden die Reibereien innerhalb der Kunstwelt genauso sehen und die Künstler für ziemlich albern halten. Tatsache ist, daß viele Leute sich intensiv für die Kunst und Ideen in der Kunst interessieren; sie sind ganz und gar keine Banausen. Mir ist natürlich klar, daß sie keine breite Masse bilden. Kunst ist etwas anderes als eine Sportveranstaltung, sie wendet sich an einen relaiv beschränkten Kreis. Trotzdem gibt es mehr Leute als man glaubt, die sich für Bilder interessieren, ohne sich an der Auseinandersetzung über Formalismus und Anti-Formalismus zu beteiligen. Dergleichen erscheint ihnen vermutlich als Haarspalterei, als mittelalterlicher Disput, der mit ihren Interessen nichts zu tun hat. Und ich glaube, daß sie damit ganz recht haben: Manchmal sind die Argumente ziemlich erbärmlich. Doch ist die Kunst Teil des Lebens. Bei der Diskussion über verschiedene Arten des Sehens geht es ja nicht nur darum, wie ein Künstler sieht, sondern wie der Mensch an sich sieht. Ich hatte einmal einen Streit mit einem Kunstkritiker, der mir erklärte, Kunst sei nicht für jedermann bestimmt. Ich fand das schockierend. Ich dachte, wenn das so ist, dann ist Kunst so etwas ähnliches wie Schmuck. Er stellte Kunst auf dieselbe Stufe wie Schmuck. Schmuck ist sehr hübsch, aber man kann durchaus auch ohne ihn leben. Dagegen könnten wir wohl kaum ohne Kunst in der einen oder anderen Form leben. Ein Großteil davon mag schlecht sein, aber alles ist eine Form von Kunst, und die brauchen wir.

Ich glaube, daß eine Menge Künstler sich zunehmend bewußt werden, daß sie die Kunst und damit sich selbst marginalisiert haben. Manche versuchen, sich damit auseinanderzusetzen. Ich erinnere mich, wie ich einmal gelesen habe, jemand hätte behauptet, es sei viel besser, wenn sich nur fünf Leute in einem Saal der Tate Gallery aufhielten, dann könne man die Bilder wenigstens in Ruhe betrachten. Ich habe das schon damals für übelstes Elitedenken gehalten. Dabei bin ich durchaus nicht anti-elitär. Ich glaube, daß es immer Eliten geben wird; das ist ein natürliches Phänomen. Trotzdem würde ich ein wachsendes Interesse an der Kunst fördern indem ich dafür sorgte, daß mehr und mehr Leute die National Gallery und die Tate Gallery besuchen.

Ich glaube an die Macht der Kunst. Und wenn man das tut, findet man es natürlich gut wenn mehr Leute Kunst sehen und von ihr beeinflußt werden. Ich glaube nicht, daß irgend etwas meine Haltung in dieser Hinsicht ändern könnte. Außerdem bin ich überzeugt, daß Kunst die Welt verändern kann. Ich denke, daß die verschiedenen Möglichkeiten der Darstellung der Welt großen Einfluß auf uns ausüben. Letzten Endes glaube ich nicht, daß sich die Art, wie die Welt dargestellt wird, von der Kunst trennen läßt. Deshalb muß die Kunst nach wie vor einen enormen Einfluß darauf haben, wie wir die Welt wahrnehmen. Ich weiß, daß viele Leute anderer Meinung sind, für mich ist die Sache jedoch sonnenklar.

Die systematische Kunstgeschichtsschreibung ist nicht sehr alt. Es war eine deutsche Erfindung vom Ende des neunzehnten Jahrhunderts oder noch später, mit dem Ziel, klar Schiff zu machen. Ich glaube, daß die Kunstgeschichte einen Einfluß auf die Kunst selbst hatte. So wurde der Begriff „Kubismus" in Wahrheit von einem Journalisten geprägt und hat sich dann gehalten, weil Kunsthistoriker ihn benutzten. Heute ist „Kubismus" eine eher unglückliche Bezeichnung für das, was sie meint. Doch die Tatsache, daß sie hängengeblieben ist, hat Einfluß darauf, wie wir etwas sehen, das so benannt ist, und dann glaubt man vielleicht, ach ja, Kubismus, das ist eine bestimmte Periode. So wie man einen Sinn für Geschichte hat, für politische oder andere Ereignisse, so entwickelt man auch ein Gefühl für die Geschichte der Kunst, die gerade propagiert wird. Mir ist natürlich klar, daß die Kunstgeschichte neu geschrieben werden muß wie alle Geschichte: Ein unablässiges Überarbeiten tut not, denn die Geschichte der Kunst läßt sich niemals eindeutig festlegen. Gerade jetzt findet ein solches Umschreiben der Kunstgeschichte statt. Die traditionelle Haltung gegenüber der modernen Kunst im zwanzigsten Jahrhundert wird überdacht, es kommt zu Neuentdeckungen und Neubewertungen. Das ist ein natürlicher Prozeß. Und Historiker vergessen gelegentlich, daß es die Künstler sind, die die Kunstgeschichte machen, nicht die Kunsthistoriker. Seriöse, ganz normale Historiker lassen erst einmal Zeit vergehen, bevor sie Ereignisse kommentieren. So ist beispielsweise die ganze Geschichte des Zweiten Weltkriegs bis heute noch nicht vollständig erforscht. Die Fachleute könnten auf alle möglichen Informationen stoßen, die bisher noch nicht bekannt, historisch jedoch bedeutsam sind. Das braucht Zeit. Das aktuelle Problem liegt, glaube ich, darin, daß uns die Kunsthistoriker gelegentlich viel zu nahe auf die Pelle rücken und zu Tagesereignissen Stellung nehmen, wenn sie sich lieber zurückhalten sollten.

Ich meine damit nicht die auf Kunst spezialisierten Journalisten, deren Hauptaufgabe darin bestehen sollte, die Leute darüber zu informieren, was geschieht, und es vielleicht zu kommentieren. Doch wenn sie anfangen, Werturteile abzugeben, laufen sie Gefahr, einem Irrtum zu erliegen. Wenn man ein neues Gemälde sieht, kann man noch nicht sagen, ob es bedeutend ist oder nicht. Es ist sehr schwer, das zu beurteilen, denn bedeutend hieße ja, daß dieses Werk Einfluß auf andere nehmen wird, und das kann man zu einem so frühen Zeitpunkt noch nicht wissen. Möglich, daß sich ein Gemälde als bedeutend erweist – manche tun es, andere nicht. Die Studenten wurden und werden immer noch in einer Art Kunstgeschichte ausgebildet, die im großen und ganzen borniert, voreingenommen und orthodox ist. Als ich die Bedeutung der chinesischen Bilderrollen entdeckte, war ich überrascht, wie wenig Ahnung erfahrene Kunsthistoriker von diesem Bereich hatten. Viele hatten noch nie eine Bilderrolle gesehen.

Künstler nehmen die Kunst im allgemeinen offener wahr als Kunsthistoriker: Wenn sie sich nicht gerade auf ein bestimmtes Gebiet spezialisiert haben, interessieren sie sich kaum dafür, wann oder wo ein Kunstwerk entstanden ist. Für einen Künstler zählt, daß es von einem Künstler stammt, der ein wenig Ähnlichkeit mit ihm selbst hat, und es ist vollkommen irrelevant, ob es vor tausend Jahren, fünftausend Jahren oder erst gestern entstanden ist. In diesem Sinne finde ich es daher manchmal interessanter, wenn Künstler selbst sich zur Kunst äußern. Im späten neunzehnten Jahrhundert konnte Ruskin behaupten, es gebe kaum Kunstwerke in Afrika, abgesehen von Ägypten. Doch schon zehn oder fünfzehn Jahre später hätte Picasso ganz anders geurteilt. Und wer von beiden ist interessanter? Ich finde Picasso. Ruskin konnte das einfach nicht sehen. Ich will damit nicht sagen, daß Ruskin ein Ignorant war. Er konnte wunderbar über Kunst schreiben, er war bloß nicht imstande zu erkennen, welche Kunst die Afrikaner geschaffen hatten, weil er selbst kein Künstler war. Ganz anders Picasso: Er hatte eine Antenne dafür. Er erkannte, was diese Künstler geschaffen hatten, und nutzte es. Die afrikanischen Skulpturen, die westliche Künstler im ersten Jahrzehnt des Jahrhunderts betrachteten, befanden sich nicht in Kunstmuseeen, sondern in einem anthropologischen Museum, im Trocadéro von Paris. Man sah in den afrikanischen Objekten exotische Artefakte unzivilisierter Stämme. Picasso dagegen sah etwas anderes. Es waren die wunderbaren Augen eines großen Künstlers, die es entdeckten. Er lehrte uns sehen. Er zeigte, daß diese Objekte Kunst waren. Das kann nur der Künstler, nicht der Kunsthistoriker: es ist die Sichtweise des Künstlers.

Im Werk eines anderen Künstlers etwas zu erkennen, das eine Tür aufstößt und der Phantasie freien Lauf läßt, heißt die Kunst weiterzuentwickeln. Andererseits glaube ich, daß die aktuelle Tendenz, Kunst der Vergangenheit zu kopieren, zu imitieren oder zu zitieren – und zwar nicht als Möglichkeit, etwas zu lernen oder neu zu definieren, sondern als Selbstzweck, was man dann Aneignung nennt –, mit Sicherheit ein Kennzeichen mangelnder Phantasie ist. Wenn man einen interessierten Vertreter der Öffentlichkeit, der nicht der Kunstszene angehört, in die Ausstellung eines Künstlers einführte, der Picasso kopiert, würde dieser nur denken: Er hat Picasso kopiert – na und? Ich weiß, die Kunstszene sieht es anders, doch wie gesagt, wenn man über die Kunstszene spricht, spricht man über eine kleine, abgeschlossene Welt, die nicht immer recht hat.

Ich hätte ein paar Ansichten zu bieten darüber, wie man verschiedene Stile eklektisch verwenden kann, doch ich glaube, ich lasse es lieber. Sagen wir so: Was kann uns die Geschichte offenbaren, wenn wir auf die Kunst der Vergangenheit zurückblicken? Unsere Art, die Welt zu betrachten, verändert sich unablässig. Die Ägypter stellten die räumliche Welt in einer bestimmten Weise dar, die Griechen in einer anderen und die Renaissance wieder in einer anderen. Die Vorstellung, daß wir heute eine „objektive" Beschreibung der Welt in einem Bild erreicht haben, finde ich schlicht naiv. Als wären neue Sehweisen plötzlich versiegt, als hätte sich in unserem Zeitalter nach all den Jahren mit einemmal plötzlich alles geregelt. Eine solche Einstellung ist mir viel zu zynisch. Sie scheint zu implizieren, daß uns keine neuen Möglichkeiten mehr einfallen, die Welt darzustellen oder Dinge zu tun. Natürlich gibt es diese, aber leicht wird es nicht sein, sie zu finden, und obendrein auf wenige Leute beschränkt. Irgendwie hängt das alles mit der Fotografie zusammen, mit der man sich auseinandersetzen muß. So sind wir also wieder beim Ausgangspunkt, auf den man immer wieder zurückkommt, ich zumindest. Irgendwer hat mal eine Nummer der Illustrierten *Life* von 1950 bei mir liegenlassen, und mir fiel auf, wie viele Zeichnungen es damals darin gab – Anzeigen und alles mögliche andere. Wenn man das mit einer aktuellen Ausgabe vergleicht, sieht man, daß heute fast alle Illustrationen Fotos sind; Zeichnungen gibt es so gut wie gar nicht mehr. Das muß damit zu tun haben, daß Zeichnen lange Zeit gar nicht gelehrt wurde. Inzwischen kommt es wieder, man unterrichtet das Zeichnen wieder in den Kunstschulen, weil man erkannt hat, daß es die Quelle für neue Möglichkeiten der bildlichen Darstellung ist. Wenn sich die Konventionen der Fotografie nur durch das Zeichnen erweitern lassen, wird das Zeichnen wiederkommen müssen. Davon bin ich überzeugt. Es ist interessant, Zeitschriften durchzublättern, irgendwelche Hochglanzpublikationen, und darauf zu achten, zu bemerken, wie viele Zeichnungen es darin gibt – sogar in den Anzeigen – und wie viele Fotos. Man hält das Foto immer noch für „realer" als die Zeichnung, weil es keine Interpretation dessen, was man sieht, sein soll, sondern eine objektive Wiedergabe. Das allerdings könnte sich ändern.

5. Die Pluralität des Neuen

SPANNENDE RÄUME

Ich mag Klarheit, aber ich mag auch Ambiguität. Es ist möglich, beides auf einem Bild zu vereinigen, und so sollte es meiner Meinung nach sein. Klarheit ist visuelle Klarheit; Ambiguität ist sowohl visuell als auch emotional. Ich habe mich von der Klarheit bestimmter Bilder immer angesprochen gefühlt, deshalb liebe ich Piero della Francesca: Der Raum in seinen Gemälden scheint so klar. Der Zauber offenbart sich für mich im Raum, nicht in den Objekten.

Auf einem Gemälde schafft der Raum einen Teil des emotionalen Gehalts – erst durch den Raum entwickelt sich ein Gefühl. Wenn man am Grand Canyon steht, entwickelt sich eine gewisse Spannung aus der Empfindung des Raums. Sie entsteht wohl dadurch, daß man einen definierten, einen endlichen Raum vor sich sieht. Meiner Ansicht nach ist die Spannung deshalb räumlich, weil man das größte Loch der Welt vor Augen hat: eine gewaltige Leere mit einem genau festgelegten Rand. Man kann die gegenüberliegende Seite erkennen – sie ist zehn Meilen entfernt. An manchen Stellen kann man bis zu fünfzig Meilen in den Canyon hineinsehen. Die Tatsache, daß er ein Loch ist, das heißt von festen Rändern umgeben, sorgt dafür, daß wir ihn begreifen können. Schließlich könnte man auch in den Himmel blicken und einen unendlich viel größeren Raum sehen, aber er wäre unfaßbar. Die meisten Phänomene müssen ihre eigene Definition in sich tragen, wenn sie faßbar für uns sein sollen.

Ich habe selbst dort gesessen und in den Abgrund gestarrt. Und während mein Blick umherschweifte, hatte ich das Gefühl, daß man sich dort unweigerlich einer Frage gegenübersieht: Was ist Raum? Ich glaube, das gilt für alle spektakulären Aussichten. Wenn man durch einen Tunnel fährt, am anderen Ende herauskommt und das Tal vor sich hat, vermittelt die Tatsache, daß das Tal begrenzt ist und Ränder hat, das Gefühl, daß wir es begreifen können. Und wir spüren etwas: Wir fühlen uns klein und gleichzeitig von Ehrfurcht erfüllt.

Ich leide an Höhenkrankheit, einem unerklärlichen Zwang, mich von großen Höhen zu stürzen wie ein Vogel. Dieses Gefühl ist bei mir sehr ausgeprägt. Einmal habe ich von einem Chalet in den Schweizer Bergen aus einen Spaziergang gemacht und auf der anderen Seite des Tals einen Fußpfad erkannt, der nichts weiter war als ein schmales Sims an einem gewaltigen Berghang. Ich sah ein paar Leute dort entlanggehen und wußte im gleichen Augenblick, daß ich das niemals könnte. Ich hätte das Gefühl, springen zu müssen. Es ist ein unglaubliches, physisches Gefühl im ganzen Körper. Was ist das? Die Sehnsucht, fliegen zu können? Oder sehnt man sich vielmehr nach dem Gefühl einer größeren Freiheit?

Im Museum of Modern Art von New York hängt ein herrliches Bild von Miró. Es zeigt einen Mann, der mit Steinen nach einem Vogel wirft. Der Mann wird nur durch zwei große Füße dargestellt, wunderbare Formen, die etwa so aussehen wie Füße. Ich hatte schon immer das Gefühl, daß dieses Bild von einem Mann handelt, der mit beiden Beinen auf der Erde steht und eifersüchtig auf den Vogel ist, der frei in alle Himmelsrichtungen davonfliegen kann. Dazu ist der Mann nicht fähig, und es ist, als wolle er sich an dem Vogel rächen und werfe deshalb Steine nach ihm. Immer, wenn ich im Museum of Modern Art bin, gehe ich hin und sehe mir dieses unvergleichliche Bild an.

Der Zwang, mich von einer Höhe herabzustürzen, fiel mir zum ersten Mal auf, als ich bemerkte, daß ich taub wurde. Das war 1979. Damals unterrichtete ich eine Woche lang am San Francisco Art Institute. Ich habe nicht oft unterrichtet; ich bin kein guter Lehrer. Es war während eines Seminars in einem großen Saal. Ich merkte, daß ich die Leute ganz hinten überhaupt nicht hörte. Also erklärte ich: Tut mir leid, aber ich habe Sie nicht verstanden, und dann dämmerte mir, daß irgendwas mit meinem Gehör nicht stimmte. Wenn man immer nur im Atelier sitzt und vor sich hin arbeitet oder mit Leuten spricht, die ganz in der Nähe sind, merkt man es gar nicht. Ich kann vollkommen normal hören, wenn jemand direkt neben mir steht, auch ohne Hörgerät. Dabei fiel mir schließlich auf, daß Hören eine räumliche Sache ist. Man orientiert sich in der physischen Realität ebenso durch Hören wie durch Sehen. Es hängt davon ab, aus welcher Richtung ein Geräusch kommt: von vorn, von hinten oder von der Seite. Und man paßt seine Reaktion dem Geräusch an. Wenn etwas immer lauter wird, hat man das Gefühl, es kommt auf einen zu, und dementsprechend verhält man sich. Geräusche erscheinen räumlicher, und man fängt an, darüber nachzudenken.

Diese Erkenntnis fiel mit einer gewissen Irritation über räumliche Flachheit zusammen. Das fiel mir stark auf. Sie irritierte mich einfach, und nach einer Weile fragte ich mich, ob das etwas mit meiner zunehmenden Taubheit zu tun haben könnte. Wenn wir einen Sinn verlieren, kompensieren wir ihn normalerweise dadurch, daß wir einen anderen überentwickeln: Kein Wunder, daß so viele Klavierstimmer blind sind, dafür aber ein außergewöhnlich fein entwickeltes Gehör besitzen. Wahrscheinlich ist es ganz normal, daß man allmählich einen seiner Sinne verliert, nur merkt man es nicht unbedingt, es sei denn, man muß sich bei seiner Arbeit ständig darauf verlassen können.

DER BETRACHTER ALS HANDELNDER

Manchen Leuten ist aufgefallen, daß die menschliche Figur seit etwa 1980 aus meinen Bildern verschwunden ist. Der Hauptgrund dafür liegt wahrscheinlich darin, daß ich den Betrachter zur Figur machen wollte. Die Figur an sich ist immer noch da, aber auf andere Art. Sie ist nicht abgebildet, doch man soll sie spüren. Das war eine bewußte Entscheidung. Die irdische Hülle ist tatsächlich nicht zu sehen, jedenfalls nicht so wie früher, aber der Geist ist da. Heute würde ich daher sagen, daß Cézannes Äpfel selbstverständlich die Anwesenheit des Menschen widerspiegeln, sie tun es, natürlich tun sie es. In meinen Augen handelt es sich da um eine Verlagerung. Dabei geht es um das Bewußtsein, daß es die beiden voneinander getrennten Phänomene – Abbildung und Abstraktion – einfach nicht gibt. Das ist eine Idee, die allmählich in mir gereift ist: Daß man ein Gefühl für die Anwesenheit des Menschen haben kann. Früher glaubte ich, daß man von einem Bild ohne menschliche Gestalt weniger berührt wird als von einem mit, oder zumindest, daß es keine sehr emotionale Art des Berührtseins sein kann. Heute bin ich nicht mehr so sicher. Was ist es denn sonst, das uns bei Piero bewegt oder bei Michelangelo, dessen Werk sich zweifellos intensiv mit Abbildung, Raum und Klarheit auseinandersetzt? Ist das, was den Betrachter tief bewegt, eine Abstraktion, mit anderen Worten das Menschliche an sich, und nicht die abgebildete menschliche Gestalt? Nehmen wir die große *Madonna* von Piero, die schwangere *Madonna* in Monterchi. Es ist eine erstaunlich räumliche, visuelle Erfahrung. Wir könnten glauben, daß das, was uns am meisten berührt, ihr Gesicht ist oder ihre Schwangerschaft, die Wölbung ihres Leibes, obwohl wir gleichzeitig zugeben könnten, daß die räumliche Erfahrung allein überhaupt nicht wichtig ist, sondern ein Teil desselben Ganzen, daß das eine vom anderen nicht zu trennen ist. Wir haben es also einerseits mit der Menschlichkeit der Gestalt zu tun, andererseits mit der Art, wie sie in den Raum gestellt werden. Ich glaube, das Wichtigste ist die Art, wie die Figur im Raum steht; daran erkennt man ein großes Werk. Wäre der räumliche Aspekt des Bildes nicht vorhanden, wäre die Wirkung rein sentimental, und das ist nicht der Fall. Wenn Künstler den Raum phantasievoll nutzen, versuchen sie stets, den Betrachter zu integrieren, ihn zur Figur im Bild zu machen.

EINE STILLE WELT

Der Betrachter von *Rundgang im Innenhof des Hotels Acatlán* (1985) wandert durch einen leeren 143
Raum. Er ist eine einsame Gestalt. Aber sind wir nicht alle einsam? Ich war es in den letzten paar Jahren. Die einzigen lebendigen Geschöpfe in meiner Nähe sind meine Dackel, obwohl es vielleicht so aussieht, als sei ich von Menschen umgeben. Teilweise ist meine Taubheit daran schuld: Sie isoliert. Ich gehe nicht mehr so häufig ins Konzert wie früher. Backgroundmusik kann ich nicht ausstehen, aber das war schon immer so. Jetzt höre ich Musik nur noch im Bett, auf einem CD-Player mit Kopfhörern. Damit höre ich alles, sonst nicht. Ich bin nicht mehr imstande, einen großen Raum mit vielen Leuten zu betreten und mich einfach an ihren Gesprächen zu beteiligen. Es gibt immer ein Hintergrundgeräusch, einen dumpfen Lärm, der es unglaublich schwierig macht, etwas zu verstehen, daher gehe ich großen Menschenansammlungen aus dem Weg. Ich habe keine Lust mehr darauf, während es mir früher Spaß machte, von einer Gruppe zur anderen zu wechseln und Schwätzchen zu halten. Das kann ich jetzt einfach nicht mehr. Es ist nicht so, als wäre es eine stille Welt; es geht ziemlich laut zu darin, paradoxerweise, aber alle Geräusche sind verwischt. Manchmal finde ich es sogar ganz gut, nicht mehr zu größeren Veranstaltungen gehen zu müssen. Es ist unangenehm, in einem lauten Restaurant zu sitzen, es ist unglaublich anstrengend. Es gibt bestimmte Töne, die überlaut sind, während einem anderes völlig entgeht. Zweifellos hat das einen Effekt auf alle möglichen anderen Bereiche des Lebens. Ich versuche, große Abendessen zu vermeiden, alles zu vermeiden, was nicht im kleinen Kreis stattfinden kann. Ich merke, daß es mir ganz egal geworden ist, denn ich weiß, daß ich mich ohnehin nicht richtig daran beteiligen könnte. Deshalb bleibe ich lieber zu Hause und lade mir zwei oder drei Leute zum Essen ein, statt in ein Restaurant zu gehen.

Jetzt denke ich darüber nach, gewöhne mich daran, versuche, damit umzugehen. Ich besitze sogar zwei Hörgeräte – beide Ohren sind gleich stark betroffen. Der Arzt hat mir gesagt, daß die meisten Leute nicht zwei Hörgeräte gleichzeitig benutzen würden, weil es so furchtbar aussieht. Und ich antwortete: Na ja, in der Hinsicht bin ich nicht eitel; das Hören ist mir wichtiger. Mir macht es nichts aus, Sie können ein großes rotes für das eine und ein großes blaues für das andere Ohr machen und beide mit einem riesigen Höcker versehen, wenn Sie wollen. Solange ich etwas höre, ist es mir egal. Man erfindet sich mit diesen Plastikdingern in den Ohren als Person einfach neu, das ist alles. Wer nicht selbst taub ist, hat keine Ahnung, was es bedeutet, aber es ist nicht einfach nur Stille, denn Stille gefällt mir.

Goya war ja am Schluß ebenfalls taub, stocktaub. Ohne Hörgerät hätte ich vollkommene Stille, selbst in einem Restaurant, andererseits würde ich auch kaum noch verstehen können, was die Leute zu mir sagen. Man fühlt sich abgeschnitten. All die schreienden Menschen in

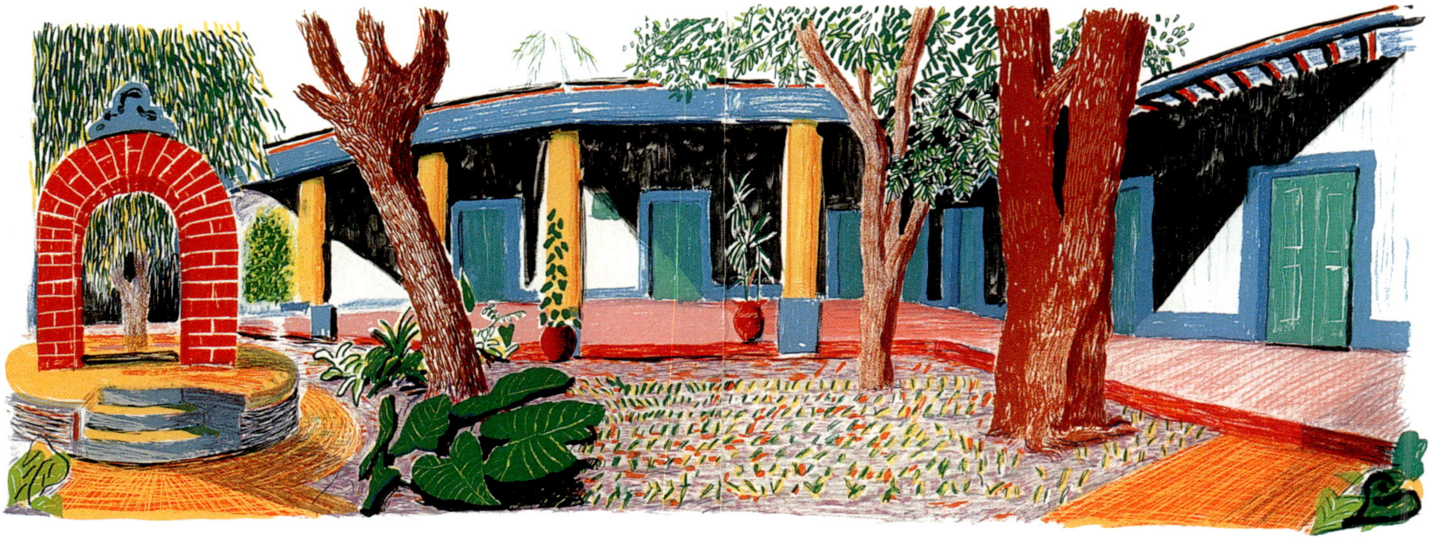

142 Oben: *Hotel Acatlán, Zweiter Tag*, 1984

143 *Rundgang im Innenhof des Hotels Acatlán*, 1985

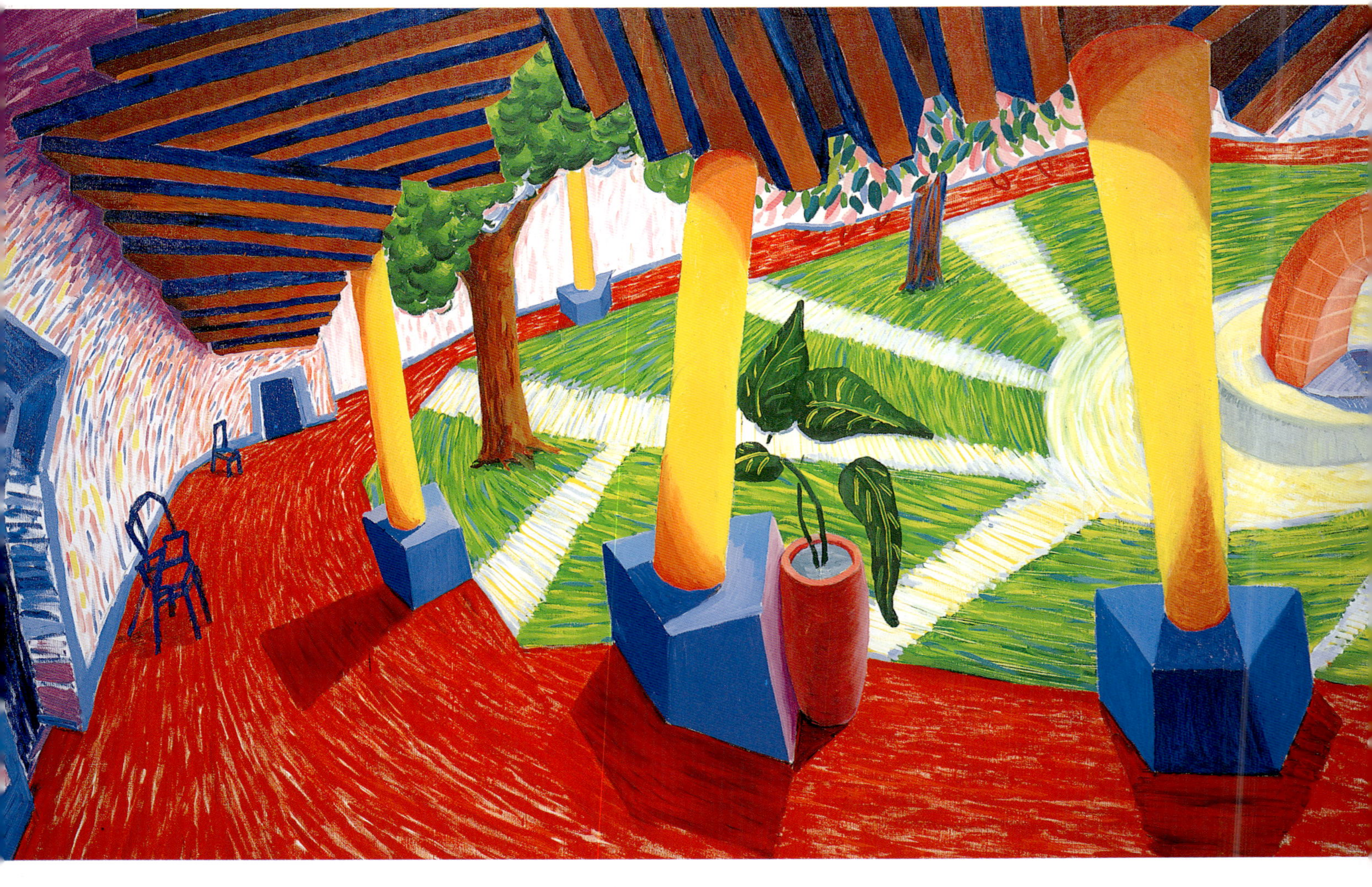

Als ich 1984 in Mexiko war, um meine Ausstellung „Hockney Paints the Stage" vorzubereiten, fuhr ich mit Gregory und David Graves nach Oaxaca. Unterwegs brach unser Wagen zusammen, und wir mußten die Nacht in einem Hotel in Acatlán verbringen. Der Innenhof des Hotels war sehr schön, und ich machte dort ein paar Zeichnungen, die ich für ein Ölgemälde benutzen wollte. *Rundgang* handelt nicht von einem Hotel, sondern einer Haltung gegenüber dem Raum. Während man noch die Räume draußen aufnimmt, bewegt man sich um sie herum. Je länger man das Bild betrachtet, um so räumlicher wird es.

144 Rechts: *Ansichten des Hotelbrunnens*, I., 1984–85

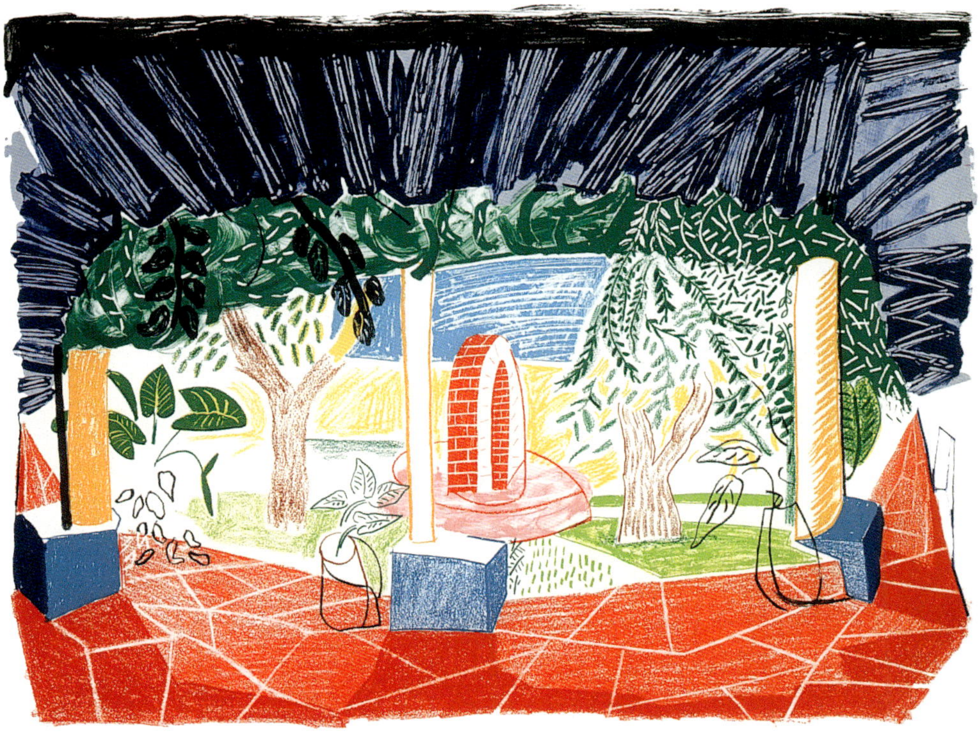

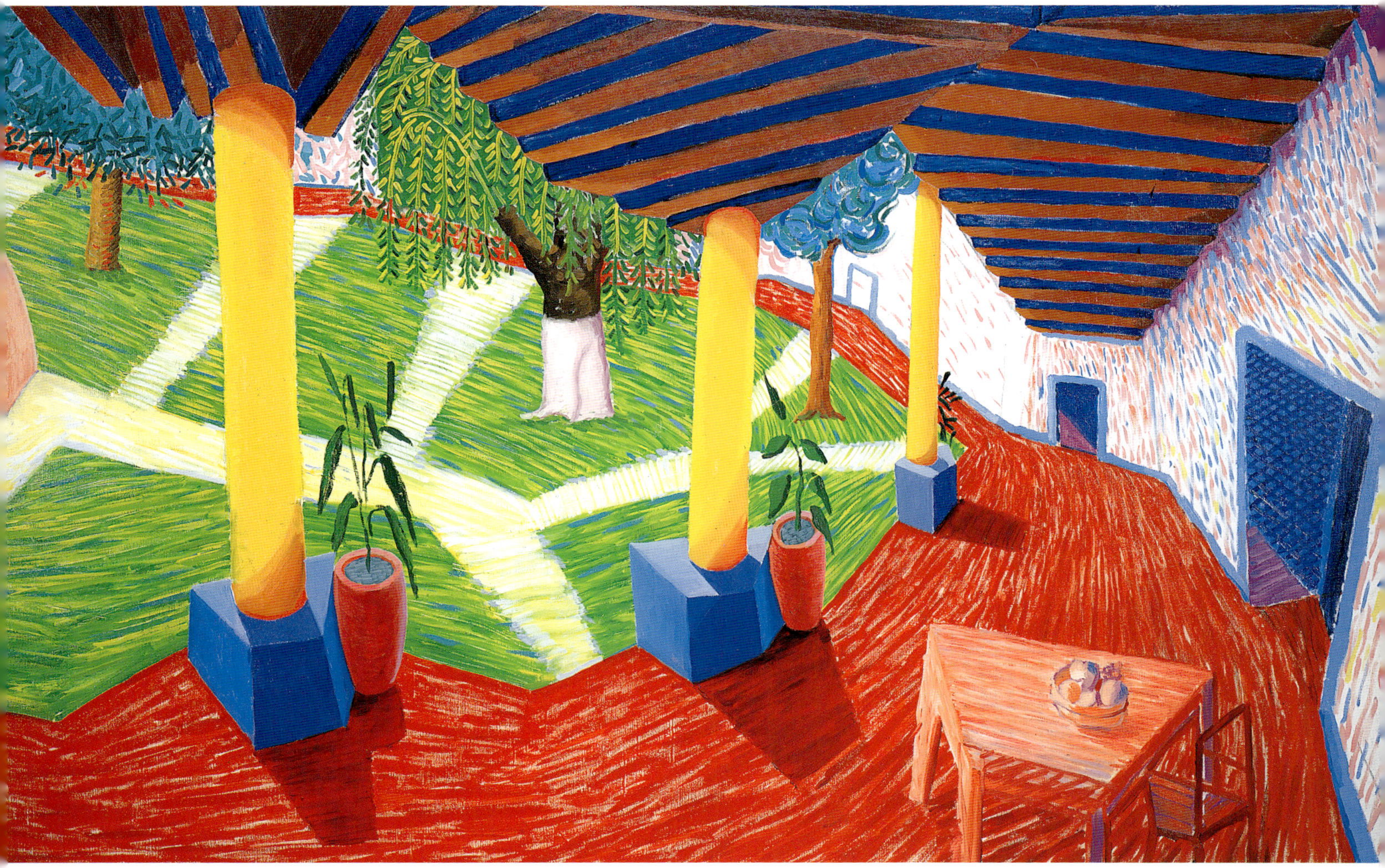

Goyas späten Bildern sind tatsächlich stumm – jedenfalls müssen sie für ihn stumm gewesen sein. Die schreienden Münder konnte man nicht hören, nur sehen. Vielleicht sehe ich mir Goya noch einmal aus diesem Blickwinkel an, denn natürlich finde ich das angesichts meines eigenen Zustands ziemlich faszinierend. Vielleicht beschäftige ich mich mal ein wenig eingehender damit und sehe, was ich herauskriege. Wenn man im Prado durch die Goya-Abteilung geht, beginnt man mit anmutigen, hübschen Figuren, die auf hübschen kleinen Waldlichtungen tanzen; ganz reizende Bilder. Doch dann schreitet man an seinem Leben entlang, vorbei an den Porträts der königlichen Familie, bis man diese schwarzen Bilder erreicht, Menschenmengen, Gruppen von Menschen, die einen anstarren und zu schreien scheinen. In den frühen Bildern ist Harmonie: Man hat ein deutliches Gefühl von Musik und Heiterkeit, vom wohltuenden Klang einer Mandoline, einer Laute, Flöten und Tanz. Irgendwie kann man diesen Klang sehen. Doch am Ende hört man nur einen heiseren Krach – wenn überhaupt. Sollte es einen Klang in ihnen geben, so ist er nicht harmonisch und ganz sicher nicht wohltuend. Er ist etwas, dem man aus dem Weg gehen möchte, das man am liebsten abschalten würde.

DIE BESEITIGUNG DER DISTANZ

Das Stärkste an den späten Picasso-Gemälden, oder das, was für mich zum eindringlichsten Element wurde, war das Gefühl einer aufgelösten Distanz. Allem haftet ein deutliches Empfinden von Nähe an. Wenn man eine Gestalt auf einem der späten Picassos betrachtet, fragt man sich unwillkürlich: Wie weit bin ich von dieser Gestalt entfernt? Es ist etwas, das sich nicht einmal mehr messen läßt, im Gegensatz zu Piero, von dessen Bildern man dreidimensionale Modelle anfertigen könnte. Irgendwie war es wohl dieser Aspekt der späten Picasso-Gemälde, der mich so faszinierte. Am Ende wurde die Leinwand selbst zur Figur. Genau das versuche ich auch, jedenfalls schlage ich mich damit herum. In Wirklichkeit werde ich wohl erst damit zurechtkommen, wenn ich einen anderen Körper an meiner Seite habe. Wie gesagt, in den letzten zwei, drei Jahren habe ich keinen Körper gehabt, der mir nahe gewesen wäre, niemanden, buchstablich niemanden, mit dem ich mein Bett geteilt hätte. Ich glaube, wenn das anders wäre, dann könnte ich anfangen, dann hätte ich etwas, worauf ich aufbauen könnte. Ich kann eine Gestalt nicht einfach theoretisch malen, ich bringe es einfach nicht fertig. Ich muß sie spüren. Wenn das Gefühl nicht da ist, schlägt man sich eben mit der Tatsache herum, daß es nicht da ist; man beschäftigt sich mit Abwesenheit.

143 Genau darum geht es in meinen aktuellen Bildern. Zwar könnte *Rundgang im Innenhof des Hotels Acatlán* tatsächlich ein Rundgang im Innenhof eines mexikanischen Hotels sein, aber das Bild handelt auch von der Abwesenheit eines anderen Körpers in meiner Umgebung. Ich will damit nicht sagen, daß man unbedingt einen Körper im Bett malen muß – ich spreche von Gefühlen. Jetzt habe ich zwei kleine Hunde, an denen ich mich freue, und ich fange an, sie
145 zu malen. Das letzte Bild, das ich von einem der beiden gemalt habe, war ein sehr süßes, kleines, zartes Porträt; es strahlt eine Menge Gefühl aus, und das liegt daran, daß der Hund da war.

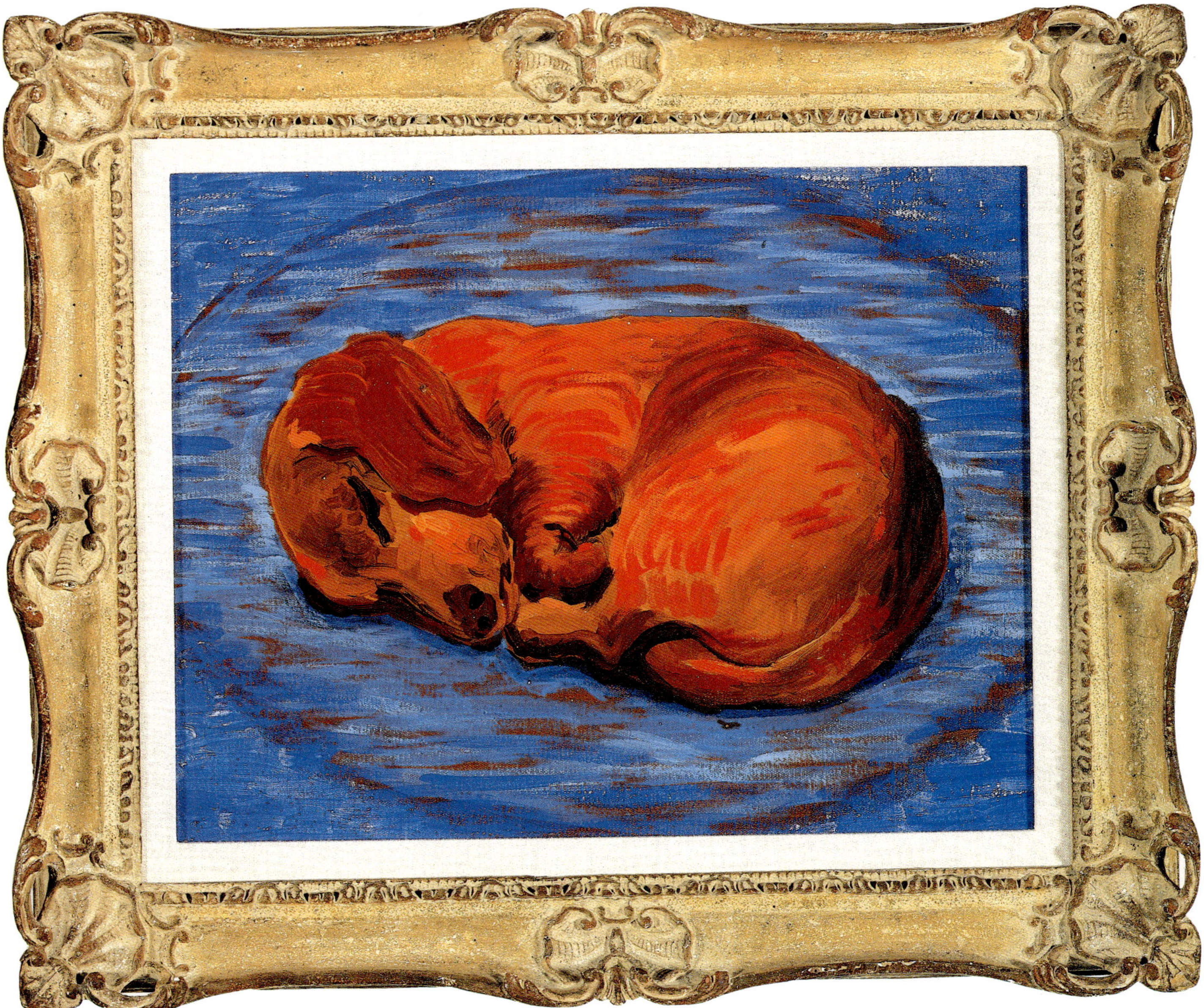

145 *Kleiner schlafender Stanley*, 1987

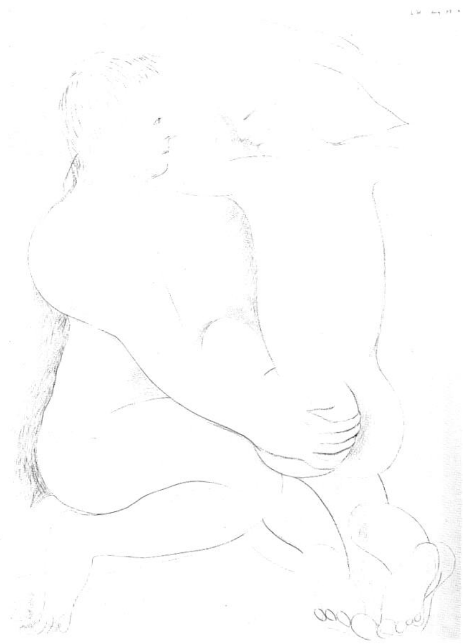

146 Oben: *Ohne Titel*, 1983

147 Unten: *Ohne Titel*, 1983

Einer meiner Freunde hat einmal gesagt, daß er beim Anblick der großen Lithographie von Gregory auf dem Stuhl das Gefühl gehabt hätte, es sei mein Abschied von Gregory gewesen. Vielleicht hatte er recht. Wir sind immer noch Freunde, aber er ist nicht immer da. Es gibt Phasen im Leben, in denen man sich neu orientieren muß. In dem Moment, als Peter Schlesinger mich verließ, verschwand die menschliche Figur für eine Weile aus den Gemälden – obgleich eine Gegenwart, eine menschliche Gegenwart, eine abwesende Gestalt immer geblieben ist. Dann kam die Figur wieder, weil Gregory in mein Leben trat. Und da ist das Bild von Ian Falconer und mir. Er mochte es nicht, wenn ich morgens aufwachte und ihn berührte; dann stieß er mich weg, und das erkennt man auf dem Bild. Diese Dinge passieren irgendwann, und man verarbeitet sie, und irgendwann anders erscheinen sie in den Bildern. So etwas kann man nicht künstlich herbeiführen, denn es hat mit wirklichen, nicht erfundenen Gefühlen zu tun.

Als Picasso im Alter impotent wurde, verstörte ihn das zutiefst. Wenn es keinen warmen Körper in seiner Nähe gab, den er berühren konnte, hörte er zeitweilig sogar ganz auf zu arbeiten. Und für Picasso war es undenkbar, zwei Monate überhaupt nicht zu malen. Doch im Alter orientierte er sich neu, und die Erinnerung an die Figuren steigerte sich zur Besessenheit.

Vielleicht war das einer der Gründe, warum ich 1983 all diese Zeichnungen von mi machte. Ich wollte mich einfach mal selbst betrachten. Einmal malte ich ein kleines Selbstporträt hinter eine Zeichnung – und eine Lithographie – von Henry Geldzahler, und er wies darauf hin, daß das ihn ziemlich alt aussehen ließ, während ich extrem jung wirkte. Henry ist nur

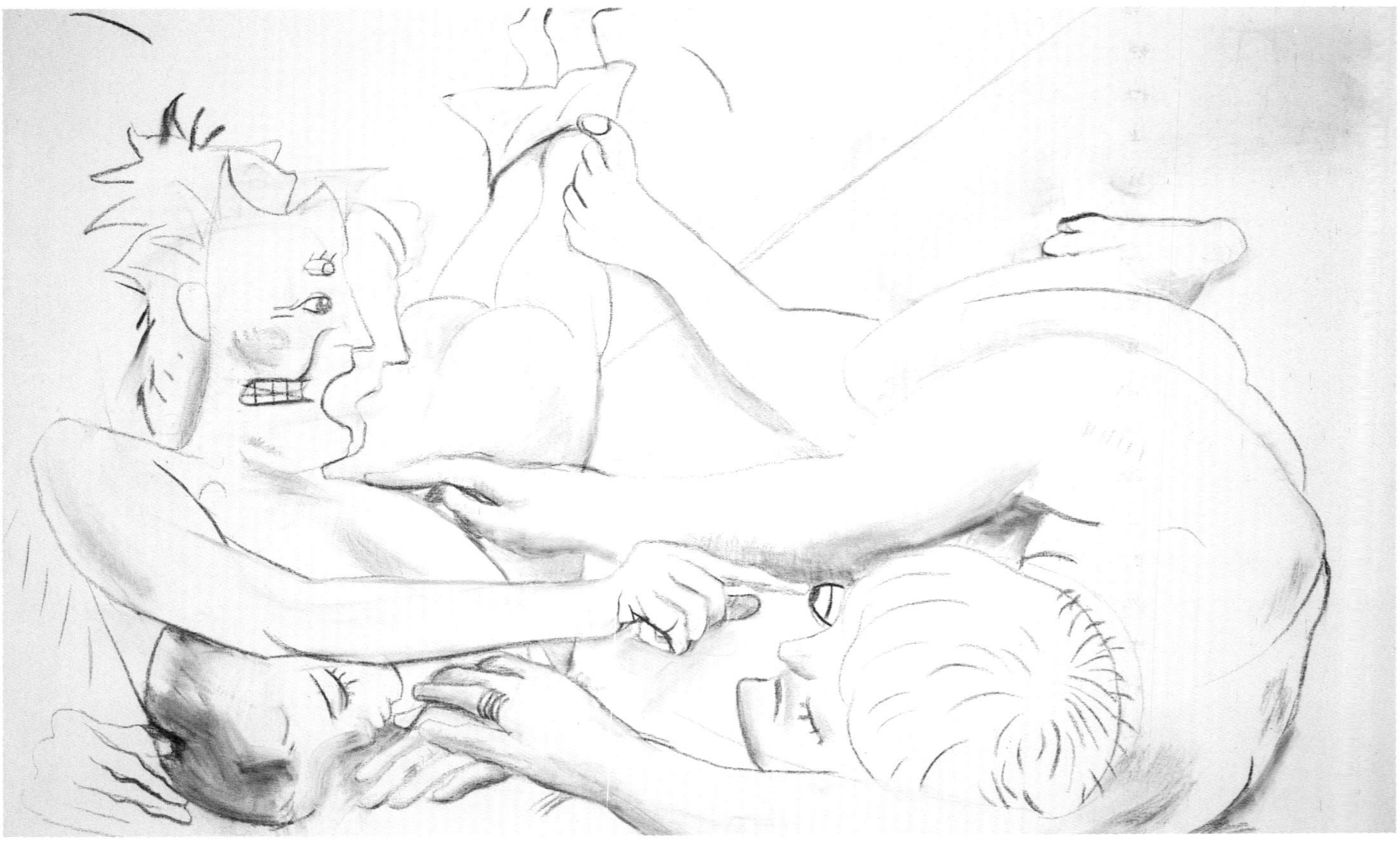

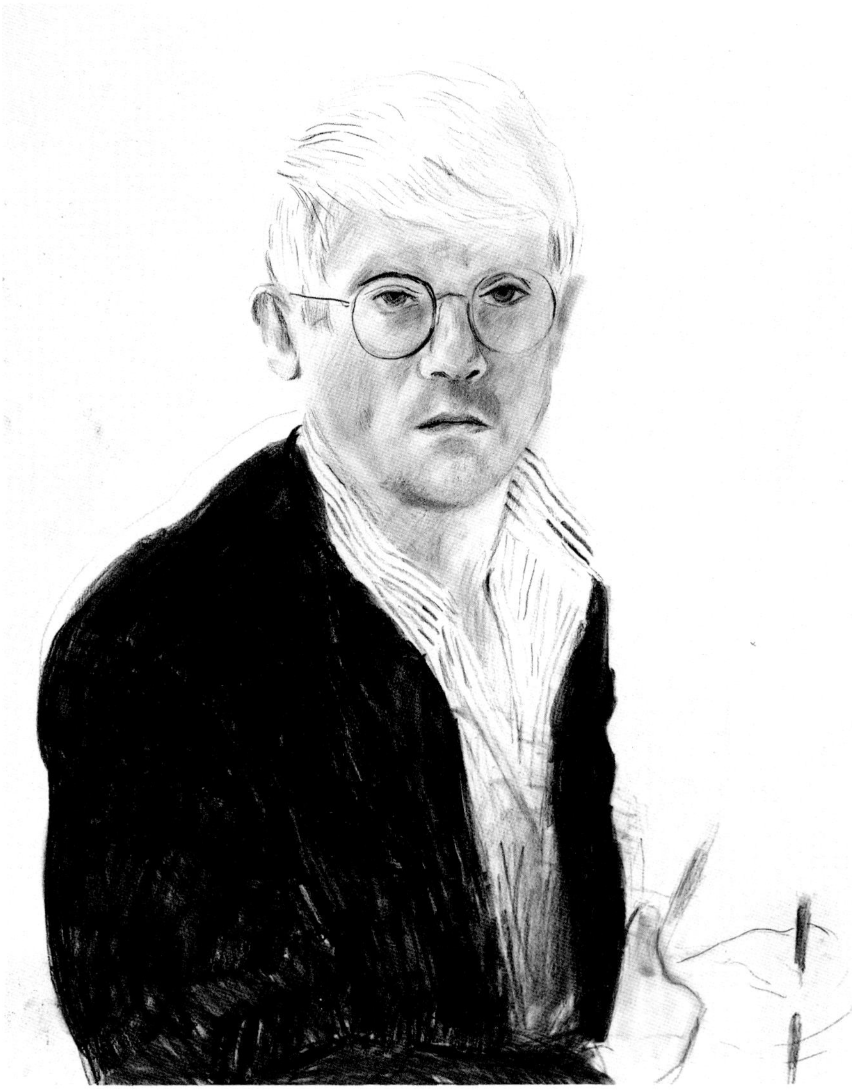

Alle paar Jahre mache ich eine Reihe von Selbstporträts – angefangen hat es in den Sechzigern. 1983, als ich mir plötzlich meines Alterns bewußt wurde, kam es zu einem wahren Schwall von Selbstporträts.

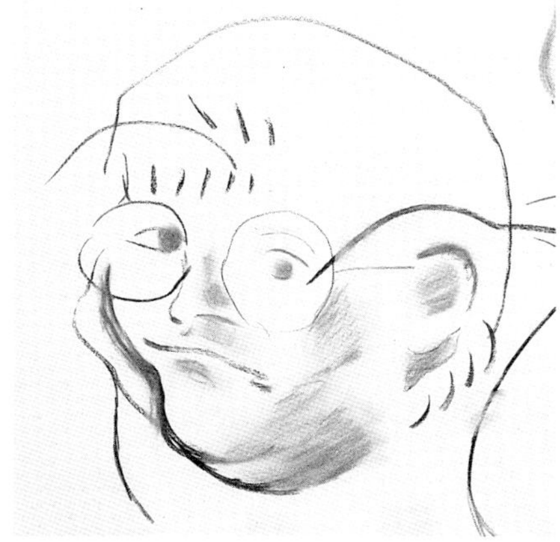

149 *Selbstporträt, 12. September 1983*

148 Links: *Selbstporträt, 26. September 1983*

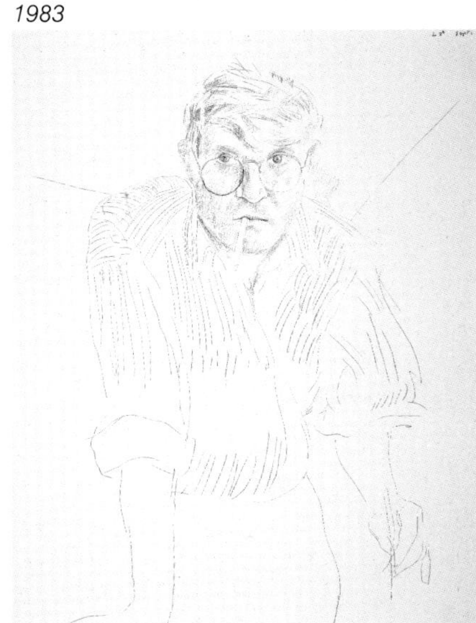

150 *Selbstporträt, 28. September 1983*

151 *Selbstporträt mit gestreiftem Hemd*, 1983

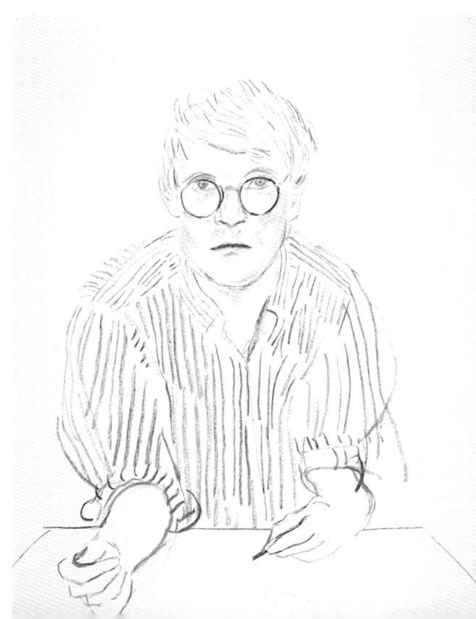

zwei Jahre älter als ich, aber er kommt mir tatsächlich immer viel älter vor. Als Christopher Isherwood starb, gab es einen riesigen Altersunterschied zwischen ihm und seinem Freund Don Bachardy. Don muß ihn stets als erheblich älter empfunden haben. Schließlich lebte Don, als er achtundvierzig war, mit einem Achtundsiebzigjährigen zusammen.

Ich wurde mir meines Älterwerdens bewußt und wollte mich betrachten. Je tauber ich werde, um so mehr ziehe ich mich in mich selbst zurück. Da ich weniger ausgehe als früher, ist es schwieriger, eine neue Beziehung anzufangen. Deshalb wollte ich mich betrachten. Man kann Beziehungen nicht steuern; sie ergeben sich einfach. Tatsächlich mache ich alle paar Jahre eine Reihe von Selbstporträts. Angefangen hat es 1954. Und die Radierungen von 1961-63, *The Rake's Progress*, das sind alles Selbstporträts. Mitte der Siebziger kamen sie wieder, in sehr spezifischer Form. Sicher werde ich noch mehr machen, und wenn ich am Ende keine andere menschliche Figur um mich habe, werde ich wohl mit mir selbst vorlieb nehmen müssen. Doch ich hoffe, daß mir eines Tages ein anderer warmer kleiner Körper als der eines Dackels über den Weg läuft.

152 Umseitig: Mein Atelier mit *Rundgang im Innenhof des Hotels Acatlán*, 1985

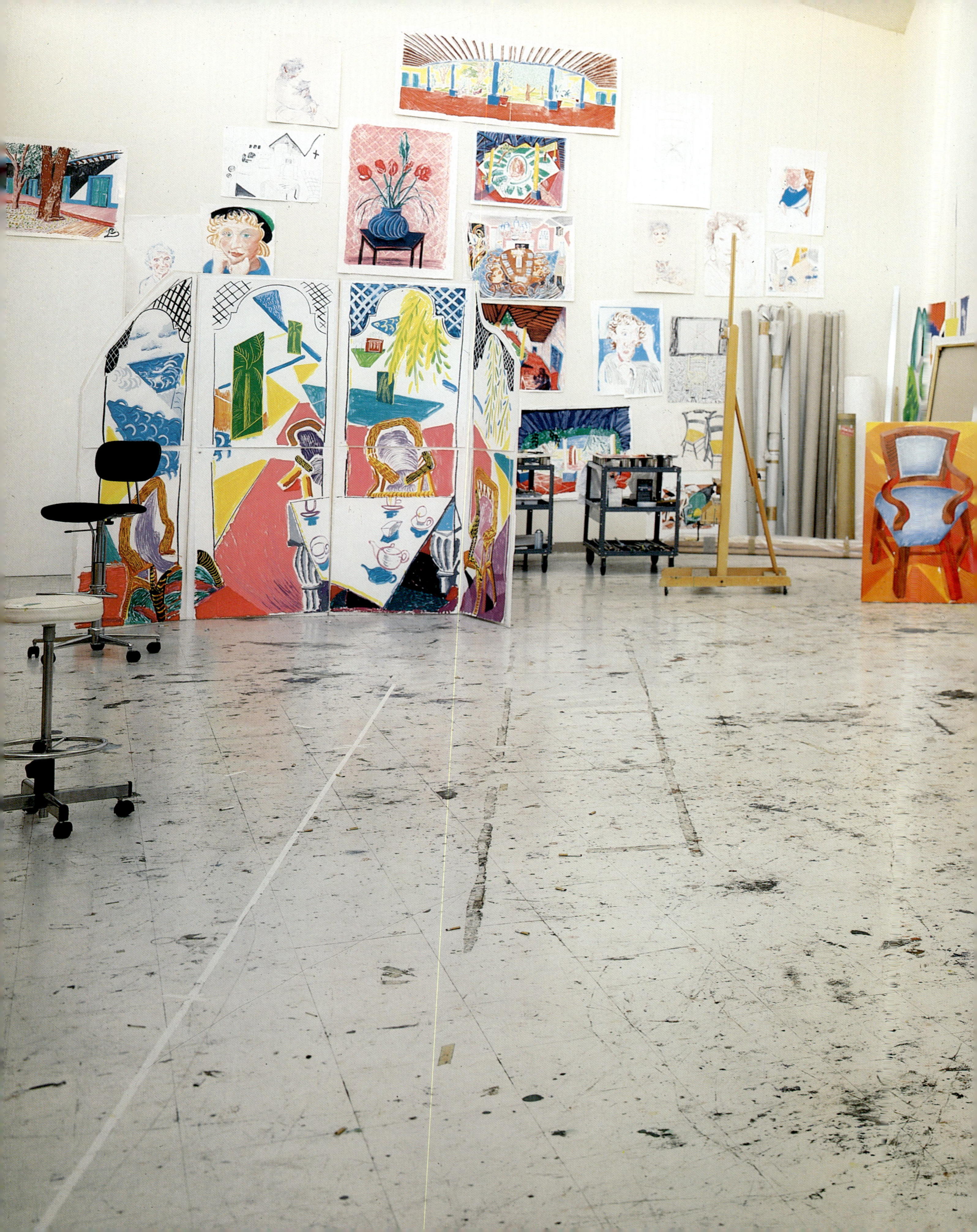

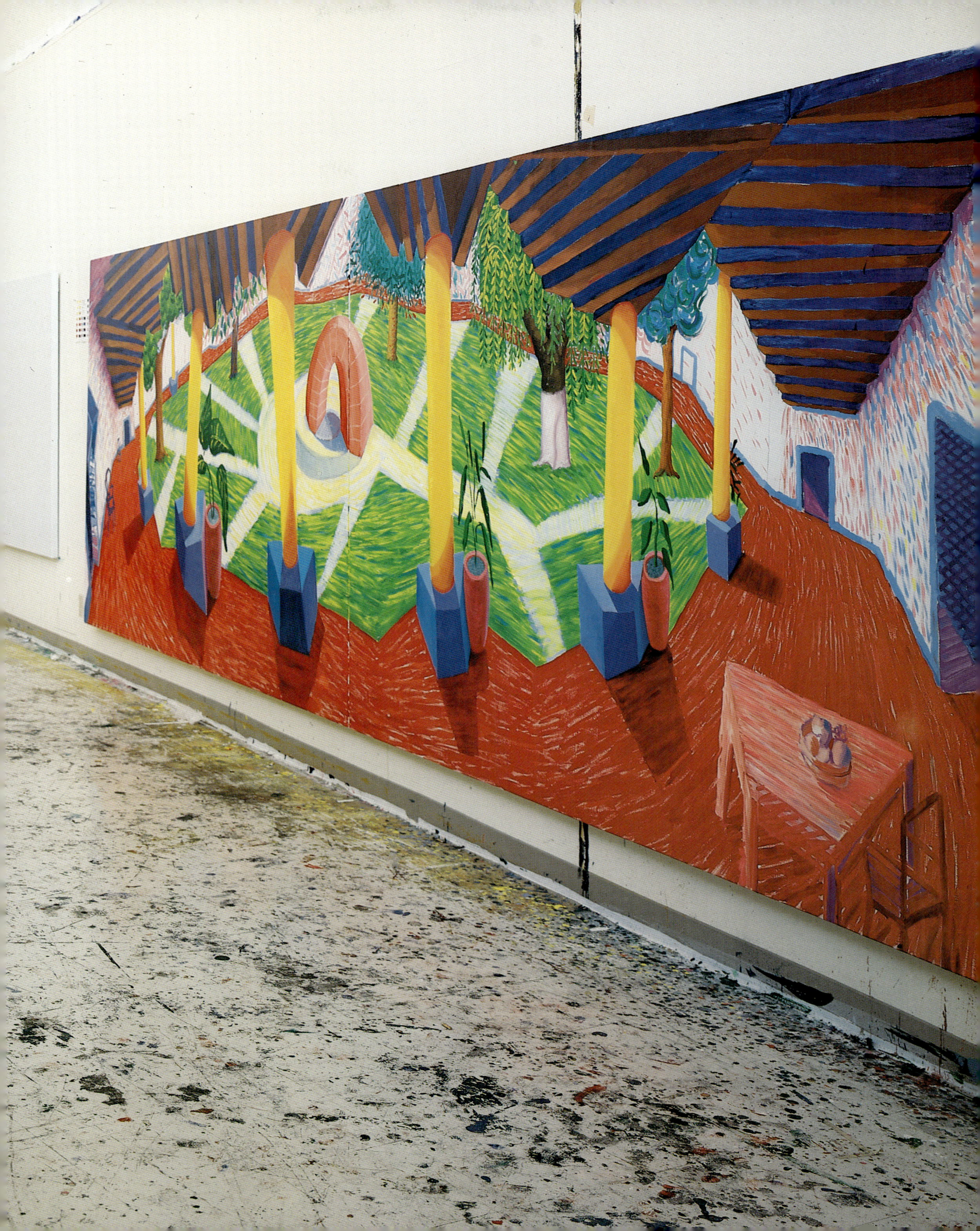

Ich bin mir allerdings einigermaßen klar darüber, daß ich die menschliche Figur auf andere Art malen will als früher. Ich weiß, daß man sie so darstellen kann, daß sie sehr lebendig und real ist, wie Picasso es getan hat. Ich weiß auch, daß man von Picasso ausgehen, akzeptieren, was er erreicht hat, und über ihn hinausgehen kann. Und ich möchte gern herausfinden, wie. Ich mache mir ständig irgendwelche Gedanken darüber. Nehmen wir einen Maler wie Francis Bacon: Seine Figuren werden in einen Raum gestellt, in dem Räumlichkeit vollkommen konventionell aufgefaßt ist. Diese konventionelle Raum-Interpretation läßt die Figuren auf eine Art verzerrt erscheinen, wie sie es bei Picasso nicht sind. Er stellt die Figuren in einen Raum, der alles andere als ein konventionelles Zimmer ist. Auf Picassos Bildern bewegt sich der Raum selbst.

Diese Bewegung des Raums interessiert mich brennend und auch, wie sie sich erreichen läßt. Ich habe das Gefühl, daß es heute eine Möglichkeit gibt, ausgehend von Picassos Arbeit, diese jedoch weiterentwickelnd, so daß es am Ende nicht aussieht wie ein Picasso, sondern unglaublich real wirkt. Mit anderen Worten, ich will eine neue Art von Illusion. Und so wie in der Vergangenheit immer wieder neue Illusionen entwickelt wurden, wird es auch in Zukunft sein. Ich habe gesehen, daß dies möglich ist, und deshalb halte ich nichts von Leuten, die Bilder bloß kopieren; das finde ich nur langweilig. Es ist ungefähr so, als würde man zugeben, daß einem nichts Neues mehr einfällt. Es kommt mir zwar ziemlich verzweifelt und pessimistisch vor, aber ich kann diesen Pessimismus verstehen, wenn man keine neuen Möglichkeiten mehr für sich sieht – Möglichkeiten, die obendrein realer sind, weil man sich damit von dem konventionellen Ort entfernt, den bestimmte Dinge unserer Meinung nach haben müssen. Picasso hat einmal sehr richtig bemerkt: Ein Gesicht hat zwei Augen, eine Nase und einen Mund, und die kann man verteilen, wie man will. Es stimmt, man kann sie hinsetzen, wo man will, und dabei vollkommen realistisch bleiben, nicht im geringsten verzerrt. Ich versuche das zuerst mit einfacheren Formen als der menschlichen Figur, dieser komplexesten Form überhaupt. Ich kämpfe um meine eigene Art. Manchmal steuern die Bilder wieder in Richtung Picasso, aber ich will nicht einfach nur seine Formen übernehmen. Ich möchte meinen eigenen Weg finden. Vielleicht brauche ich einen wirklichen Menschen in meiner Umgebung, um es zu schaffen – nur um ihn beobachten und berühren zu können. Doch wenn es keine emotionale Verbindung gäbe, könnte er ebensogut gar nicht dasein, das wäre egal. Genau das ist es, was eine Zeichnung schlecht macht: Figuren, die nichts ausstrahlen, die einen kaltlassen.

Ich erinnere mich an einen Streit mit jemandem, der behauptete, eine Million Menschen hätten 1980 die Picasso- Ausstellung im Museum of Modern Art nur deshalb gesehen, weil man ihnen eingehämmert hatte, daß sie hingehen sollten. Ich war anderer Meinung. Ich glaubte nicht, daß so viele Leute nur wegen des Reklamerummels eine Ausstellung besuchten. Eine bestimmte Zahl von Leuten ging vielleicht wirklich aus diesem Grund, aber wenn sie nichts davon gehabt hätten, wären die Leute nicht in solchen Massen hingeströmt. Ob sie das Ganze analysieren und darüber sprechen konnten, was genau sie davon hatten, ist eine andere Frage. Doch was es auch war, es war echt.

SEHEN UND FÜHLEN

In der Kunst bedeutet eine neue Art zu sehen immer auch eine neue Art zu fühlen. Die beiden sind untrennbar miteinander verbunden. Genauso wissen wir heute, daß Zeit ohne Raum und Raum ohne Zeit nicht zu haben sind. Noch vor neunzig Jahren glaubte man, beide seien voneinander getrennte absolute Größen – das ist gar nicht so lange her. Heutzutage verbindet jeder, der darüber nachdenkt, automatisch Raum mit Bewegung, und das ist Zeit. Bewegung heißt Bewegung im Raum und daher durch die Zeit.

Ich glaube daran, daß die Malerei die Welt verändern kann. Wenn man die Welt schön, aufregend und geheimnisvoll finden kann so wie ich, dann fühlt man sich ziemlich lebendig, und das mag ich. Ich weiß, daß es Leute gibt, die das nicht können, die verzweifelt sind und sich offensichtlich nicht für die Welt interessieren, ihre unmittelbare Schönheit nicht sehen. Täten sie es, wären sie nicht so verzweifelt. Ich sehe einen Teil meiner Aufgabe als Künstler darin, zu zeigen, daß Kunst die Verzweiflung lindern kann.

HOFFNUNGSLOSE STANDPUNKTE?

Es gibt das Argument, daß die menschliche Natur sich nicht groß ändert: Deine Fenster sind neu, und die sanitären Einrichtungen sind seltsam, ansonsten sehe ich keinen Unterschied – das ist von Kipling. Nur sind die sanitären Einrichtungen um einiges besser geworden. Oh, das verstehe ich. Dennoch ist tatsächlich ein neuer Faktor hinzugekommen. Es ist auch noch nicht lange her, zu Beginn des Ersten Weltkriegs, da glaubten die Leute, daß er nicht lange dauern könne und daß es ein Krieg zwischen Berufssoldaten würde, ein ehrenvoller Krieg also. In Wirklichkeit trat der deutsche Premierminister 1917 zurück, weil man beschlossen hatte, Passagierdampfer zu torpedieren. Er fand, das sei kein Krieg, sondern Mord. Er hielt Krieg noch für eine ehrenvolle Sache. Soldaten töteten, aber das war kein Mord. Ich kann diesen feinen Unterschied erkennen, aber es fällt schwer, ihn heute noch zu akzeptieren.

Vor nicht allzu langer Zeit, gerade vierzig Jahren ist es her, konnten die Vereinigten Staaten ihre ganze militärische Stärke auf ein Ziel richten: Sie warfen zwei Atombomben auf Hiroshima und Nagasaki. Heute könnte Amerika seine geballte militärische Kraft nicht mehr so ohne weiteres einsetzen. Wenn die Vereinigten Staaten beschlössen, sämtliche schweren Waffen einzusetzen, die sie besitzen, selbst an einem weit von ihrem eigenen Territorium entfernten Schauplatz, würde der Schuß nach hinten losgehen. Auch wenn niemand zurückschlüge, wäre die Katastrophe unausweichlich. Das ist eine gewaltige Veränderung gegenüber früher. Die Menschen haben einen tief verwurzelten Selbsterhaltungstrieb. Es ist der tiefste und ehrlichste Impuls, den wir haben. Je klarer uns wird, was Atomwaffen anrichten können, um so deutlicher wird uns bewußt, daß wir etwas ändern müssen, wenn wir überleben wollen. Aber welche Alternativen haben wir? Im Grunde bleibt uns keine Wahl. Die Waffen können wir unmöglich einsetzen. Die Zerstörung der Natur kommt nicht in Frage. Auch in ihr finden sich Waffen: Feuer, Rauch, Explosionen – all das ist Teil der Natur. Wir können uns natürlich vernichten, doch die Tatsache, daß ein Krieg heutzutage nicht nur uns, sondern auch zukünftige Generationen auslöschen würde, ändert die Sachlage ganz erheblich. Als der Erste Weltkrieg ausbrach, sagte man, na schön, ein paar werden ins Gras beißen, aber man dachte nicht daran, daß auch zukünftige Generationen betroffen sein würden. Heute könnte genau das eintreten, auch wenn man nur hundert Bomben auf die Sahara wirft. Wir würden es nicht tun, wir würden es einfach nicht wagen. All das muß dazu führen, daß tiefe Veränderungen in uns stattfinden, in jedem von uns, denn wir wollen überleben. Sonst könnte es sein, daß eines Tages schierer Wahnsinn unsere eigene Vernichtung herbeiführt.

Während des kalten Krieges war die Vorstellung, daß die Vereinigten Staaten Bomben auf Rußland werfen könnten und umgekehrt etwas, das ich nie wirklich geglaubt habe. Ich dachte, daß wer auch immer Rußland regierte, einigermaßen vernünftig sein mußte. Ich habe nie geglaubt, daß Rußland ein Reich des Bösen ist. Vielleicht waren die Russen in mancher Hinsicht irregeleitet, aber das ist überall möglich. Der Nationalsozialismus war böse, eine durch und durch abartige Idee, die man ersticken mußte. Heute dagegen wird meiner Meinung nach deutlich, daß Kriege begrenzter sind als früher und die gewaltigen Supermächte ein kleines bißchen hilfloser, denn sie waren es gewohnt, in viel größeren Dimensionen zu denken. Sie glaubten, sie könnten es mit jedem aufnehmen. Es gibt immer Strategen, die den möglichen Einsatz von Atomwaffen planen: in Moskau, Washington, London und Paris. Solche Leute flößen einem Grauen ein. Man fragt sich: Könnten sie das wirklich tun? Als wirkliche, nicht nur politisch voreingenommene Wissenschaftler die ersten Theorien über den nuklearen Winter verbreiteten, wirkten die Ideen dieser Strategen wahnsinnig, nein, mehr als wahnsinnig: selbstmörderisch. Will denn tatsächlich irgend jemand auf der Welt nur wegen einiger politischer Differenzen die Menschheit ein für allemal ausrotten oder zumindest das Gesicht der Erde dermaßen verändern, daß sie unbewohnbar wäre? Natürlich nicht.

Ich bin ein äußerst friedliebender Mensch. Für mich ist das Töten eines Menschen unter beinahe allen Umständen unmoralisch. Nicht jeder denkt so. Wir befinden uns in einer noch nie dagewesenen Situation: Die Frage der endgültigen Vernichtung hat sich bisher noch nie gestellt, doch das ist angesichts der nuklearen Möglichkeiten entschieden anders geworden. Neue Generationen wachsen in diesem Bewußtsein auf. Als Ronald Reagan ein junger Mann war, hätte er gelacht, wenn jemand behauptet hätte, daß man New York in zwei oder drei Minuten in Schutt und Asche legen kann. Damals war das einfach unvorstellbar. Woher sollten die Bomben kommen? Von der anderen Seite des Atlantiks? Das hätte ziemlich lange gedauert. Schließlich hat England sein Überleben immer wieder auch dem Ärmelkanal zu verdanken gehabt, und der ist nur zweiundzwanzig Meilen breit. Der Atlantik und der Pazifische Ozean haben Amerika fast zu einer uneinnehmbaren Festung gemacht. Die USA unterhielten eine freundschaftliche Grenze mit dem Norden und eine einigermaßen freundschaftliche mit dem Süden. Aber damals herrschte noch eine völlig andere Situation. Heute weiß jedes Kind, daß es durchaus möglich wäre, New York innerhalb weniger Minuten zu zerstören.

Manchmal, in düsteren Augenblicken, werde ich genauso pessimistisch wie die anderen und denke: Eines Tages ist es soweit, aber was spielt das schon für eine Rolle? Wir werden einfach nicht mehr da sein, und vielleicht ist die Welt dann ein friedlicherer Ort für die nächste kleine Kreatur, die sich langsam wieder entwickeln wird. Unserem zeitlosen Gott bedeutet es nichts, absolut nichts, oder doch? Ich glaube, darüber müssen wir jetzt nachdenken. Jeder muß darüber nachdenken; wir alle tun es Tag für Tag. Nur deshalb denken wir jeden Tag an den Tod. Ich tue es jedenfalls. Ist das ein hoffnungsloser Standpunkt? Ich weiß es nicht. Als ich nach Mexiko fuhr, wußte ich so gut wie nichts über die Eroberung des Landes. Als ich dann da war, fing ich an, mich für die Geschichte zu interessieren und las Bücher darüber und erfuhr mehr über die Kultur der Azteken. Ich las William H. Prescotts Werk *The History of the Conquest of Mexico* aus dem Jahr 1843, ein wunderbares Buch für einen Gelehrten, der nie einen Fuß nach Mexiko gesetzt hatte. Er war aus Harvard nicht herausgekommen. Eine der interessantesten Erkenntnisse des Buches berührt die aztekische Praxis des Menschenopfers. Es ist schrecklich und faszinierend zugleich. Die Religion der Azteken hatte prophezeit, daß zu einem bestimmten Zeitpunkt von Osten her ein Gott kommen würde, der sehr tapfer sei. Dieser Zeitpunkt fiel zufällig mit der Ankunft von Cortez zusammen. Das machte Montezuma vorsichtig; er hatte Zweifel, deshalb schlug er nicht zurück. Und nur aus diesem Grund konnte eine so kleine Gruppe von Männern eine derart komplexe und entwickelte Zivilisation erobern: Erstens waren es keine Christen, und für die Eroberer stellte das Christentum die einzig wahre Religion dar. In ihren Augen bedeuteten die Skulpturen und Tempel nichts. Es dauerte dreihundert Jahre, bis man ihre Schönheit entdeckte. So gibt es im Archäologischen Museum von Mexico City einen herrlich gearbeiteten, gewaltigen Topf aus Stein, wunderschön verziert. Er wurde dazu benutzt, die warmen, noch zuckenden Menschenherzen aufzunehmen, die man gerade erst den Opfern herausgerissen hatte. Daraufhin versteht man vielleicht, warum die Spanier damals seine Schönheit überhaupt nicht sehen konnten, für sie war er einfach ein gräßliches Ding. Sie fanden die Angewohnheit, Menschen das Herz aus dem Leib zu reißen, entsetzlich. Von daher kann ich verstehen, warum sie ihn zerstören wollten.

Sie zerstörten alle Tempel der alten Religion. Deshalb gibt es heute so viele Kirchen in Mexiko: wo früher Tempel gestanden hatten, bauten sie Kirchen. Es gibt eine Stelle in dem Buch, wo Cortez sich mit Montezuma unterhält, und Montezuma plötzlich sagt: Bitte entschuldige mich einen Augenblick, und dann geht er in den Tempel und reißt sechs Menschen das Herz aus dem Leib. Anschließend setzt er die Unterhaltung fort, als wäre nichts geschehen. Cortez ist entsetzt. Aber Montezuma weiß, daß es notwendig war, daß er eine religiöse Verpflichtung erfüllt hat, um die Welt am Leben zu erhalten.

Prescott weist darauf hin, daß die Spanier Menschen als Ketzer verbrannten, doch wenn sie das taten, raubten sie ihnen nicht nur das Leben, sondern verdammten sie auch im nächsten oder übernächsten Leben. Die Azteken dagegen rissen ihren Opfern das Herz aus dem Leib und raubten ihnen das Leben, hatten jedoch keineswegs die Absicht, auch alle weiteren zu zerstören. Tatsächlich verwandelten sich einige der geopferten Menschen in Götter. Die Leute standen Schlange, um sich opfern zu lassen. Als der Tempel geöffnet wurde, standen sie schon da und warteten. Was für eine Vorstellung: Fünfundzwanzigtausend Menschen, die sich opfern lassen wollen! Wieso liefen sie nicht davon? Offensichtlich hatten sie eine andere Einstellung als wir. Für uns ist das Ganze schwer vorstellbar. Wie kann man fünfundzwanzigtausend Menschen das Herz herausreißen? Es ist wie bei einem Fußballspiel. Priester, die mit Messern in der Hand bis zur völligen Erschöpfung töteten und die Leichen ihrer Opfer die Treppe hinabwarfen. Wir können uns das kaum vorstellen, den Gestank, das Blut. Wir finden es schrecklich, doch sie haben es sicher anders gesehen, und auch die Leute, die sich opfern ließen. Prescotts Beobachtung brachte mich auf den Gedanken, daß die Menschen, die sich in die Schlange einreihten, ihre Opferung möglicherweise als Übergang zu etwas Neuem empfanden; sie haben das Leben anders gesehen als wir, nicht so begrenzt. Wir leben in einem Zeitalter, das im großen und ganzen nicht religiös ist. Die meisten Menschen sehen den Tod als endültiges, radikal endgültiges Ende. Aber natürlich war das nicht immer so.

DAS ENDE DES POSITIVISMUS

Der westliche, empirische, positivistische, wissenschaftliche Standpunkt steht vor dem Ende. Die Vorstellung endgültiger Vernichtung hinterläßt ein Gefühl von Leere. Wenn früher Leute fragten, ob ich an ein Leben nach dem Tode glaubte, zuckte ich die Achseln und lächelte: Man stirbt, man stirbt einfach. Heute bin ich nicht mehr so sicher. Das Leben selbst ist schon so geheimnisvoll, warum sollten wir uns da vom Geheimnis eines anderen Lebens schrecken lassen. In diesem Sinne bin ich alles andere als ein logischer Positivist. Ich mußte sogar erkennen, daß darin die Ursache für meinen kleinen Konflikt mit Jonathan Miller über *Tristan und Isolde* lag. Ich hatte den Eindruck, daß er im Unterschied zu mir nicht das geringste Interesse für die metaphysische Ebene hat. Das schrieb ich damals der Tatsache zu, daß er als Arzt vielleicht nur an das Körperliche glaubt, während ich ganz anders bin. Ich glaube, daß meine Auseinandersetzung mit Bewegung, Zeit und Raum einen Einblick in das vermitteln könnte, was ich unter Metaphysik verstehe, im Hinblick darauf, was die Malerei bewirken kann. Offenbar verändern diese Dinge die Welt ebenso wie Einsteins Erkenntnisse bestimmte wissenschaftliche Vorstellungen verändert haben, die bis dahin als selbstverständlich galten. Es war wohl der Präsident der Universität Harvard, der um 1890 vorschlug, man könne allmählich aufhören, Physik zu studieren, da so gut wie alle größeren Probleme gelöst seien und es nur noch um Kleinigkeiten gehe. Diese Kleinigkeiten erwiesen sich als diejenigen, die dann ein neues, ein gewaltiges Tor aufstießen. Und so geht es ständig: Immer wenn man glaubt, man wäre einer endgültigen Lösung näher gekommen, stellt sich heraus, daß es in Wirklichkeit nur eine neue Ebene ist, die zu etwas Größerem führt. So scheint es mir auch jetzt. Ich bin natürlich nur Laie auf wissenschaftlichem Gebiet, doch in den letzten Jahren habe ich eine ganze Menge Bücher gelesen, in denen es um eine Verbindung zwischen moderner Physik und Mystik geht. Das ist nur eine poetische Vorstellung, interessant nur auf dieser Ebene. Wie gesagt, die Idee, daß man um so tiefer in die Vergangenheit vorstößt, je weiter man in den Raum blickt, finde ich faszinierend. In mancher Hinsicht, denke ich, gibt es hier eine Verbindung zwischen der Art, wie Oberfläche zu Raum und Raum zu Oberfläche werden kann. Das ist für einen Maler faszinierend, aber auch für jeden anderen: Es macht das Universum kleiner.

Ich war verblüfft über die Bemerkung Einsteins, er denke in Bildern. Es ist faszinierend, daß seine Ideen sich visuell entwickelten so wie Gemälde. Wenn sich der Uhrzeiger auf zwölf zubewegt, ist es in der kurzen Zeit, die das Licht braucht, um unsere Augen zu erreichen, in Wirklichkeit schon nach zwölf, obgleich die Uhr zwölf sagt. Ich liebe das, es scheint verrückt, es widerspricht so vielem und ist doch irgendwie ungeheuer reizvoll, ähn'ich wie die Theorien der fraktalen Geometrie – obwohl ich sie nicht verstehe. In der euklidischen Geometrie gibt es perfekte Figuren, perfekte Formen, zum Beispiel den Würfel. In der fraktalen Geometrie definiert sich eine perfekte Form viel natürlicher. Wir wären ziemlich überrascht, wenn unsere Lunge ein perfekter Würfel wäre, in der fraktalen Geometrie dagegen könnte sie, so wie sie ist, durchaus als perfekt gelten. Ich finde das ungeheuer faszinierend, denn es ist eine andere Art zu sehen. Und nicht nur das, es ist zugleich eine andere Art zu fühlen.

6. Wiedererlangte Schönheit

NEUANFÄNGE

Ich finde, daß ich als Künstler die Pflicht habe, offen zu sein für neue Formen des Bewußtseins. Ich habe in dieser Hinsicht ein ausgeprägtes Verantwortungsgefühl, denn ich glaube, daß ein Künstler sich auf die verschiedensten Arten mit der Welt auseinandersetzen sollte. Viele ganz unterschiedliche Künstler setzen sich tatsächlich auf unterschiedlichste Art mit ihr auseinander. Die Kunstszene ist bis zu einem bestimmten Punkt nichts weiter als eine Welt des Kommerzes, daher kann man sie nur auf dieser Ebene tolerieren. Doch es gibt auch eine Welt der Kunst, die sich ernsthaft für die Menschheit interessiert, für Ideen, für das, was wir fühlen, was wir von der Welt wahrnehmen. Der Gedanke, daß ich ein Teil dieser Welt sein könnte, gefällt mir. Wenn *The New York Times* im achtzehnten Jahrhundert einen Kunstteil publiziert hätte, wäre er unter der Überschrift „Kunst und Wissenschaften" erschienen, denn man sah die beiden Bereiche etwa auf dem gleichen Level. Heute erscheint die Kunst in der *New York Times* unter der Rubrik „Kunst und Unterhaltung", die *Science Time* dagegen als separater Teil an einem anderen Tag. Die Verbindung, die in der Vergangenheit zwischen Kunst und Wissenschaft bestand, ist verschwunden. In der Renaissance waren viele Künstler auch Wissenschaftler. Trotzdem glaube ich, daß die Trennung zwischen den beiden mittlerweile langsam wieder abgebaut wird. Auch das zieht enorme Veränderungen in unserem Denken nach sich, und es sorgt für eine Menge Spannung. Bestimmte Phasen enden, während andere beginnen. Je nach Interesse oder Einstellung des einzelnen kann das Ende einer bestimmten Phase sehr schmerzhaft sein. Es gibt Menschen, die sich nicht damit abfinden wollen, daß etwas zu Ende geht, weil sie nicht sehen, daß nach dem Ende etwas Neues beginnt und dann noch etwas und noch etwas. Andere, die etwas weiter blicken oder es zumindest glauben, wissen, wenn etwas zu Ende geht, und emp-

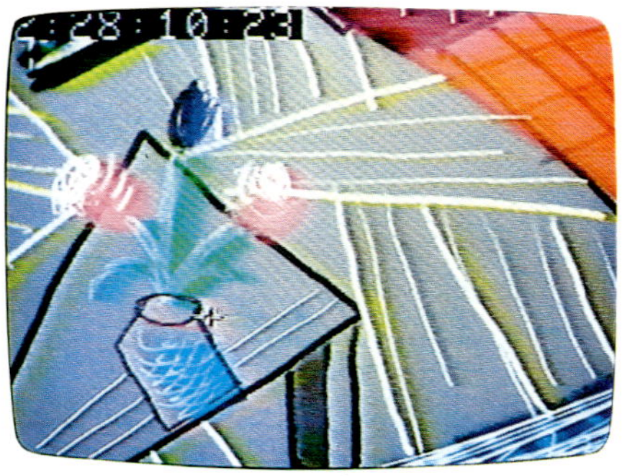

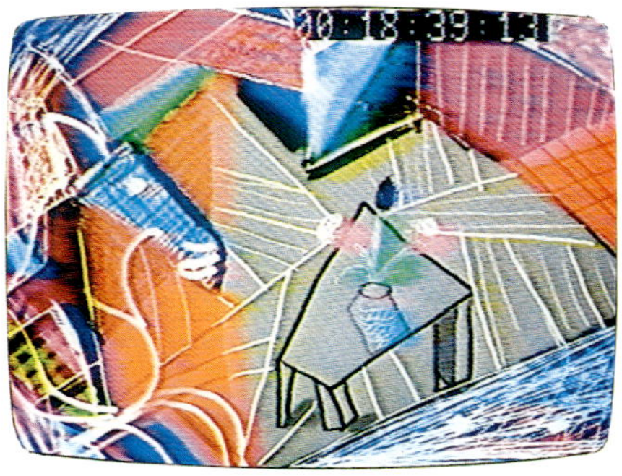

153–154 Bilder aus der Quantel Paintbox

Die Quantel-Paintbox-Bilder wurden von Michael Deakin von Griffin Productions in Auftrag gegegeben. Er fragte, ob ich Lust hätte, mit einem Computer auf einen Fernsehbildschirm zu malen, während sie das Ganze filmten. Mir war klar, daß das Interessante daran nicht das fertige Bild sein würde, sondern die Art, wie man es machte – der Entstehungsprozeß an sich. Außerdem erkannte ich, daß damit der Fernsehbildschirm, die Oberfläche, auf ganz neue Art benutzt wurde – ich schuf ein Bild mit Hilfe von Licht auf einem Stück Glas.

finden so etwas wie Erregung, denn es bedeutet, daß etwas Neues beginnt. Von daher ist ihre Haltung eher optimistisch als pessimistisch, je nachdem, wie weit sie sehen können.

Wenn mir heute jemand sagen würde, der Unterschied liegt darin, daß wir angesichts unseres drohenden Untergangs keinen Neuanfang mehr sehen können, würde ich antworten, daß das schon immer so war. Das einzig Neue ist das Tempo, mit dem sich die Veränderungen vollziehen, und unser Bewußtsein davon. Der Mann auf der Straße ist sich ihrer heute stärker bewußt, während Veränderungen in der Vergangenheit mehr Zeit brauchten und der normale Alltag kaum davon betroffen war. Der Unterschied zwischen einem englischen Bauern aus dem dreizehnten Jahrhundert und einem aus dem achtzehnten Jahrhundert war wahrscheinlich nicht sehr groß. Beide hätten ihr Leben im kleinen Radius ihres Geburtsortes verbracht, ohne viel zu reisen. Die Welt außerhalb ihrer eigenen Umgebung wäre ihnen sicher recht exotisch erschienen. So hätte es für jemanden, der um 1300 in York geboren wurde, keine Rolle gespielt, ob London in England oder in Australien lag. Nur wer reich war und über entsprechende Mittel verfügte, war in der Lage, eine Pilgerfahrt nach Rom oder Canterbury zu machen.

Heute ist das natürlich anders. Wenn man vor dem Fernseher sitzt, erhält man ein bestimmtes Bild von der Welt und hat den Eindruck, daß es nichts als Katastrophen gibt. Doch dabei vergißt man seine unmittelbare Umgebung. Der Bildschirm tut so, als sei diese gar nicht vorhanden. Inzwischen gibt es einen neuen Bildschirm, der weiß, daß sie existiert: Man kann sich nicht mehr vormachen, daß man durch den Bildschirm hindurchsieht, denn man sieht tatsächlich nur die Oberfläche. Es ist ein Stück Glas, und man ist sich dessen bewußt. Damit sind wir wieder bei der planen Oberfläche und dem Raum. Die meisten Leute denken nie darüber nach, daß der Fernsehbildschirm ein Stück Glas ist, auf das Licht fällt. Kurz gesagt hat er den Zweck, die unmittelbare Umgebung zu unterdrücken. Mit dem Computerbildschirm dagegen ist die unmittelbare Realität da, man ist sich ihrer bewußt. Damit wird in gewissem Sinne Intimität wiederhergestellt – sie ist keineswegs eine Illusion. Ich glaube, wir könnten uns vor der Vernichtung retten, indem wir zulassen, was nahe ist, intim ist, denn das ist echt, und indem wir die Welt mit größerer Aufmerksamkeit wahrnehmen. All das schafft mehr Wärme. Ich finde es viel schwieriger, einer Person gegenüberzusitzen und bewußt unfreundlich zu sein, als unfreundlich zu sein, wenn ich in einer großen Gruppe gegen eine andere große Gruppe antrete. Die schlimmsten Formen der Grausamkeit brauchen die Macht des Staates, hinter der sich der einzelne verstecken kann, so daß ihn keine persönliche Schuld treffen kann.

Das Fernsehen bringt uns also einerseits eine gewisse Intimität zurück, andererseits schafft es genau das Gegenteil. Ich glaube, daß das etwas mit der Oberfläche zu tun hat. Wie das Foto bringt es etwas näher, gleichzeitig aber objektiviert und entseelt es. Dieser Gedanke hat sich im Lauf der Zeit immer deutlicher für mich herauskristallisiert. Ich bin überhaupt nicht der Meinung, daß moderne Kunst entmenschlichende Aspekte hat. Im Gegenteil, ich glaube, daß sie sehr menschlich sein kann. Sie muß es sein, und sie kann es sein.

Im Lauf der Geschichte hat es nur ganz wenige wirklich gute Künstler gegeben. Große Künstler haben dem Leben gegenüber immer eine positive Einstellung, denn durch ihre Kunst schenken sie uns andere Möglichkeiten der Freude, ein wenig so wie große Religionen. Deshalb würde ich jemandem, der mir erklärt, Kunst sei nicht für alle da, antworten: Wenn eine Religion nur für wenige bestimmt wäre, könnte es niemals eine große Religion sein, sondern höchstens eine Sekte. Die großen Religionen müssen für alle dasein, ohne irgend jemanden auszuschließen. Religion kann nicht nur für helle Köpfe bestimmt sein, sondern muß die ganze Menschheit ansprechen. Das Christentum kann das, der Islam und der Buddhismus auch, sogar hierarchisch aufgebaute Religionen wie das hinduistische Kastensystem. Alle Gläubigen werden gleichermaßen integriert. Manche erhalten eine niedrige Stellung, und in dieser Hinsicht ist es eine merkwürdige Religion, aber niemand darf ausgeschlossen werden.

Die Kunst hat noch nie jemanden daran gehindert, sie zu verstehen und sich an ihr zu freuen. Wenn Kunst den meisten Leuten nichts bedeutete, so hielt man die Künstler nicht für besonders gut. (Was wir im allgemeinen unter schlechter Kunst verstehen, ist schlicht unehrlich und versucht, den Betrachter zu täuschen). Sogenannte primitive Kunst diente einem Zweck und mußte eine Bedeutung haben. Der Künstler konnte nicht einfach seine Figur schaffen und in einer Prozession die Straße entlangtragen, während der Rest der Bevölkerung fragte: Was ist das für ein Stück Holz, das er in der Hand hält? Hätten die Leute das gesagt, hätte es geheißen, daß es keine Bedeutung für sie gehabt hätte, und um eine Bedeutung zu haben, muß Kunst auf eine ganz bestimmte Art verstanden werden können. War das nicht der Fall, war sie nichts wert. Gute Kunst strahlt ein allgemeingültiges Gefühl und eine unverwechselbare Bedeutung aus, und deshalb ist es möglich, daß sie an jedem Ort der Erde und zu jeder Zeit entsteht. So können sogar Gegenstände aus Zivilisationen, über die wir kaum etwas wissen, eine Bedeutung für uns haben. Wahrscheinlich haben sie etwas Allgemeingültiges in uns angesprochen. Ich glaube, daß Picasso zu dieser Art von Künstlern zählte. Zweifellos hat er genau das angesprochen, was Menschen überall auf der Welt fühlen und sehen – ohne jede Spur von Falschheit. Diese Eigenschaft ist sehr ausgeprägt, ebenso wie in guter Musik, und das auch an Orten mit ganz anderen musikalischen Traditionen. Sie funktioniert auf unterschiedlichste Art, man nehme nur die Musik der Schwarzen, die aus zwei oder drei verschiedenen afrikanischen Traditionen stammt. Offensichtlich hat sie eine Bedeutung für alle möglichen Leute, auch wenn sie keine Ahnung von diesen Traditionen haben. Das muß auch nicht unbedingt sein. Wenn eine bestimmte Kunst funktioniert, muß man nicht wissen, wie sie funktioniert; Hauptsache, man *spürt*, daß sie es tut, weil sie eine bestimmte Wirkung ausübt. Auf mich hat Musik immer eine enorme Wirkung gehabt, dabei verstehe ich nicht das geringste davon.

LICHT UND RAUM IM TRISTAN

Tristan und Isolde wurde von Peter Hemmings, dem Leiter der Los Angeles Music Center Opera, in Auftrag gegeben. Er fragte mich, ob ich Lust hätte, diese Oper unter der Leitung von Jonathan Miller zu machen. Ich interessierte mich sehr für sie und hatte bereits ein paar gute Aufführungen gesehen. Es war genau die Art von Musik, die ich gern auf die Bühne gebracht hätte. Es gibt Opern, die mich nicht berühren, aber der *Tristan* hat mich immer schon fasziniert.

Wie bereits erwähnt, war ich zuerst 1974 und dann noch einmal 1978 in Bayreuth gewesen, um Patrice Chéreaus *Ring* zu sehen. Ich liebe Wagner. Wie den meisten Leuten geht es mir dabei vor allem um die Musik, sie ist anders als jede andere. Die Dramatik von *Tristan und Isolde* ist eher statisch, es geht vornehmlich um innere Konflikte. Die Handlung findet von Anfang bis Ende unter freiem Himmel statt, und die Natur spielt eine entscheidende Rolle. Ich fand auch diesen Aspekt interessant, denn das Problem, Natur auf der Bühne darzustellen, ist eine Herausforderung. Es hat immer wieder Ansätze zur Wirklichkeitstreue gegeben, aber ich glaube nicht, daß die Oper auf diese Art überzeugen kann. Dennoch muß man das Problem der Natur lösen. Jonathan Miller machte irgendwann ganz zu Anfang die Bemerkung, daß er den *Tristan* für eine ziemlich alberne Geschichte hielt, was ich merkwürdig fand, weil die Geschichte in Musik und nicht in Worten erzählt wird. Der einzige Grund, eine Oper zu schreiben ist die Musik – die Geschichte an sich spielt überhaupt keine Rolle. *Tristan und Isolde* war zum Zeitpunkt der Entstehung immerhin eine völlig neue Art von Oper: Rezitative und Arien waren verschwunden, die Musik war kontinuierlich geworden. Das innere Drama entwickelt sich im Fluß der Musik. Formen aus Figuren und Licht können dazu beitragen, es zu dem herrlichen Stück Theater zu machen, als das es ursprünglich konzipiert wurde. Wagner war ein Theatermensch, ein Komponist, der fürs Theater arbeitete. Außerdem interessierte er sich für dessen Technologie. Er wollte immer die neueste Beleuchtung und alles mögliche, um Effekte zu kreieren. Mit Sicherheit hätte er jede Einrichtung fürs Theater genutzt, die zu seinen Lebzeiten zur Verfügung stand. In Bayreuth hatte er sein eigenes Theater entworfen und das Orchester abgedeckt, so daß es wie ein Kino war, wenn die Lichter erloschen. Kein anderes Opernhaus arbeitet so. In den traditionellen Häusern kommt gewöhnlich noch Licht aus dem Orchestergraben, das auch den Vorhang und den vorderen Teil der Bühne beleuchtet, selbst wenn es im Saal dunkel ist. In Bayreuth hat Wagner sein Orcherster *versteckt* und es dennoch geschafft, einen hervorragenden Klang zu wahren. Als ich das erste Mal nach Bayreuth reiste, hörte ich den *Ring* unter Leitung von Wolfgang Wagner. Ich fand es ungeheuer aufregend, dort zu sitzen, obwohl die kleinen Holzsitze ziemlich unbequem waren. Als *Rheingold* begann, erloschen die Lichter. Während der lange Eröffnungsakkord erklang, erschien ganz langsam ein tiefblaues Licht – wunderschön. Ich fand den Einsatz der Farbe unglaublich gelungen und wußte sofort, daß die Farbe noch stärker wirkt, wenn das Theater vollkommen dunkel ist.

Tristan war die erste Oper, bei der ich an einem Modell arbeitete. Es war außerdem die erste Oper nach fünf Jahren, die ich entwerfen sollte. Wir bauten ein kompliziertes Modell mit Beleuchtungsanlage, denn mir war klar, daß die Beleuchtung ein integraler Bestandteil der Ausstattung sein mußte. Als erstes plazierten wir Lampen in die Kiste, und dann fing ich an, Formen auszuschneiden und die Musik anzuhören. Im ersten Akt muß man das Gefühl haben, an Bord eines Schiffes zu sein, man muß spüren, daß Isolde auf einem Schiff reist, getrennt von Tristan, daß sie in einem abgeschiedenen Teil des Schiffes lebt. Die Modellkiste war im Maßstab 1 Zoll : 1 Fuß (2,54 cm : 30,48 cm) konzipiert. Ich fing an, Vorstellungen über Perspektiven
119 umzusetzen, die ich in der Fotografie entwickelt hatte, hauptsächlich bei *Pearblossom Highway*, das, obgleich es Hunderte von Perspektiven hat, aussieht, als hätte es auch eine ganz normale.

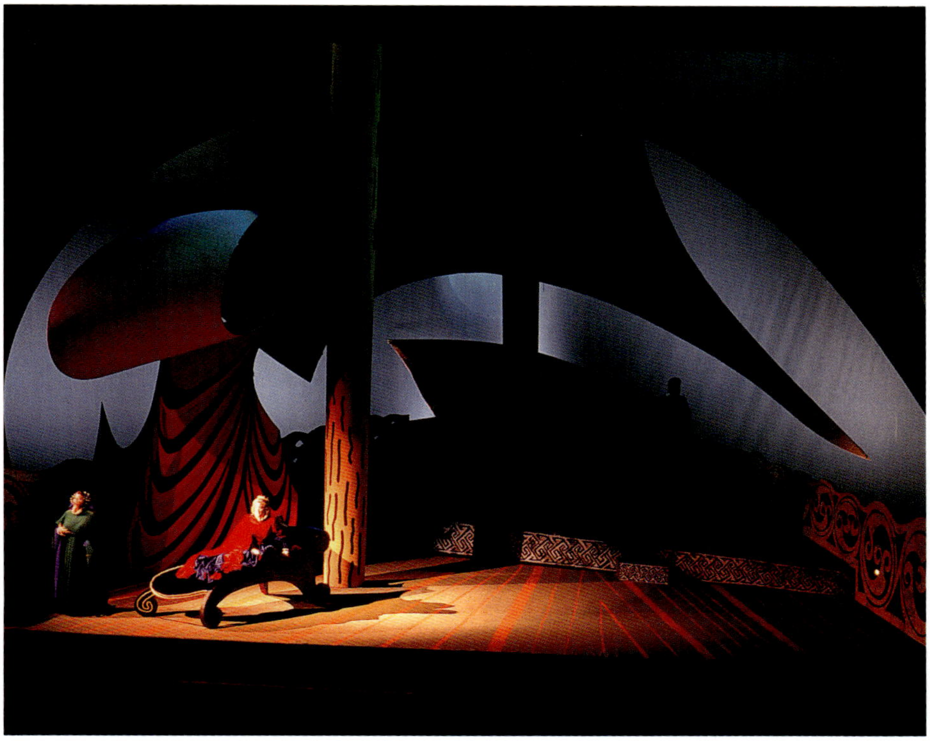

155–157 Szenen aus dem ersten Akt von *Tristan und Isolde*, 1987

Der erste Akt von *Tristan und Isolde* spielt auf einem Schiff. Ich merkte, daß ich die Segel so einsetzen konnte, daß sie die Distanz zwischen Publikum und Bühne verringerten. Sie wurden mit einem auffälligen Muster bemalt, das sie sehr nahe erscheinen ließ, wenn sie beleuchtet wurden, und so die Zuschauer in die Szene hineinzogen.

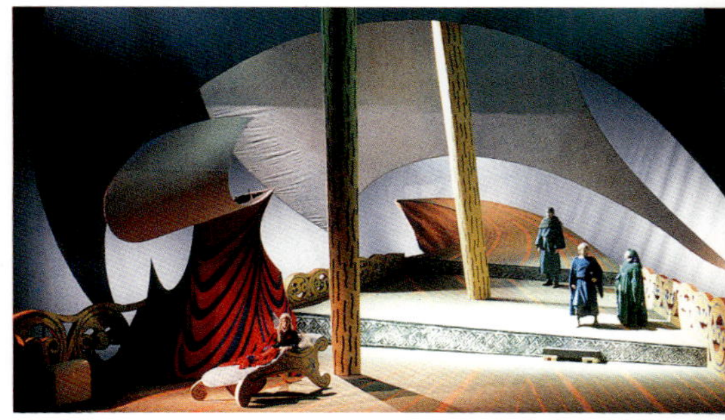

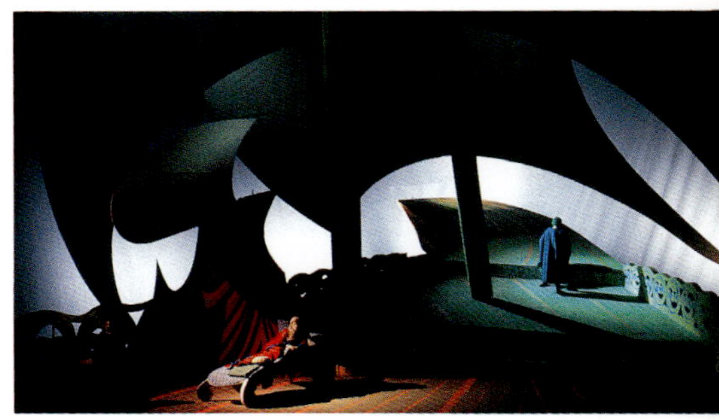

Ich fragte mich, ob man das womöglich auch dreidimensional machen könnte. Ich wollte nicht gerade Hunderte von Perspektiven für Kulissen und Bühne entwerfen, aber doch einige, und trotzdem sollten sie so aussehen, als wäre es nur eine. Sie würden die Wirkung haben, daß sie den Zuschauer stärker einbezogen. Und genau das schafften wir schließlich auch. Es gibt unterschiedliche Ebenen auf dem Schiff, verschiedene Linien, die in unterschiedlichen Richtungen verlaufen. Es gibt sogar so etwas wie einen Bruch mitten im Schiff, als könnte man es aus verschiedenen Blickwinkeln betrachten. Ich machte keine einzige Zeichnung, sondern schnitt ständig irgendwelche Formen aus, stellte sie in den Raum und beleuchtete sie. Dazu lief die Musik, und ich erkannte, welche wunderbaren Effekte sich bei der Verwendung der Segel erreichen ließen. Man konnte das Gefühl erzeugen, auf hoher See zu sein und im nächsten Moment ganz nah auf dem Deck. Die Segel waren mit einem sehr auffallenden Muster bemalt. Wenn man sie in einer bestimmten Weise beleuchtete, sah es aus, als befände sich das eigene Gesicht direkt neben dem Mast. Solche Tricks zogen den Zuschauer in die Szene hinein, integrierten das Publikum in den dramatischen Raum.

Alles basierte auf der Beleuchtung und Linien, die Räume schufen, zeitweilig sich gegenseitig aufhebende Räume. Und die ganze Zeit hörte ich die Musik. Ich war mir des starken dramatischen Effekts bewußt, den sie hat – trotz des ersten Eindrucks von einer gewissen Statik. Die Musik schafft eine Erregung, die das Gefühl vermittelt, sich auf einem Schiff zu befinden.

Wir arbeiteten zu dritt am *Tristan*: mein Assistent Richard Schmidt, der für das Licht zuständig war, Ian Falconer und ich. Wir schufen mehrere Versionen für jedes Bühnenbild. Für das letzte hatten wir neun verschiedene Versionen, um die Illusion von Distanz zu vermitteln. Ich veränderte sie unablässig, bis sie zur Musik paßten; ich wollte, daß jedes Detail stimmte.

158 Umseitig: Modell des Schiffes für den ersten Akt von *Tristan und Isolde*, 1987

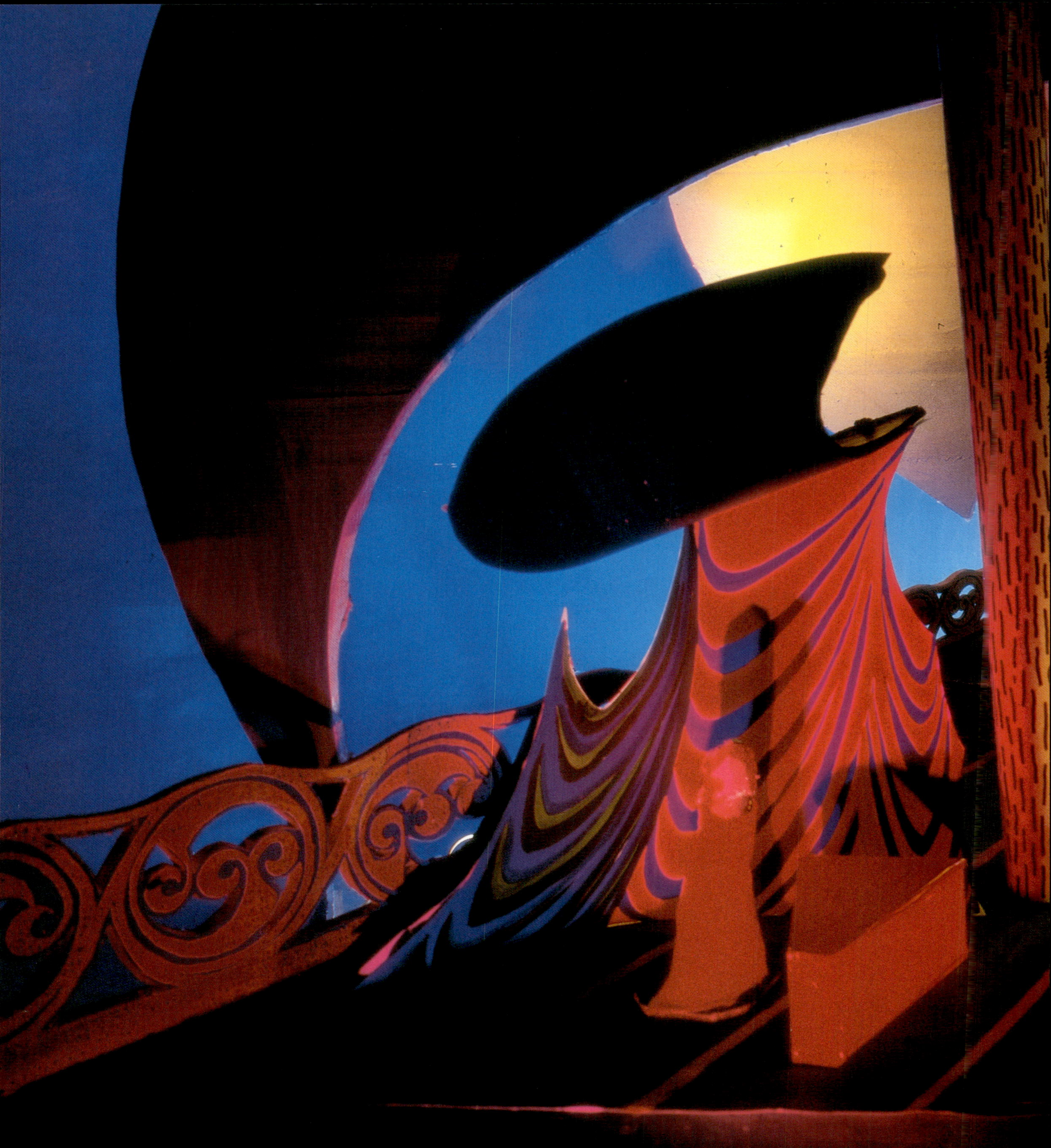

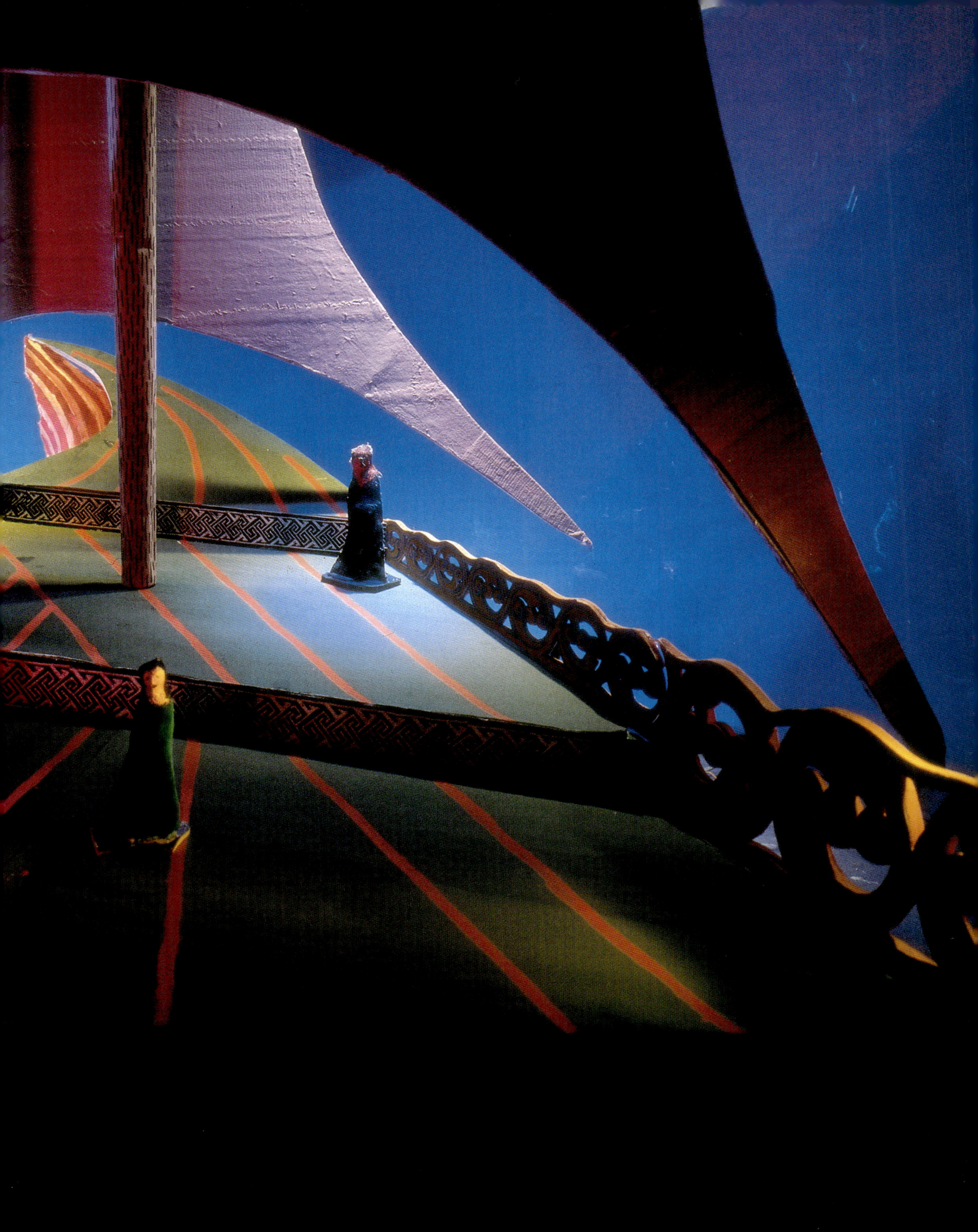

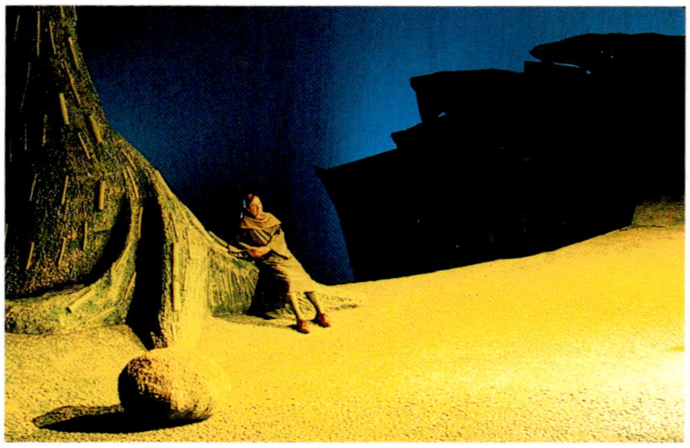

159 Szene aus dem dritten Akt von *Tristan und Isolde*, 1987

160 Szene aus dem dritten Akt von *Tristan und Isolde*, 1987

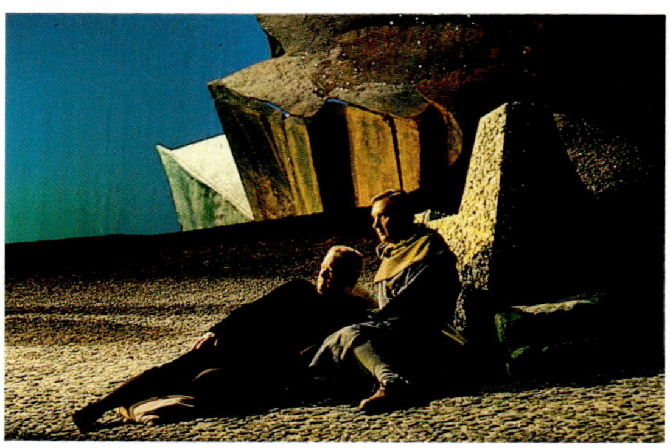

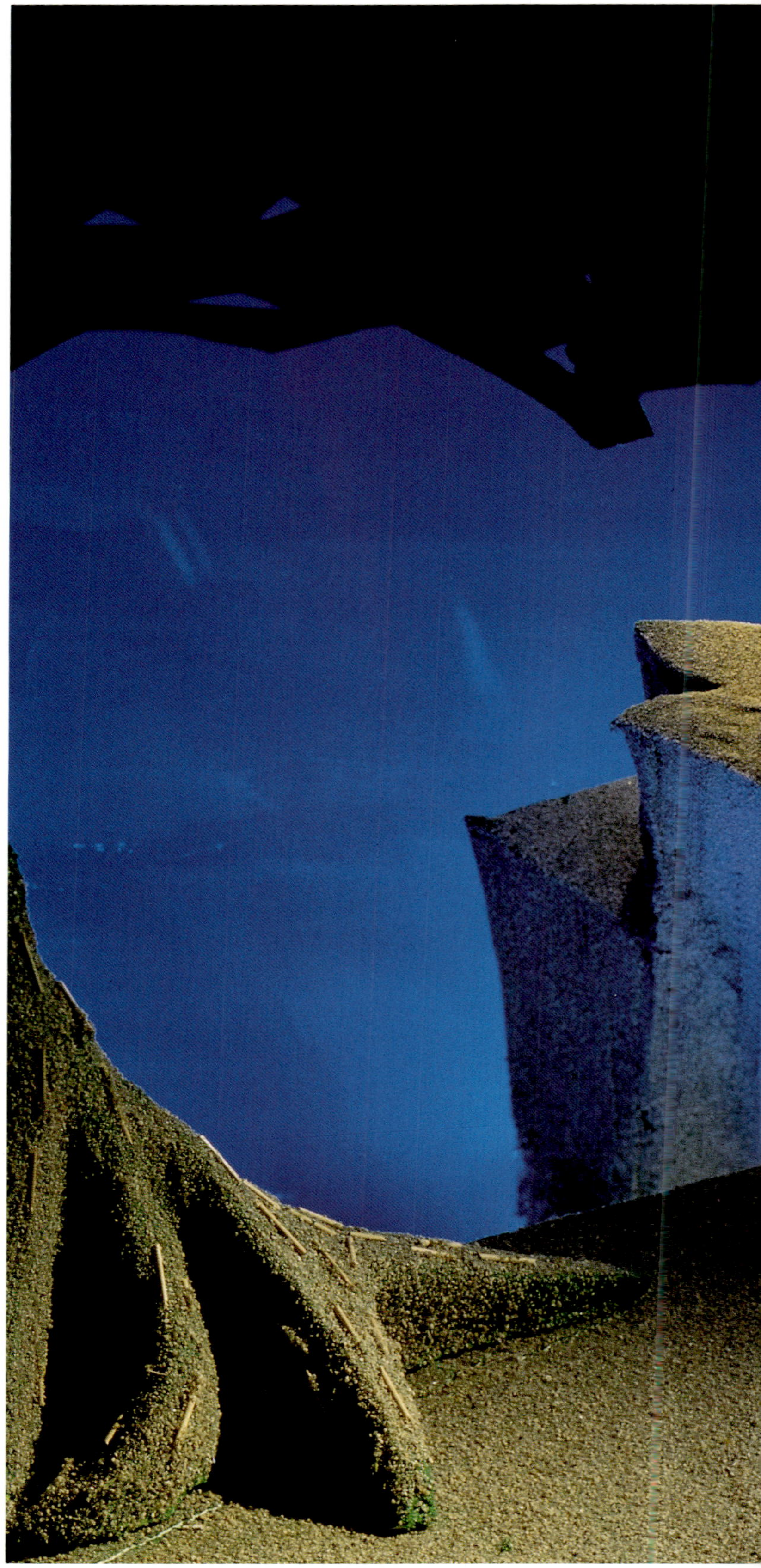

161 Modell für den dritten Akt, *Tristan und Isolde*, 1987

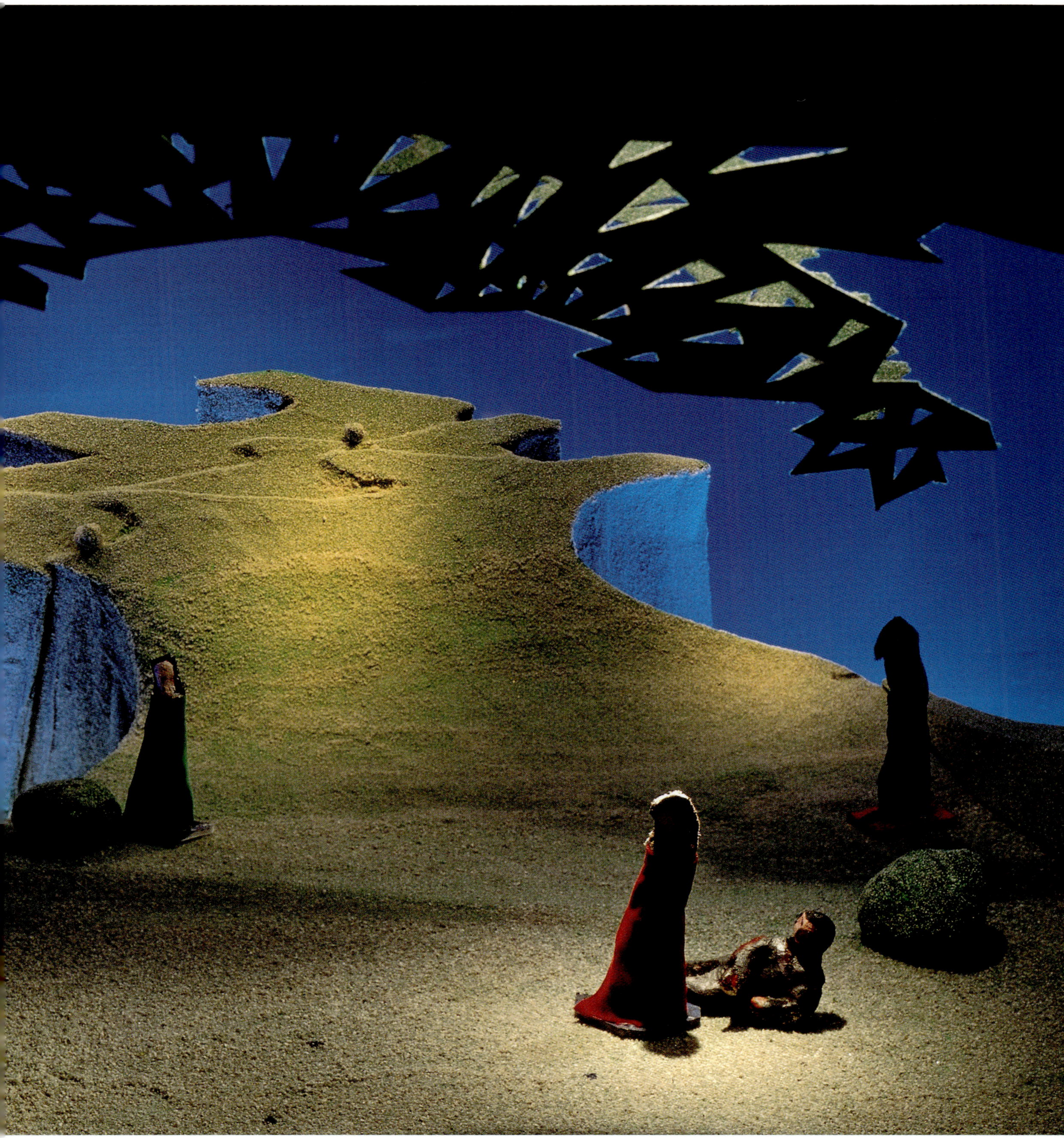

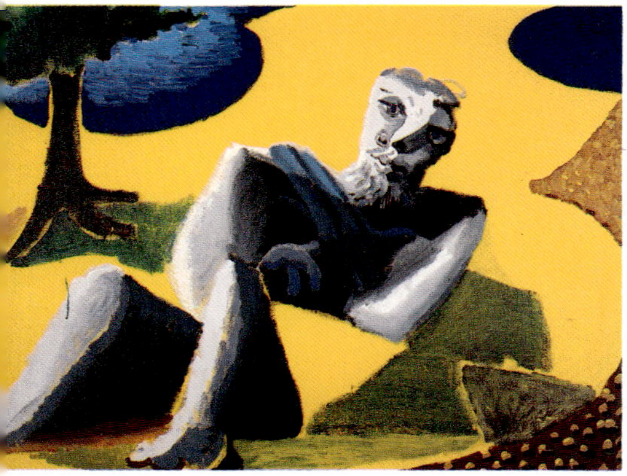

162 *Tristan im Licht*, 1987

163 *Tristan und Isolde II.*, 1987

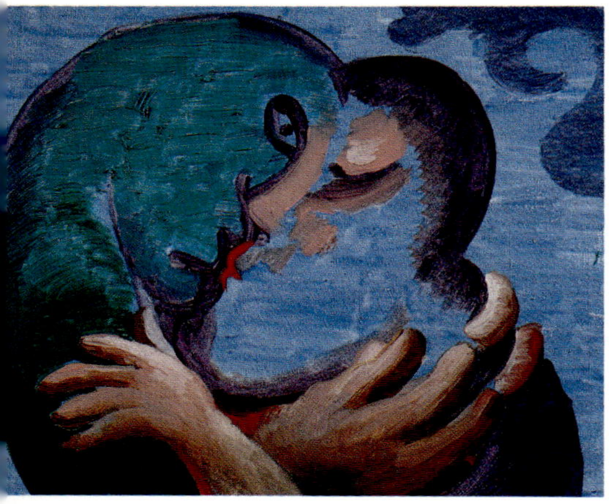

Ich arbeitete etwa sechs Monaten an den Modellen und produzierte in dieser Zeit ansonsten wenig, bis auf ein paar Gemälde von den Figuren der Oper. Manchmal unterbrach ich die Arbeit an den Modellen und malte rasch ein paar Bilder, zum Beispiel von der Szene, für die wir gerade Modelle entwickelten. So entstand das Gemälde von Tristan vor dem gelben Hintergrund, *Tristan im Licht*, als ich mich mit dem Dirigenten der Oper, Zubin Mehta, unterhielt. Zubin wies mich darauf hin, wie ausgedörrt die Landschaft im letzten Akt sein muß, wenn Tristan über die hochstehende Sonne klagt und sagt: „Hör' ich das Licht?" – eine wunderbare Verschmelzung der Sinne. Als der *Tristan* in Los Angeles auf die Bühne kam, konnten die Sänger das Licht tatsächlich hören, weil wir mit Vari-Lite arbeiteten, das ein Geräusch erzeugt. Sie beschwerten sich darüber. Die Vari-Lite-Leute reduzierten das Geräusch, aber ich mußte ein langes Gespräch mit Martti Talvela führen, der den Tristan sang und sich weigerte, weiterzuarbeiten. Schließlich überzeugte ich ihn, daß das Geräusch nur Teil einer langen Leidenstradition in der Geschichte der Wagner-Aufführungen war.

Zubin Mehta kam gelegentlich im Atelier vorbei und sah sich die Modelle an. Wir sprachen über die Musik, und er gab mir wertvolle Hinweise. So arbeitete ich gern. Die Gemälde, die ich zu dieser Zeit oder kurz darauf malte, *Tristan auf der Suche nach Schatten*, *Tristan im Licht*, *Tristan und Isolde II* und *III* unterschieden sich von allen anderen Bildern, die ich je gemacht habe. Sie sind beinahe graphisch; ich versuchte, damit das Drama der Charaktere darzustellen. Die Gemälde handeln von den Charakteren. Die Modelle enthielten nur kleine Figuren. Mit den Gemälden versuchte ich, auch die Charaktere einzubringen. Das war der Zweck, den ich in ihnen sah. Man könnte sogar sagen, es sind Nahaufnahmen von meiner Vorstellung dessen, wie das Drama aussehen sollte. Ihr Stil spielt so gut wie keine Rolle. Ich gebrauchte irgendwas, um beispielsweise zu demonstrieren, wie Tristan seine Hand hebt, um die Augen zu schützen,

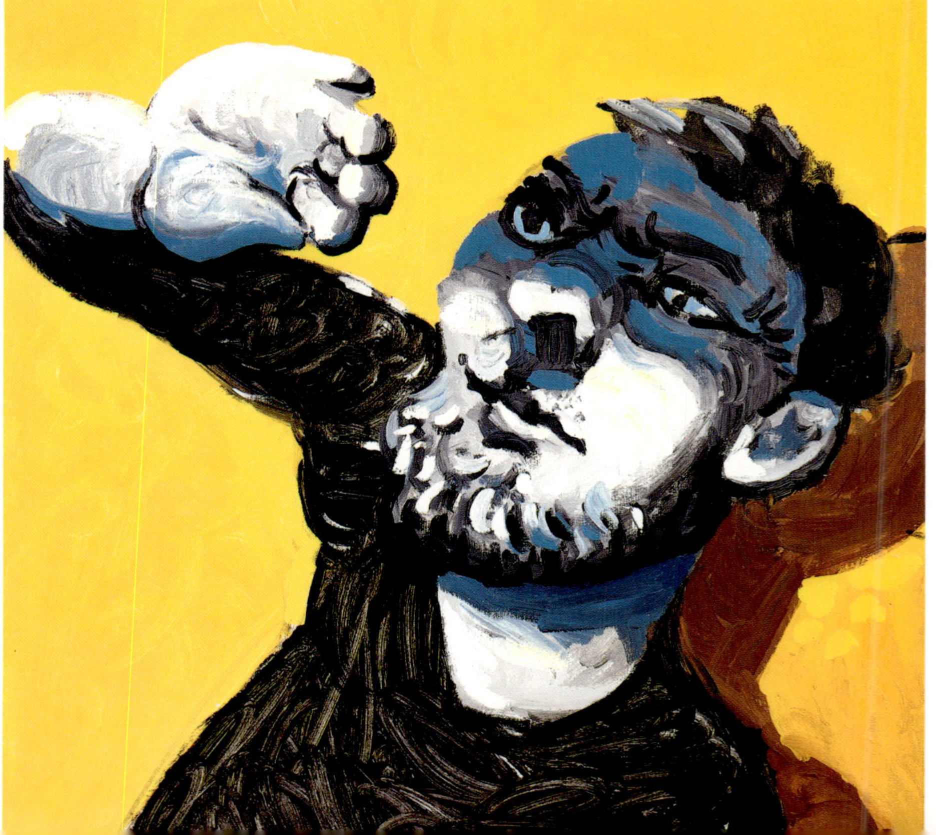

164 *Tristan auf der Suche nach Schatten*, 1987

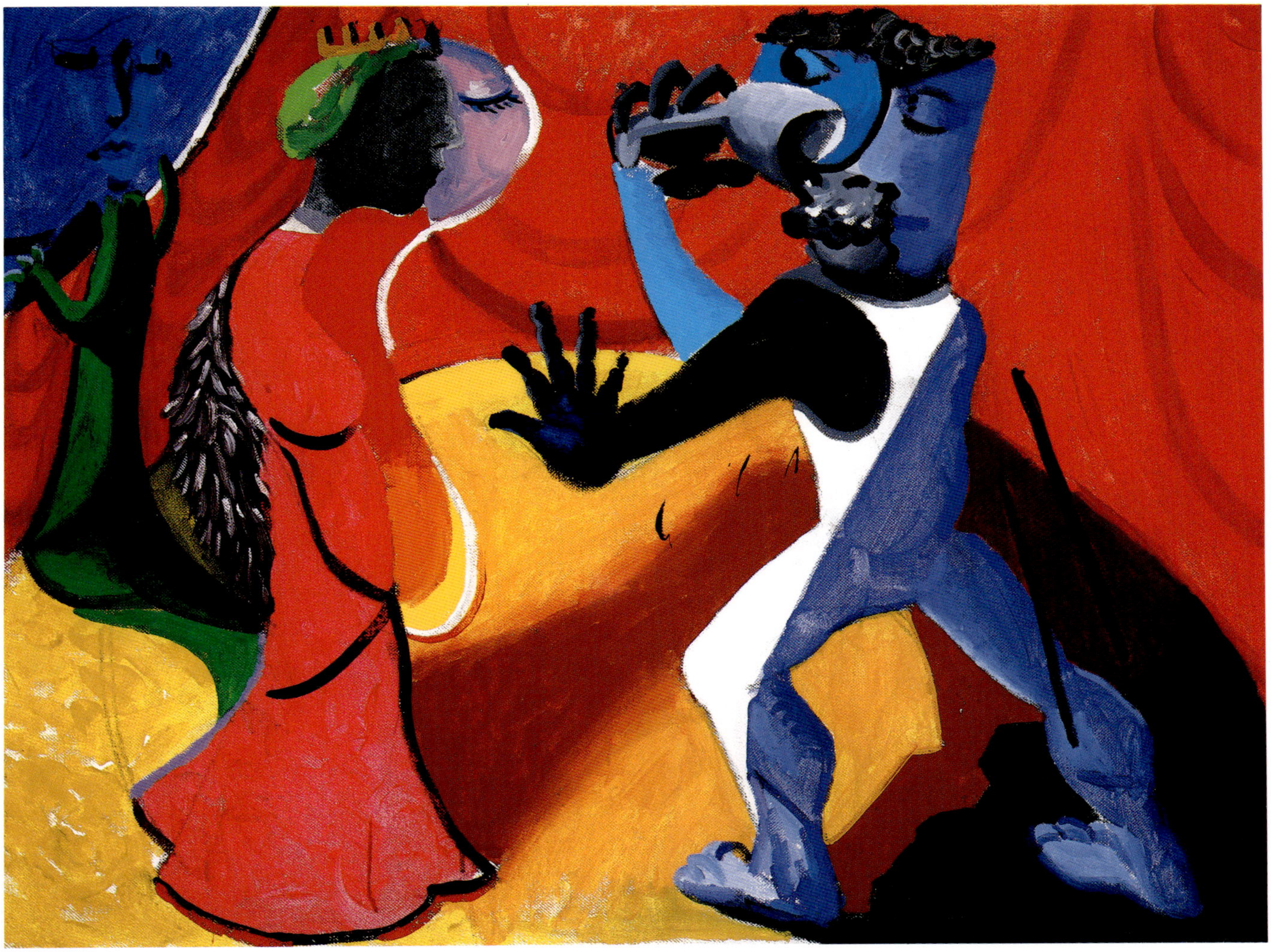

165 Der Liebestrank, 1987

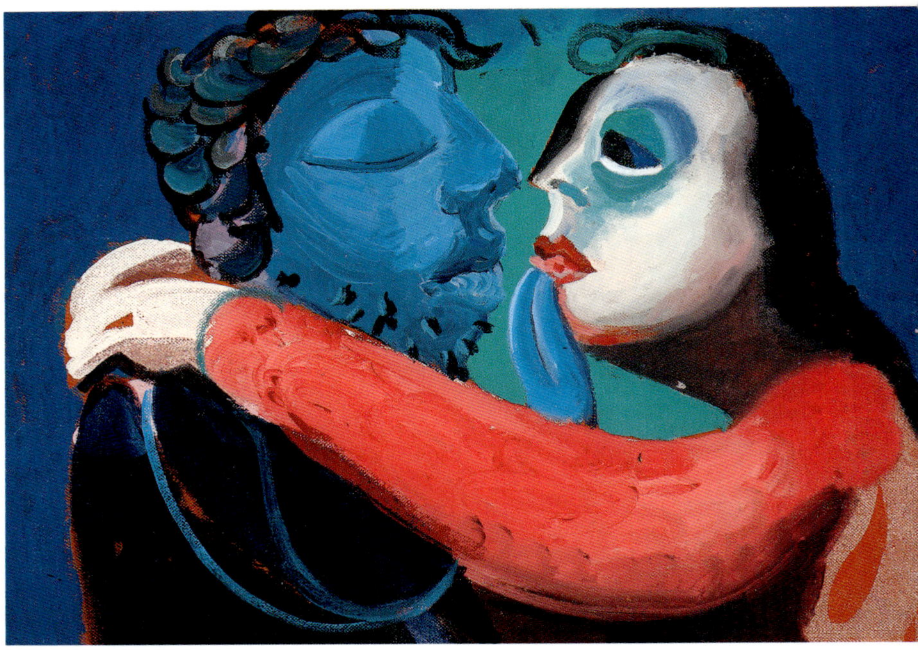

Diese Bilder malte ich nur für mich. Sie waren meine Art, die Charaktere in die Modelle zu integrieren. Ich plazierte sie im Studio, während ich an den Bühnenbildern arbeitete, und sie erweckten die Figuren für mich zum Leben. Sie entstanden alle zwischen der Arbeit an den Modellen und der Aufführung des *Tristan* und bildeten Teil meiner Retrospektive von 1988/89.

166 *Tristan und Isolde VII.*, 1987

164 *Tristan auf der Suche nach Schatten*. Eigentlich malte ich diese Bilder, um mir eine eigene Atmosphäre zu schaffen. Sie veranschaulichen etwas, und genau das war Sinn der Sache. Ich hängte sie an die Wand und hörte mir die Musik an. Ob sie für sich bestehen können oder nicht, interessierte mich nicht. Sie wurden für einen bestimmten Zweck gemalt. Sie hingen einfach da. Später stellte ich sie als Teil der gesamten Arbeit aus. Es ist eine merkwürdige kleine
165 Gruppe, doch *Der Liebestrank* fällt besonders auf. Das Bild zeigt Tristan beim Einnehmen des Liebestranks – im dramatischsten Augenblick des ersten Aktes. Als ich das Bild später wieder ansah, entdeckte ich darin den Ursprung für eine neue Entwicklung in meiner Malerei: den Beginn einer neuen Strömung. Es war mein letztes Bild mit einer menschlichen Figur. Doch
180–215 enthält es bereits die Anfänge der Porträts, die ich 1988/1989 in meinem kleinen Atelier in Malibu machte.

Als ich an den Strand von Malibu zog, um am Meer zu leben, entwickelte ich zu der Musik des *Tristan* auch eine Fahrt durch die Berge. Damals hatte ich eine Choreographie des *Tristan* im räumlichen Modell gerade beendet. Ich erforschte die Berge von Santa Monica, lauschte Wagners Musik, entdeckte ihre Dramatik und choreographierte anschließend tatsächlich zwei Bilder, die Fahrten durch diese Landschaft darstellten.

NACH DER RETROSPEKTIVE

Gleichzeitig malte ich eine Serie von Bildern, die in meine Retrospektive („David Hockney: Eine Retrospektive", Los Angeles County Museum of Art, 4. Februar – 24. April 1988; The Metropolitan Museum of Art, 18. Juni – 14. August 1988; Tate Gallery, London, 26. Oktober 1988 – 3. Januar 1989) aufgenommen wurden: *Stilleben mit magentarotem Vorhang*, *Großer kleiner Stanley*, *Goldenes Stilleben*, *Grüne & blaue Pflanze* und *Stilleben mit Blumen*. Sie entstanden unmittelbar nach Beendigung der Arbeit an den Modellen, aber vor der Premiere des *Tristan*. In den Stilleben benutzte ich einfache Formen vor einem farbigen Hintergrund, um einen Raum zu schaffen. Das interessierte mich.

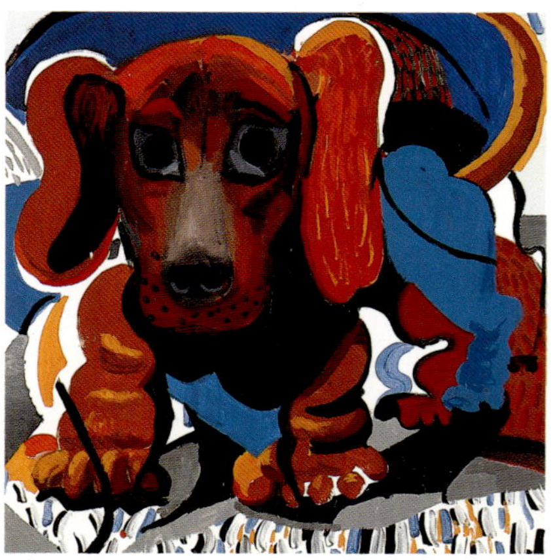

167 *Großer kleiner Stanley*, 1987

Die Retrospektive wurde im Januar 1988 in Los Angeles eröffnet, einen Monat nach *Tristan und Isolde*. Danach fing ich an, wieder sehr intensiv zu malen. Manche der in dieser Zeit entstandenen Bilder wurden in die Retrospektive integriert, als die Ausstellung in der letzten Station, der Londoner Tate Gallery, gezeigt wurde. Der abschließende Raum dort enthielt nur Gemälde, die nach Eröffnung der Retrospektive in Los Angeles entstanden waren: die Tristan-Bilder, die Stilleben und die Stanley-Porträts.

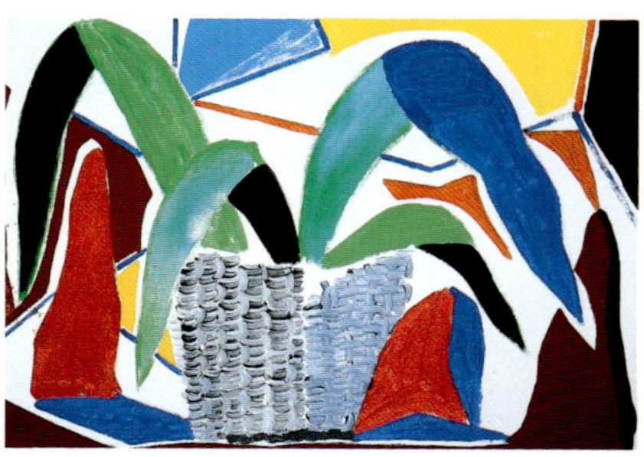

168 *Grüne & blaue Pflanze*, 1987

Nach der Retrospektive, also Ende 1988, lebte ich fast ausschließlich am Meer. Ich verbrachte viel Zeit in meinem Atelier in Malibu. Ich malte das Haus. *Gauguins Stuhl*, *Van Gogh* 173
Stuhl und die Interieurs entstanden nach der Retrospektive. *Meine Mutter, Bridlington* stammt aus dem Sommer 1988, aber wir zeigten es ebenfalls in der Tate-Gallery-Retrospektive.

Van Gogh Stuhl war gewissermaßen in Auftrag gegeben worden – von den Leuten, die 172
das Fotografie-Festival in Arles organisierten. 1988 fand die Hundertjahrfeier von van Goghs Ankunft in Arles statt, und man hatte eine Reihe von Künstlern, darunter auch Robert Rau-

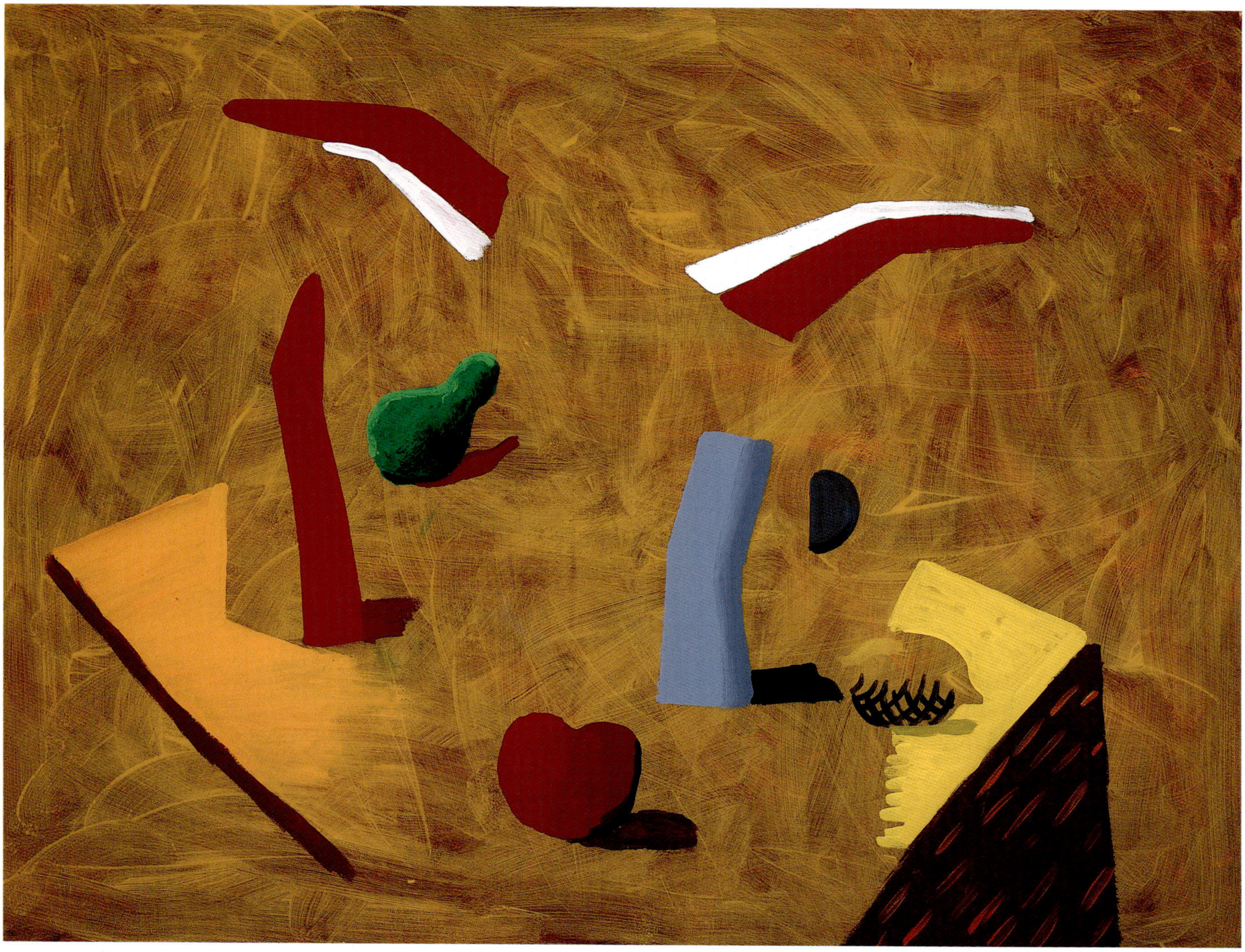

169 *Goldenes Stilleben*, 1987

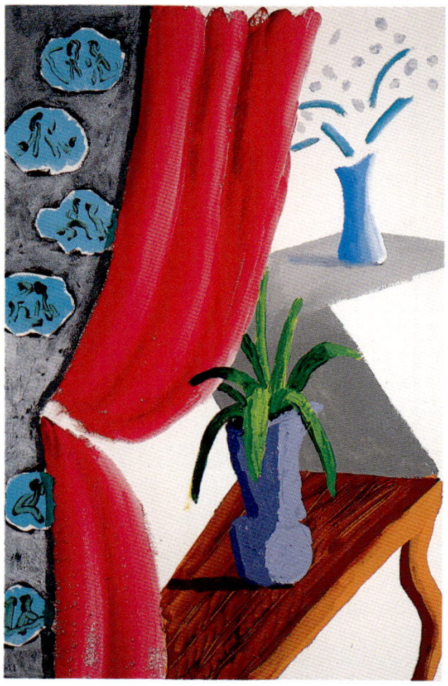

Sobald ich alle Modelle für den *Tristan* fertig hatte, doch noch vor der Premiere, malte ich eine Serie von Stilleben, in denen ich erforschte, wie ich mit Hilfe einfacher Formen vor einem farbigen Hintergrund einen Raum schaffen konnte.

170 *Stilleben mit magentarotem Vorhang*, 1987

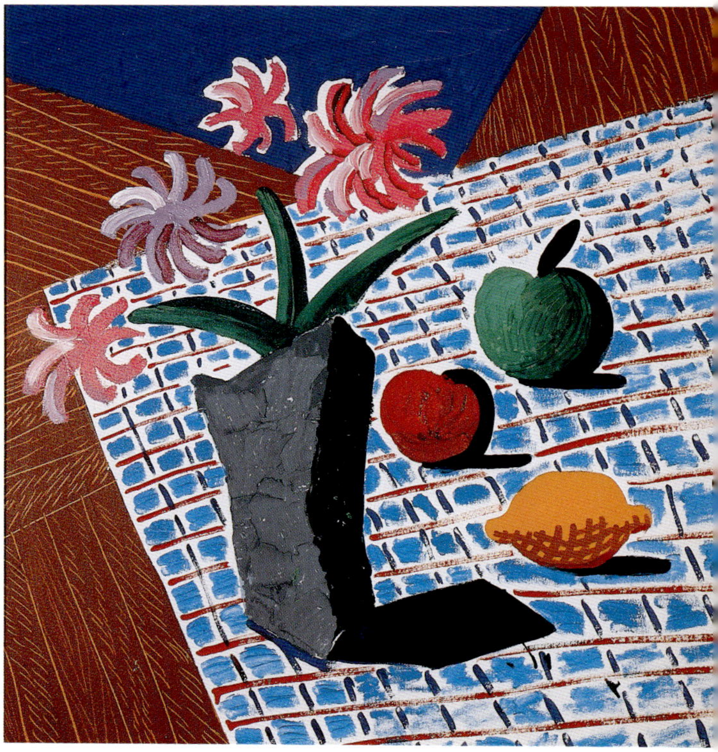

171 *Stilleben mit Blumen*, 1987

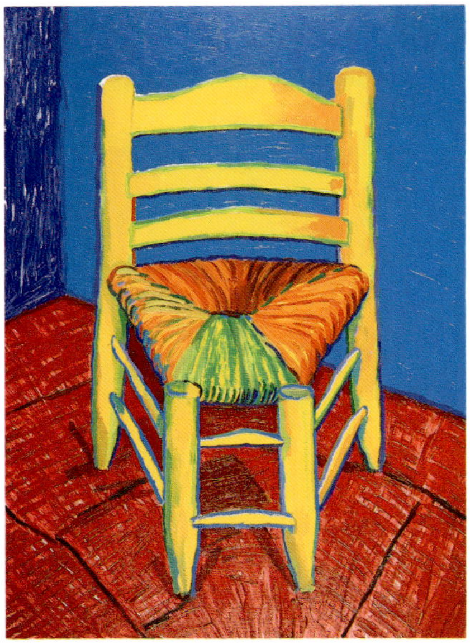

172 Oben: *Van Gogh Stuhl*, 1988

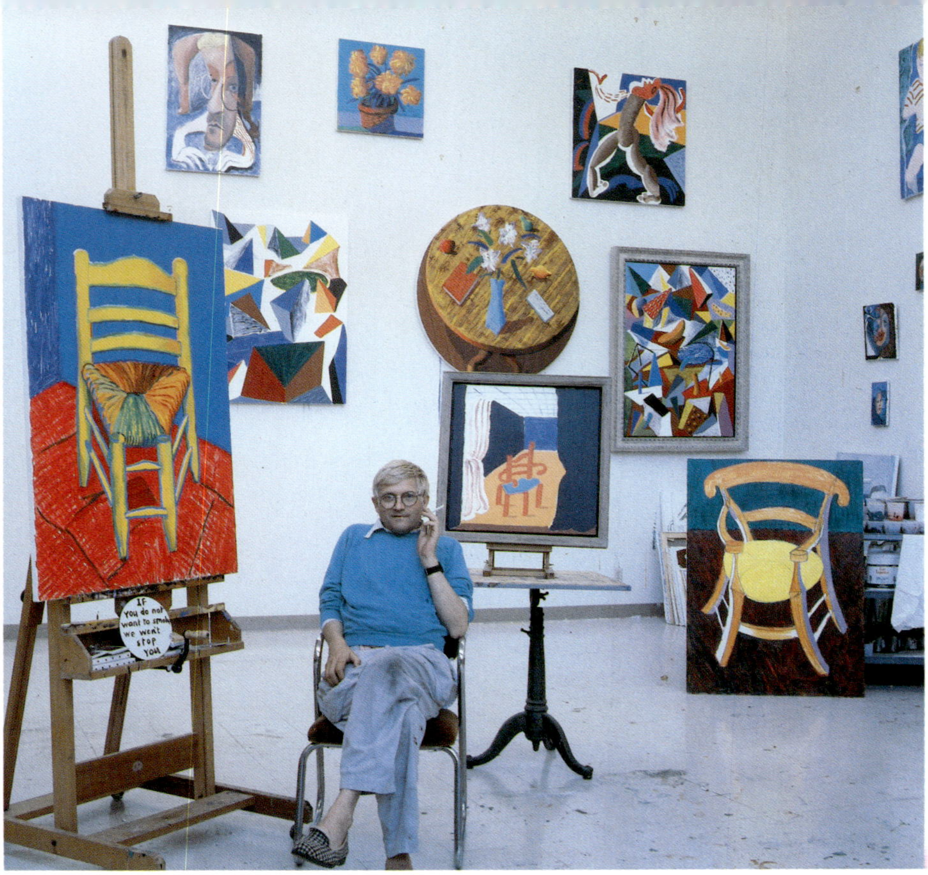

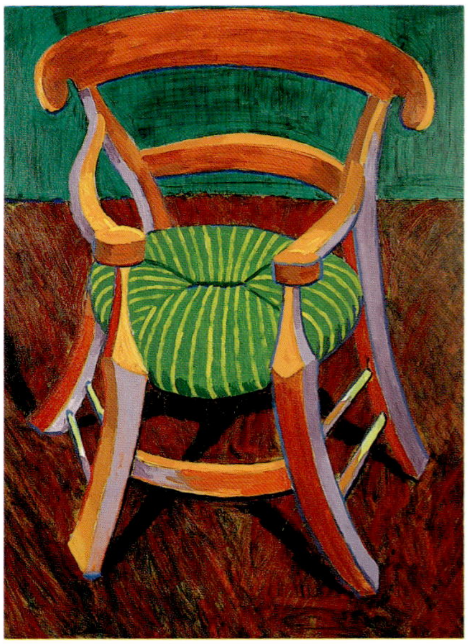

173 *Gauguins Stuhl*, 1988

Van Gogh Stuhl war meine Hommage an van Gogh zum hundertjährigen Jubiläum seiner Ankunft in Arles. Kurz darauf entdeckte ich van Goghs Gemälde von *Gauguins Stuhl* und malte daraufhin ebenfalls Gauguins Stuhl. Meine sind beide in umgekehrter Perspektive.

schenberg und Roy Lichtenstein gebeten, eine Hommage an van Gogh zu kreieren. Mir gefiel mein Bild so gut, daß ich noch eine zweite Version davon für mich malte, nachdem ich das erste der van-Gogh-Stiftung in Arles übergeben hatte. Kurz nach Beendigung von *Van Goghs Stuhl* entdeckte ich dessen Gemälde *Gauguins Stuhl* und malte ebenfalls eine Version von *Gauguins Stuhl*, allerdings in modifizierter Form: Ich stellte beide in umgekehrter Perspektive dar.

In all diesen Bildern beschäftigte ich mich nach wie vor mit Theorien über räumliche Perspektiven, ebenso in den Interieurs, darunter *Großes Interieur, Los Angeles* und die vorausgegan- 176
gene Skizze dazu, *Kleines Interieur, Los Angeles*. *Großes Interieur, Los Angeles* ist 3 x 1,80 Meter groß 178
und wurde vom Metropolitan Museum erworben. Bill Liebermann verstand, worum es mir ging, und fand es sehr spannend. Die Texturideen sind kühner, weil ich einen größeren Maßstab für das Holz benutzte. Die Interieurs zeigen durchweg das Haus in den Bergen. Ich fing mit ihnen an, und als ich dann nach Malibu zog, kamen die Porträts dazu.

Zur gleichen Zeit entstand *Große Landschaft (mittelgroß)*. Dieses Gemälde besteht aus zwei 175
Leinwänden; ich fing mit einer an, und dann wurde es größer. Mir fiel auf, daß ich hier begann, mit räumlichen Ideen zu spielen. Ein paar Monate lang kam ich immer wieder darauf zurück. Es stand in einer Ecke und sah ein bißchen merkwürdig aus, denn es ist ein Bild, in dem ich bestimmte Ideen erforsche. Nathan Kolodner kam im Auftrag der Galerie André Emmerich vorbei und bat mich um ein Gemälde für eine AIDS-Auktion. Er entschied sich für diese Landschaft, die ihm sehr gefiel, und ich sagte: Nun ja, sie ist noch dabei, sich zu entwickeln, das ist alles. Ich bin nicht sicher, ob irgendwer erkennen würde, daß sie von mir ist, wenn Sie sie ausstellen, es sei denn, er hätte sie in meinem Atelier herumstehen sehen. Im Rückblick weiß ich

174 Oben: David Hockney in seinem Studio mit den Stuhl-Bildern, Mai 1988

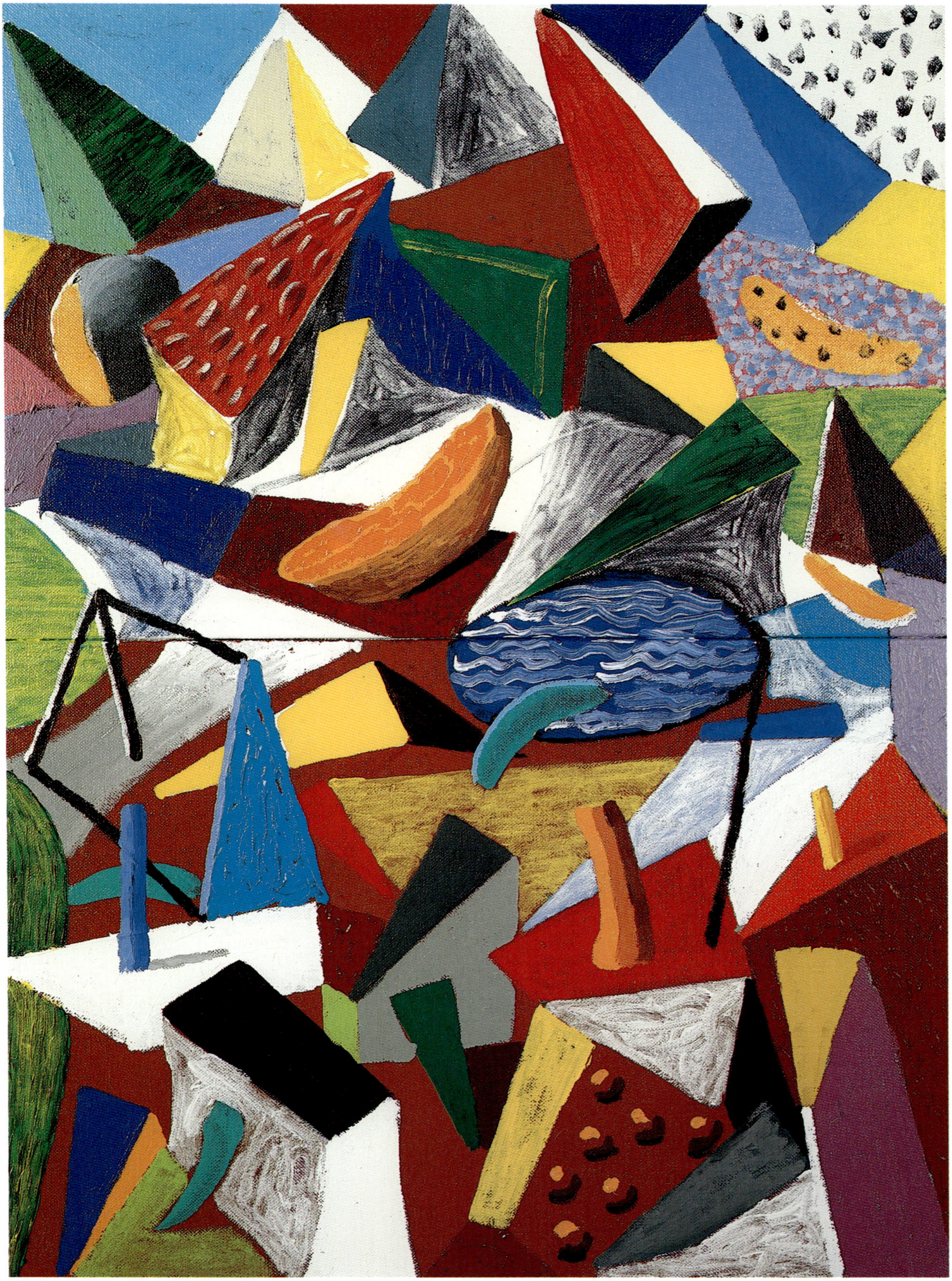

175 *Große Landschaft (mittelgroß)*, 1988

Diese Interieurs stammen alle von meinem Haus in den Hollywood Hills. Als ich sie malte, beschäftigten mich noch immer die räumlichen Theorien von Perspektive, wie in den Stuhl-Bildern (S.182). *Kleines Interieur, Los Angeles* (oben links) ist eine Skizze für *Großes Interieur* (oben).

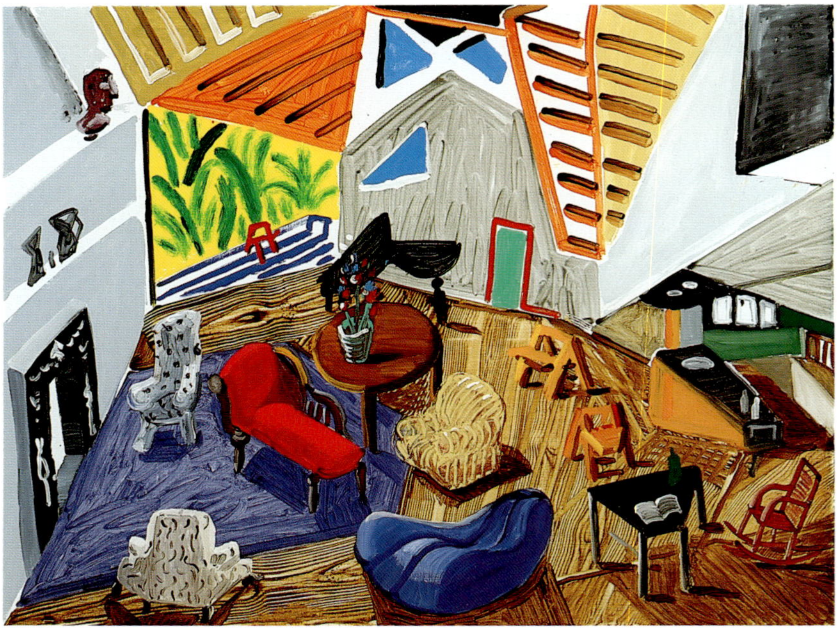

176 *Kleines Interieur, Los Angeles*, Juli 1988

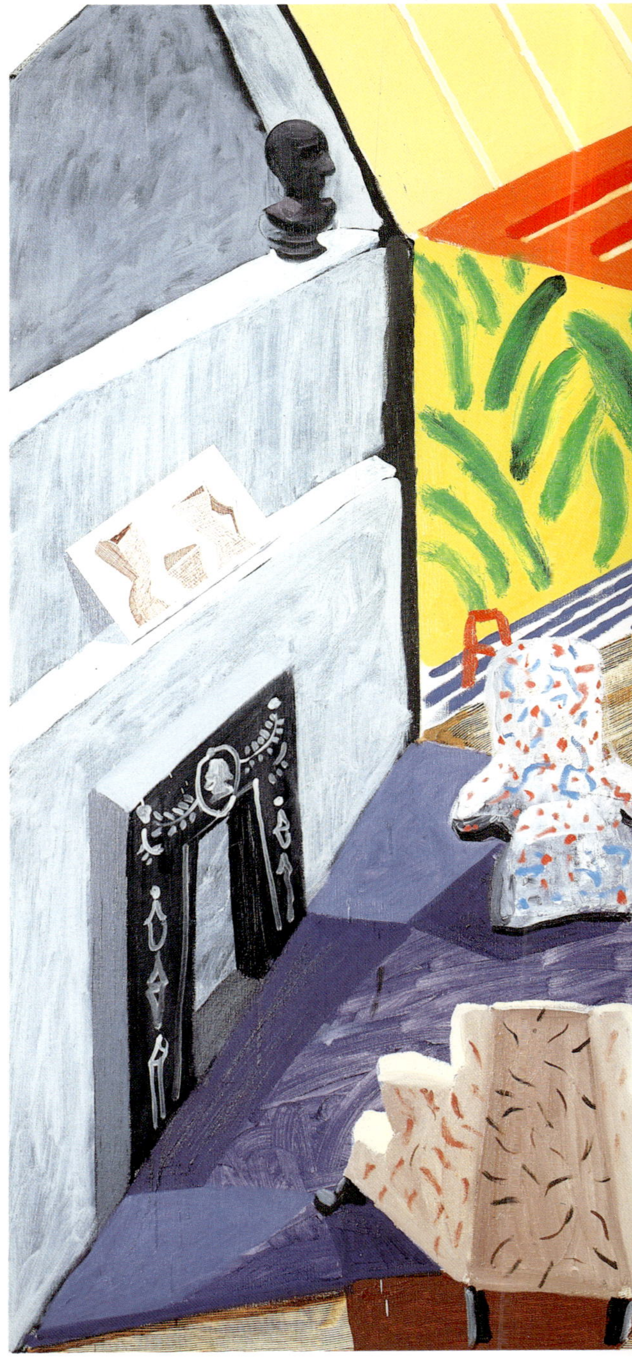

178 *Großes Interieur, Los Angeles*, 1988

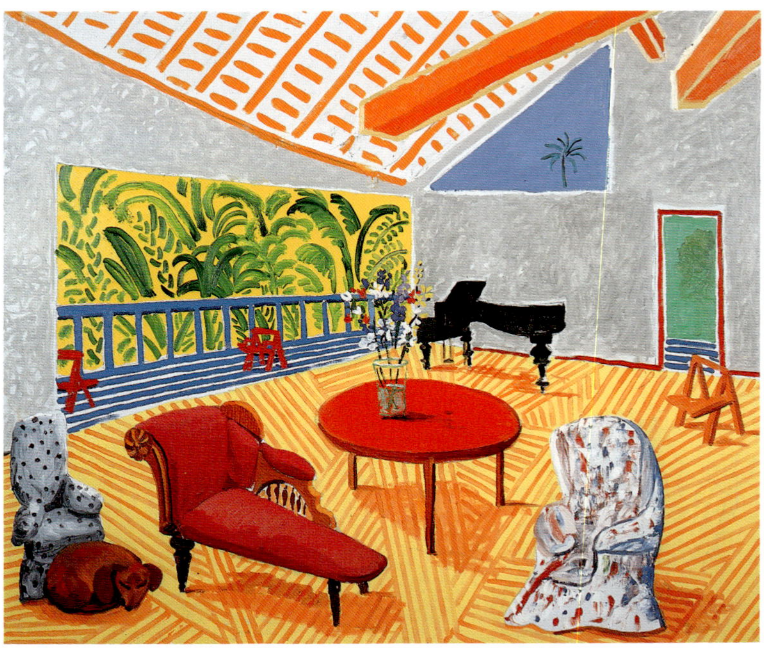

177 *Interieur mit Sonne & Hund*, 1988

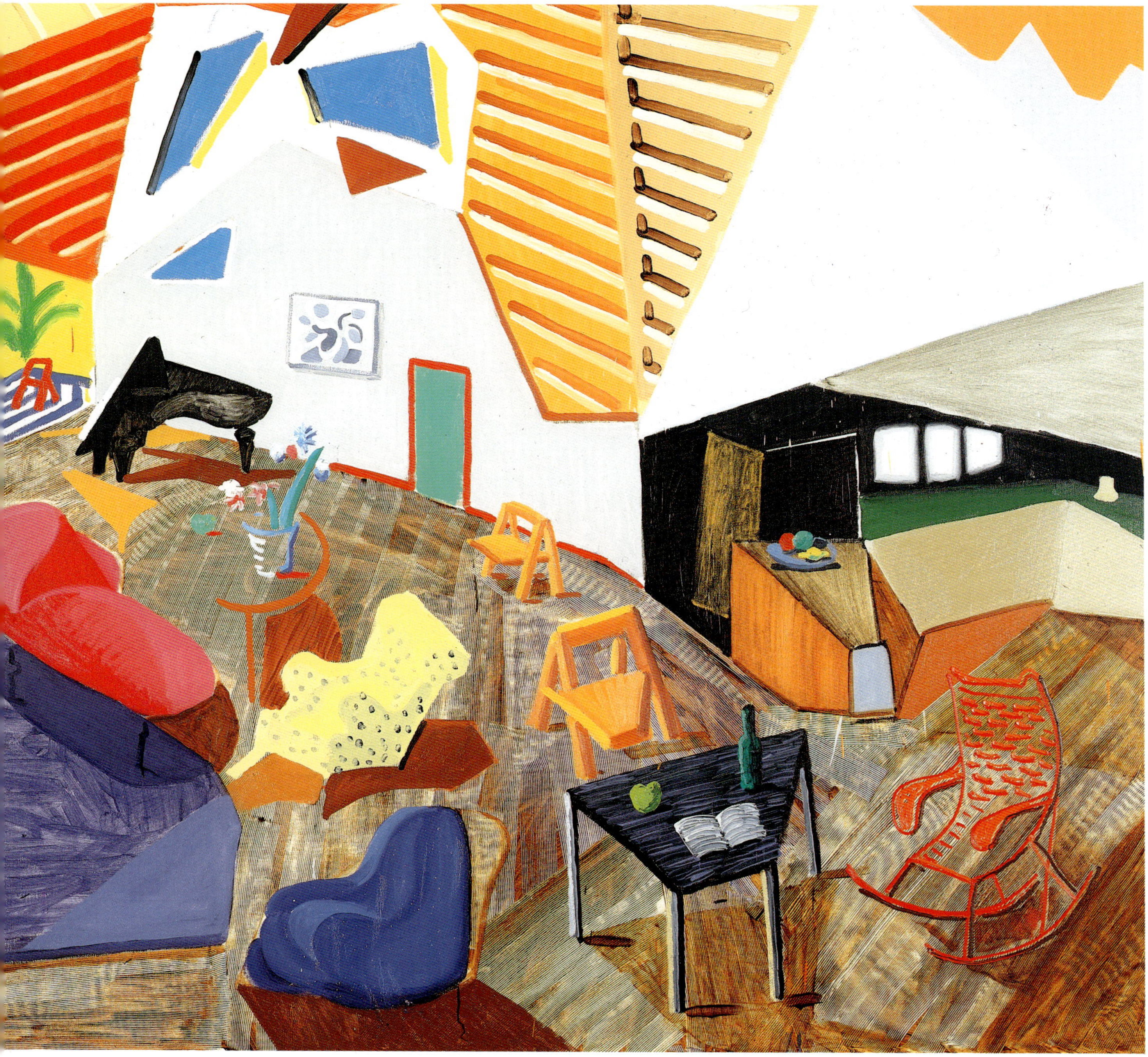

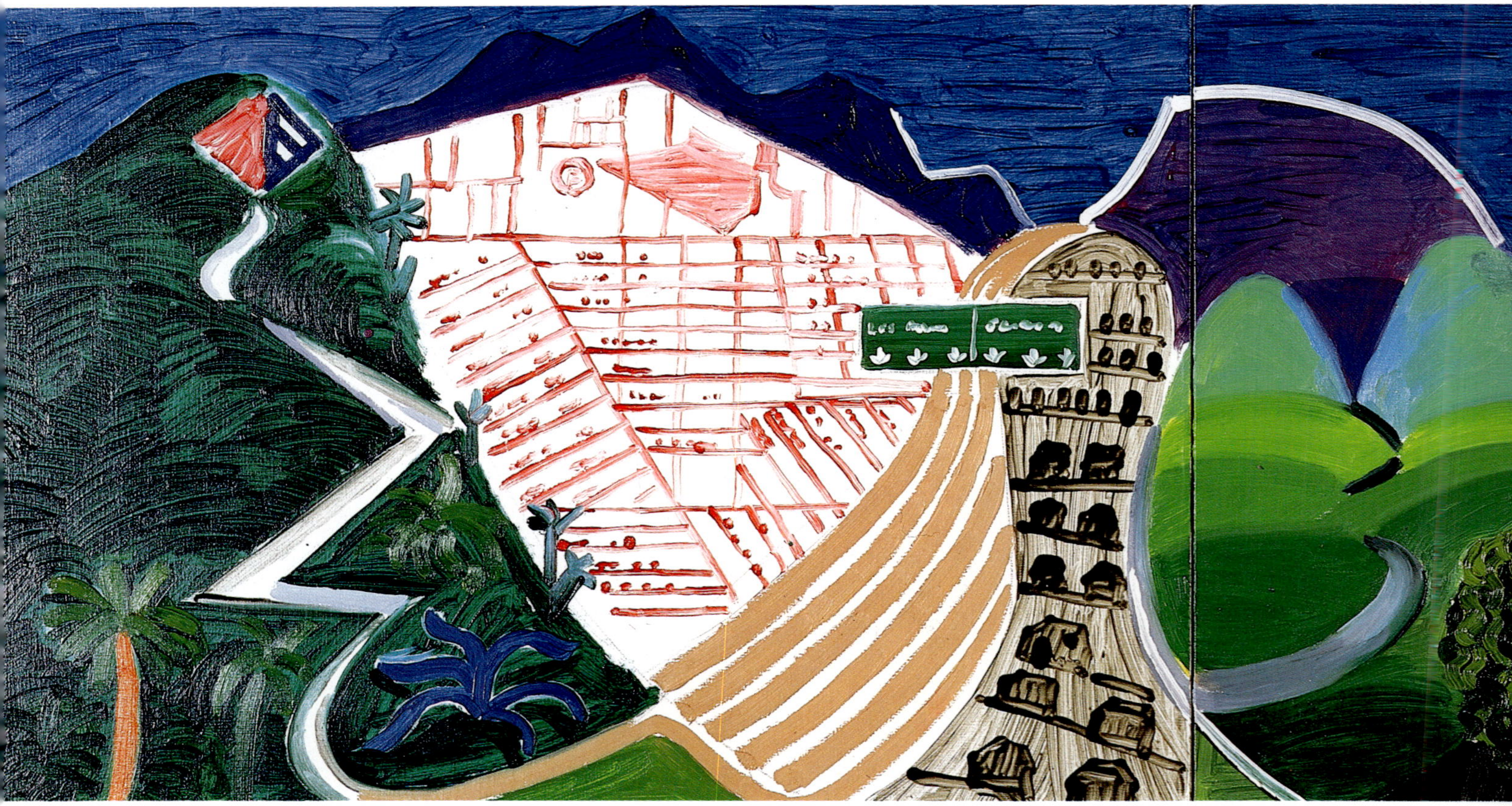

179 *Die Straße nach Malibu*, 1988

Dieses Bild beschreibt die Fahrt von meinem Atelier in den Hollywood Hills zu meinem kleinen Atelier in Malibu. Man kann die Fahrt tatsächlich verfolgen – es gibt Bezugspunkte und Straßenschilder.

natürlich, daß dieses Bild mehr als die anderen aus dieser Periode zu neueren Entwicklungen in meiner Arbeit führte. Ich hatte eine Menge hineingearbeitet, in der Art von Notizen über alles, was ich herausfinden wollte, und vielleicht ist es ein bißchen übertrieben, aber in bestimmter Hinsicht hat es Ähnlichkeit mit *Ich zeige Maurice den Zuckerlift* (1974), da es mehrere Elemente von Ideen enthält, die sich gerade erst entwickelten. Ich malte es für mich. Man könnte sagen, daß es auch etwas vom *Tristan* enthält, eine gewisse Theatralik in der Darstellung des Raums, der Konzentration auf den Raum, mit skulpturalen Formen auf einem rauhen Untergrund, die die Illusion von Nähe und Ferne erwecken. Und außerdem ist es auch eine Landschaft; es gibt ein angedeutetes Meer, obgleich das Bild gar nicht am Meer gemalt wurde, sondern im Atelier in den Bergen, und so etwas wie ein Geländer im linken Mittelteil des Bildes, das dann in Gemälden, die vier Jahre später entstanden, eine beherrschende Rolle spielt. Auch das eine Möglichkeit, Raum herzustellen.

179 Etwa zur gleichen Zeit malte ich auch *Die Straße nach Malibu*, die Fahrt vom Atelier in den
Hügeln zu dem kleinen Atelier in Malibu. Auch dieses Bild wurde in die letzte Station der
Retrospektive in der Tate Gallery aufgenommen. Hier habe ich ähnliche Techniken wie in
175 *Große Landschaft (mittelgroß)* verwendet, aber man kann die Fahrt verfolgen – es enthält ziem-
lich deutliche Verweise auf Straßenschilder und so weiter und hat von daher größere Ähnlich-
70 keit mit *Mulholland Drive*.

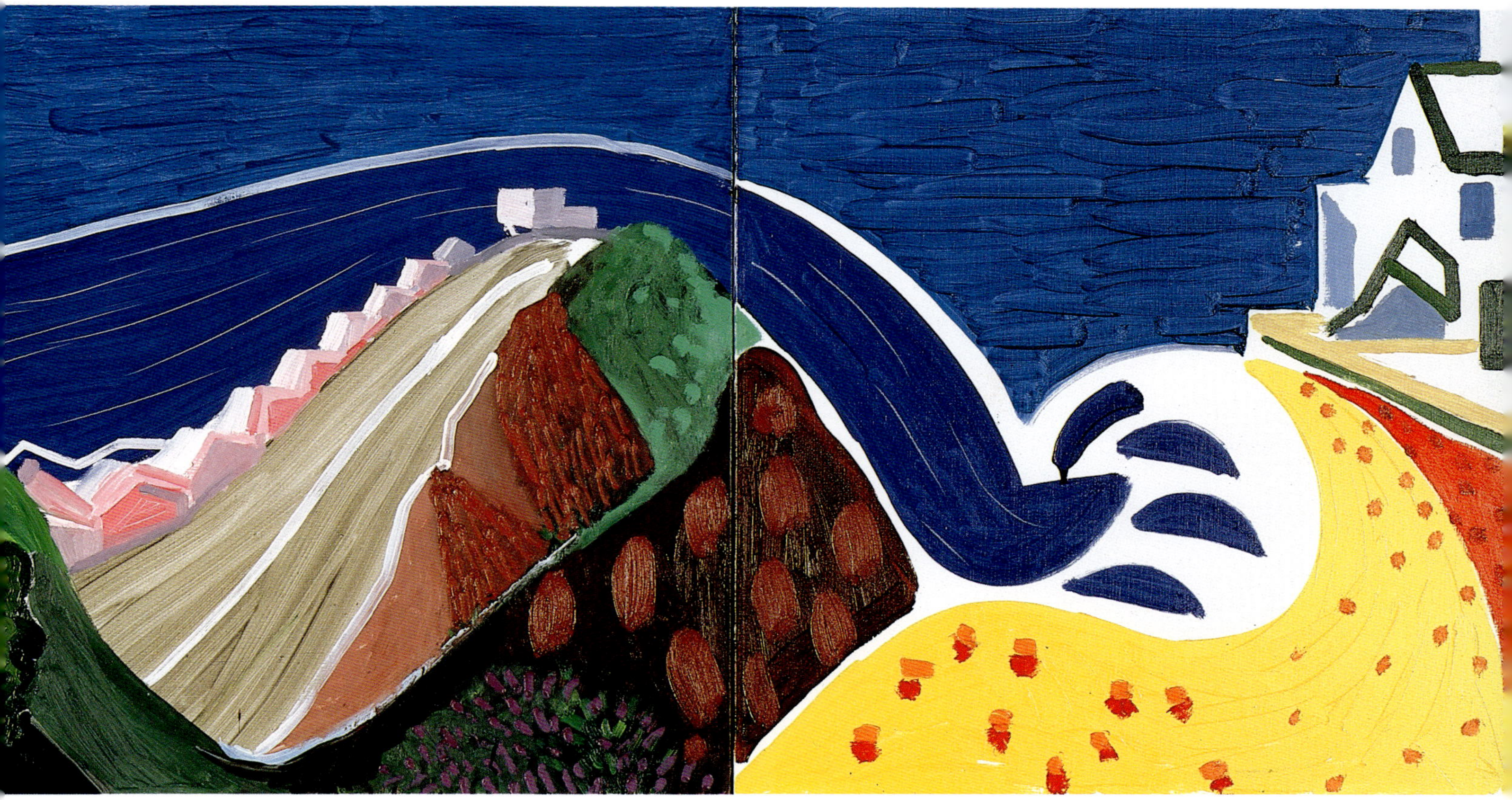

GESICHTER AUF EINER NEUEN OBERFLÄCHE

1988 begann ich mit einer Serie von kleinen Porträts, die ich sehr rasch malte, meistens auf gleichformatige Leinwände. Ich zog nach Malibu und blieb dort ein paar Monate. Nur selten fuhr ich in die Berge. Ich hatte das Verlangen, mir die Gesichter meiner Freunde anzuschauen, und deshalb malte ich sie, sehr schnell und sehr grob, doch je mehr Bilder sich ansammelten, um so interessanter erschienen sie mir. Die meisten, die ich gemalt hatte, mochten die Bilder nicht – wahrscheinlich bin ich kein großer Schmeichler. Trotzdem war es nützlich, mir wieder Menschen anzusehen. Ich malte ausschließlich Bekannte. Wenn die besten Bilder, die von meiner Mutter waren, so wohl deshalb, weil ich sie am besten kannte. *180–215*

Ich ließ mir hundert Leinwände im Format 26,7 x 42 cm machen, wegen des Canon-Farbkopierers, den ich 1987 gekauft hatte. Canon in Los Angeles hatte mich eingeladen, vorbeizukommen und mir das neue Laser-Kopiergerät anzusehen. Richard Schmidt begleitete mich, und der Verkäufer erklärte, er habe mir geschrieben, weil so viele Leute ihn gefragt hätten: Hat David Hockney dieses Gerät schon gesehen? Er hatte keine Ahnung, wer ich war. Er demonstrierte uns das Gerät, und wir waren sehr beeindruckt. Wir hatten ein paar Bilder mitgenommen und machten Kopien, und die Farbkopie eines Fotos war absolut erstaunlich. Doch Richard sagte: Ach was, du spielst andauernd mit irgendwelchen Maschinen herum, und eigentlich wolltest du jetzt malen, also was soll's? Etwa zwei Wochen später rief ich Richard eines Morgens an und sagte: Du weißt ja, ich habe über diese Maschine nachgedacht, und irgendwie

Ich fing 1988 mit diesen kleinen Porträts an, die ich alle sehr schnell malte. Sie stellten ausschließlich Leute dar, die ich kannte. Fast keines meiner Modelle mochte sie – vermutlich, weil sie nicht sehr schmeichelhaft sind.

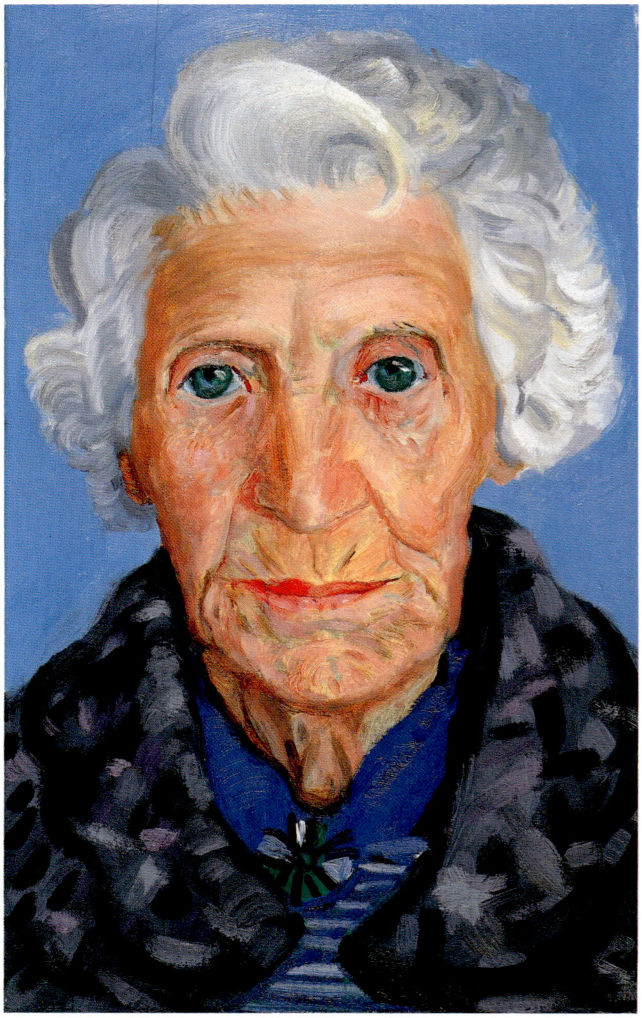

180 *Mum*, 1988–89

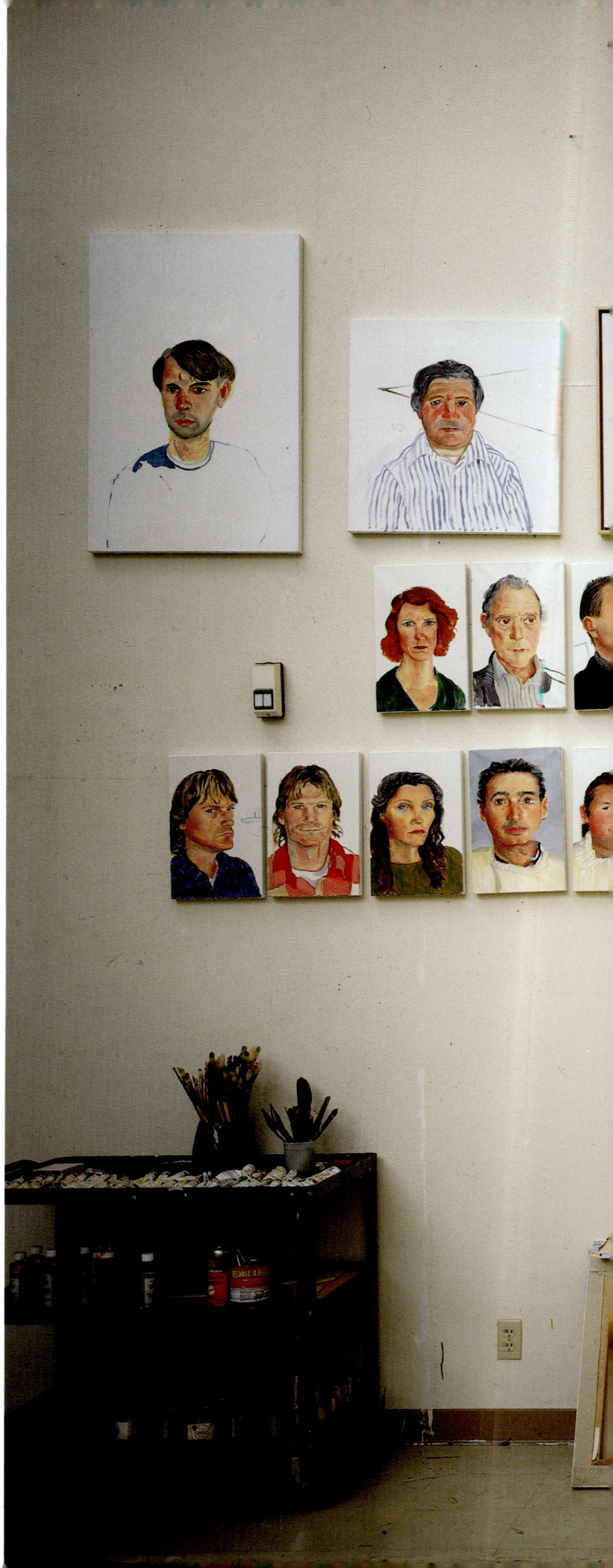

181–215 Oberste Reihe, von links nach rechts: *Ray Charles White*, 1988; *Paul Hockney*, 1988; *Albert (Clark) im schwarzen Hemd*, 1988; *Ohne Titel* (Albert Clark), 1988; *Gregory Evans*, 1989; *Sully Bonnelly*, 1989.

Zweite Reihe: *Carla Rajnus*, 1989; *Ken Wathey*, 1988; *Maurice Payne II*, 1989; *John Hockney*, 1988; *Stephanie Barron*, 1989; *Margaret Hockney*, 1988; *Richard Buckle*, 1989; *Brian Baggott*, 1989; *Mum*, 1988/89; *Ian* (Falconer), 1988; *Henry* (Geldzahler), 1988.

Dritte Reihe: *Bing* (McGilvray) *II* 1988; *Bing* (McGilvray) *I*, 1988; *Karen S. Kuhlman*, 1989, *Bob Littman*, 1989; *Peter Duarte*, 1989; *Armistead Maupin*, 1989; *Maurice Payne I*, 1989; *David Morales*, 1989; *Philip* (Haas),1989; *Johnny Reinhold II*, 1989; *Neil* (Hartley), 1988; *Richard* (Schmidt), 1988; *Peter Goulds*, 1989; *John* (Cox), 1988; *Don* (Cribb), 1988

Unterste Reihe: *Helmut Newton*, 1989, *David Plante*, 1989, *Nikos Stangos*, 1989

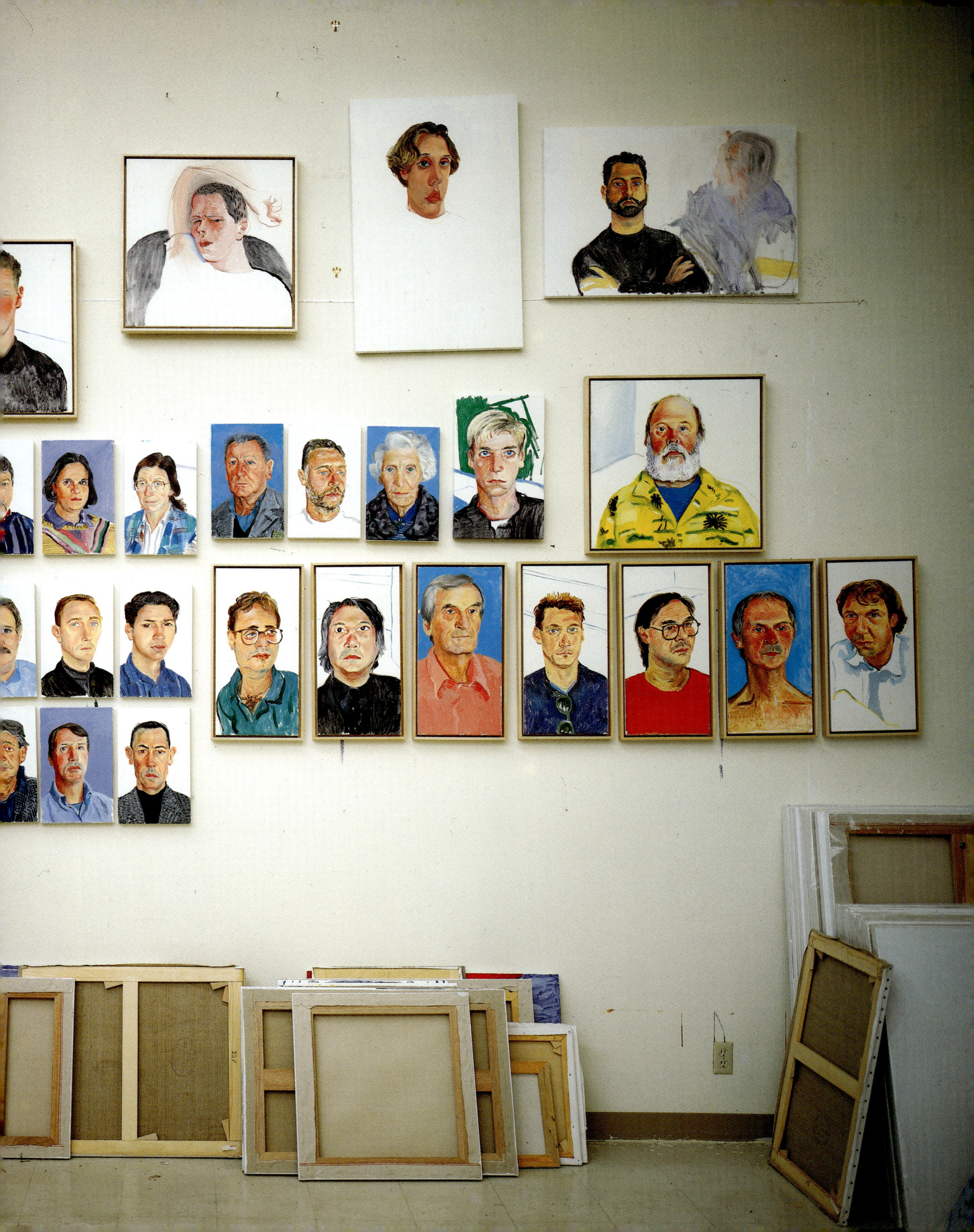

habe ich das Gefühl, daß was an ihr dran ist, was die noch gar nicht wissen. Der Mann konnte es uns nicht zeigen, weil er keine Ahnung hat. Ich glaube, wir sollten ein bißchen damit herumspielen. Ich habe darüber nachgedacht. Es würde uns vierzigtausend Dollar kosten. Richard blieb dabei, daß ich lieber malen sollte. Schließlich kaufte ich das Ding doch. Ich hatte gerade ein Porträt von Henry Geldzahler fertiggestellt. Kaum stand der Kopierer im Atelier, legte ich das Porträt hinein und machte eine Kopie. Und im gleichen Moment wußte ich, daß mein Gefühl richtig gewesen war. Das war etwas ganz Neues: Man bekam eine völlig anders aussehende Reproduktion von einem Gemälde, weil sie direkt von der Vorlage gemacht wurde, im gleichen Format. Das Außergewöhnliche für mich daran war, daß es aussah, als befände sich die Reproduktion auf der Oberfläche: nicht darunter, sondern darauf! Kurze Zeit später bestellte ich hundert Leinwände vom größtmöglichen Format, das ein Kopierer bewältigen kann. Dann fing ich langsam an, diese Leinwände für Porträts zu benutzen und anschließend Kopien davon zu machen. Ich erforschte hier also mehrere Dinge gleichzeitig: einerseits die Physiognomie meiner Freunde in der Malerei, andererseits diesen anderen Prozeß. Ich hatte keine Ahnung, wohin das führen würde, wußte auch nicht, was diese Reproduktionen darstellten. Ich
126–133 wußte nur, daß es keine Drucke im Sinne meiner „home made prints" waren, denn das waren Originale, keine Reproduktionen von etwas anderem. Ich begriff, daß diese Fotokopien etwas Neues darstellten, aber noch wußte ich nicht, was ich damit anstellen sollte. Ich malte weiter Porträts. Dann kopierte ich sie, verschenkte ein paar und hängte andere an die Wand, so daß mein kleines Atelier in Malibu sich mit immer mehr Gesichtern füllte. Die Leinwände brachte ich in das andere Atelier und hängte nur die Kopien auf.

MALEREI, REPRODUKTION UND FAX

Im Oktober 1983 in Malibu fing ich mit den Arbeiten am Faxgerät an. Viele Faxe entstanden aus Bildern vom Meer, die ich auf irgendwelchen Maschinen verzerrte, verkleinerte, vergrößerte, aufklebte, in eine Collage integrierte und dann in Faxe verwandelte. Diese Faxe verschickte ich an mehrere Leute, die sofort reagierten, indem sie mich fragten, wie ich derart klare

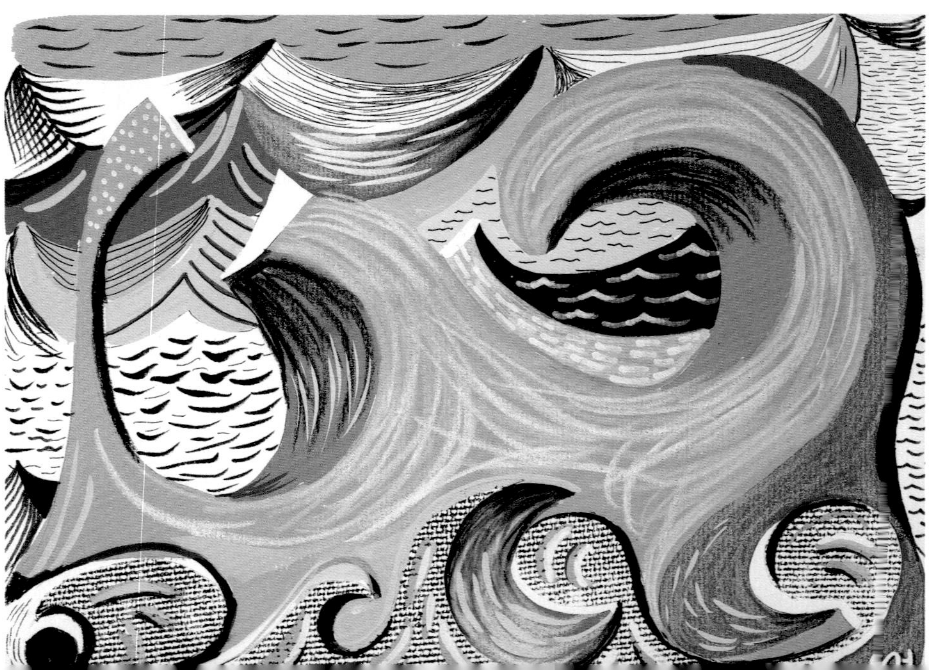

216 *Große Wellen*, 1989

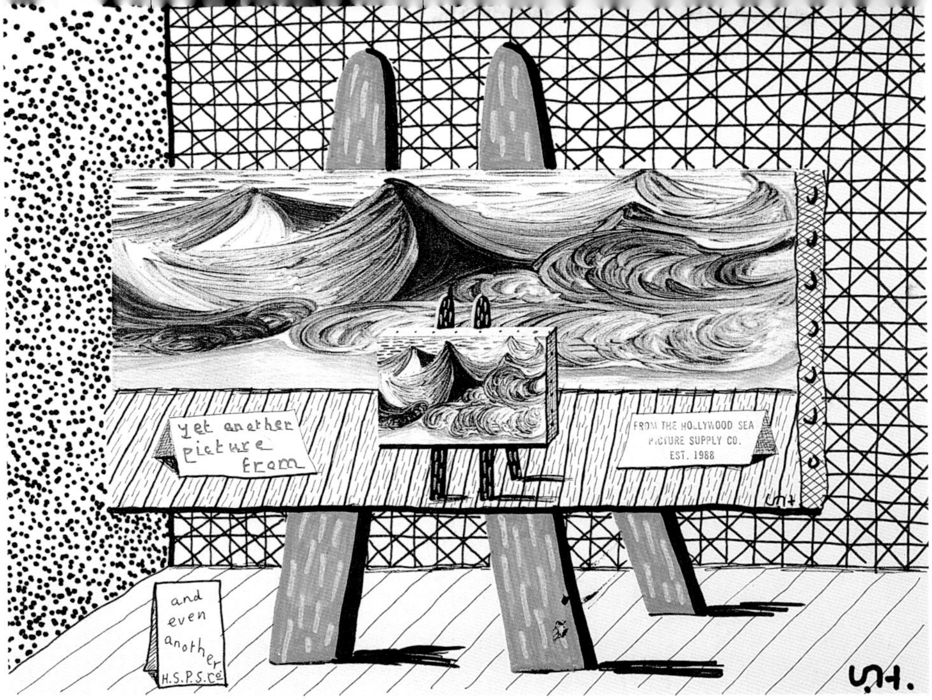
yet another picture from
FROM THE HOLLYWOOD SEA PICTURE SUPPLY CO. EST. 1988
and even another H.S.P.S.Co

217 *Und noch eins*, 1989

Ich begann mit den Faxarbeiten im Herbst 1988 und spielte fast sechs Monate damit herum. Die frühen hatten sehr viel mit dem Meer zu tun – eine ganze Reihe entstand aus den Meerbildern, die ich zur gleichen Zeit malte.

Auf den beiden Gouachen auf dieser und der gegenüberliegenden Seite verwendete ich deckende Grautöne. Ich mischte verschiedene Grautöne und erreichte ziemlich feine Abstufungen.

Bilder aus einem Faxgerät hatte zaubern können. Ich erwähnte bereits, daß ich mit verschiedenen Methoden experimentierte. Schlechte Druckmaschinen gibt es nicht, daher läßt sich das Faxgerät, das auch eine Druckmaschine ist, auf wunderbare Art nutzen. Um beispielsweise Halbtöne zu erzeugen, verwendete ich keine Grundierung; wenn etwas aussehen sollte wie Grundierung, nahm ich Deckgrau. Die Maschine las die Deckgrautöne und machte dann die Rasterpunkte selbst. Ich mischte verschiedene Grautöne und entwickelte ziemlich komplizierte Abstufungen. Thematisch ging es vor allem um das Meer. Das beschäftigte mich etwa sechs Monate lang. Neben der Faxmaschine stand ein neuer Schwarzweiß-Laserkopierer, mit dem ich jetzt alle möglichen Sachen machte, abgesehen vom Verkleinern: Ich konnte ihn dazu benutzen, Bilder zu verzerren, mit Variationen zu spielen, ein Bild ins andere hineinzukopieren und so weiter. Ein Fax zeigt, wie die Maschine ein Bild kippen kann, daher habe ich darauf geschrieben: „Ver-rücktes Fax im Anmarsch". Absender der Faxe war die Hollywood Sea Picture Supply Company, deren Namen ich speziell dafür erfunden hatte. Gleichzeitig arbeitete ich an den Meerbildern und den Blumenbildern.

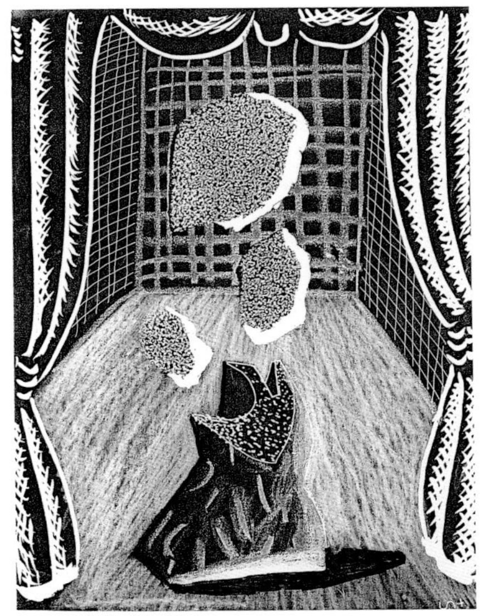

218 *Ohne Titel*, 1989

Außerdem experimentierte ich mit Landschaftsmalerei in verschiedenen Stilen. Für jedermann, der meinen Wagner-Drive kennt, ist *Pacific Coast Highway* sofort wiederkennbar – es ist 219
eine Mehrfachansicht von den Bergen und der Santa Monica Bucht, den weiten Blicken, die
man hat, wenn man dort entlangfährt. *Berg von der Stunt Road aus* zeigt Gebirgsszenen aus dem 222
Blickwinkel dieser Straße. Ich malte das Kompositbild, indem ich so viel Raum wie möglich integrierte – doch einzelne Berge sieht man immer ungefähr um die gleiche Zeit, denn die Fahrt auf dieser Straße hing davon ab, wann die Sonne unterging. Selbstverständlich fuhr ich in verschiedenen Jahreszeiten zu verschiedenen Zeiten los. Auf den meisten Bildern steht die Sonne tief und taucht die Berge in tiefrote Schatten. Ich fing daher an, mich mit der Landschaft und dem Meer zu beschäftigen, die mich in Malibu umgaben. Ich malte das kleine Haus, sein Inne-

220 *Das Tal*, 1990

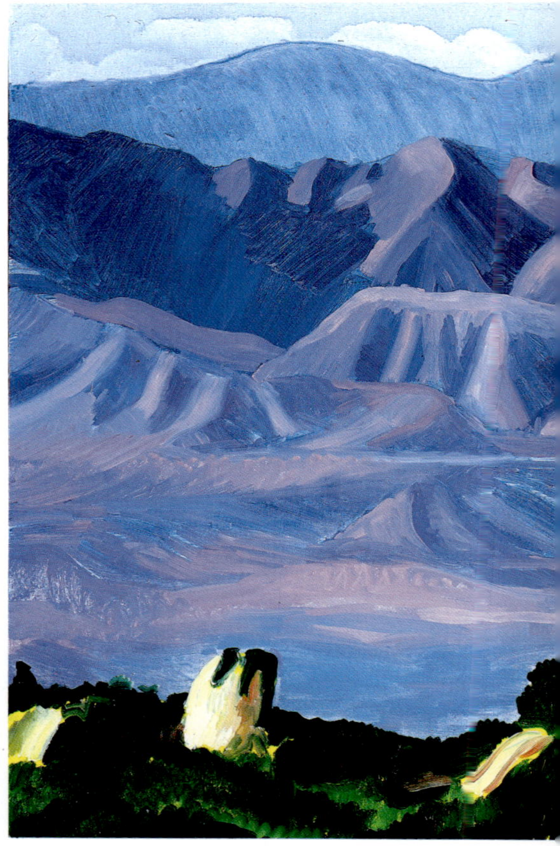

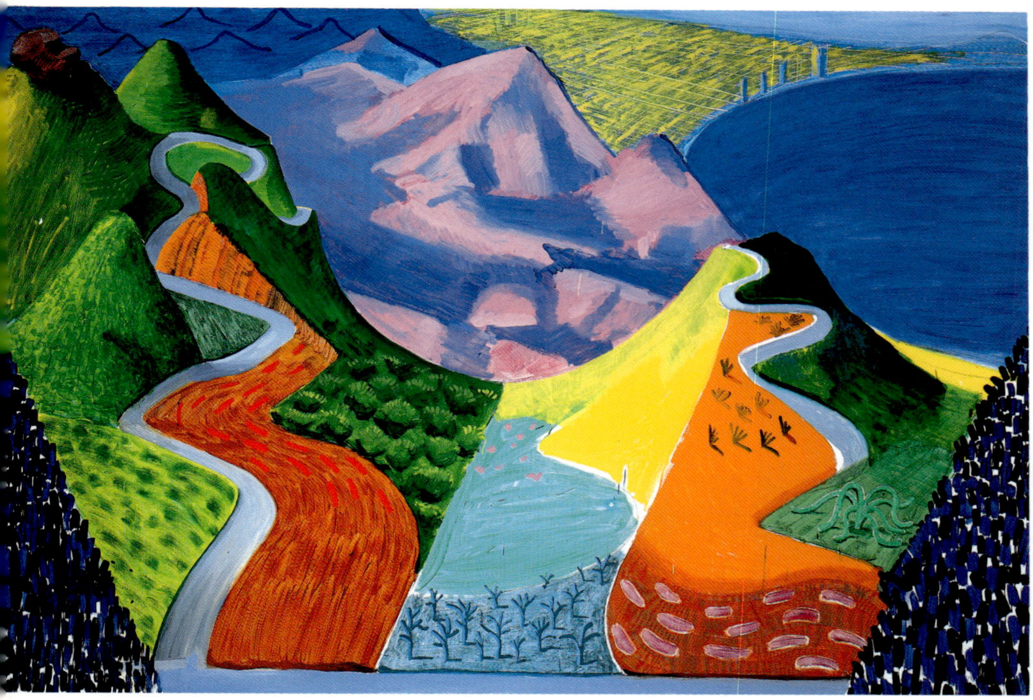

219 *Pacific Coast Highway und Santa Monica*, 1990

Während ich 1988 mit Faxen spielte, experimentierte ich gleichzeitig mit unterschiedlichen Stilen der Landschaftsmalerei. Für jedermann, der meinen Wagner Drive kennt, ist *Pacific Coast Highway* (oben) sofort wiedererkennbar – es ist eine Mehrfachansicht von den Bergen und der Santa Monica Bucht. Szenen von der gleichen Straße tauchen auch in *Berg von der Stunt Road aus* auf.

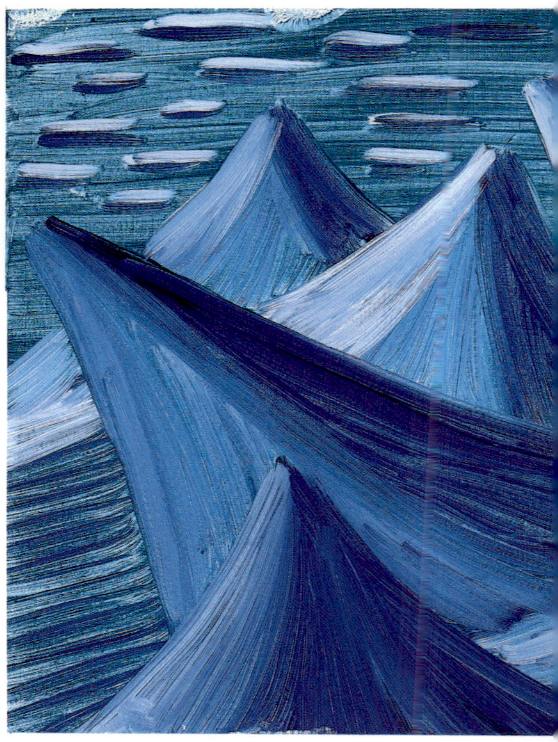

221 *Bergwellen*, 1988

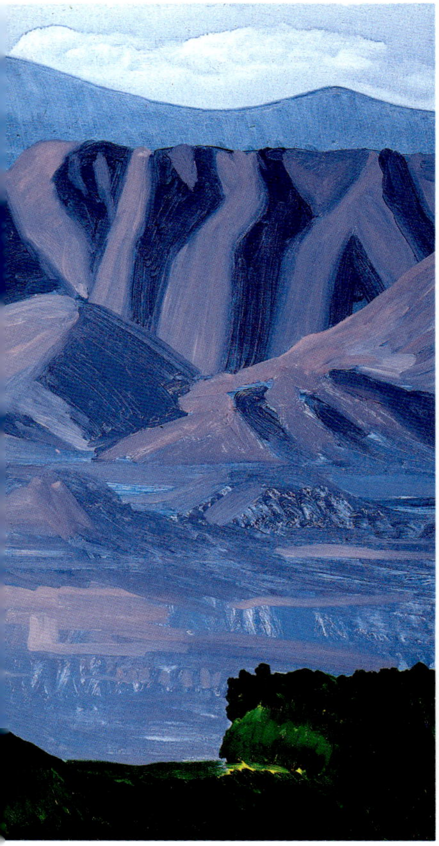

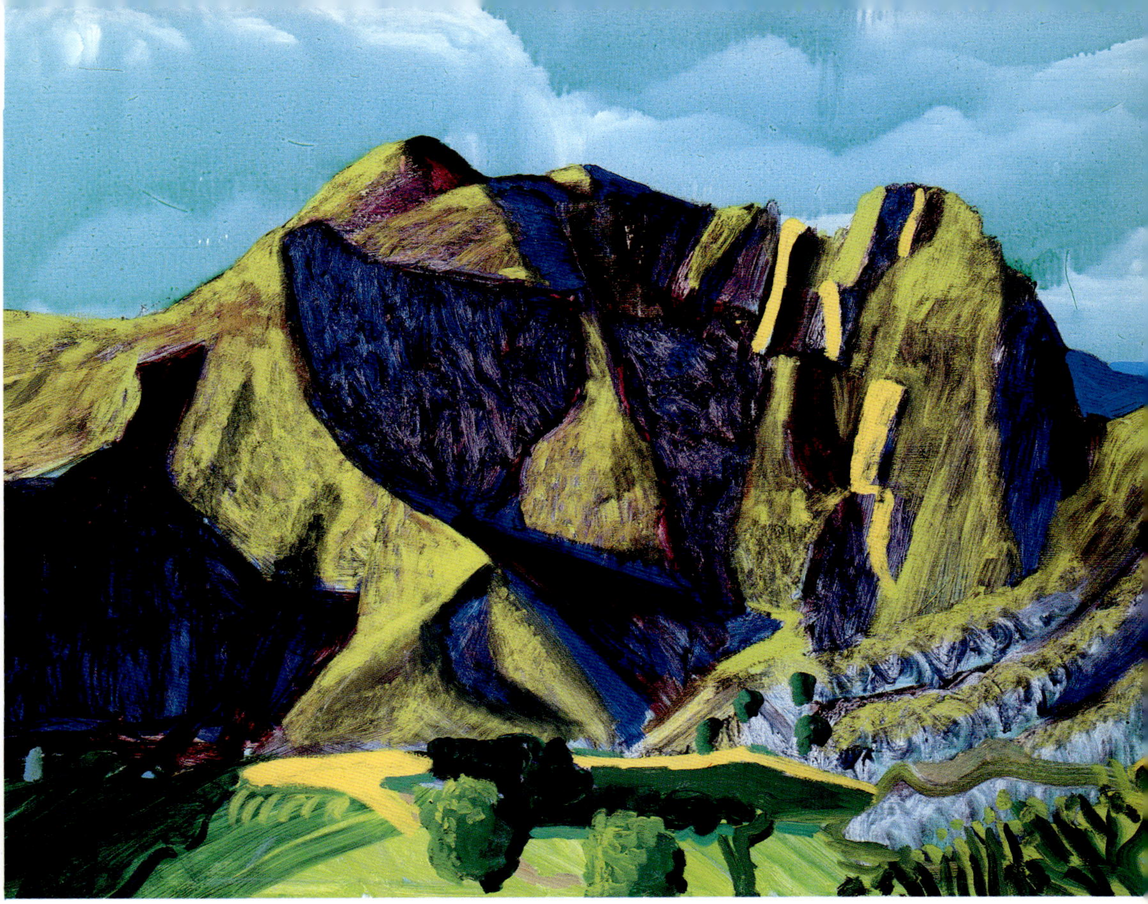

222 *Berg von der Stunt Road aus*, 1990

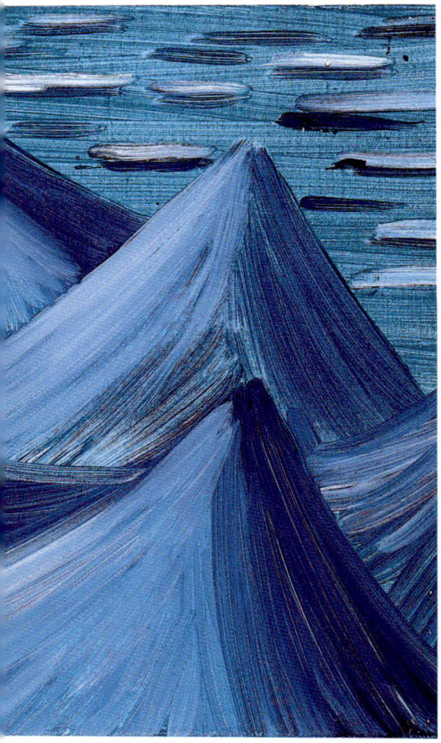

223 *Der Einschnitt*, 1990

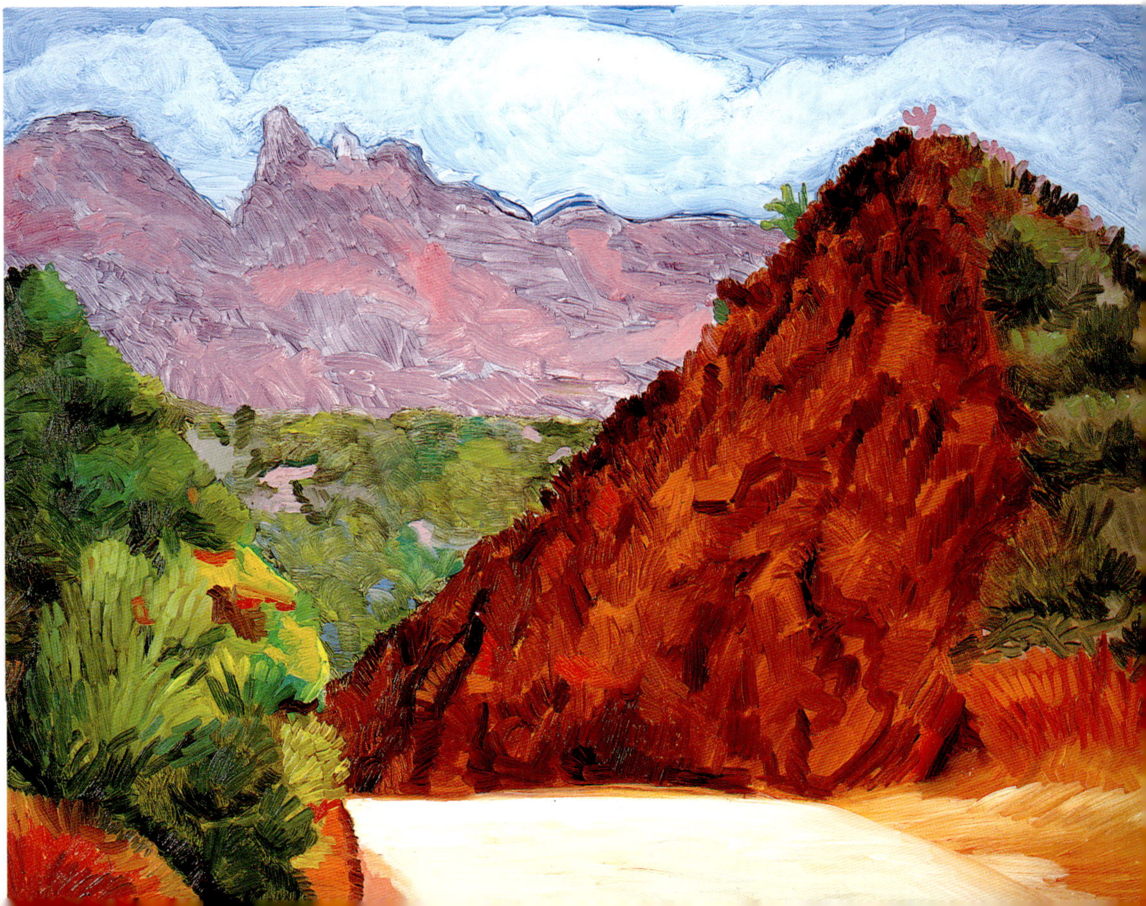

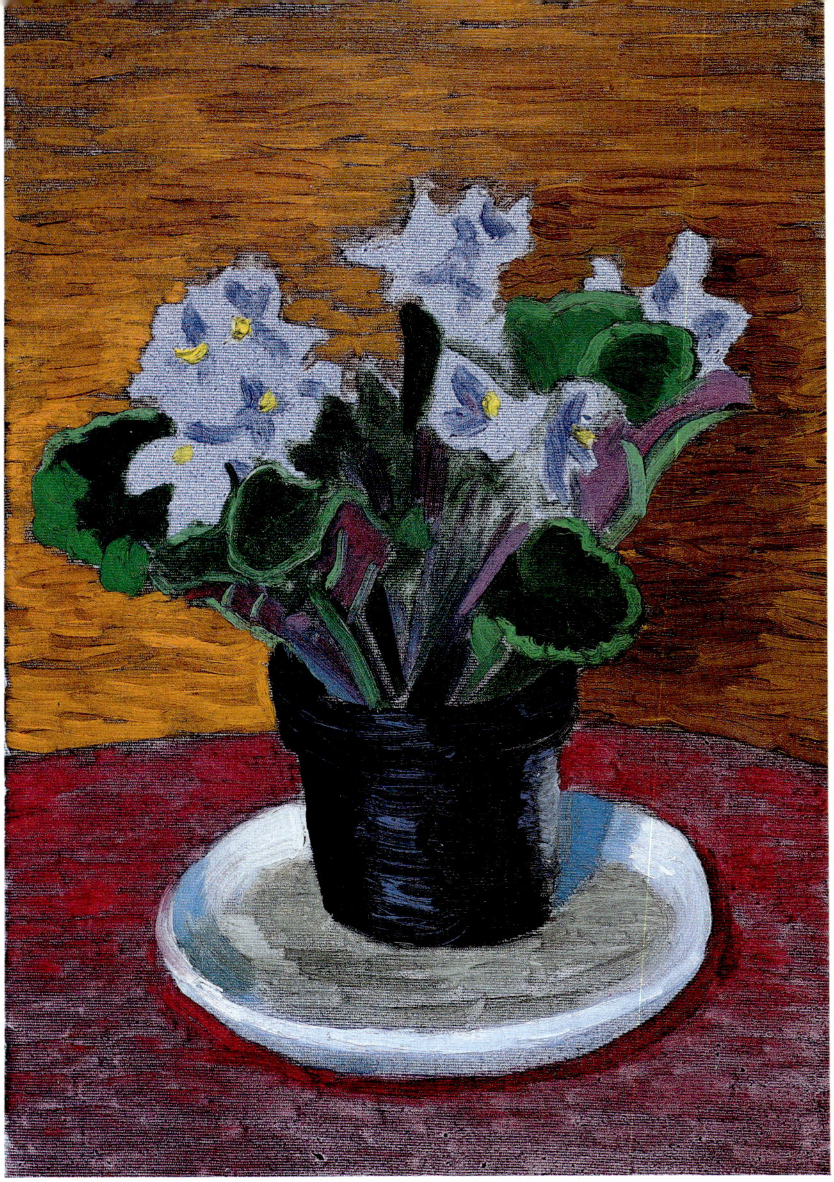

224 *Blaue Blumen von Bridlington*, 1989

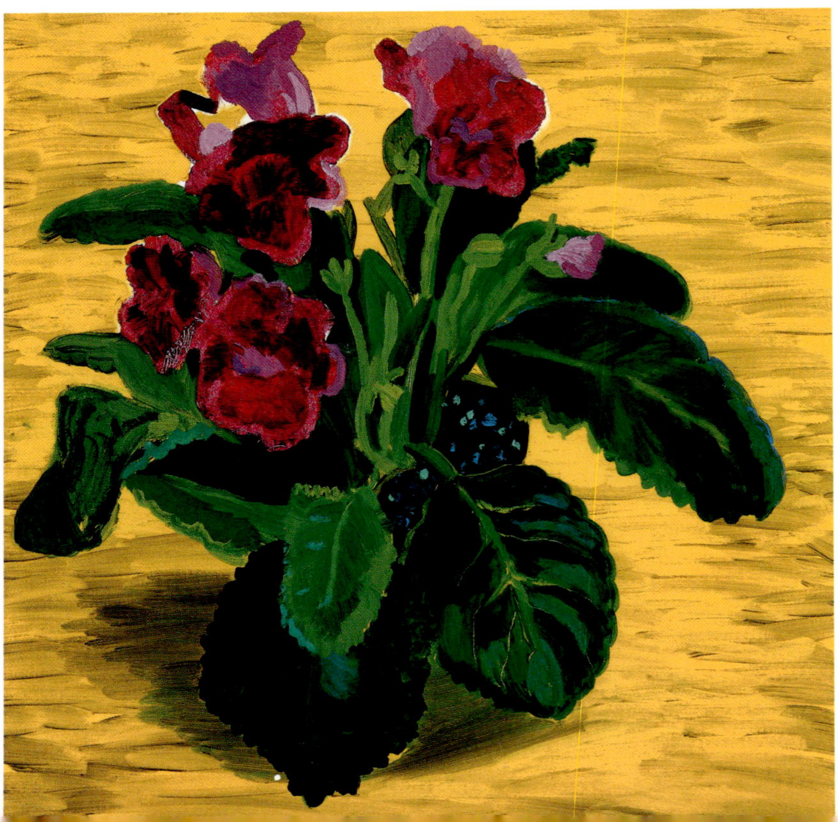

225 *Blick von oben*, 1989

226 *Zwei rosa Blumen*, 1989

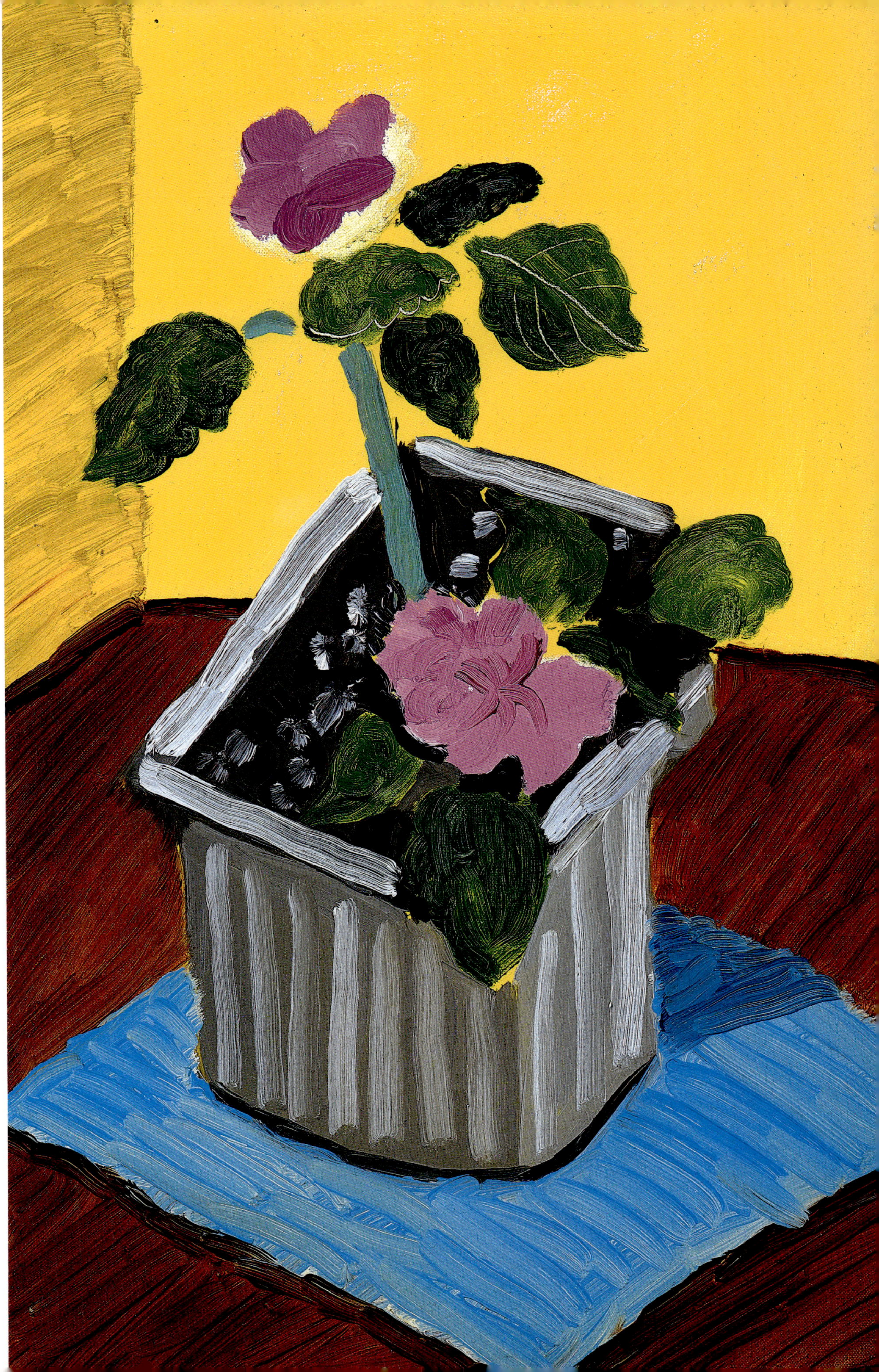

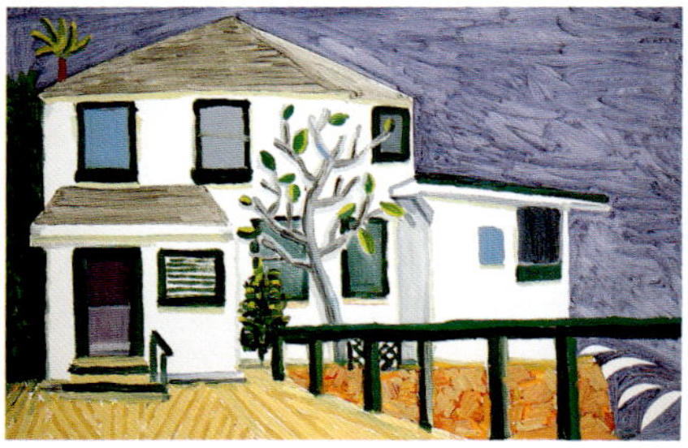

227 *Malibu House*, 1988

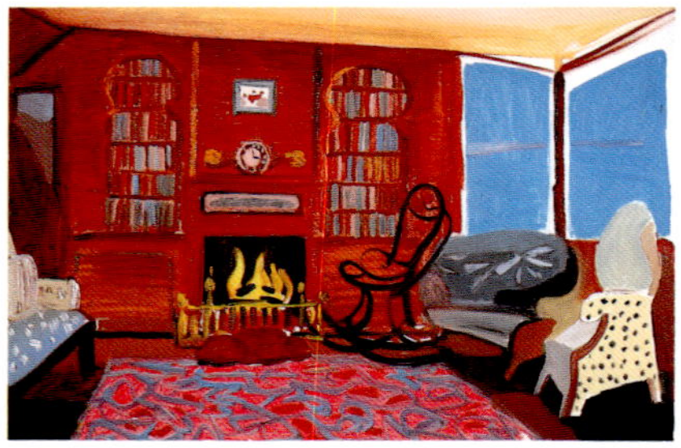

228 *Strandhaus bei Tag*, 1990

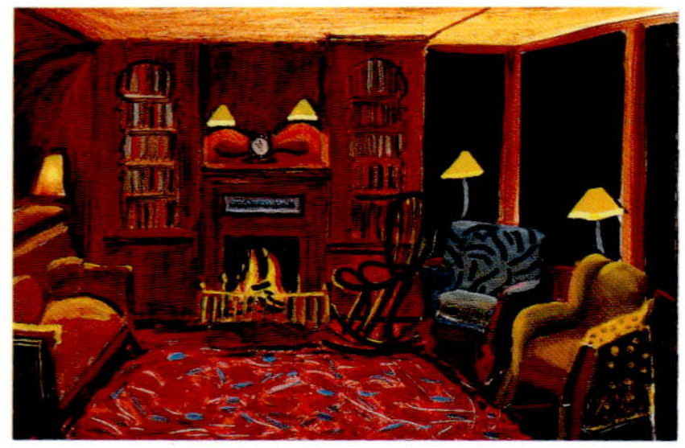

229 *Strandhaus bei Nacht*, 1990

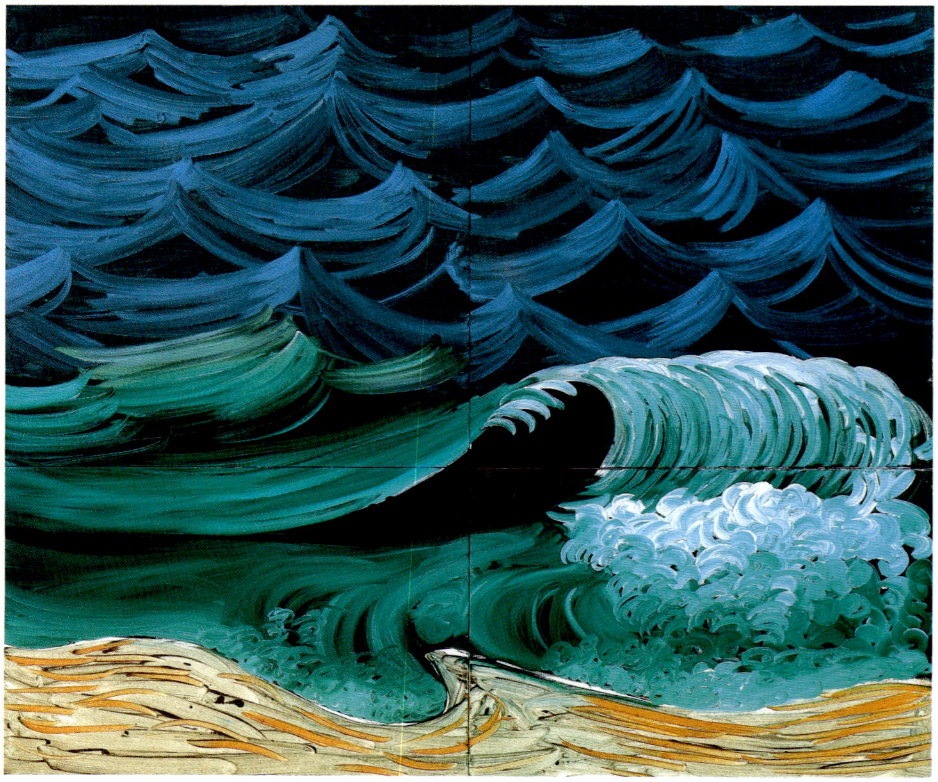

230 *Eine größere Welle*, 1989

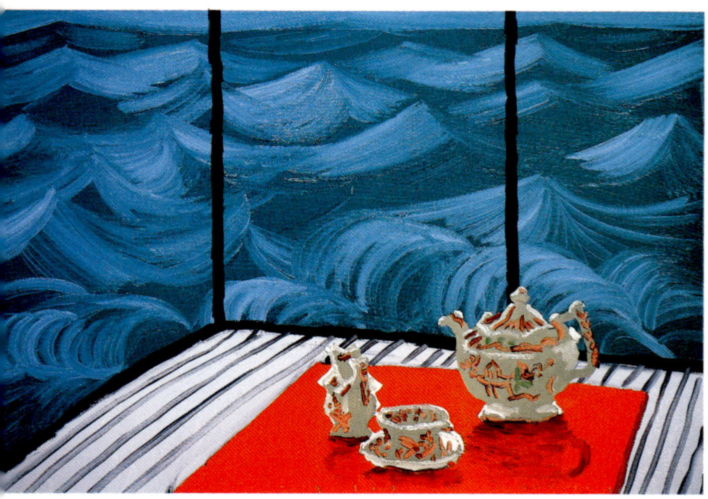

Auf der einen Seite meines kleinen Hauses in Malibu verläuft der Pacific Coast Highway, auf der anderen der Strand. Ich trete aus der Küche, und vor mir liegt das Meer. Wenn ich in meinem Atelier sitze und male, bin ich mir der Natur, ihrer Unendlichkeit und des unablässig sich bewegenden Meeres deutlich bewußt.

231 *Frühstück in Malibu, Sonntag, 1989*

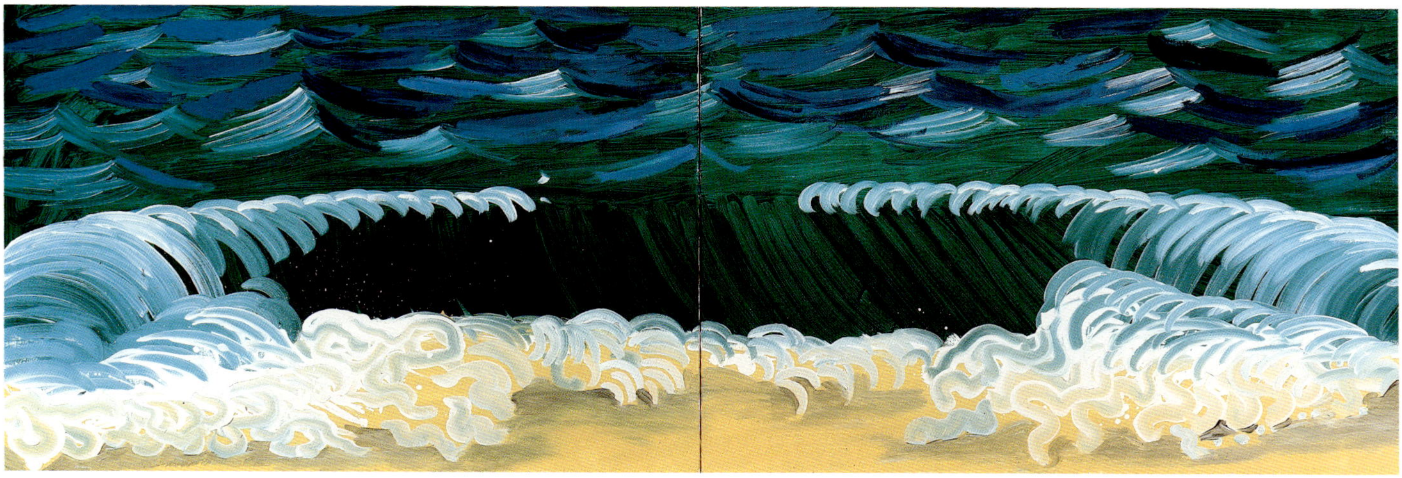

232 *Grüne Flut*, 1989

233 *Das Meer bei Malibu*, 1988

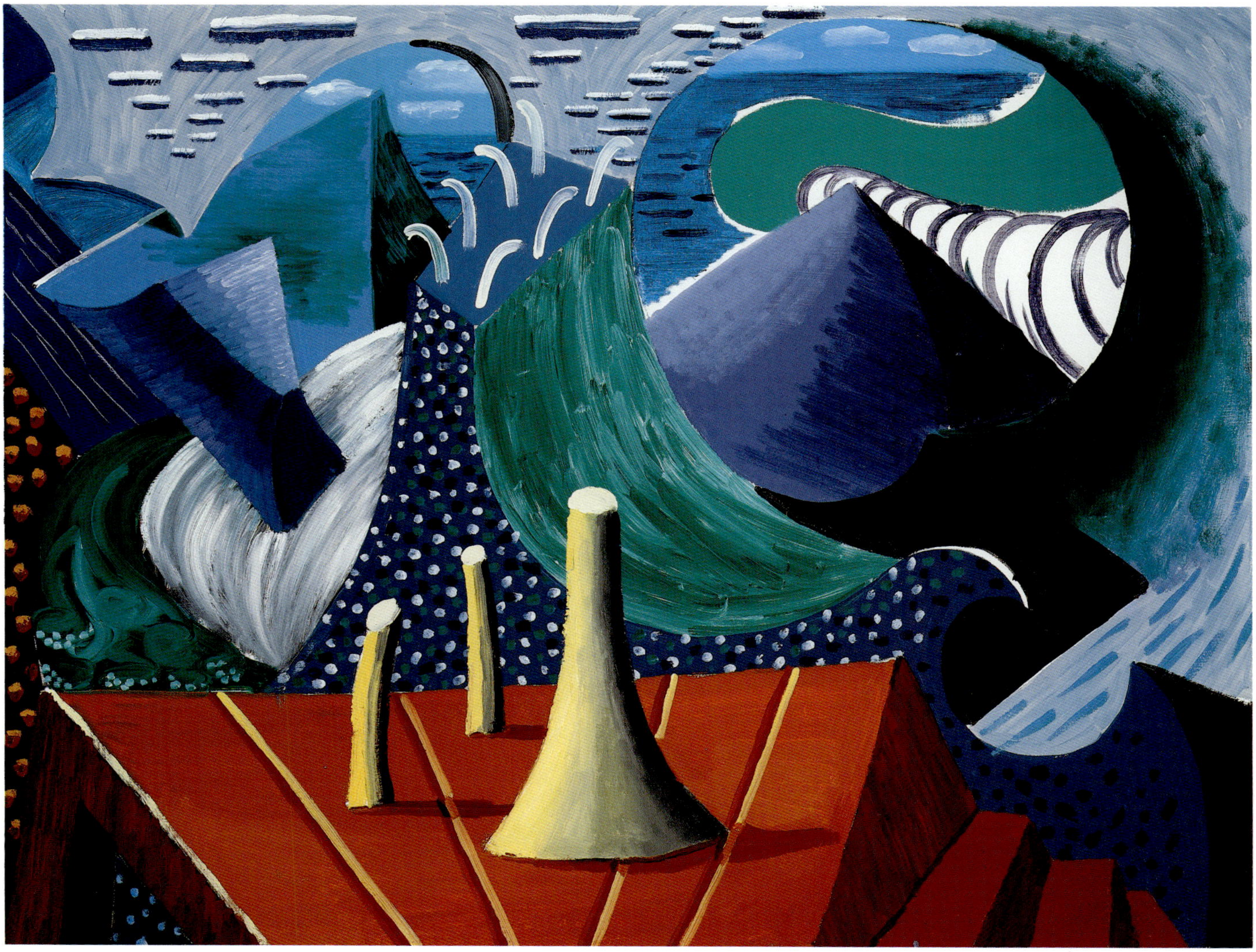

Je mehr ich mich für die Faxe interessierte, um so größer und komplizierter wurden sie. Bei den größeren malte ich erst das ganze Bild, teilte es dann mit Hilfe eines Rasters auf und numerierte die Seiten, damit sie am anderen Ende der Faxleitung wieder zusammengesetzt werden konnten. Außerdem experimentierte ich mit Verzerrung und Kippung von Bildern.

res, sein Äußeres, das Meer und alles, was dahinter liegt, die gesamte Landschaft. All diese Bilder entstanden gleichzeitig, Ende 1989, Anfang 1990.

Die Faxe wurden immer komplizierter und immer größer. Ich lernte, wie man mit Geräten arbeitet, die Ausschnittsvergrößerungen auf verschiedene Blätter kopieren können. Die ersten großen umfaßten etwa zwanzig Seiten, so das wunderbare *Frühstück mit Stanley in Malibu.* 234
Als ich anfing, die großen zu verschicken, mußte ich zunächst das Bild malen, es verkleinern, ein Raster darüberlegen und es mit dem Hinweis „Die nächsten vierundzwanzig Seiten ergeben ein neues Bild“ versehen. Dann schickte ich diese numerierten Seiten los, und jeder, der am anderen Ende saß, konnte sie zusammensetzen. 1989 forderte man mich auf, an der São Paulo Biennale teilzunehmen. Zuerst dachten die Veranstalter an eine Gemäldeausstellung, doch ich wandte ein, daß wir so kurz nach der Retrospektive unmöglich schon wieder eine große Zahl von Gemälden von den Sammlern ausleihen könnten. Die Besitzer hatten ihre Bilder nach zwei Jahren gerade erst wiederbekommen. Da es häufig Leute waren, die mit meinen Bildern lebten, würden sie sie sicher nicht sehr gern schon wieder aus der Hand geben wollen. Daher schlug ich halb im Scherz Henry Geldzahler, dem Kurator der Ausstellung, vor, eine große Faxausstellung zu machen, da ohnehin alle neueren Arbeiten am Telefon entstanden seien. Henry hatte bereits einige Faxe gesehen. Jetzt erzählte ich ihm, daß ich gelernt hatte, sie sehr viel größer zu machen. Wir besorgten uns also eine Karte von dem Ausstellungsraum in São Paulo und bauten ein exaktes Modell davon nach, um speziell für diese Wand entworfene Faxe machen zu können. Wir stellten etwa vier sehr große Vorlagen her. Und sie wurden tatsächlich gefaxt. Wir schummelten ein bißchen, denn unter den einzelnen Seiten waren auch welche, die wir uns

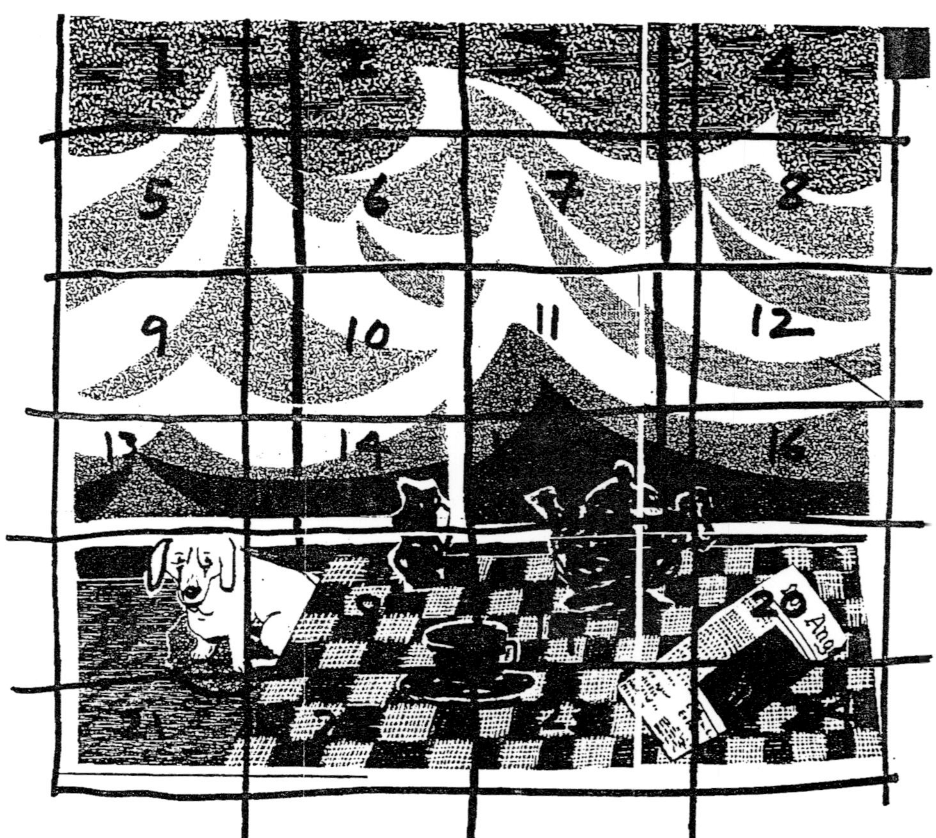

234 *Frühstück mit Stanley in Malibu, 23. August 1989*

gegenseitig von einem Raum in den anderen gefaxt hatten; der Druck war besser, und außerdem verschlangen die Telefonleitungen nach Brasilien eine Menge Geld. Ich schickte Richard Schmidt nach São Paulo, um die Ausstellung aufzubauen, denn ich hatte beschlossen, daß es nicht gut wäre, wenn ich selbst hinfuhr. Der springende Punkt bei der Ausstellung war, daß die Exponate durchs Telefon kamen. Sie hatten sich irgendwo entmaterialisiert und dann woanders wieder materialisiert, und ich fand, daß es viel interessanter war, wenn ich gar nicht auftauchte. Zuerst waren die Leute entsetzt, daß ich so etwas hatte tun können – eine wichtige Biennale nur mit Faxen zu beliefern. Andere dagegen waren beeindruckt.

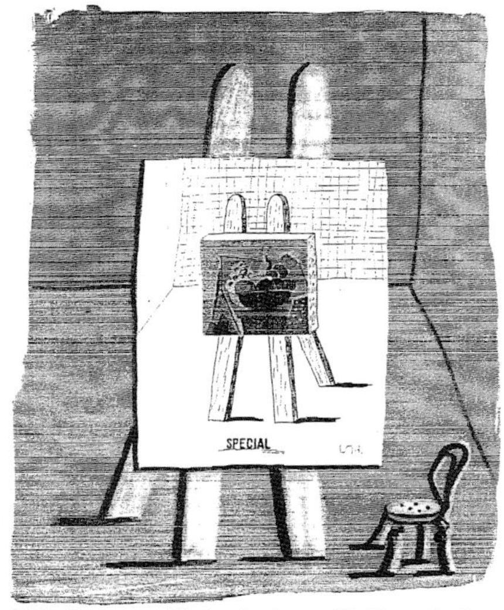

235 Fax ohne Titel mit einem Bild innerhalb eines anderen, 1989

Etwa um die gleiche Zeit bekam ich Besuch von einem Herrn, der mit mir über eine Ausstellung meiner Gemälde in der Sowjetunion sprechen wollte. Er erklärte, daß ich selbst für die Kosten aufkommen müsse, und erwähnte eine ziemlich hohe Summe. Und ich dachte: Moment mal, Ausstellungen kann man doch viel billiger versenden und erzählte ihm, daß ich gerade eine Ausstellung nach Brasilien nur per Telefon verschickt hatte. Genauso würde man es in Warschau machen können oder in Peking – überall auf der Welt. Alles, was wir brauchten, waren zwei Faxgeräte, eins an einem Ende und meins am anderen, dann könnten wir eine Ausstellung von neuen Bildern machen. Natürlich wollen die Leute lieber Gemälde, doch ich fand die Idee, eine Ausstellung per Telefonleitung zu verschicken, sehr lustig. Eine andere Frage ist, welchen Wert die Bilder haben, wenn sie am anderen Ende ankommen. In São Paulo zum Beispiel fragten die Veranstalter, was sie damit machen sollten, wenn die Ausstellung vorbei wäre, und ich sagte: Nun ja, ihr könnt sie zurückfaxen, aber das bedeutet, daß ihr sie immer noch habt. Das fand ich irgendwie lustig. Die Faxe waren unverkäuflich – obwohl sie irgendwann eine Menge wert sein werden, wenn man sie sorgfältig aufbewahrt, denn sie tragen ein Datum, bilden einen Teil meiner Arbeit, und wir werden sie nie wieder verschicken.

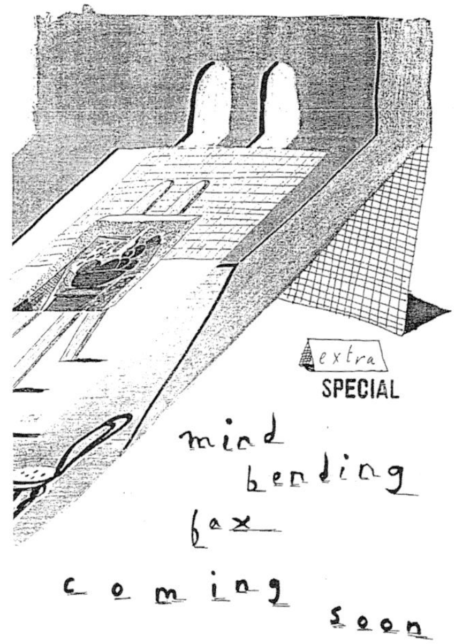

236 Fax ohne Titel, das zeigt, wie die Maschine das Bild kippt, 1989

Während all dieser Geschichten blieb ich in Los Angeles. Wenn die Leute in São Paulo mich interviewen wollten, sollten sie einfach anrufen und mir ihre Fragen faxen. Das taten sie. Ein Fax kam von Senhor Pepe Escobar, der als Korrespondent für bildende Kunst bei einer brasilianischen Zeitung arbeitete. Es enthielt dreizehn Fragen, angefangen bei der offensichtlichen, die das Experimentieren mit Faxen betraf, bis hin zu der, ob es mir je möglich sein würde, wieder zu malen, und ob ich es lustig fände, David Hockney zu sein. In meiner Antwort erklärte ich ihm unter anderem, daß ich mich zum ersten Mal für das Faxgerät interessiert hätte, als ich erkannte, daß es ein Telefon für Hörgeschädigte und für mich obendrein ein Aspekt moderner Technologie sei, der endlich wieder Intimität zulasse. Außerdem sorge es dafür, daß sich überall Druckmaschinen verbreiteten, und das erste Opfer sei die totalitäre Welt – eine Tatsache, die ganz nach meinem anarchistischen Herzen sei. Im übrigen wies ich darauf hin, daß ich als Künstler alle meine Arbeiten, egal ob Theater, Fotografie oder Faxe und so weiter, als *Einheit* betrachtete und jede Technik benutzte, die ich in der jeweiligen Situation für sinnvoll hielt, denn jede diente einem bestimmten Zweck, unabhängig von allen Marktforderungen, die mich nicht im geringsten tangierten. Auf die Frage, ob ich je daran gedacht hätte, einen Film zu machen, antwortete ich: Das Schlimme an Filmen ist das Visuelle; diejenigen, die sie machen, haben vergessen, daß die Leinwand zweidimensional ist, daß in der Tat die großen Oberflächen,

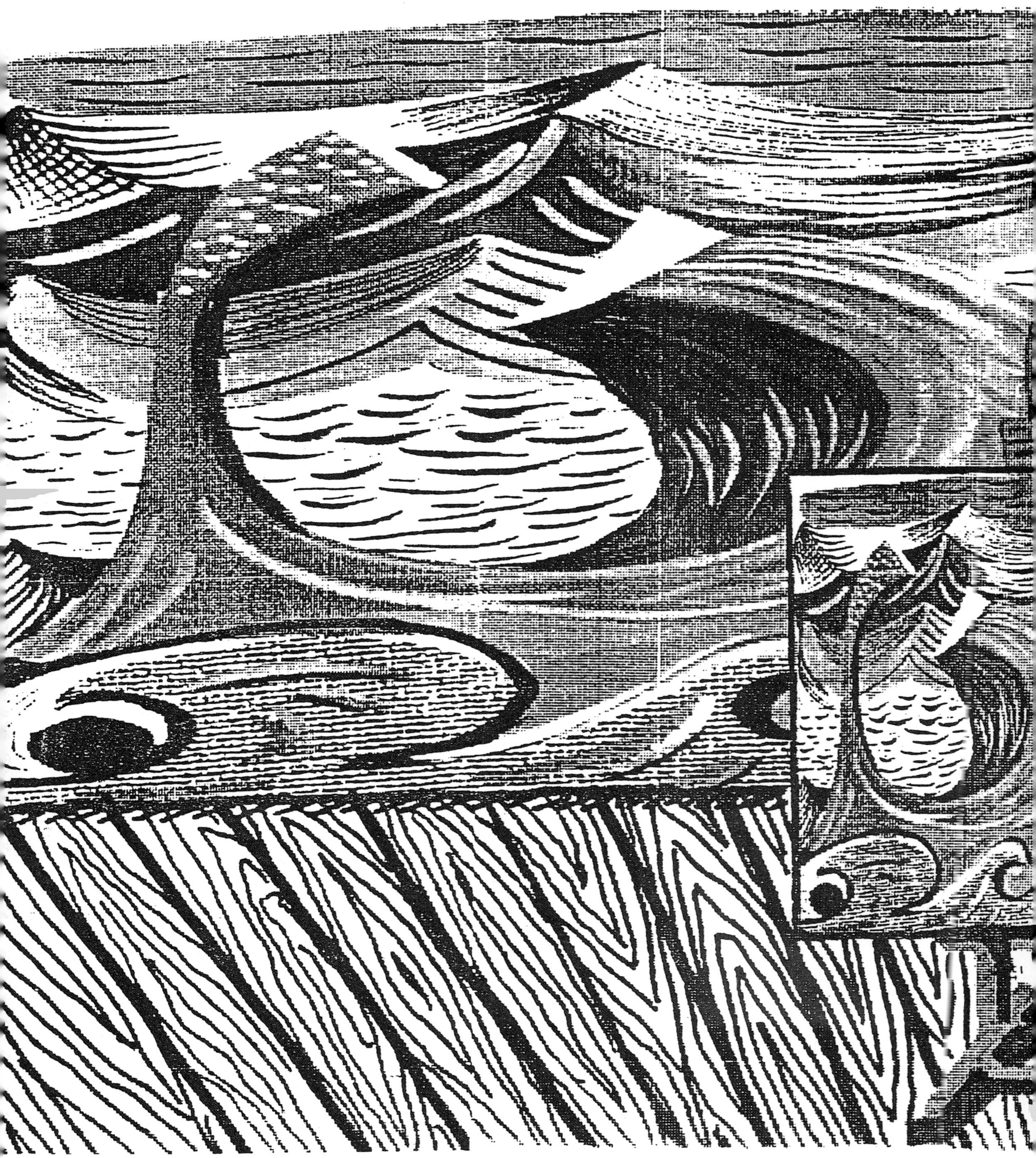

237 *Ohne Titel*, 1989

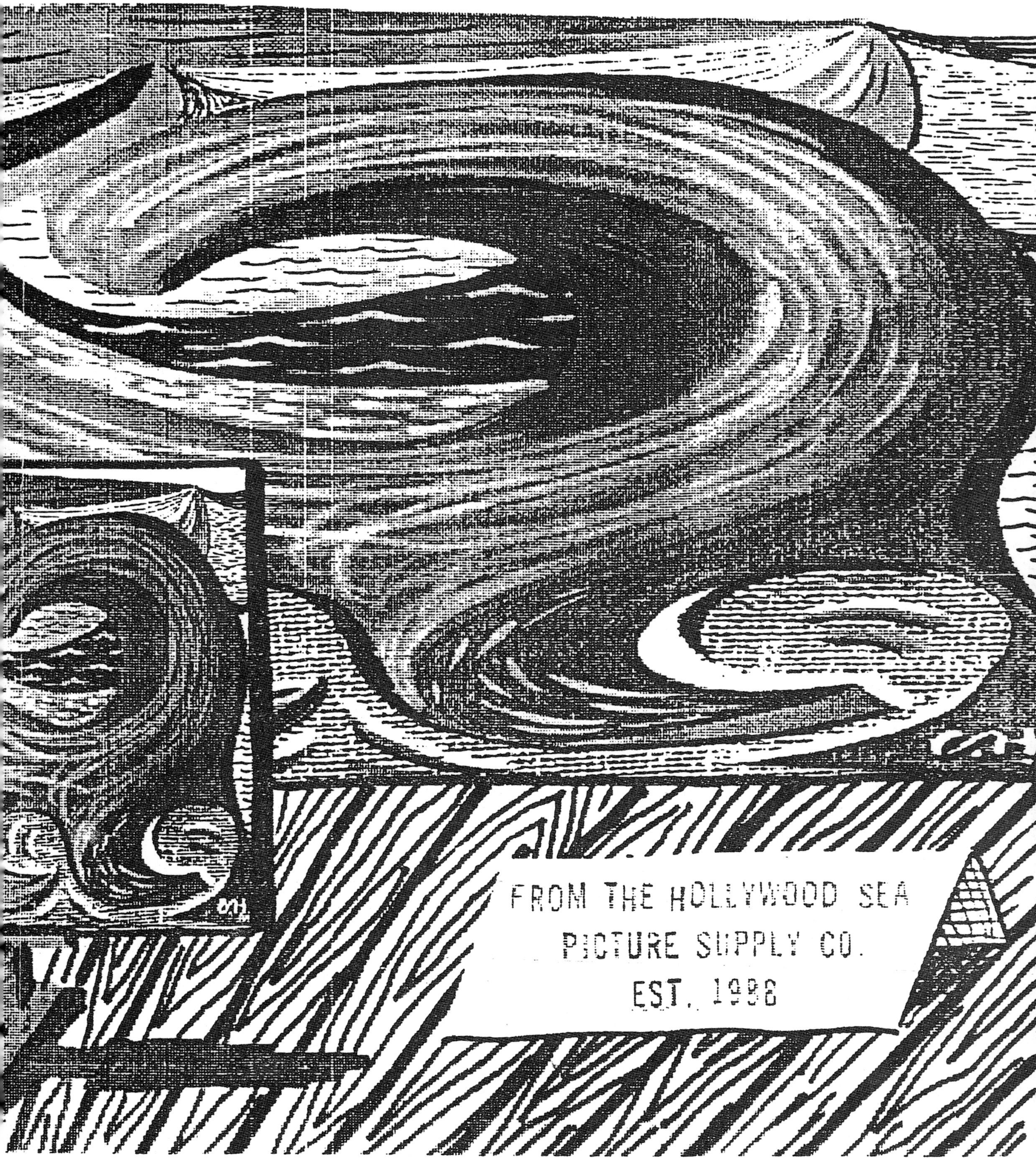

238 Folgende Seiten: *Hotel am Meer*, 6. Juli 1989

The following

make this

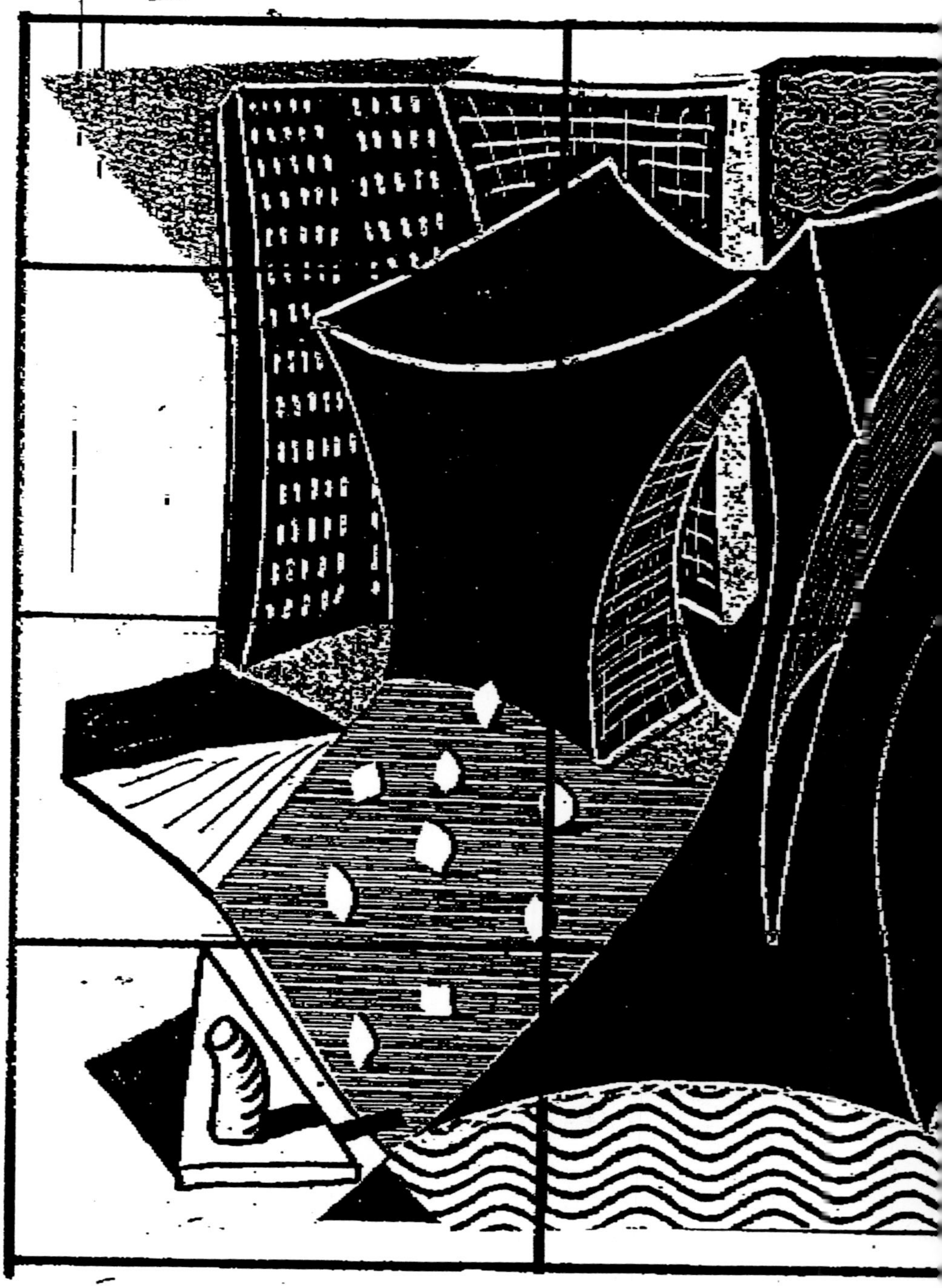

(Die folgenden sechzehn
Seiten ergeben dieses Bild.
Alles Liebe, David.)

much

teen pages
picture.

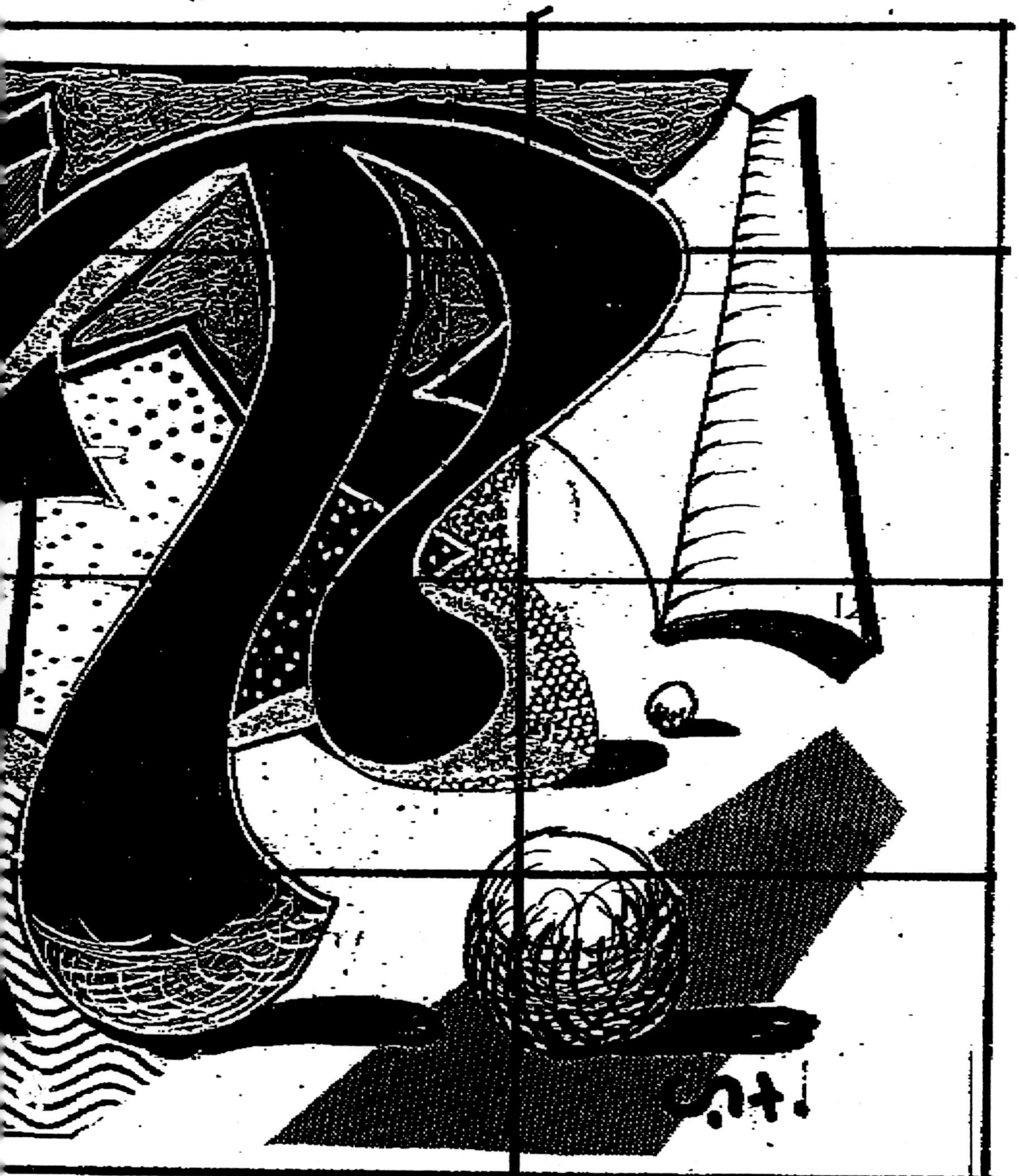

vé- Gariolt

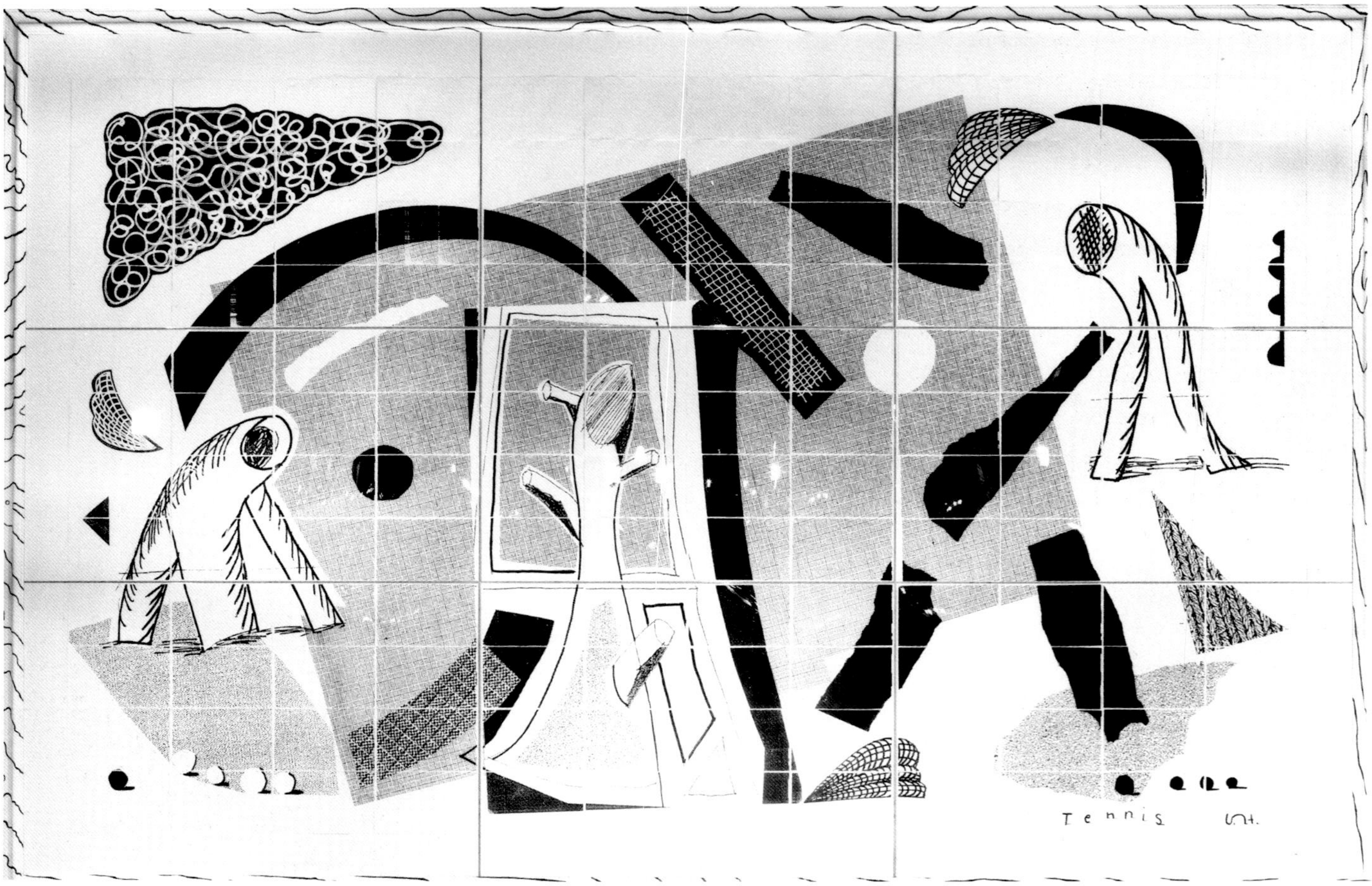

239–240 Oben und gegenüber links unten: *Tennis*, (Detail) 1989

241–244 Gegenüber, Bildleiste rechts: Die Bradforder Faxausstellung. Von oben nach unten: Beim Verschicken des Faxes aus Los Angeles, in der Diskussion über den Fortgang mit Jonathan Silver, beim Einschieben des letzten Blatts.

die wir ständig sehen – Bildschirme, die Seiten der Printmedien und so weiter –, uns auffor-dern, Oberflächen zu negieren, *durch* sie hindurch zu sehen, statt sie als das zu nehmen, was sie sind, und daß die Realität vor unserer Nase geleugnet wird. Ich bin überzeugt, daß uns diese Entwicklung schadet.

Die Faxausstellung in Brasilien löste eine Menge Bewegung aus. Doch viele Leute sahen auch die philosophische, die interessante Seite daran: Daß man sich des Drucks bediente, um Originale zu schaffen. Zwar halten die Leute im allgemeinen meine Werke für sehr populär, doch ich glaube, daß sie häufig Zeit brauchen, um zu verstehen, was ich wirklich mache und was ich herausfinden möchte – daß es nicht nur irgendeine verrückte Idee ist, sondern etwas, das aus etwas anderem entsteht und wiederum zu etwas anderem überleitet.

Ich versandte meine Faxe bis nach Japan. Dort war man sehr beeindruckt und fing an, mir welche zurückzuschicken. Irgendwer in Tokio ließ sogar einen Gummistempel herstellen – „Fans of Hockney Fax“. Dann tauchte Jonathan Silver in Los Angeles auf, ein alter Freund, der von 1979 bis 1981 die Art and Furniture Gallery in Manchester geleitet und 1987 die 1853 gegründete Gallery at Salts Mill in Bradford übernommen hatte. Er sah die großen Faxe, die ich gerade für Brasilien gemacht hatte. Ich erklärte ihm, daß es anderthalb Stunden gedauert hätte, um ein großes Bild per Telefon zu verschicken, daß meine Telefonrechnungen ins Unermeßliche wüchsen und ich die Empfänger drängte, die Blätter aufzuheben und eine Schwarzweißkopie auf normalem Fotokopierpapier zu machen, das immer noch ziemlich billig ist und sich zum Archivieren eignet, weil es nicht verbläßt wie Thermopapier. Als echter Werbezampano fragte Jonathan Silver sofort, ob ich nicht eins nach Bradford schicken wolle. Ich antwortete: Ich schicke dir morgen eins, wenn du willst, und er rief: Oh nein, Moment, Moment, warte mal, ich sage dir, wann du es schicken sollst, ich bestimme den Zeitpunkt, denn er hatte vor, die Ankunft des Faxes am anderen Ende zu einer Art Event zu machen. Das Ganze sollte am Abend stattfinden, was bedeutete, daß es in Los Angeles morgens war. Wir beschlossen, *Tennis* in 144 Einzelblättern zu schicken. Wir benutzten zwei Faxgeräte, um die Übertragungszeit zu halbieren; so würde das ganze Bild nur eine Dreiviertelstunde dauern. Er lieh sich zwei Fax-Laserprinter von der japanischen Gesellschaft Ricoh in England, die mit hochwertigem Papier arbeiten. Die Fernsehanstalt von Yorkshire sollte das Ganze filmen. Ich sagte, okay, macht, was ihr wollt, aber hier an unserem Ende wird es ganz ruhig bleiben. Trotzdem schickten sie einen Kameramann nach Los Angeles, denn sie wollten eine Dokumentation darüber machen. Man sieht nur uns vier – Richard Schmidt, Jimmy Swinea und meinen Bruder Paul, der zufällig da war –, wie wir in Los Angeles ruhig die Seiten nachlegen und das Bild nach Europa schikken. Irgendwann ruft Jonathan Silver an und bestätigt, daß alles prima ankommt.

Im Film beschwere ich mich darüber, daß zu viele Leute im Raum sind und mir alles viel zu laut ist. Was ich nicht ahnte, war, daß am anderen Ende mehr als vierhundert betrunkene Zuschauer und zehn Fernsehkameras warteten. Zu den Klängen der *Walküre* wurden die in Bradford eintreffenden Faxe nacheinander aufgehängt, so daß alle verfolgen konnten, wie sich das Bild zusammensetzte, und als am Schluß alles beisammen war, applaudierte das Publikum.

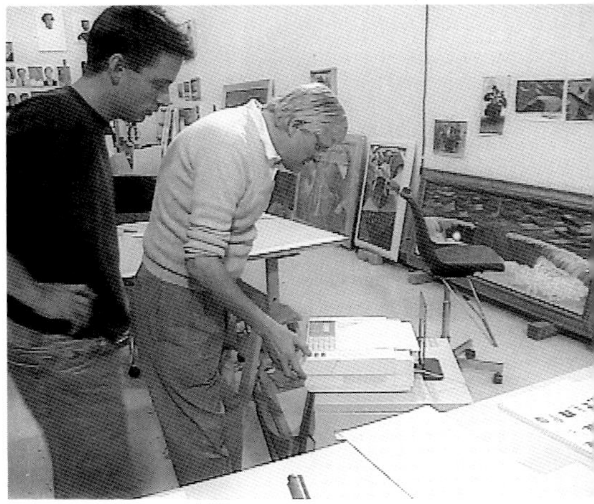

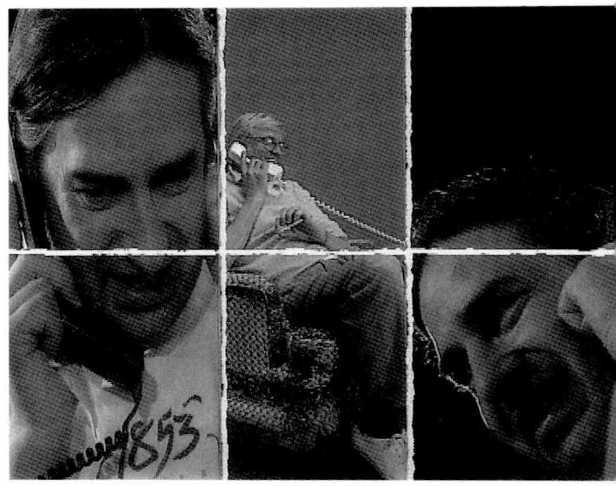

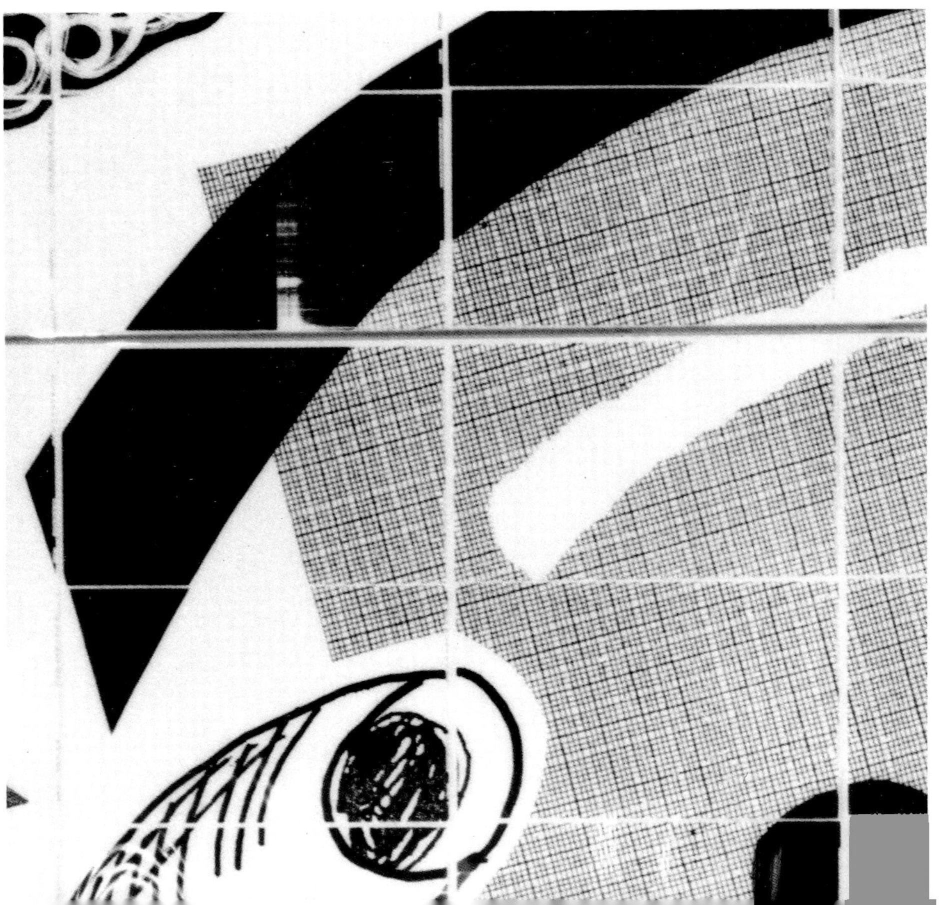

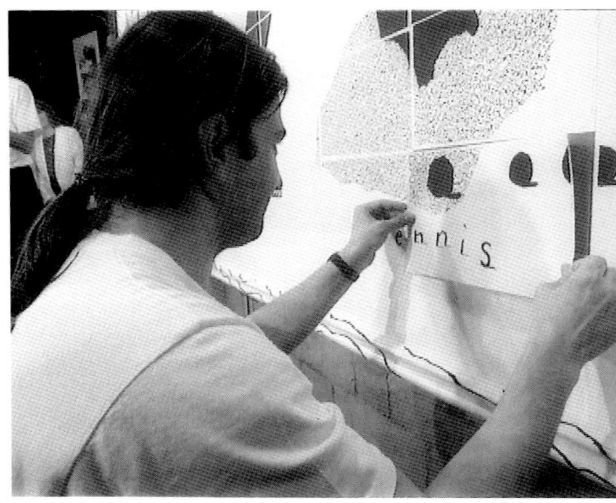

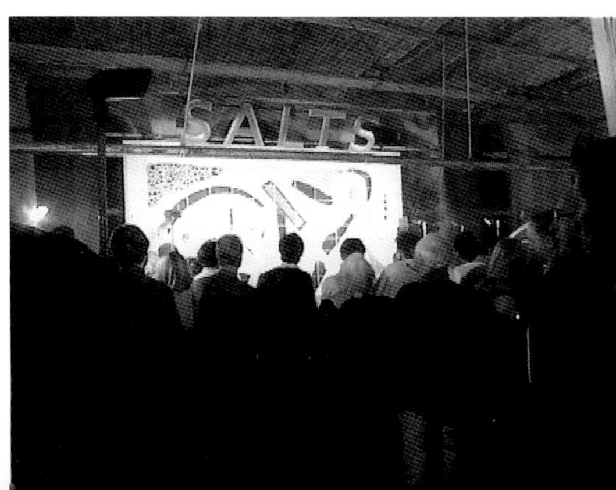

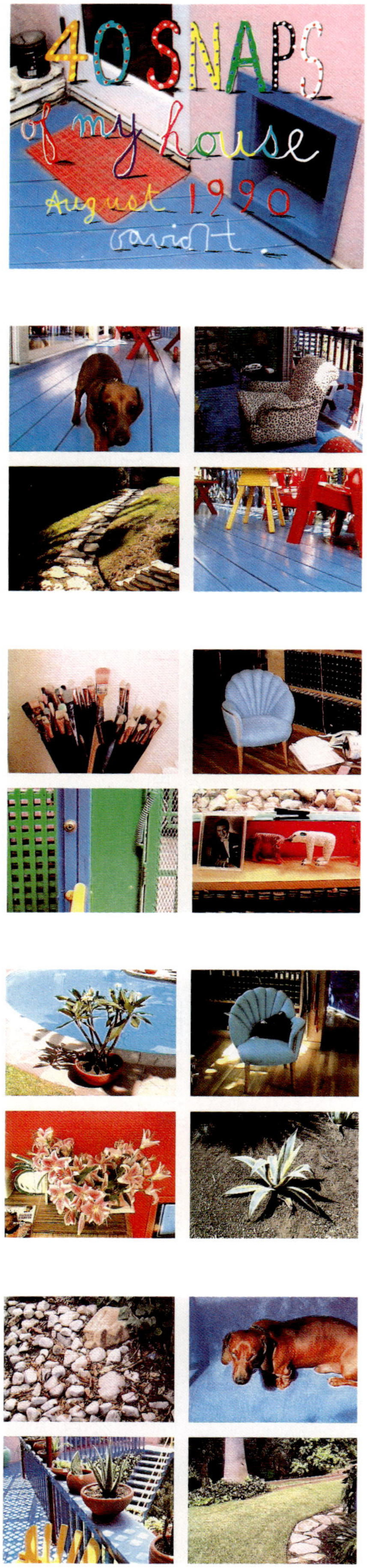

Ich riet Jonathan, es so aufzuhängen, daß man es aus einiger Entfernung betrachten konnte, so wie in meinem Atelier. Du wirst sehen, es ist ziemlich flächig, sagte ich. Er ließ es auf säurefreien Karton aufziehen, in neun Plexiglaskästen einschließen und baute einen riesigen Rahmen dafür. Später schickten wir ein Fax nach Japan, und auch dort verwandelte man die Aktion in ein Ereignis, über das im japanischen Fernsehen berichtet wurde. Doch der Unterschied war amüsant. Während die Leute in Bradford leicht betrunken waren, durcheinanderliefen und sangen, gab es in Japan ein geschlossenes kleines Team von jungen Leuten, wahrscheinlich Kunststudenten, alle mit weißen Handschuhen ausgerüstet, die hin und her liefen und die Faxe aufhängten. Dann machten wir ein noch größeres Fax vom Meer, das letzte überhaupt, glaube ich, das sich aus 288 Seiten zusammensetzte. Wir schickten es nach Japan, Hawaii und noch an ein paar andere Orte, und damit war meine Faxperiode nach etwa sechs Monaten beendet.

DAS BILD AUF DER OBERFLÄCHE

Im Sommer 1989 erhielten Richard Schmidt und ich eine Einladung von einer in Silicon Valley ansässigen Firma, wo eine dreitägige Konferenz über Computer und Druck stattfinden sollte. Ich lernte, daß ich meinen Canon-Kopierer an einen Computer anschließen konnte, so daß man auf dem Computer zeichnen und das Bild sofort ausdrucken konnte. Das fand ich interessant. Außerdem zeigte uns auf dieser Konferenz jemand eine Video-Stehbildkamera, die, mit einem entsprechenden Zusatzgerät versehen, ebenfalls über die Möglichkeit einer direkten Ausgabe mittels des Laserkopierers verfügte. Sie nahm die Fotos auf einer Diskette auf statt auf Film, und ich dachte, das könnte aufregend sein, deshalb kaufte ich eine. Sie war ziemlich teuer, fand ich, zweitausend Dollar für etwas, das nicht anders aussah als jede x-beliebige billige Kamera. Wie sich herausstellte, war sie deshalb so teuer, weil es nur vierhundert Stück davon gab! Später erfuhr ich, daß man dasselbe auch mit einer normalen Videokamera erreichen, daß man mit der entsprechenden Zusatzausrüstung Standfotos machen kann. Trotzdem kaufte ich die Kamera und probierte sie aus. Die ersten Resultate wirkten ein bißchen verschwommen. Ich hatte das Gefühl, daß irgend etwas nicht ganz stimmte, bis ich den Umgang mit der Kamera besser beherrschte und verstand, wie sie Farbe manipuliert. Zunächst machte ich eine Serie, die ich *Vierzig Schnappschüsse von meinem Haus* nannte. Ich merkte, daß die Farbe anders herauskam. Statt Film zu benutzen, speicherte die Kamera das Gesehene als digitale Signale auf der Diskette. Die legte ich dann in ein kleines Gerät, das an den Drucker gekoppelt war. So war es möglich, die Fotos praktisch in jeder gewünschten Größe auszudrucken. Wenn man vier gleichzeitig auf eine Seite druckte, wurden sie schärfer, und die Farbe wirkte ziemlich satt und unfotografisch. Bei fotomechanischen Farbreproduktionsverfahren werden flüssige Chemikalien benutzt, hier aber hatte ich Farb-"fotografie" ohne Chemikalien. Tatsächlich fanden bei dieser „Fotografie" nur vier für das Verfahren notwendige Farbpuder Verwendung, mit denen man den Laserdrucker fütterte: Gelb, Magenta, Blau und Schwarz. Ich war erstaunt über die Intensität der Farben, und die Leute merkten, daß es eine andere Art der Farbfotografie war, eine Art, die wirklich nichts mit Fotografie im üblichen Sinne zu tun hat.

245–261 Aus: *Vierzig Schnappschüsse von meinem Haus, August 1990*

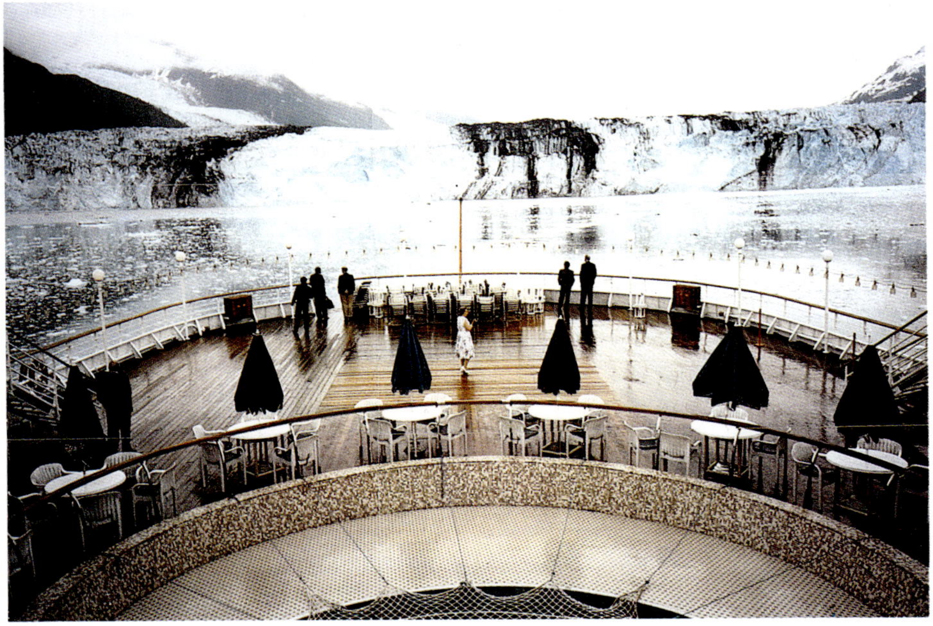

262 *Zuschauer in Alaska, Juni 1990*, 1990

Dieses Foto wurde auf einer Reise nach Alaska mit Henry Geldzahler aufgenommen. Es war neun Uhr abends, aber noch hell. Die Sonnenschirme erschienen mir wie Damen aus dem neunzehnten Jahrhundert in Krinolinen. Tatsächlich ging das Flair des neunzehnten Jahrhunderts von der ganzen Szene aus – es erinnerte mich an ein Foto von Touristen, die ehrfürchtig die Natur bestaunen.

Dann legte ich die Kamera weg und fuhr mit Henry Geldzahler nach Alaska. Ich nahm überhaupt keine Kamera mit, denn ich dachte, ich sollte wieder mal ein wenig zeichnen. Doch auf dem Schiff ging mir auf, wie dumm es war, von Eisbergen und einer bizarren Szenerie umgeben zu sein, ohne eine Kamera zu haben. So kaufte ich eine ziemlich billige an Bord, eine von denen, wo man nur durch den Sucher blicken und abdrücken muß und nicht viel mehr tun kann, als den Ausschnitt zu bestimmen und die Belichtung einzustellen. Damit schoß ich auf diesem Schiff einige meiner – nach Henrys Meinung – besten Fotos. Wir ließen sie sofort entwickeln. Henry brachte die Filme ins Labor, und der junge Österreicher, der sie bearbeitete, bestätigte Henry ein ums andere Mal: Ihr Freund hat wirklich erstklassige Fotos gemacht! – vor allem als er merkte, welche Kamera ich benutzt hatte. Eines Abends saßen Henry und ich im Speisesaal. Ich blickte aus dem Fenster und sah, daß wir uns an massiven, etwa siebzig Meter hohen Eiswällen entlangbewegten. Wir gingen an Deck. Es war schon fast neun Uhr abends, aber es war noch hell, so weit nördlich befanden wir uns. Die Form der Sonnenschirme an Deck belustigte mich: Sie hatten Ähnlichkeit mit Damen in Krinolinen, Touristen aus dem neunzehnten Jahrhundert, die schaudernd die Schrecken der Natur bestaunen. Das war eine großartige fotografische Idee im neunzehnten Jahrhundert: Kleine Menschen, die am Rand des Grand Canyon oder des Yosemite stehen und hinabstarren. Es hatte jedenfalls dieses Flair des neunzehnten Jahrhunderts. Ich weiß noch, wie ich an Deck stand und eine Dame an mir vorbeiging. Ich wartete, bis sie genau in der Mitte war, bevor ich abdrückte. Auf den ersten Blick sieht es aus wie ein Foto von Touristen aus dem neunzehnten Jahrhundert, die ausgezogen sind, die furchteinflößenden Mächte der Natur zu betrachten. Als stünden sie auf einer Plattform und blickten direkt in den Gletscher.

Mit der Zweitausenddollar-Kamera hatte ich nichts weiter aufgenommen als die Bilder von meinem Haus; ansonsten benutzte ich sie so gut wie gar nicht. Schließlich fing ich an, Por-

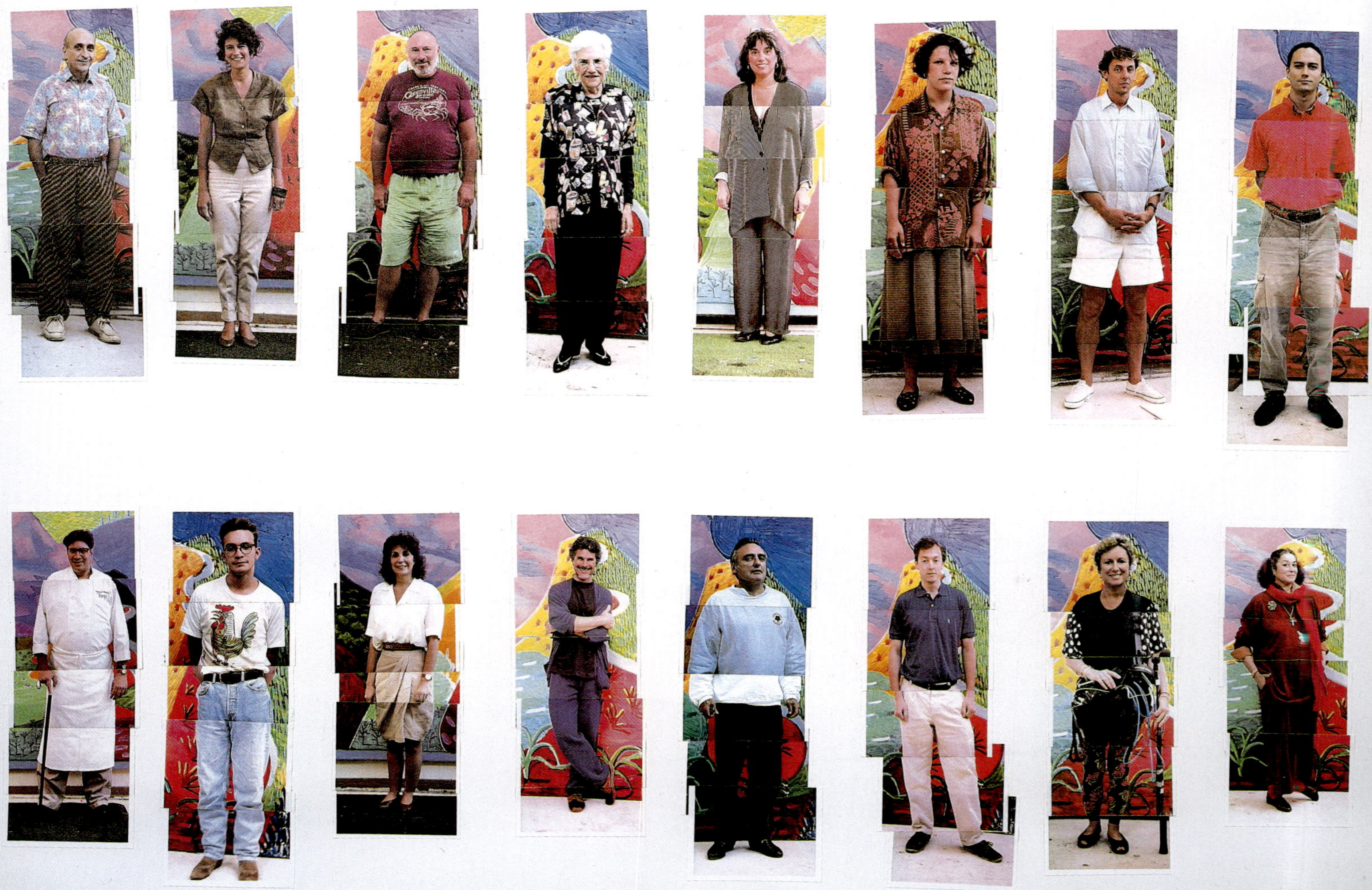

263–296 Aus: *112 L.A. Visitors*, 1990–91

Obere Reihe, von links nach rechts: Mark Berger; Mary Thompson; Michael Brown; Betty Asher; Ruth Fine; Johanna Neurath; Gregory Evans; Richard Wofford

Untere Reihe: Michael Roberts; Asti Clarke; Rose Tarlow; David Christian; Dennis Hopper; Geordie Greg; Maryte Kavaliauskas; Joan Quinn

Rechte Seite

Obere Reihe, von links nach rechts: Karen Kuhlman; Jason; Alfred Young; Jungeum Lim; Armistead Maupin; Peter and Oliver Goulds; David Morales jun.; Tony Bennett

Untere Reihe: Roger Fenby; Kimberley Davis; Ken Tyler, Ardis Krainik; Paul Hockney; Jimmy Swinea; Colin Ford; Jack Hardy I

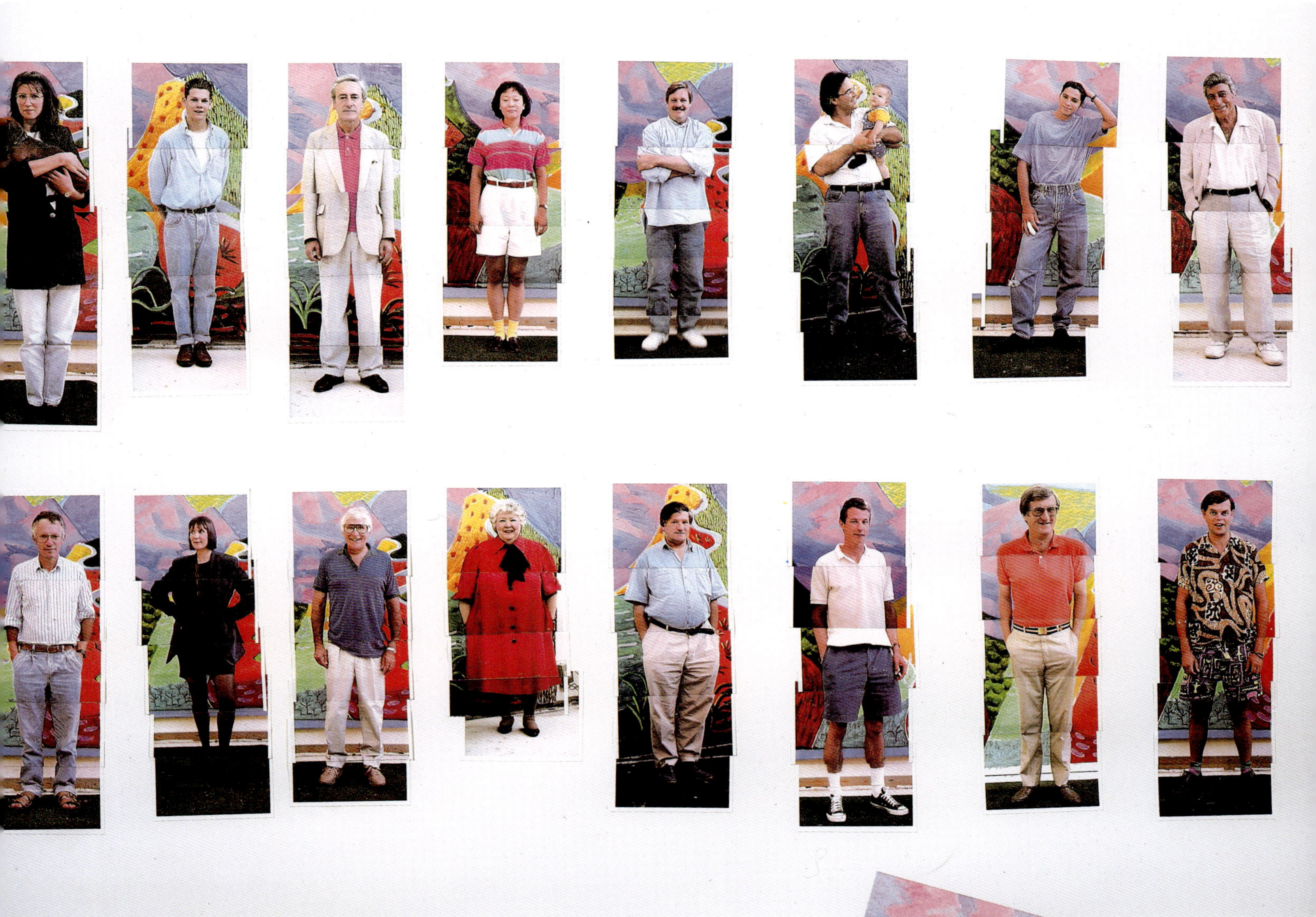

Die hier abgebildeten Fotos von Besuchern in meinem Atelier wurden mit der neuen Video-Stehbildkamera aufgenommen, die ohne Film arbeitet. Die Bilder werden digital gespeichert und lassen sich über einen Videoplayer in den Fernseher einspeisen. Ich selbst leite die elektronische Information direkt in meinen Computer, der an einen Farb-Laserkopierer von Canon (CLC500) gekoppelt ist.

Diese Bilder kommen alle direkt aus dem Kopiergerät. Der Fotokopierer spuckt jede Menge A-4-Seiten aus, die ich anschließend aneinanderklebe.

Die Fotos entstanden, indem ich die Porträtierten von oben nach unten aufnahm; jedes ist aus fünf Segmenten zusammengesetzt. Das hat den Effekt, daß die ganzformatige Figur dem Betrachter sehr nahe kommt.

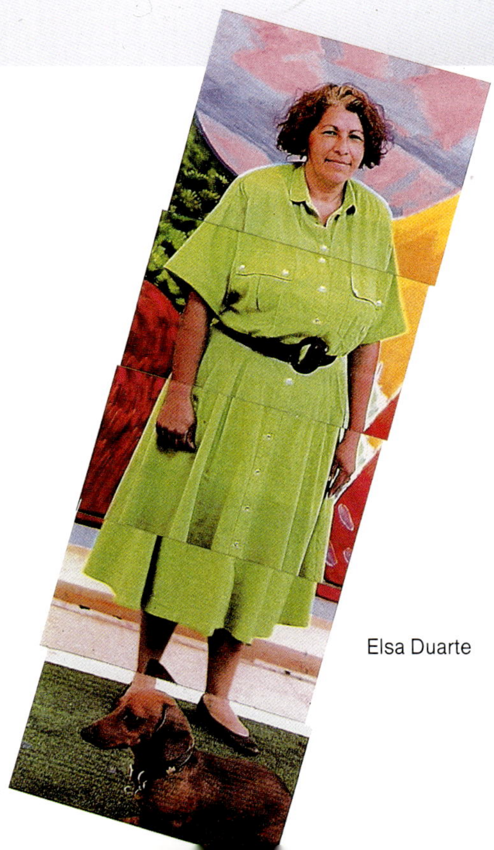

Elsa Duarte

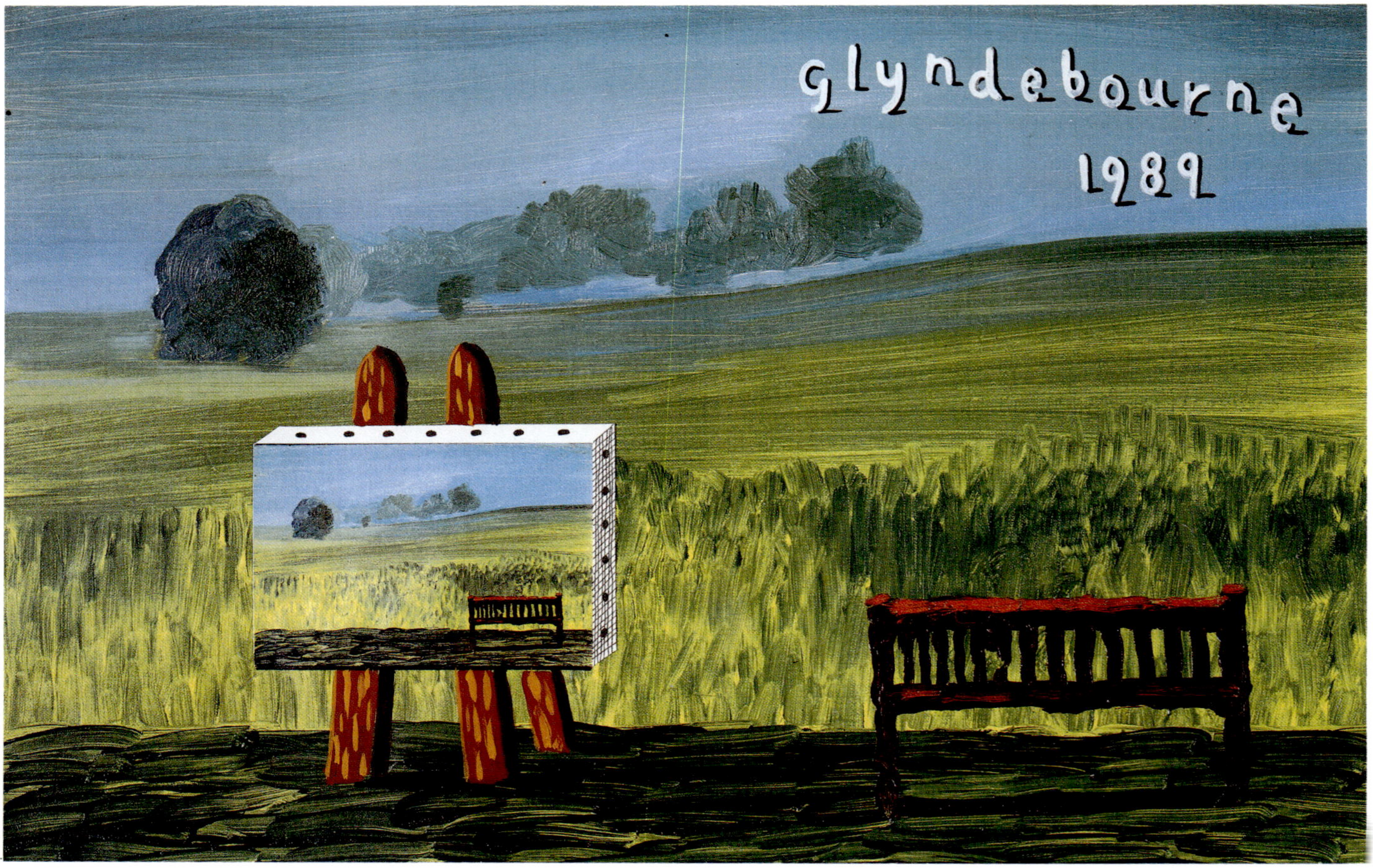

297 Umschlag (Vorder- und Rückseite) für das Programm des Opernfestivals 1989 in Glyndebourne

Als die Glyndebourne Opera Company 1989 beschloß, *The Rake's Progress* neu zu inszenieren, bat man mich, das Programm zu entwerfen. Dazu arbeitete ich mit dem Laserkopierer. Nachdem ich die Bilder fertiggestellt hatte, machte ich Reproduktionen, auf die ich dann zeichnete. Die Leute in Glyndebourne reproduzierten das Ganze mit Laser von der Fotokopie. Daß wir ganz ohne Foto auskamen, gefiel mir außerordentlich.

träts damit zu machen. *Pacific Coast Highway* (1990) war bereits in Arbeit und erscheint als Hin- 210
tergrund in mehreren Porträts, die ich mit dieser Kamera machte. Als *Pacific Coast Highway* zu
einer Ausstellung reiste, merkte ich, daß ich mit den Porträts weitermachen wollte, und malte
ein anderes, ähnliches Bild, das ich als Hintergrund verwenden konnte. Mir fiel auf, daß ein ge-
meinsamer Hintergrund eine Art von psychologischer *Gestalt* beschwor, die eine Verbindung
schuf. Die Porträts zeigen verschiedene Leute und entstanden über einen Zeitraum von zwei, 263–2
drei Monaten. Jeder, der mein Haus oder mein Atelier betrat, wurde fotografiert – Handwer-
ker, Lieferanten, jeder, der zufällig vorbeikam.

1989 wurde ich eingeladen, ein Cover für das Glyndebourne-Programmheft zu gestalten – man wollte *The Rake's Progress* wiederbeleben –, und ich beschloß, den Laserkopierer zu benutzen. Zuerst malte ich aus der Erinnerung kleine Bilder von Glyndebourne, den Hügeln und den Zuschauerplätzen, nur um das Grün von Sussex zu zeigen. Dann legte ich eins davon auf den Kopierer, reproduzierte es und zeichnete darauf: Glyndebourne 1989. Die Zeichnung wurde oben auf die Kopie gesetzt und schattiert, so daß man zwei gewichtigen Illusionen erlag. Die eine bestand darin, daß man glaubte, das Gemälde befände sich direkt auf dem Papier, und die andere, etwas sei daraufgesetzt und breche sozusagen hinein. Techniker und Designer wollten wissen, wie ich das erreicht hatte. Für das Programmheft reproduzierten sie das Bild direkt von der Fotokopie. Wir schickten ihnen die Kopie, und sie legten sie auf ihren Zylinder, denn sie arbeiteten mit Laser. Sie druckten direkt von dieser Kopie – ohne das Ganze noch einmal zu fotografieren. Das gesamte Cover entstand ohne ein einziges Foto, obgleich es auf einem Gemälde basierte.

Dann kaufte ich mir einen Macintosh-Computer und zeichnete am Bildschirm. Anschlie-
ßend druckte ich die Zeichnungen aus. Für das komplizierteste – *Das Innere des Strandhauses* – 300
brauchte ich etwa neun Stunden, weil die Rottöne sich immer wieder vermengten. Solange ich am Bildschirm zeichnete, sah es aus, als hätte ich eine große Auswahl an Braun und Rot, aber der Drucker gab sie nicht wieder. Als ich das ausgedruckte Blatt nahm und neben den Bildschirm hielt, begriff ich, daß ich bei den Kontrasten forscher sein mußte. Am Ende hatte ich raus, wie man unterschiedliche Farbnuancen erzielt. Man muß sie zur Kontrolle nur einfach ständig ausdrucken. Ich merkte, daß der Computer einem die Möglichkeit verschaffte, direkt in eine Druckmaschine zu zeichnen. So jedenfalls sah ich es nach einer Weile. Denn was ist eine Computerzeichnung auf dem Bildschirm? Sie existiert nur auf einem Stück Glas. Sie ist vergänglich. Man muß sie auf Papier übertragen, um ein Bild daraus zu machen.

Ich hatte das Gefühl, daß ich allmählich mit dem Gerät zurechtkam. Ich fand es ungeheuer aufregend, daß ich plötzlich direkt in den Drucker zeichnen konnte. Daraus ergaben sich interessante Fragen: Was sind das für Bilder? Jedes Blatt, das herauskommt, ist ein Original. In diesem Sinne sind sie keine Reproduktionen. 1991 entwarf ich schließlich ein Plakat nur mit Com-
puter für *Turandot*. Die Diskette ging nach Chicago, und von dort kamen Andrucke zurück mit 305
der Notiz: So sieht es aus, was die Diskette ausspuckt, aber Sie haben die Wahl – mit dieser Korrektur wird sie dieses und mit jener Korrektur jenes Rot liefern. Ich traf meine Wahl und schickte die Diskette zurück. Auf diese Weise entstand das Plakat, als Original, nicht als kon-

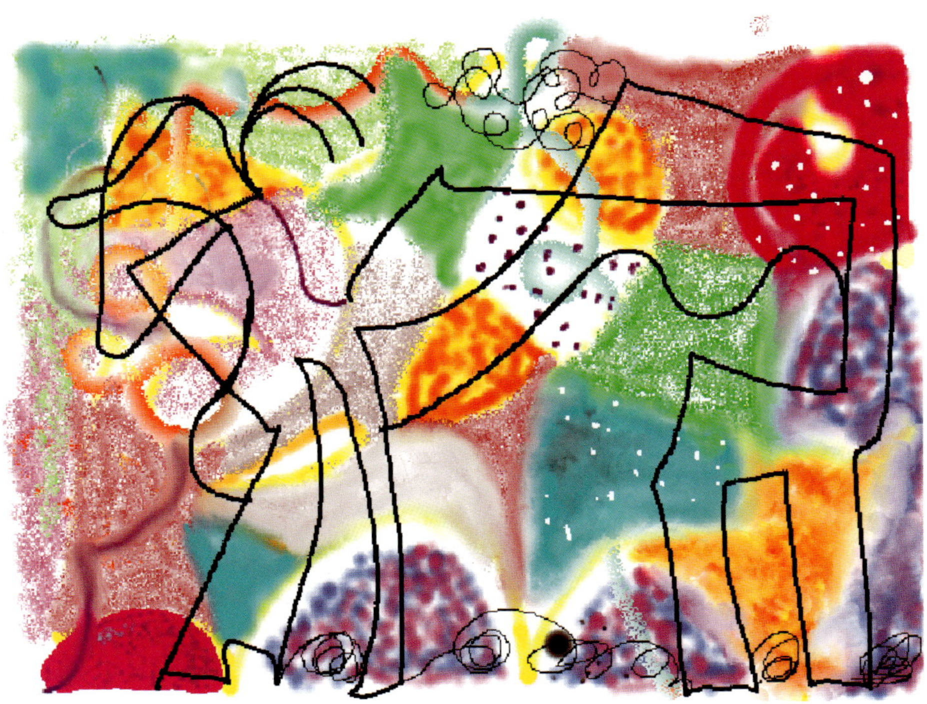

298 *Ohne Titel*, 1991

Dieses Bild entstand auf einem Mac II FX-Computer mit Oasis Software. Was mich an einem derartigen Prozeß wirklich fasziniert, ist, daß bei der Reproduktion keines der konventionellen Zwischenverfahren angewendet wurde: das Bild, das Sie vor sich sehen, ist ein „Original". Bevor das Buch gedruckt wurde, existierte dieses Bild nur auf einem Computer-Bildschirm. Was Sie jetzt erblicken, ist eine zu 99,9 Prozent präzise Reproduktion meiner „Zeichnung" auf dem Bildschirm. Die Druckplatten wurden direkt von meiner Computerdiskette hergestellt. Sie enthält alle Informationen für den Farbscanner des Druckers und die Druckplattenherstellung, so daß es möglich ist, jede Farbe, Linie, Struktur und Schattierung genau so zu drucken, wie ich sie eingegeben habe.

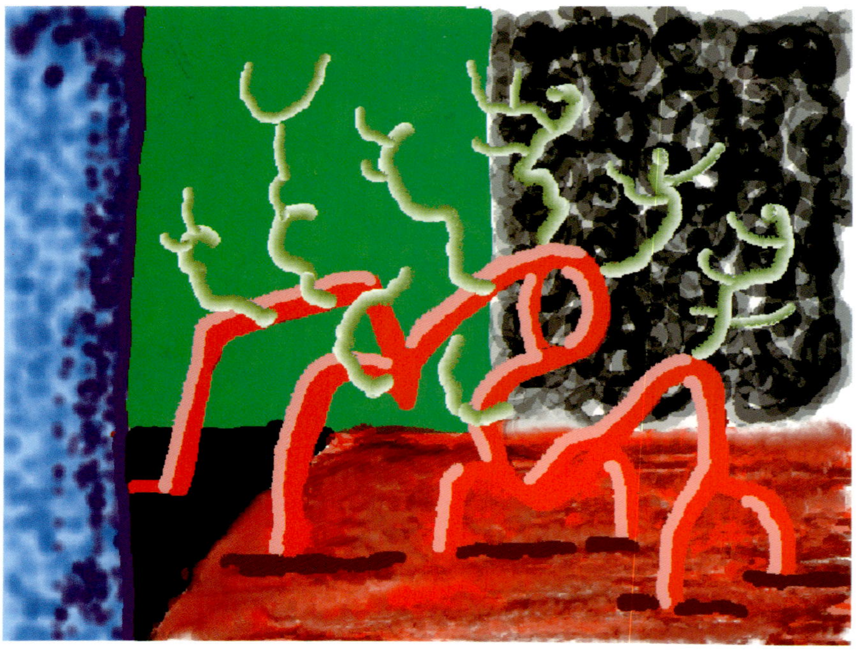

299 *Wandernde Pflanze*, 1991

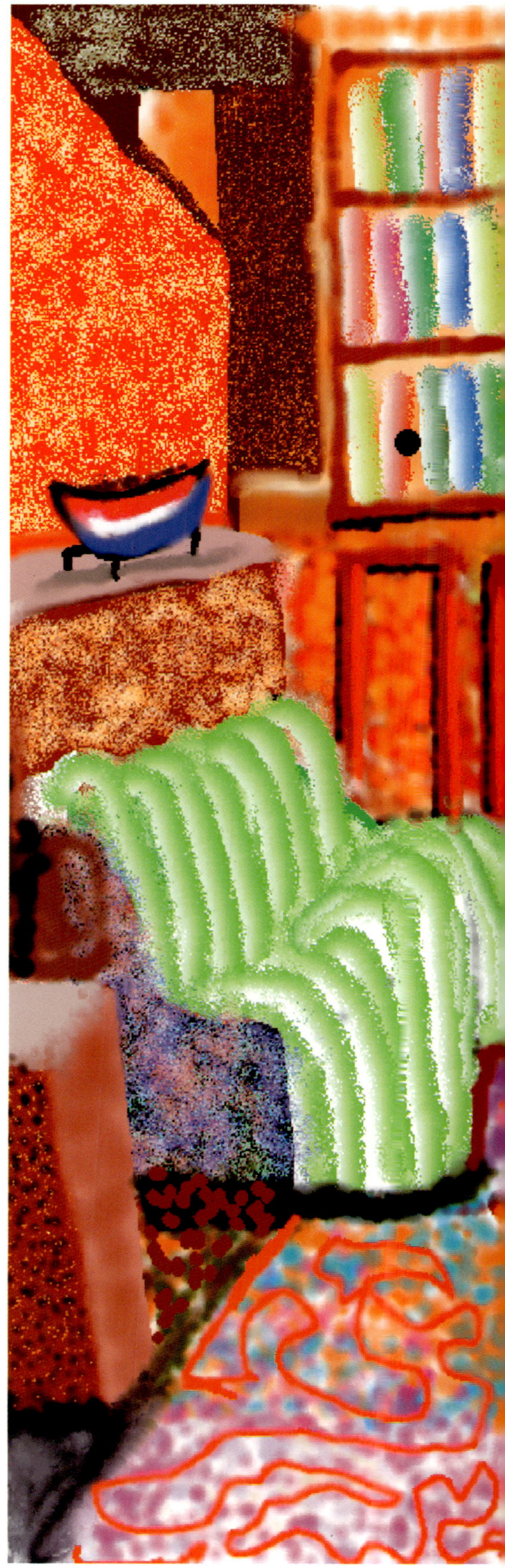

300 *Das Innere des Strandhauses*, 1991

Das Innere des Strandhauses war die komplizierteste Zeichnung, die ich auf dem Macintosh Computer je gemacht habe. Die Rottöne flossen immer wieder ineinander. Auf dem Bildschirm sah es zwar so aus, als hätte ich eine große Auswahl von Braun- und Rottönen, doch der Ausdruck zeigte ein ganz anderes Bild. Also mußte ich die Kontraste verstärken. Ich brauchte neun Stunden, um es richtig hinzukriegen.

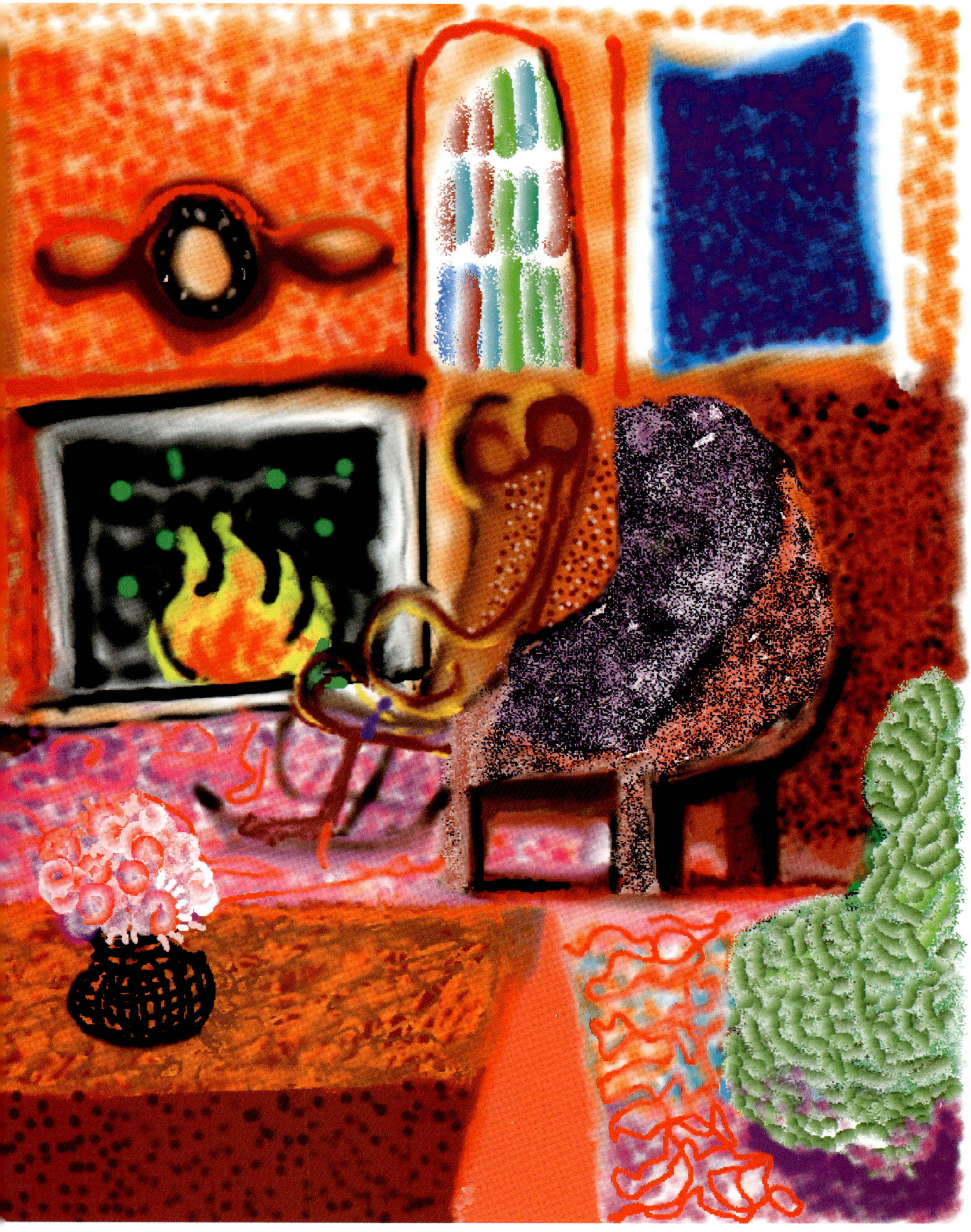

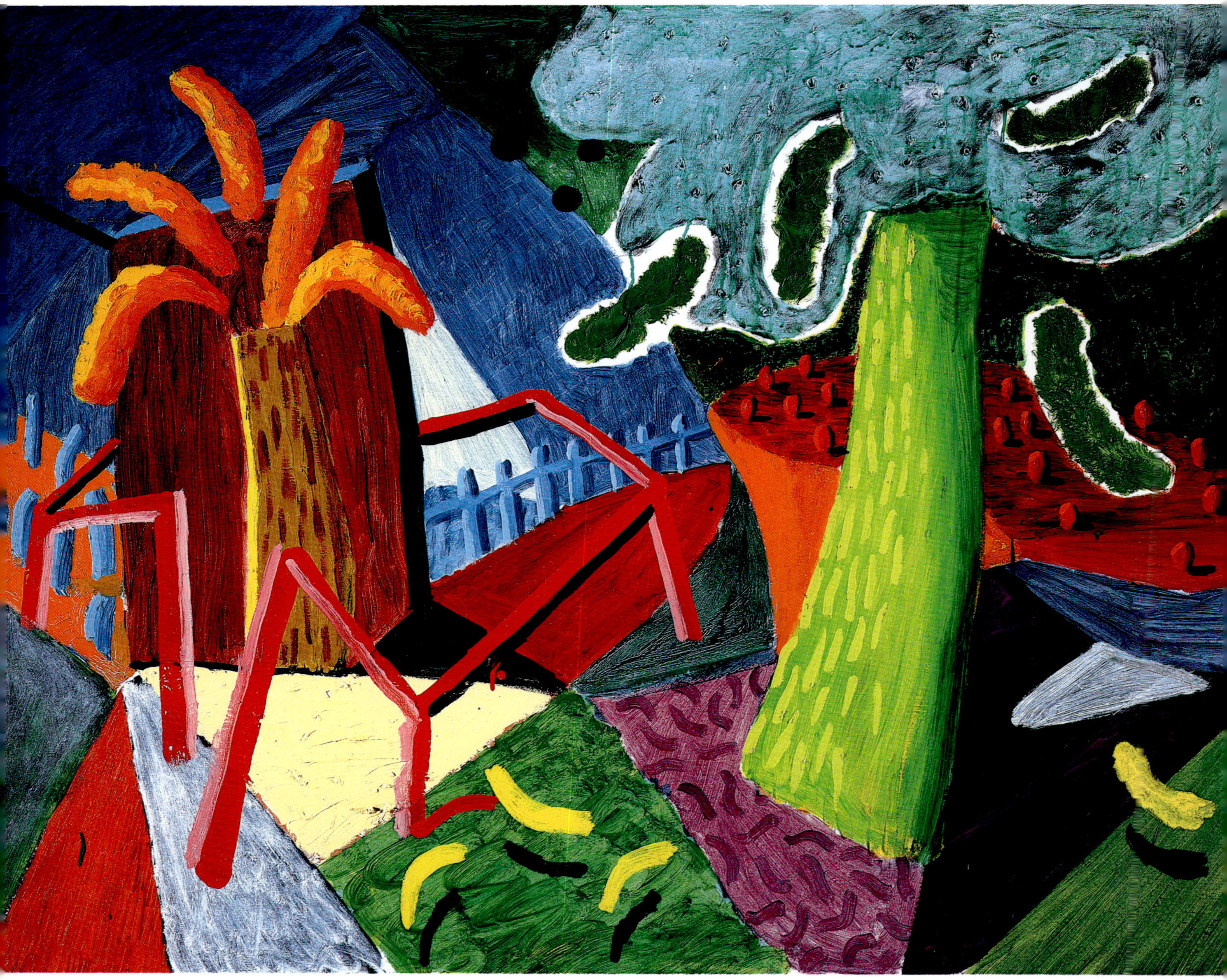

301 *Das Geländer*, 1990

An diesem Bild zeigt sich deutlich, daß die Faxe meine Bilder beeinflußten. Die verschiedenen Strukturen, die das Faxgerät produzierte, hatten eine Wirkung.

ventionelle Reproduktion einer Gouache. Auch die Drucker selbst interessierten sich für diesen Herstellungsprozeß. Es kostete sie zwar ein bißchen mehr Arbeit, aber sie erkannten, daß es etwas Neues war. Ihre einzige Grundlage war die Diskette mit digitalen Signalen, kein vorher existierendes Bild, an das sie sich halten konnten. Ich fand diesen Aspekt faszinierend, denn bei dieser Arbeit schienen Drucken und Malen miteinander zu verschmelzen.

Gleichzeitig malte ich wieder. Die Wirkung der Faxe machte sich jetzt in den Bildern bemerkbar, glaube ich. *Das Geländer* (1989/90) ist sehr stark von den Faxzeichnungen beeinflußt. Ich studierte die Motive, die unterschiedlichen Texturen, die das Faxgerät produzierte. Im Dezember 1990 stellte ich diese Bilder in New York aus.

Für *Turandot* bauten wir ein Modell in etwas größerem Maßstab (1 1/2 Zoll : 1 Fuß). Mit meinem neuen System von Jalousien im Atelier war es dunkel genug, um tagsüber an der Beleuchtung für meine Modelle zu arbeiten.

MEHR BÜHNENMALEREI

Im September 1989 hatte ich mit der Arbeit an *Turandot* begonnen, im April 1990 waren wir fertig. Dann wurden die Bühnenbilder gebaut. Im Juni entwickelten wir in Chicago die Beleuchtung. Die Modelle für die Bühnenbilder fielen diesmal etwas größer aus, weil wir den Eindruck hatten, daß unsere Beleuchtungsanlage sich dafür besser eignete. Mittlerweile hatte ich Jalousien im Atelier, so daß wir tagsüber im Dunkeln arbeiten konnten. Die Hauptarbeit leisteten Richard Schmidt, Ian Falconer und ich. Mit Ian wollte ich schon deswegen zusammenarbeiten, weil es in *Turandot* zweihundert Kostüme gibt, und die sollte er übernehmen.

John Cox, Produktionsleiter der Royal Opera, Covent Garden, hatte mich schon vorher, 1988, gefragt, ob ich mit ihm zusammen *Die Frau ohne Schatten* von Richard Strauss machen wollte, und ich hatte gesagt, daß ich das sehr interessant fände – es sei eine Oper, die ich sehr gern ausstatten würde. Sie ist als großes, aufregendes Theaterstück konzipiert und auch vom Visuellen her eine Herausforderung. Ich hatte zwei oder drei Aufführungen gesehen, liebte die Musik, haßte jedoch den Rest, denn das meiste war Kitsch, und man wußte nie genau, was los war. Eine Produktion, die ich in San Francisco erlebt hatte, sah aus, als sei sie in Silberfolie aus Zigarettenpackungen gepackt. John bat mich, die Entwürfe für *Die Frau ohne Schatten* zu machen, nachdem wir schon die *Zauberflöte* zusammen auf die Bühne gebracht hatten. Er wußte, daß es visuell sehr extravagant sein mußte, denn genau das wird von der Oper verlangt. Ich fing wieder an, die Musik zu hören.

Die San Francisco Opera hatte beide Produktionen übernommen, die in Glyndebourne entstanden und dann in die Mailänder Scala gegangen waren: *The Rake's Progress* und *Die Zauberflöte*. Sie hatten die Bühnenausstattung gekauft und die Oper unter meiner Mitarbeit in San Francisco aufgeführt. Daher empfand ich dem Haus gegenüber so etwas wie Loyalität. Dann erklärten die Verantwortlichen, sie hätten gern ein Originalwerk von mir, und schlugen *Turandot* vor. Später stellte sich heraus, daß es eine Gemeinschaftsproduktion mit der Chicago Lyric Opera sein und auch dort Premiere haben sollte. *Turandot* war die einzige Oper von Puccini, die ich machen würde, weil sie nicht *verismo* ist. Sie steckt voller Phantasie. Der Schauplatz ist ein mythisches China. Ich hatte schon viele Aufführungen davon gesehen. Die meisten waren unglaublich kitschig, voller übertriebener Chinoiserie und Unmengen von Drachen. Tatsäch-

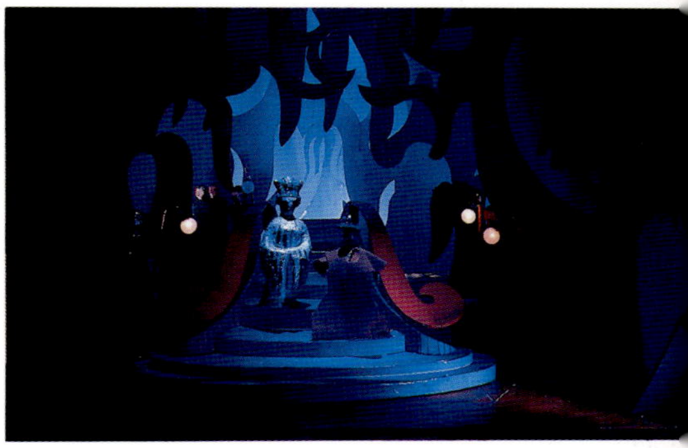

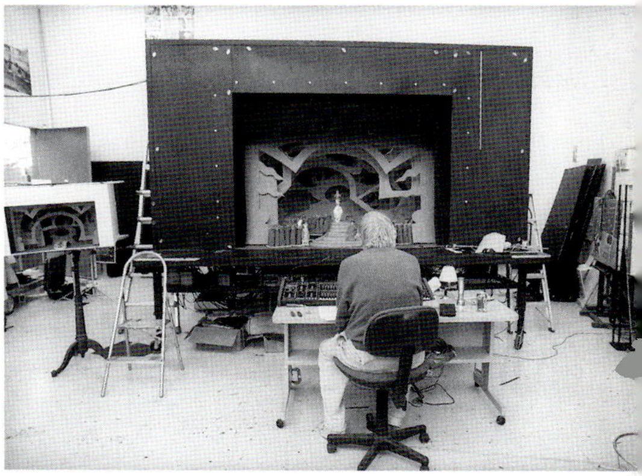

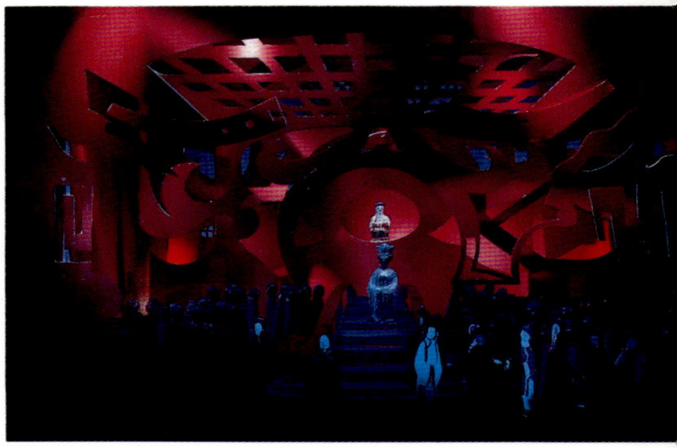

302 Oben: Produktionsmodell, Dritter Akt, erste Szene, *Turandot*, 1990

303 Mitte: Bei der Arbeit im Atelier am 1 1/2-Zoll-Modell aus dem dritten Akt, zweite Szene, *Turandot*, Herbst 1990

304 Unten: Produktionsmodell, Dritter Akt, zweite Szene, *Turandot*, 1990

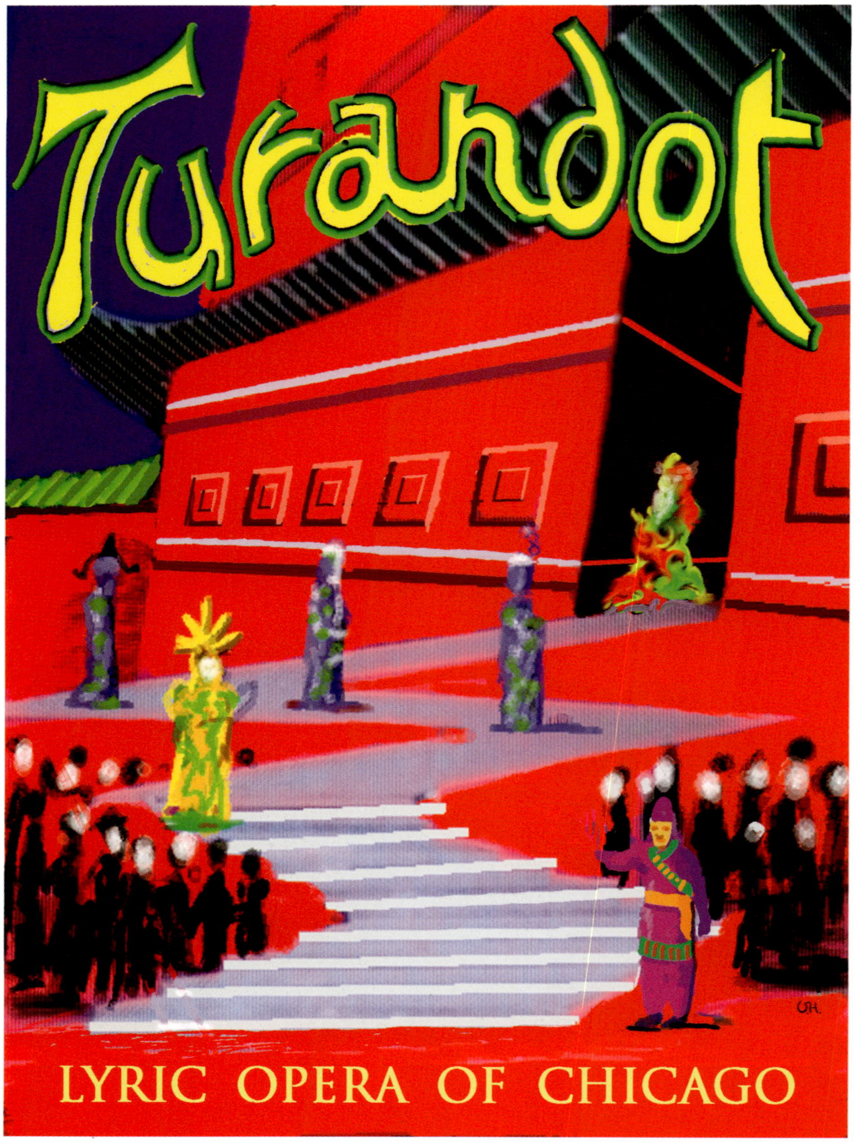

305 Plakat für *Turandot*, 1991; Druck direkt von Diskette

Turandot interessierte mich, weil ich Puccini liebe und noch nie eine italienische Oper gemacht hatte. Mir war klar, daß die Ausstattung visuell extravagant sein mußte, sehr groß, sehr aufregend.

Als ich die Bühnenbilder entwarf, ließ ich mich von dem chinesischen Rot inspirieren, das ich auf meiner Chinareise 1981 gesehen hatte. Ich wollte außerdem weg vom chinesischen Flair des neunzehnten Jahrhunderts und mich statt dessen auf die Härte Chinas konzentrieren – scharfe Kanten, strenge Diagonalen. Wir fingen mit den roten Mauern an und kleideten dann den Chor in schwarz, damit er sich von ihnen abhob. Die Kostüme waren durchaus abstrakt und eben nicht verfeinert.

Das Plakat für *Turandot* wurde ausschließlich auf dem Computer erarbeitet. Ich schickte die Diskette nach Chicago und erhielt von dort Andrucke mit Hinweisen für mögliche Farbkorrekturen. Ich traf meine Wahl, und das war alles. Auf diese Weise entstand das Plakat – als Original, nicht als Reproduktion einer Gouache. Die Drucker hatten keine Vorlage, an die sie sich halten konnten.

306–308 Produktionsmodell, Erster Akt, *Turandot*, 1990

Die drei Fotos unten und auf der gegenüberliegenden Seite zeigen alle das gleiche Modell und demonstrieren die Macht des Lichtes. Das Modell unten wird nur von einem Kamerablitz erhellt, die beiden anderen von einer Minibeleuchtungsanlage, die am oberen Bildrand gerade noch erkennbar ist.

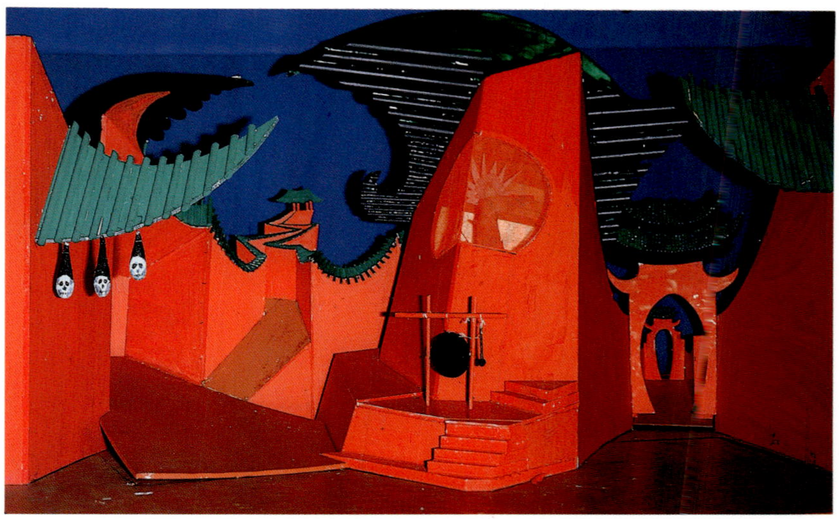

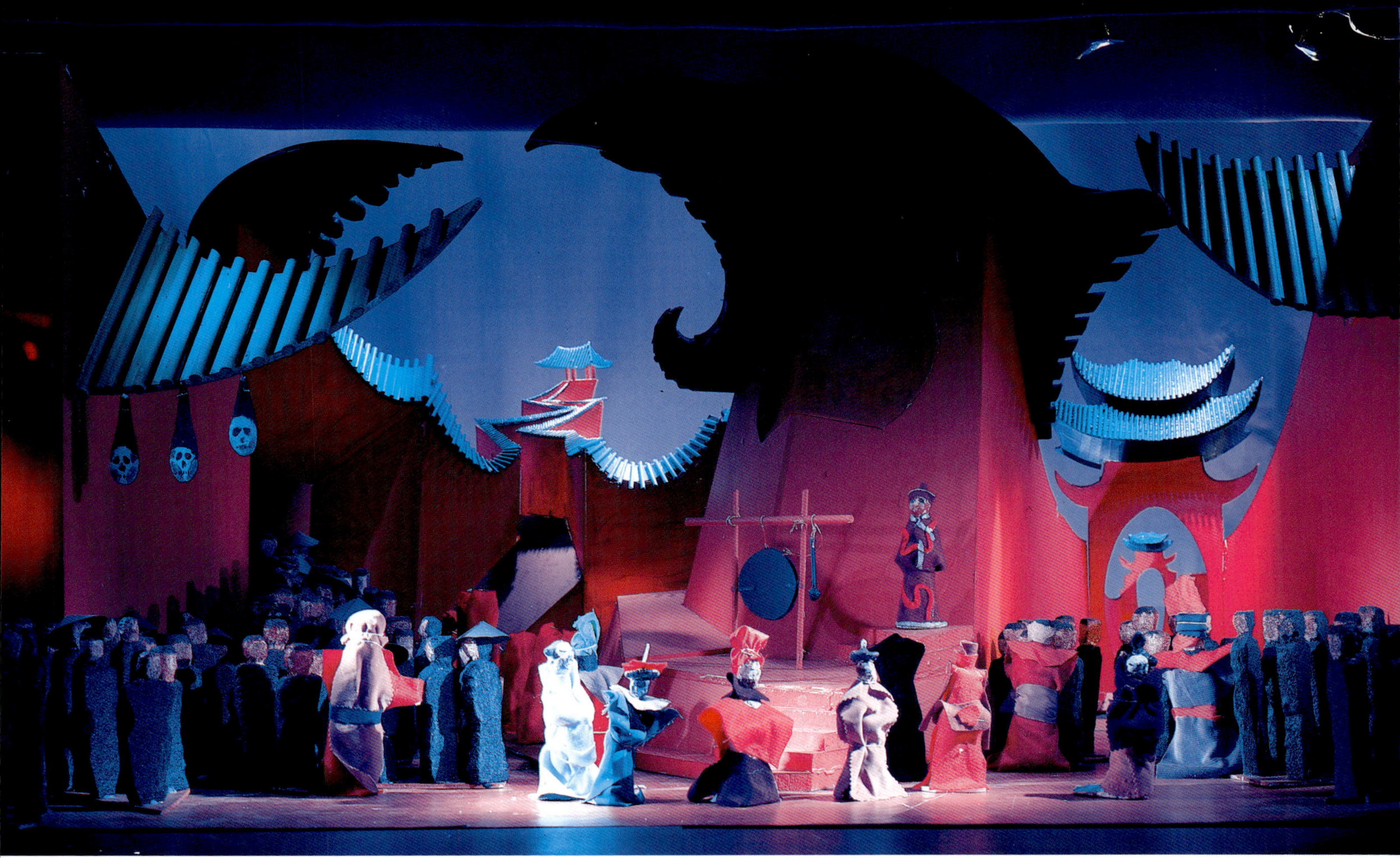

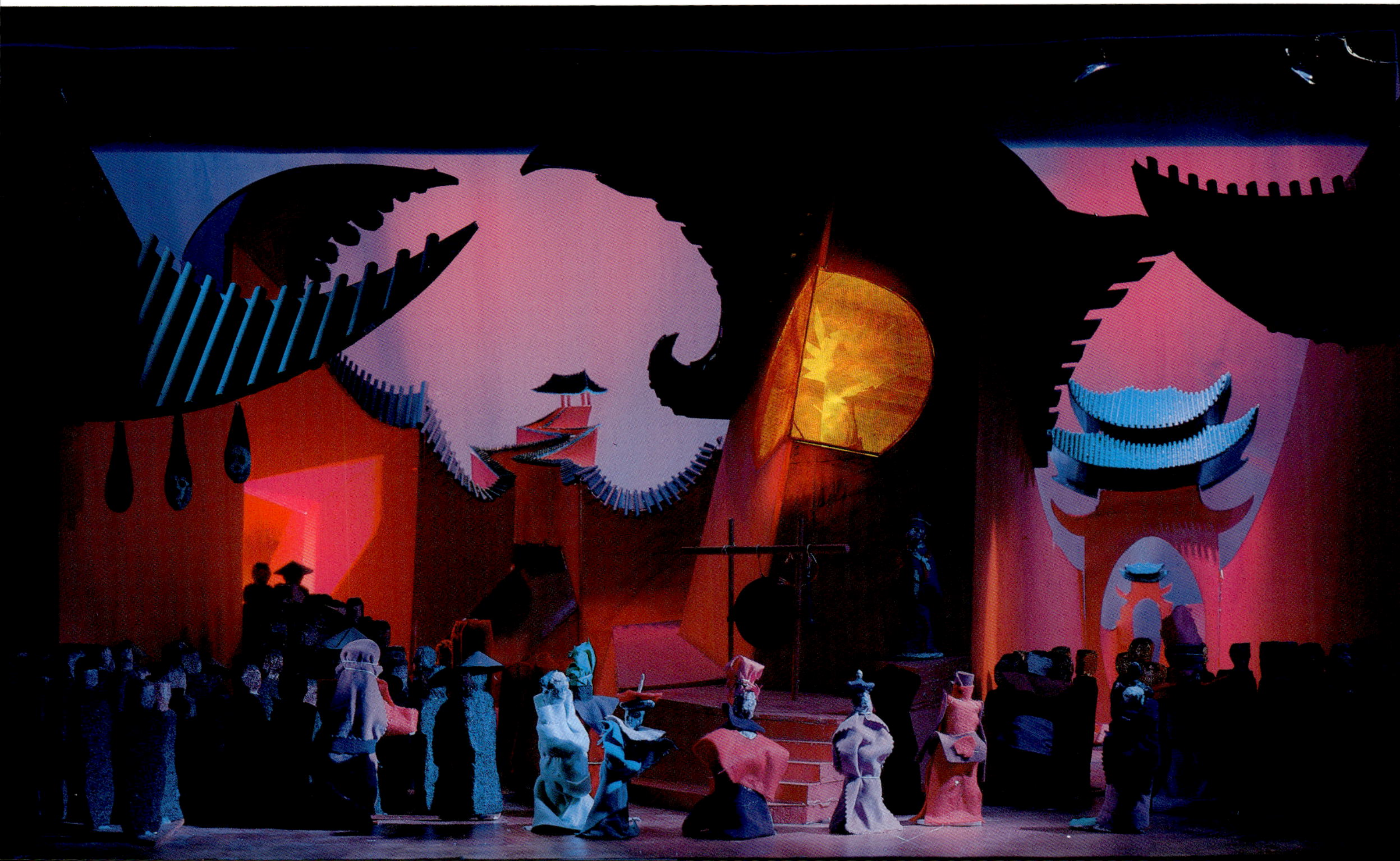

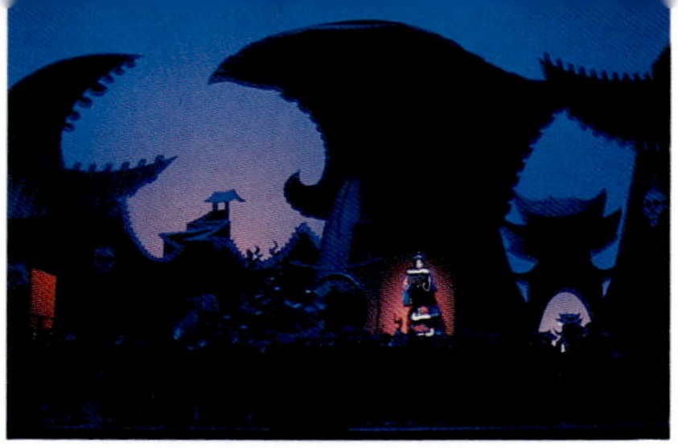
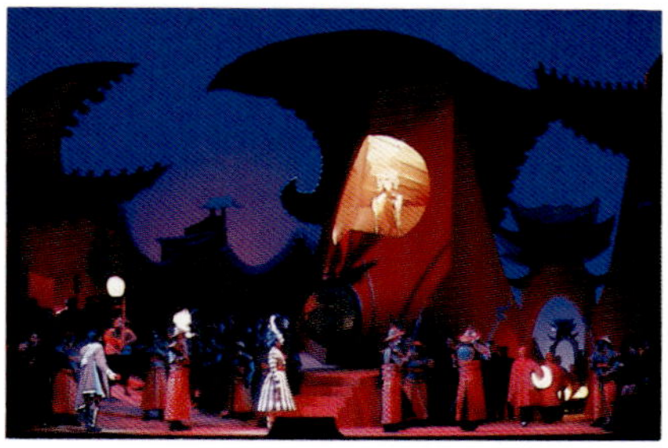
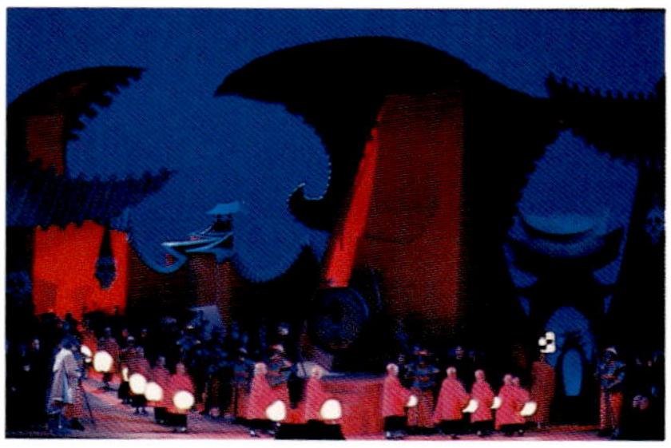
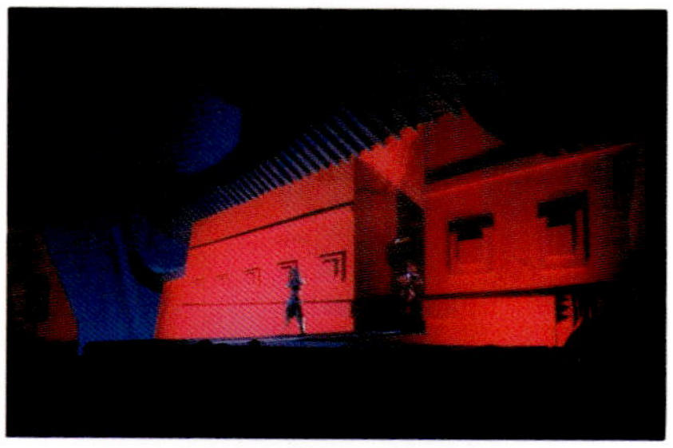
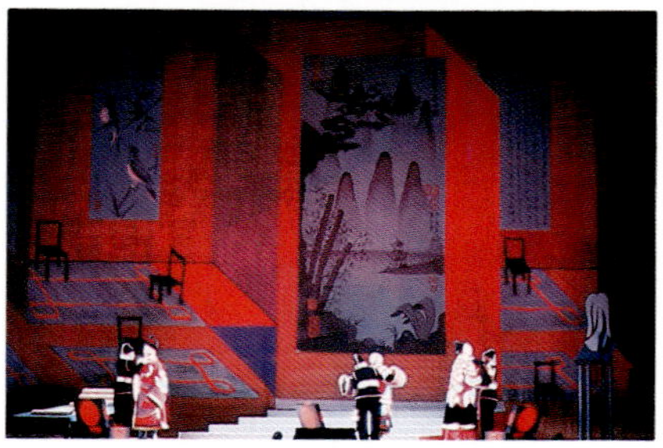
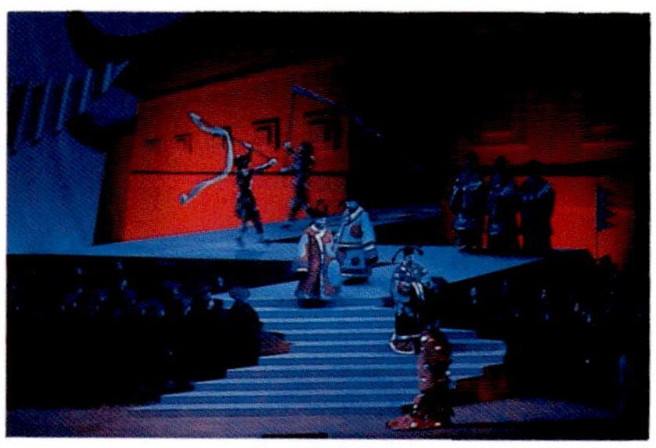
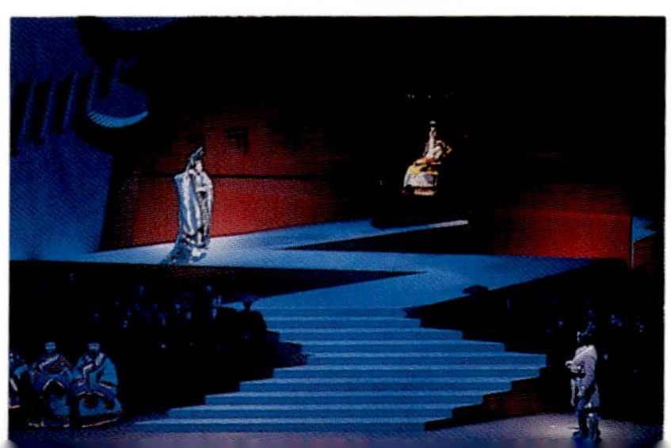

lich war ich schon einmal eingeladen worden, *Turandot* für Covent Garden auszustatten, 1984, aber damals hatte ich abgelehnt, weil ich gerade die beiden Dreier-Veranstaltungen für die Metropolitan Opera beendet hatte und mich ganz auf die Fotografie konzentrieren wollte. Als die San Francisco Opera jetzt an mich herantrat, dachte ich: Ich habe noch nie eine italienische Oper gemacht, aber allein wollte ich nicht, dafür war es zuviel. Ian Falconer, Richard Schmidt und ich machten uns an die Arbeit. Wieder baute Richard zunächst ein Modell und kümmerte sich um die technischen Fragen, die das Licht betrafen, während alle ästhetischen Entscheidungen Ian und mir überlassen blieben. Sofort bestimmte ich die Farben, vor allem Rot – die Farbe der Mauern der Verbotenen Stadt in Peking. Ich erklärte auch ausdrücklich, daß wir nichts mit dem überladenen chinesischen Stil des neunzehnten Jahrhunderts oder dem viktorianischen Stil am Hut hätten, sondern vom Drama selbst und der Musik ausgehend Formen schaffen wollten. Für mich ergab sich schon aus der ersten Szene in Peking, daß *Turandot* ein grausames China beschrieb, ganz sicher nicht das China von *Le Rossignol*. Das war zunächst mein Hauptthema, das und die roten Mauern. So begannen wir mit scharfen Kanten, strengen Diagonalen und ungewöhnlichen Perspektiven. Zuerst bauten wir kleine Modelle, Skizzen sozusagen, und anschließend mit großer Sorgfalt die großen. Für die erste Szene, die Stadt Peking, machte ich den Vorschlag, die Drachen wegzulassen und sie statt dessen in die Dächer zu integrieren, in Formen, die an Drachen erinnerten, ohne jedoch genau so auszusehen. Damit wollte ich das bizarre Element der Stadt unterstreichen.

Wir bezogen die Beleuchtung von Anfang an mit ein und überlegten sehr genau, wie die Kostüme aussehen sollten, da chinesische Kostüme sehr kompliziert sind. Zu diesem Zeitpunkt wußten wir immer noch nicht, wer Regie führen würde. Aus San Francisco hörten wir nur immer wieder: Wir sind sehr an Ihnen interessiert, wir wollen eine Inszenierung mit *Ihnen*. Dabei war ich überhaupt nicht sicher, ob ich auch Regie führen konnte. Am Ende fragte man Lotsi Mansouri, ob er die Regie übernehmen wollte; doch als er merkte, was wir machten, entschied er sich dagegen. Und so schickte uns Chicago Bill Farlow als Regieassistenten. *Turandot* ist eine Oper mit einem großen Chor, der ziemlich lange Auftritte hat. Man muß berücksichtigen, wie er die Bühne betritt und wieder verläßt und wie die Solisten gegen ihn anspielen. Wir arbeiteten sehr langsam. Als wir die roten Mauern hatten, schlug ich vor, den Chor, die Einwohner von Peking, das *popolo* im Kontrast zu ihnen schwarz zu kleiden. Die Kostüme waren schlicht – kühne Abstraktionen von chinesischen Gewändern –, aber wunderbar.

Im Januar 1992 wurde *Turandot* in Chicago aufgeführt. Wir waren mit den Entwürfen bereits im März 1991 fertig geworden. Bühnenbilder und Kostüme wurden dann in der Theaterwerkstatt von San Francisco hergestellt. Wir fuhren öfters hin, um die Fortschritte bei ihrer Entstehung zu begutachten.

Im März/April 1991 fing ich an, eine Gruppe von Bildern zu malen, die in gewisser Weise *Die Frau ohne Schatten* vorwegnahmen. Es waren Gemälde, die wie Abstraktionen wirken, sich jedoch mit dem Thema Raum auseinandersetzen. Ende Juli unterbrach ich, weil wir eine Woche nach Chicago fahren mußten, um die Beleuchtung von *Turandot* zu arrangieren. Richard Schmidt, zwei andere Freunde, Bing McGilvray und John Fitzherbert und ich fuhren in einem

309–315 Szenen aus *Turandot*, Lyric Opera of Chicago, 1991/92

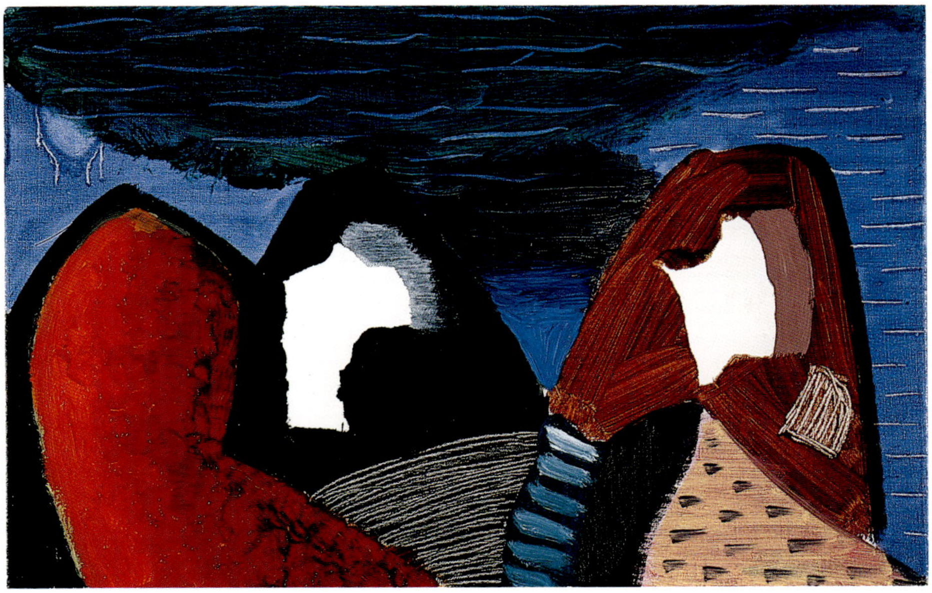

316 *Zwei kleine Höhlen*, 1991

Wohnmobil, in dem man schlafen, kochen, scheißen und duschen konnte, nach Chicago. Da ich dem Ganzen aber nicht recht traute, nahmen wir obendrein die Lexus-Limousine mit. Ian Falconer sollte uns in Chicago treffen, denn allein die Reise würde eine Woche hin und eine zurück dauern. Wir fuhren durch die eindrucksvollsten Gegenden des Westens. Da ich am Steuer saß, sorgte ich dafür, daß ich wußte, wo wir sein würden, wenn die Sonne hinter uns versank, und plante die Reise sehr sorgfältig. Wir nahmen die Hunde mit, John kochte, wir aßen nie in Restaurants, übernachteten jedoch gelegentlich in Motels, statt jede Nacht im Wohnmobil zu schlafen. Dafür mußten wir allerdings Holiday Inns finden, weil nur dort Hunde erlaubt sind. Je billiger die Motels sind, um so wahrscheinlicher, daß sie keine Haustiere zulassen. Die Gegend zwischen Denver und Chicago ist nicht besonders interessant. Man passiert eine große Ebene, die sich von Nebraska über Iowa bis nach Illinois erstreckt, sechshundert Meilen ziemlich flaches Land voller Weizenfelder, ein wenig eintönig. Trotzdem machte die Fahrt eine Menge Spaß. In Chicago wohnten wir im größten Hotel am Platz, weil sie uns da keine Schwierigkeiten wegen der Hunde machten. Wahrscheinlich waren wir die einzigen Gäste, die jemals in einem Wohnmobil vor diesem Hoteleingang vorfuhren. Doch die Angestellten fanden es lustig, und außerdem liebten sie die Hunde. Sie wußten, daß wir mit der Oper zu tun hatten; es war dasselbe Hotel, in dem auch George Solti wohnte, als er das Chicago Symphony Orchestra leitete. Es gab bestimmte Zimmer nur für Gäste mit Hunden. Dort machte es nichts, wenn sie auf den Boden pinkelten. Wir verbrachten jeden Tag der Woche mit einem wundervollen Beleuchter namens Duane Schuler und legten alle Einzelheiten für das Licht von *Turandot* fest. Duane war begeistert, er war nämlich ein paar Mal in Los Angeles gewesen, hatte dort unsere Beleuchtungsbrücke gesehen und gelernt, wie man das Licht mit der Musik synchronisiert. Wir hatten uns ein prächtiges Ende ausgedacht, wie aus dem Inneren eines Herzens. Tatsächlich hatten wir den Eindruck, daß alles sehr gut laufen würde, egal, wer Regie führte. Es paßte zur Musik und besaß großen visuellen Reiz. Außerdem hatten wir die Probleme gelöst, die unserer Meinung nach *Turandot* zuvor dominiert hatten.

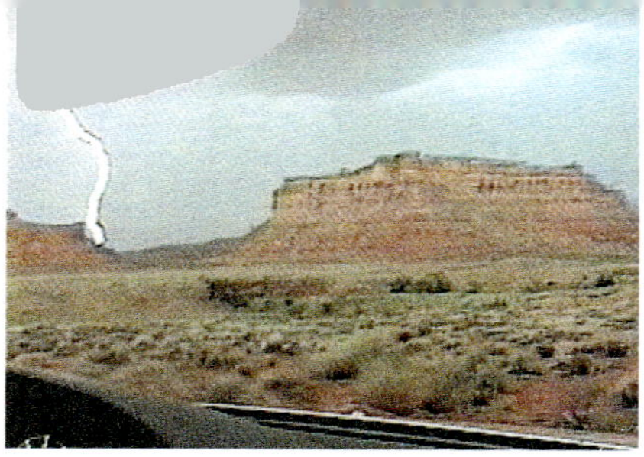
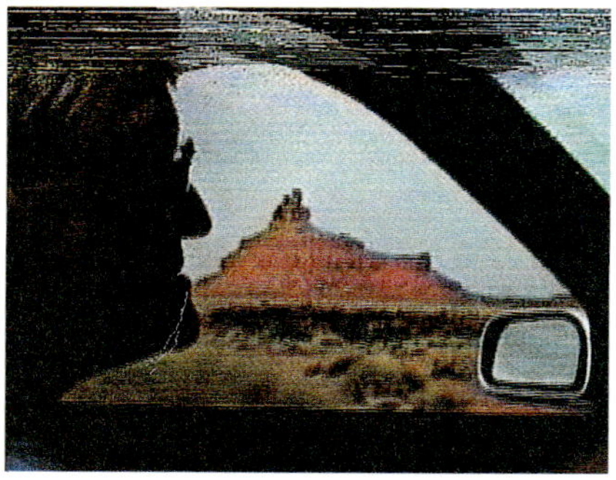
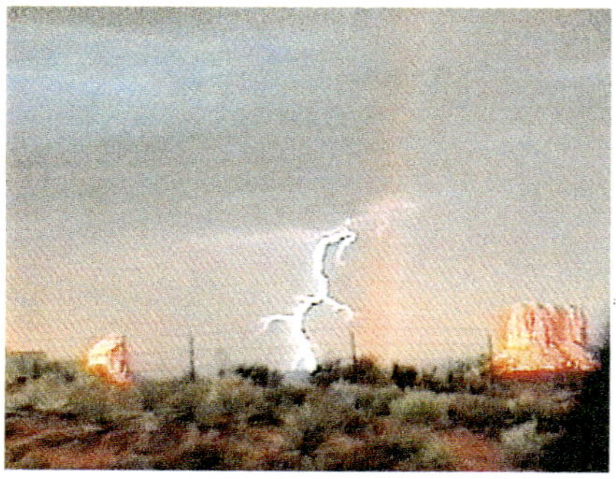
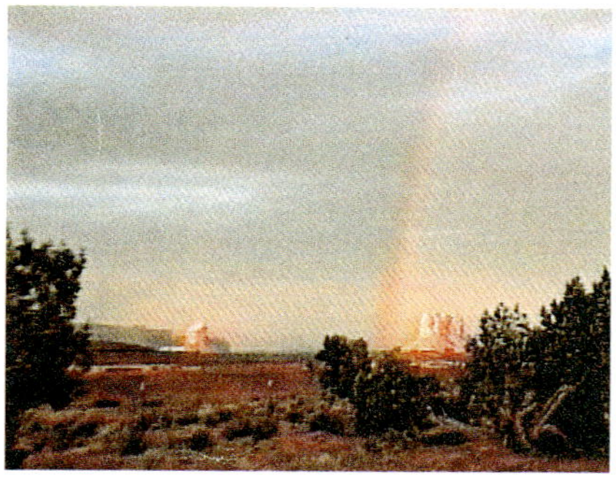
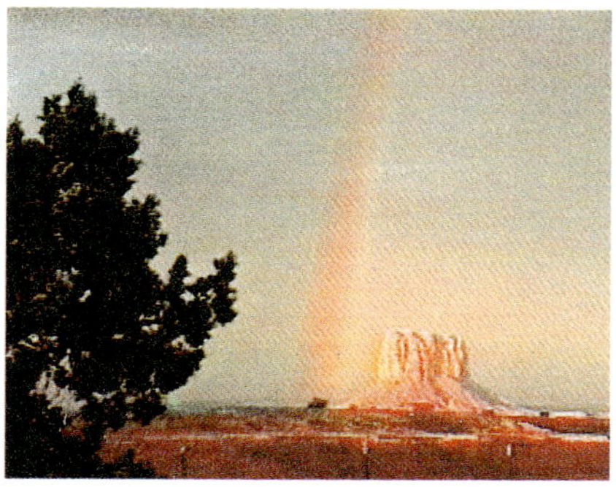
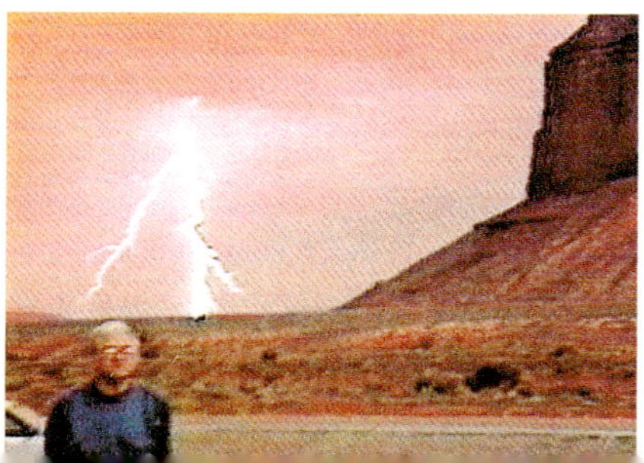

MOSES IM MONUMENT VALLEY

Nach einer Woche fuhren wir nach Los Angeles zurück. Irgendwann gab das Wohnmobil seinen Geist auf, und es kam zu einem kleinen Krach – kein Wunder bei vier Leuten, die auf engstem Raum zusammengedrängt waren. Es passierte kurz nach den Rocky Mountains in Colorado, an einem herrlichen Sonntagnachmittag im August. Es war atemberaubend schön dort, man hätte sich wirklich keinen imposanteren Ort für eine Panne wünschen können. Wir hatten Videokameras dabei, um die Reise zu filmen, und sie auch bei *Turandot* zusammen mit der Musik benutzt, um kleine Videoversionen zu machen. Als das Wohnmobil stehenblieb und wir anfingen, uns zu streiten, sagte ich zu Bing, er solle die Kameras ruhig laufen lassen. Richard, der handwerklich begabteste von uns, kroch unter das Wohmobil und versuchte herauszukriegen, was los war. Am Ende mußten wir eine Werkstatt anrufen, aber selbst der Automechaniker kam mit dem Problem nicht klar und schlug vor, daß wir das Wohnmobil stehenließen, mit dem Lexus zur nächsten, etwa sechzig Meilen entfernten Stadt fuhren und das kaputte Fahrzeug am nächsten Tag abschleppen ließen. So fuhren wir los und kamen an einem herrlichen Abend gegen sechs in der Stadt an.

Am nächsten Morgen besorgte Richard einen Abschleppwagen, um das Wohnmobil abzuholen. Ich wollte mitfahren und aus dem Wagen filmen, denn wir hatten es schon unterwegs aufgenommen, und ich fand es eine tolle Idee, zu filmen, wie es durch diese gigantische Landschaft geschleppt wird. Aber Richard fuhr einfach ohne mich los, so wütend war er, und ich ärgerte mich ein bißchen, daß uns das durch die Lappen gegangen war. Das Abschleppen kostete dreihundert Dollar. Ich hatte gedacht, die dreihundert Dollar sind mir egal, wenn wir das Ganze dafür auf Film haben. Ich merkte genau, das war der Künstler in mir: Verwende es, sieh es nicht als Katastrophe an, nimm einfach deine Kamera, und später lachen wir drüber, über diesen wundervollen Film von dem Abschleppwagen, der die schwere Kiste durch die Rocky Mountains schleift. Na ja, die Chance war jedenfalls vertan, und darüber ärgerte ich mich ein bißchen. Als wir schließlich diesen Ort in Colorado verließen, sagte Richard: Jetzt reicht's, es wird einfach zuviel; wir sollten geradewegs auf dem Interstate Freeway nach Los Angeles zurückfahren, denn wenn wir noch mal eine Panne haben, gibt es wenigstens keine Probleme mit dem Abschleppdienst. Ich warf einen Blick auf die Karte und sagte: Aber das ist ein ganz schöner Umweg. Eigentlich hatte ich vorgehabt, über Nebenstraßen zum Monument Valley und zum Grand Canyon zu fahren. Also machte ich Richard einen Vorschlag: Du nimmst den Lexus und ich das Wohnmobil, dann kannst du nach Los Angeles fahren und wir nach Monument Valley. Ich will das Monument Valley sehen, wir wollen den Grand Canyon besuchen, wir gehen das Risiko ein – und wenn wir eine Panne haben, werden wir schon irgendwie damit klarkommen, mach dir keine Sorgen. Und Richard sagte: Schon gut, ich komme mit. An diesem Tag passierten wir die imposanteste Gegend der ganzen Fahrt. Wir nahmen fast ausschließlich Nebenstraßen, keine Menschenseele vor uns, durch atemberaubende Schluchten. Irgendwann hielten wir an einem See, um etwas zu essen und kurz ins Wasser zu gehen, ohne daß uns jemand gestört hätte.

Genau bei Sonnenuntergang erreichten wir das Monument Valley. Es wurde dunkel, und

Links: *Monument Valley; Ausbruch des Gewitters bei Sonnenaufgang*

die beiden schäbigen Hotels waren voll, also mußten wir alle vier im Wohnmobil schlafen. Ich war wild entschlossen, mir den Sonnenaufgang im Monument Valley anzusehen. Doch nach dem Krach hielt ich es für besser, früh aufzustehen und allein rauszufahren, um ihn zu sehen. Dann wachte Bing auf und fragte, wo ich hinwollte. Ich antwortete, daß ich den Sonnenaufgang ansehen wollte, mich aber nicht traute, die anderen zu wecken, weil sie so sauer auf mich wären. Bing kam mit, und wir erlebten den gigantischsten Sonnenaufgang, den ich je im Leben gesehen habe. Einen ziemlich großen Teil haben wir auf Video aufnehmen können. Es war die Art von Sonnenaufgang, auf die David Lean sechs Monate gewartet hätte, nur um ihn filmen zu können. Wir fuhren mitten in das Tal hinein. Obwohl es noch dunkel war, konnten wir sehen, daß noch mehr Leute da waren, Schweden und Dänen – Europäer. Auch sie waren gekommen, um sich das Schauspiel anzusehen. Als sich im Osten das erste Morgengrauen am Himmel bemerkbar machte, entdeckten wir im Westen ein mächtiges Gewitter, schwere graue Wolken, die auf uns zukamen. Je heller es wurde, um so deutlicher sah man sie. Als die Sonne dann herauskam, fuhren wir weiter und beobachteten, wie sie zuerst die Spitzen der großen Felsen erleuchtete. Es sah aus wie reines Gold, während von hinten das Gewitter nahte. Und als sie Sonne höherstieg, erschien plötzlich ein vollkommener Regenbogen und mittendrin ein Blitz. Angesichts dessen und der von der Sonne erleuchteten Felsspitzen hatte ich den Eindruck, Moses sei erschienen, um zu uns zu sprechen. Es war das überwältigendste und dramatischste Fleckchen Erde, das ich je gesehen habe. Dann fuhren wir weiter zum Grand Canyon, wo sich viel mehr Menschen versammelt hatten als im Monument Valley; das Südende wimmelte von Leuten. Trotzdem ist es schön, einfach nur dazusitzen und zu schauen. Bei Sonnenuntergang verließen wir den Grand Canyon und fuhren nach Hause, eine zehnstündige Fahrt durch mehr oder weniger Wüste, bis wir um zwei oder drei Uhr nachts in Los Angeles ankamen.

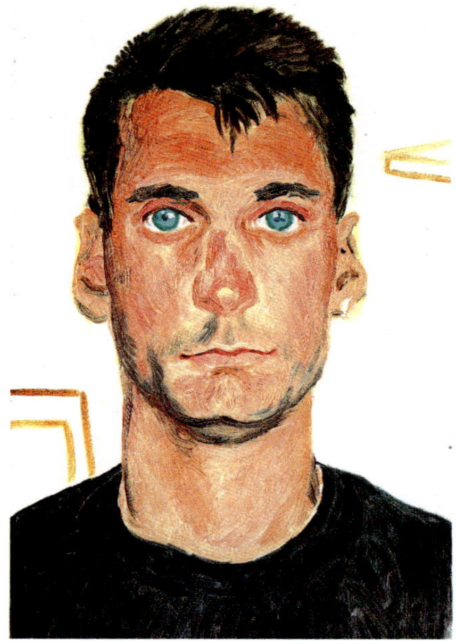

317 *Richard*, 1988

Nach der Rückkehr fing ich wieder an, intensiv zu malen. Richard war in Urlaub gefahren, und ich war allein. Als er nach zwei oder drei Wochen wiederkam, betrachtete er die Bilder, be-
318 trachtete den Raum darin und sah, was die Reise bewirkt hatte. So erinnert in *Nochmal Iowa* (das sich auf mein Bild *Iowa* von 1964 bezieht) die hölzerne Oberfläche unten links an den Tisch im Wohnmobil, weitere Anspielungen finden sich in den Fenstern, dem jungen Getreide und den Feldern. Richard sah sofort, wie sehr der Raum in diesen Bildern von der Reise beeinflußt worden war.

NEUE RÄUME UND DIE BÜHNE

Im September mußte ich die Malerei wieder unterbrechen, da wir zwischen Oktober und Dezember mit der Arbeit an *Die Frau ohne Schatten* beginnen und dann den ganzen Januar in Chicago verbringen wollten, um die Inszenierung von *Turandot* über die Bühne zu bringen. Die ersten beiden Akte der *Frau ohne Schatten* waren schnell skizziert. John Cox arbeitete die meiste Zeit mit uns zusammen, aber der dritte Akt fehlte noch. Daher mußte ich sofort damit anfangen, als wir Ende Januar 1992 zurückkamen.

Die Bilder, die ich seit März/April und im Anschluß an die Reise nach Chicago gemalt hatte, hingen an der Wand meines Ateliers. Einige davon waren im Januar und Februar in der

Diese Bilder hingen an der Wand meines Ateliers, als ich an *Die Frau ohne Schatten* arbeitete. *Was ist mit den Höhlen*? ist das komplexeste, aber alle trugen dazu bei, meine Ideen für *Die Frau ohne Schatten* zu ordnen, und ich merkte, daß die Textur dieser Bilder die Opernentwürfe beeinflußten.

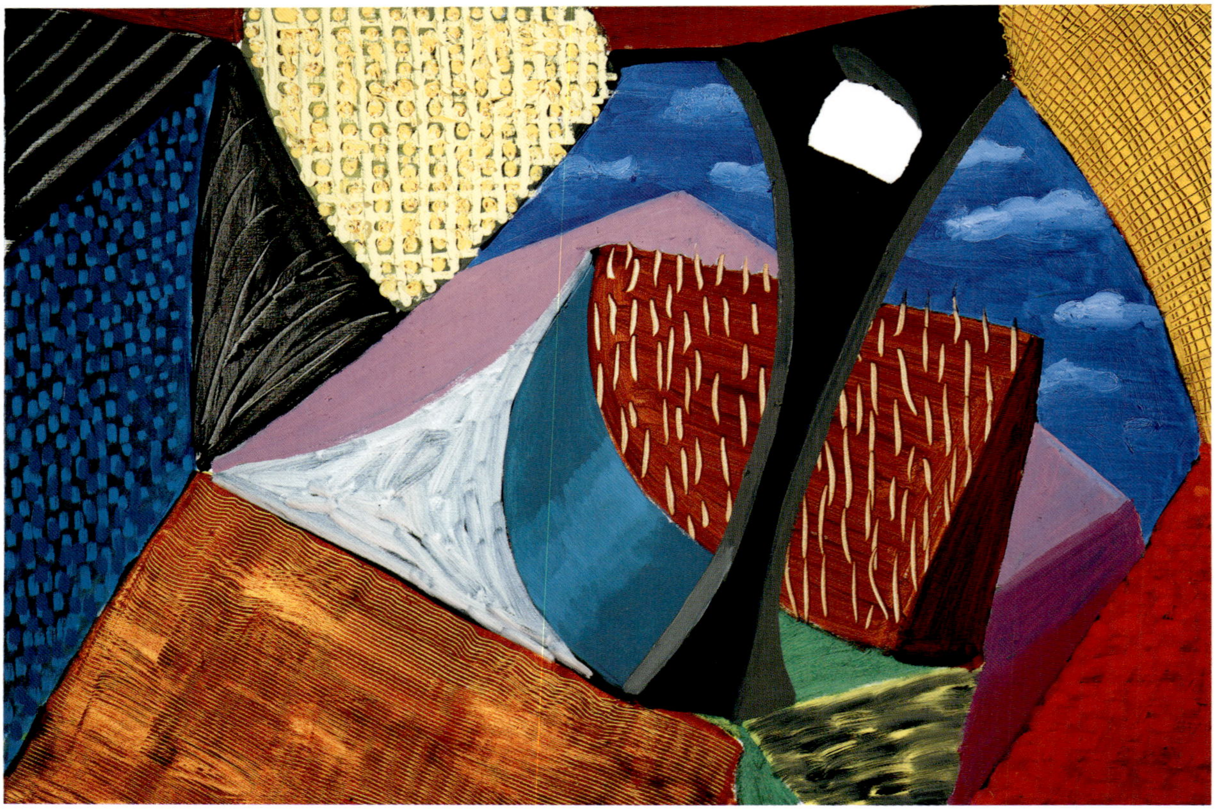

318 *Nochmal Iowa*, 1991

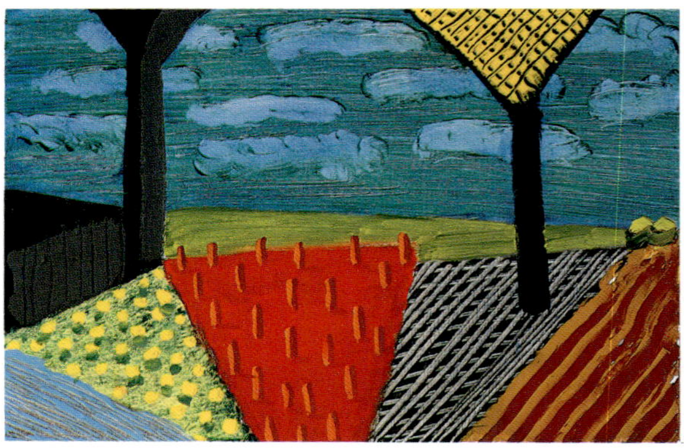

319 *Geist des Frühlings*, 1991

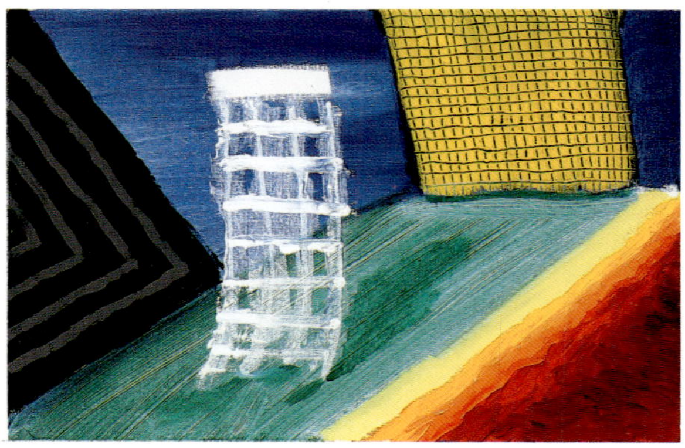

320 *Licht und Dunkel zusammenkommend*, 1991

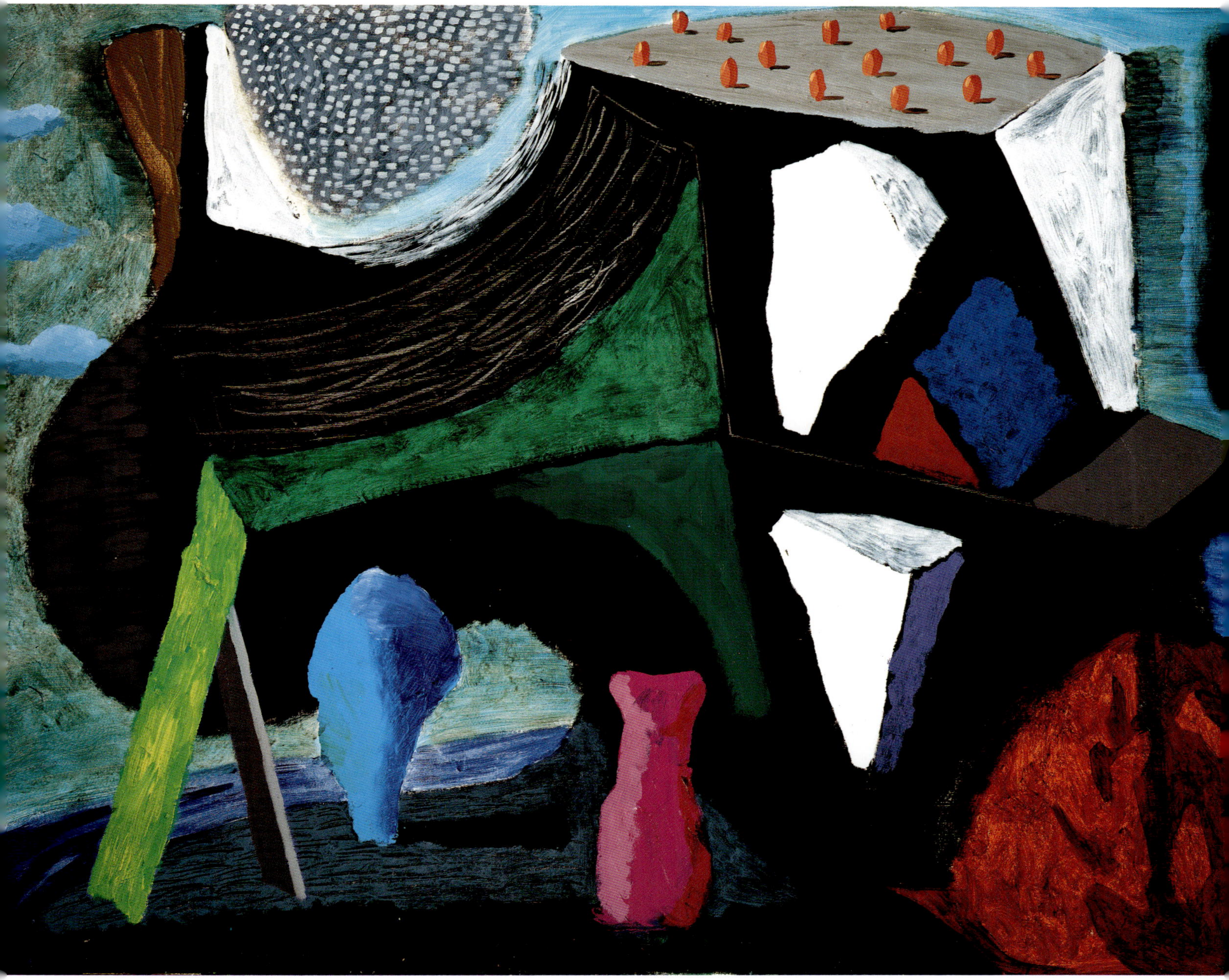

321 *Was ist mit den Höhlen?*, 1991

322 Modell im 1 ½-Zoll-Maßstab für die Hütte des Färbers, *Die Frau ohne Schatten*, 1992

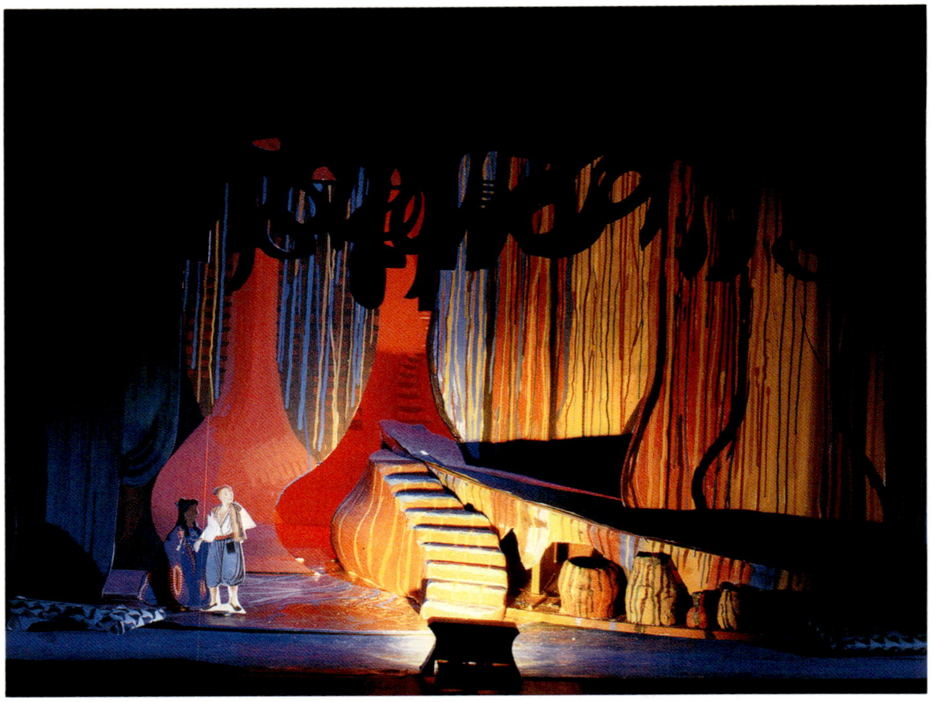

In der gegenüberliegenden Collage versuchte ich, dahinterzukommen, wie ich die Farbe für die Färberhütte in der ersten Szene von *Die Frau ohne Schatten* fließen lassen könnte (rechts). Ich wollte andeuten, daß auf der irdischen – im Gegensatz zur spirituellen – Welt Schwerkraft herrscht: Alles fließt nach unten.

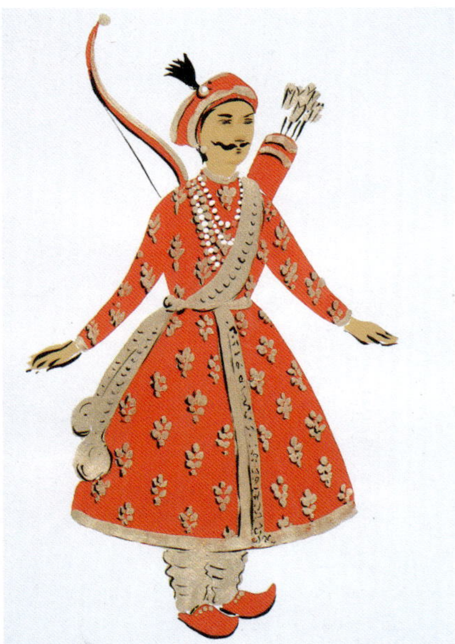

323 Entwurf für das Kostüm des „Kaisers" von Ian Falconer für *Die Frau ohne Schatten*, 1992

Richard Gray Gallery gezeigt worden. Jedenfalls konnte ich sie sehen, als wir mit der Arbeit an
Frau ohne Schatten begannen, und ich merkte, daß *Was ist mit den Höhlen?* komplexer war als die 321
anderen. Dick Gray hatte schon immer eine Ausstellung machen wollen, daher hatte ich ihm
die jüngsten Bilder für Januar angeboten, als *Turandot* auf dem Spielplan stand. Die Bilder reisten jedoch erst im November nach Chicago, so daß ich sie um mich hatte, als ich an *Frau ohne Schatten* arbeitete.

Als erstes malte ich eine stark verkleinerte, abstrakte Darstellung eines Flusses, wie eine Schlange. Ich tupfte kleine Punkte darauf, die sich aus der in anderen Bildern enthaltenen Textur ableiteten. In *Turandot* geht es vor allem um Architektur, Interieurs. Selbst der Garten, der noch am meisten mit Natur zu tun hat, ist ein chinesischer Garten, stilisiert, formalisiert, alles andere als unberührte Natur. Andererseits haben wir es in *Frau ohne Schatten* mit Natur zu tun, mit Landschaften, Wäldern und so weiter, und mir war klar, daß diese Bilder die Entwürfe beeinflussen würden.

Am Anfang arbeitete ich wieder mit Pappe oder Styropor. Dann machte ich ein paar Collagen. In *Laufende Konstruktion* versuchte ich herauszufinden, wie ich für die Färberhütte in der Oper die Farben fließen lassen konnte, und was dann passiert; die Schwerkraft tat das für mich. In der ersten Szene müssen sich ein Dachfirst und eine Landschaft in der spirituellen Welt in eine Hütte verwandeln, wo der Färber wohnt. Dann kam ich auf die Idee, daß der Färber, der an den Umgang mit Farben gewöhnt ist, die Wände mit fließender Farbe schmücken würde, und das könnte zugleich als Symbol dafür stehen, daß hier auf der Erde Schwerkraft herrscht, während in der ersten Szene nichts davon zu bemerken ist. In der spirituellen Welt steigt alles nach oben, während in der Hütte des Färbers alles nach unten fließt. Nur wenige Kritiker haben

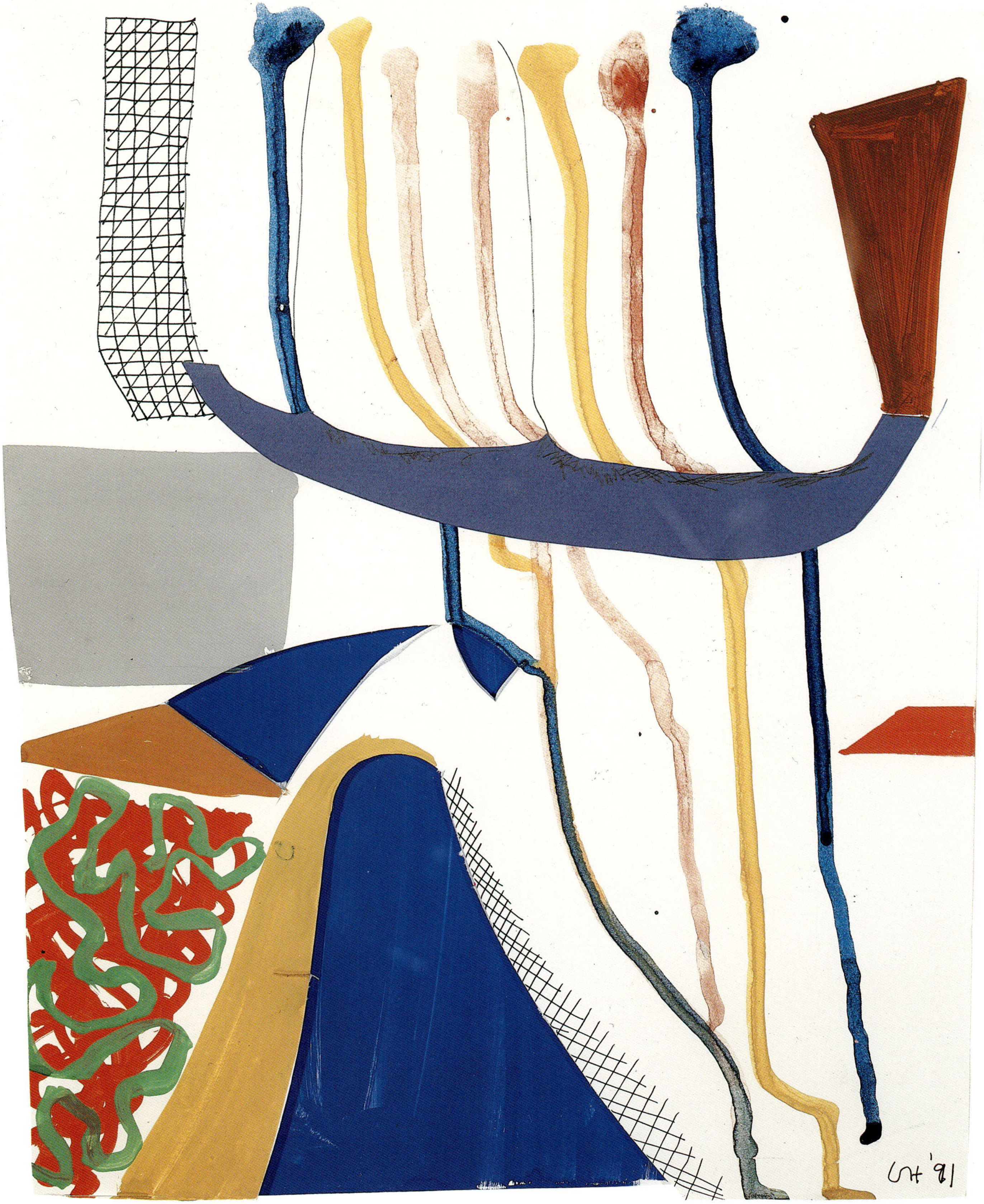

324 *Laufende Konstruktion*, 1991

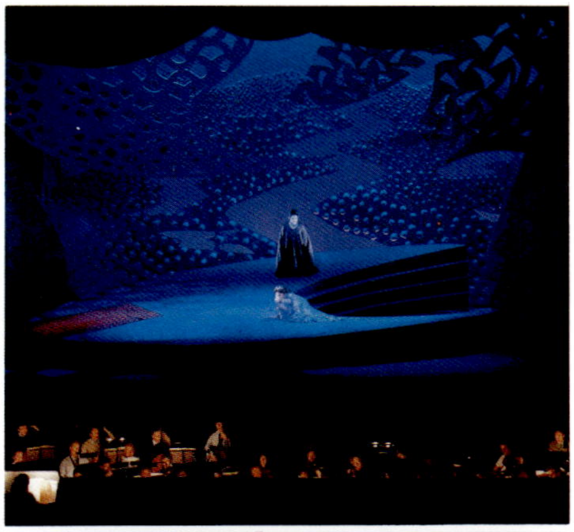

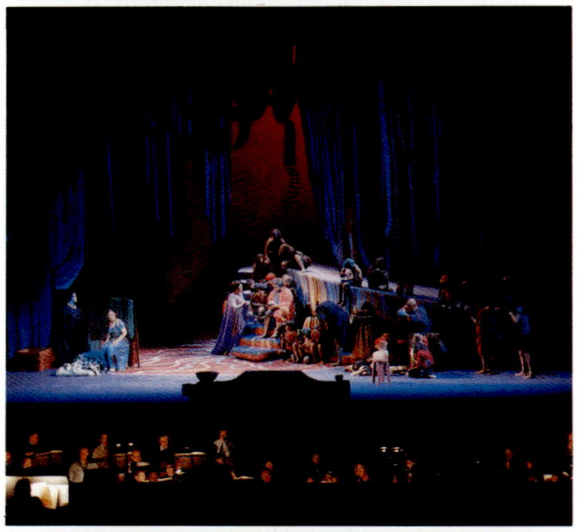

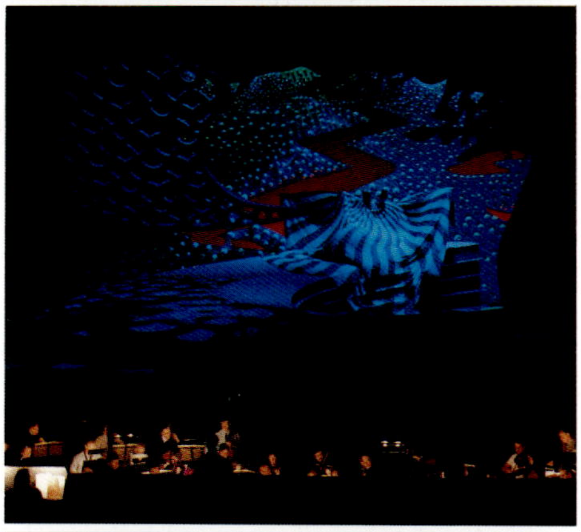

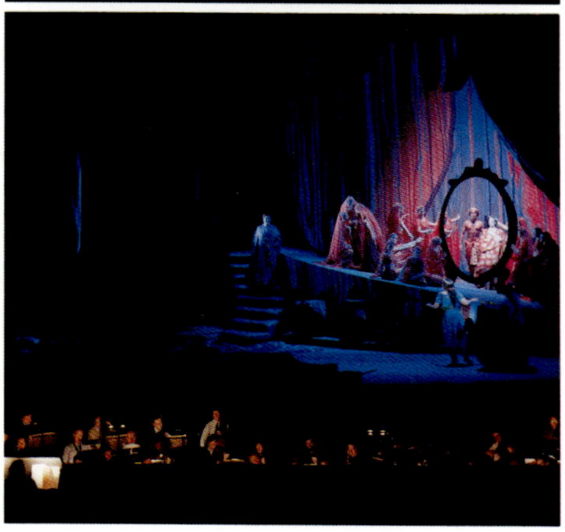

325–329 Produktionsaufnahmen aus *Die Frau ohne Schatten*, Royal Opera House, Covern Garden, 1992

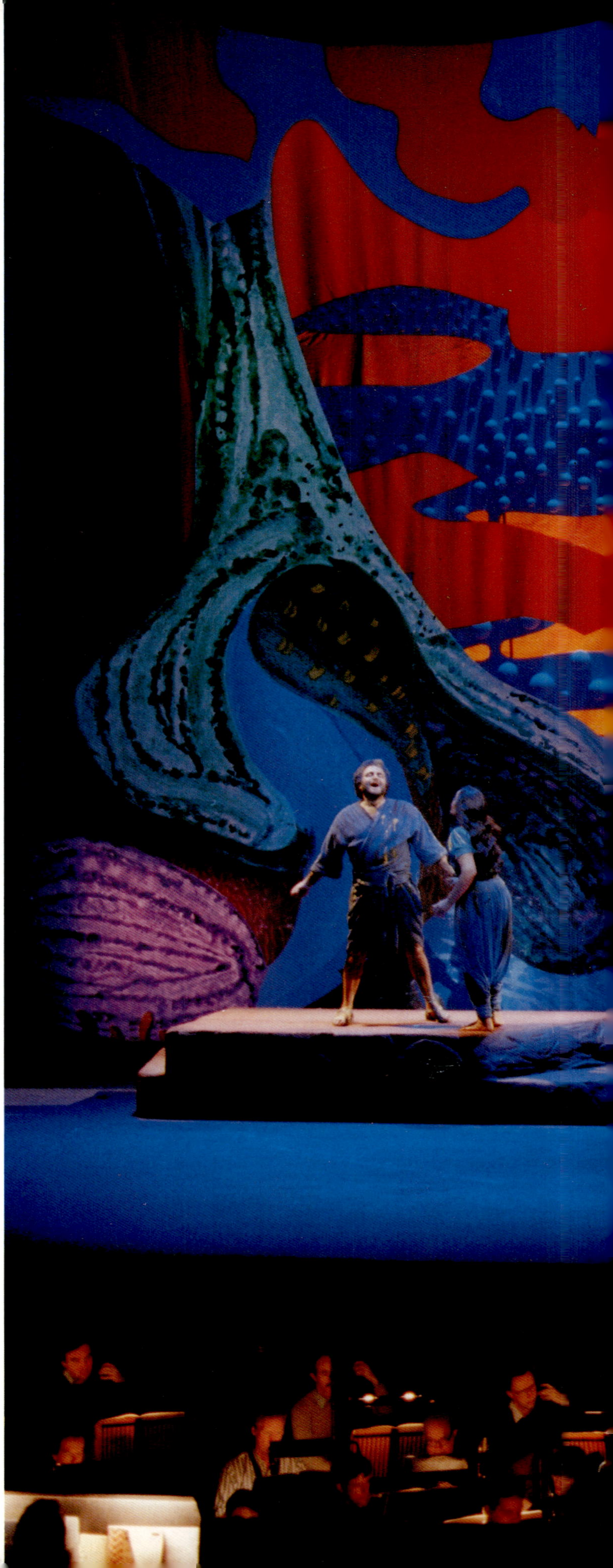

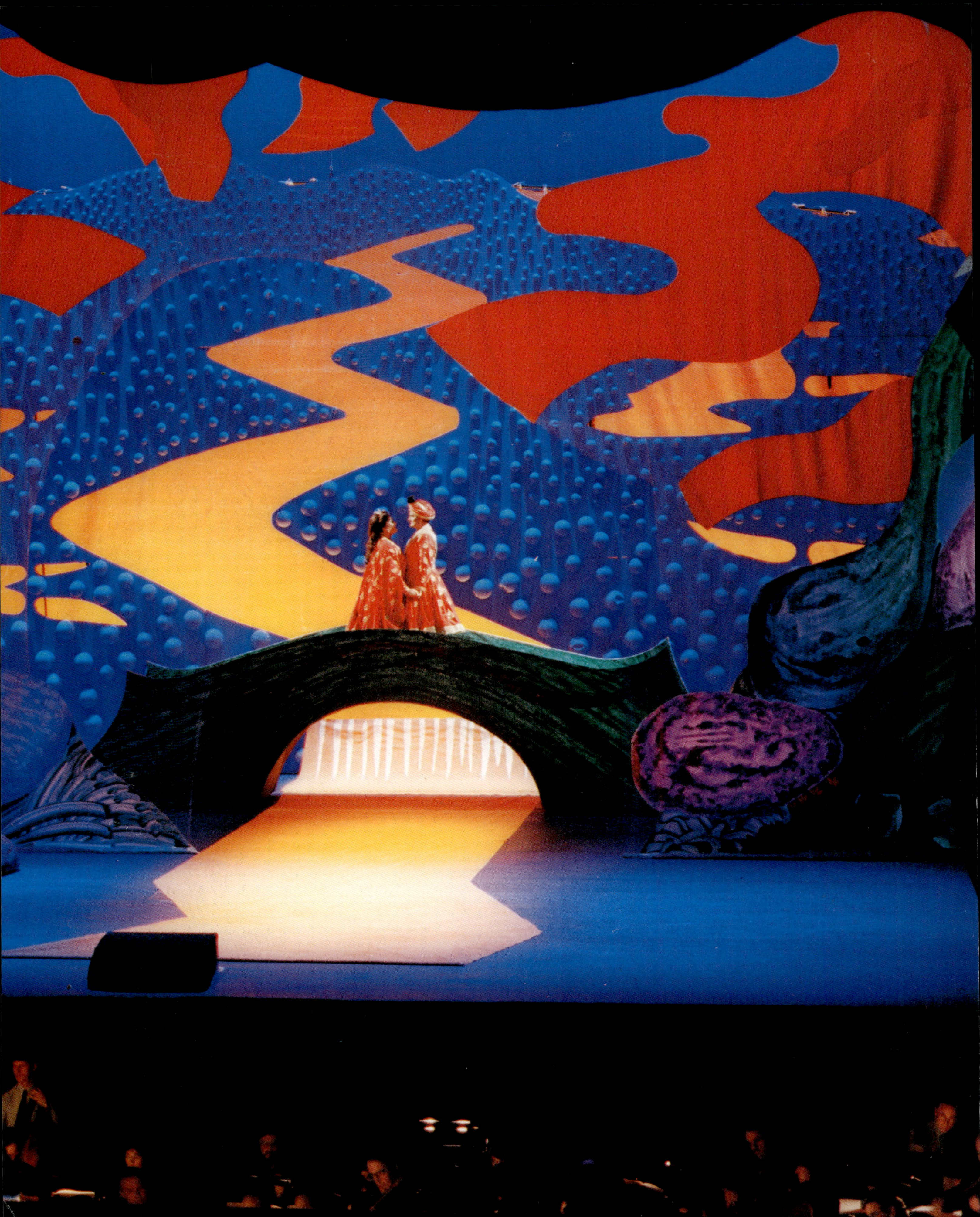

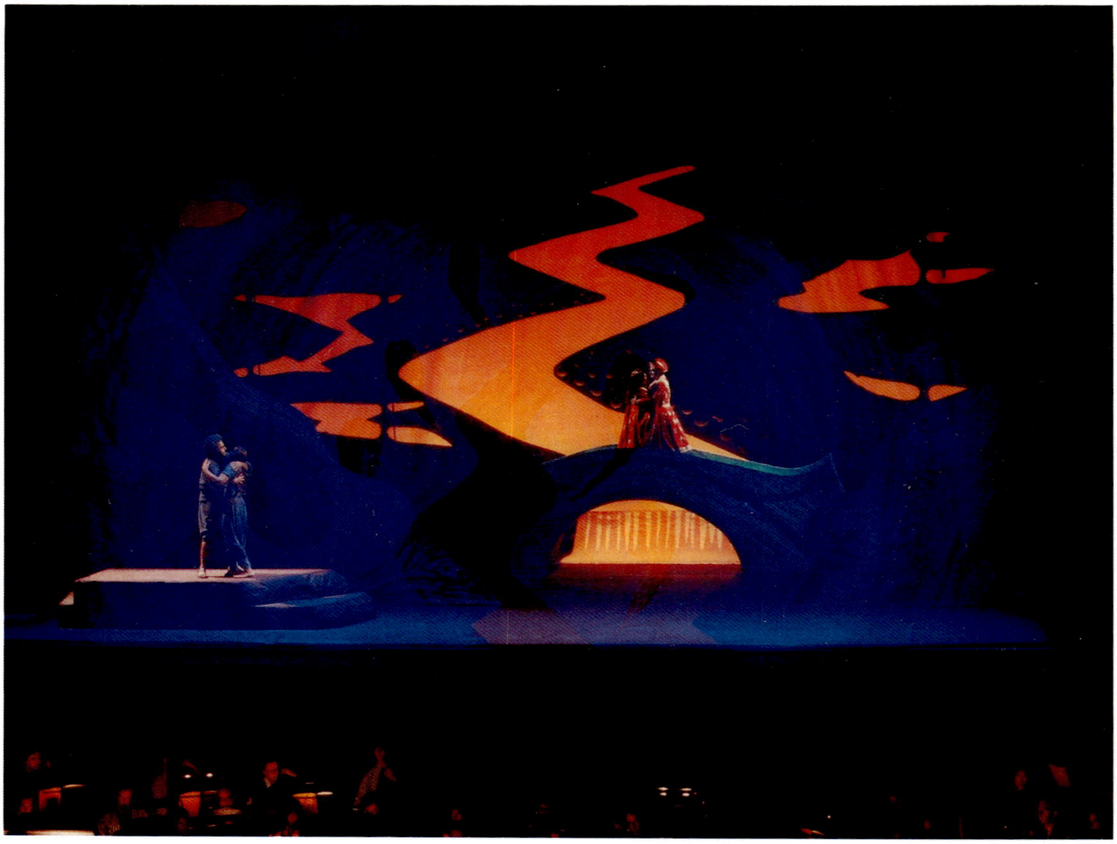

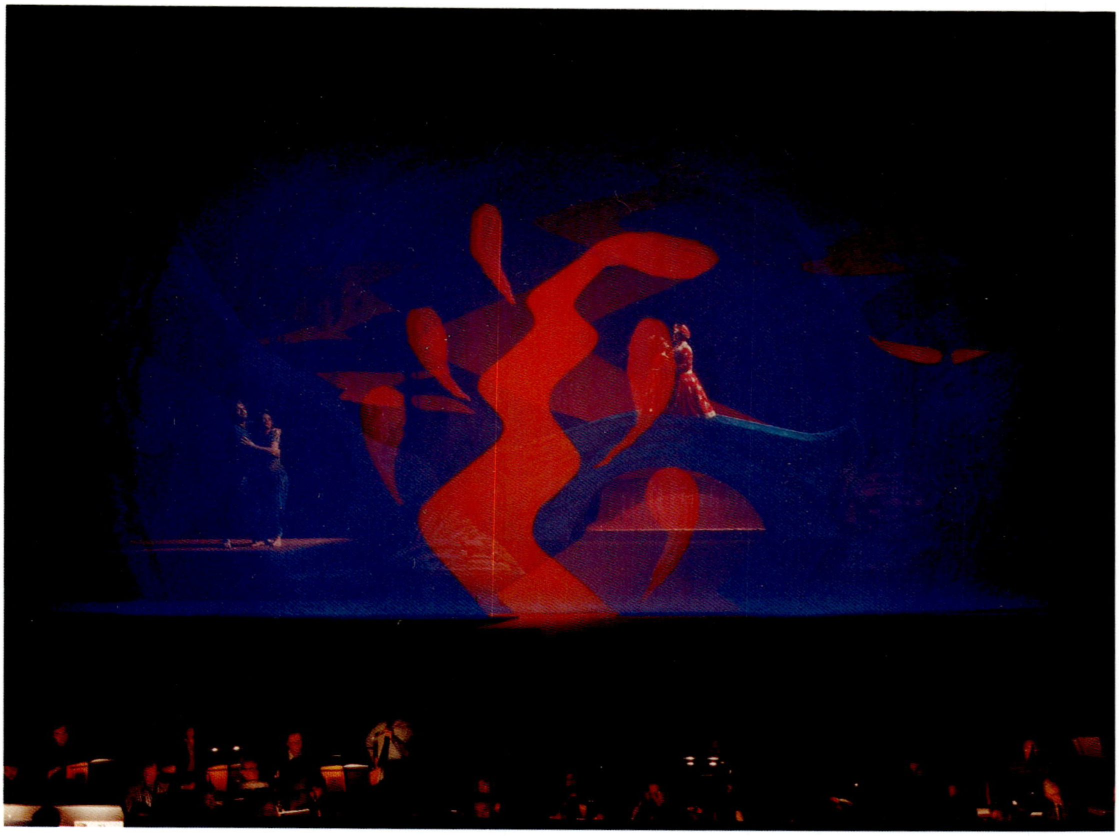

das bemerkt, aber es spielt keine Rolle, ob es einem auffällt; man spürt es, ich glaube, das Publikum spürte es. All das ergab sich aus der Malerei, was ich ungeheuer aufregend fand. Ich brauchte beinahe sieben Monate für die Arbeit an der *Frau ohne Schatten*. John Cox kam im Februar 1992 wieder, so daß wir den letzten Akt entwickeln konnten. Die Idee zu dem goldenen Fluß am Ende ergab sich rasch, genau wie Strauss es vorgeschlagen hatte. Wir überlegten, wie wir einen goldenen Fluß durch die Landschaft fließen lassen könnten und waren Ende April mit allem fertig. Dann wurden die Entwürfe nach London geschickt, wo die Kulissen hergestellt und bemalt werden sollten. Ian Falconer hatte die Kostüme entworfen, aber wir hatten dabei eng zusammengearbeitet, über die Charaktere diskutiert, besprochen, welche Farben womit kontrastieren sollten und so weiter.

WANDERER IN EWIGEN LANDSCHAFTEN: EINE NEUE ORDNUNG

Ich hatte seit mehr als zwei Jahren nur für die Oper gearbeitet. Mein großes Studio in den Bergen beherbergte seit zwei Jahren dieses riesige Modell und nahm mir eine Menge Platz weg. Kaum hatten wir die Entwürfe für *Die Frau ohne Schatten* beendet, bat ich Richard, das Modell abzubauen und einzupacken; dann lagerten wir es ein. Zunächst glaubte ich, es würde mir gefallen, in dem großen Studio zu arbeiten, doch dann merkte ich, daß ich vollkommen allein sein wollte. Im Theater arbeitet man immer mit anderen Leuten zusammen. Selbst in meinem Studio brauchte ich wegen der Größe der Modelle mindestens einen Assistenten, nur um etwas von einer Ecke in die andere zu schieben. Musik und Beleuchtung dagegen synchronisierte ich häufig ganz allein. Als also im April die Entwürfe nach London geschickt worden waren, zog ich mich nach Malibu zurück und fing dort Anfang Mai in meinem kleinen Atelier zu malen an. Ich wollte niemanden um mich haben.

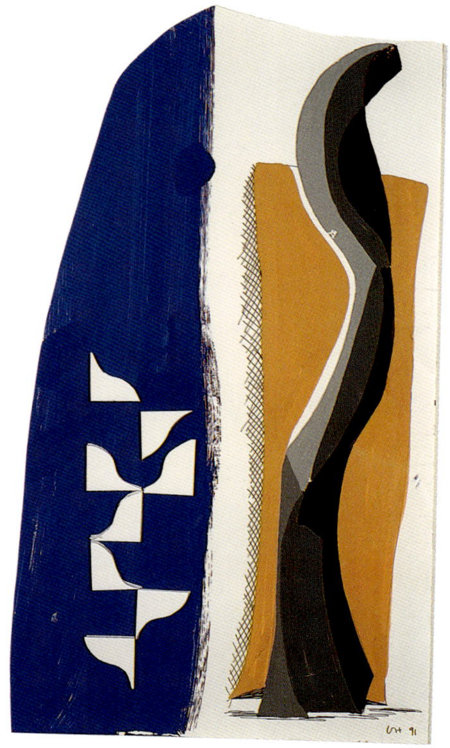

332 *Stattliche Kante*, 1991

Ich malte ziemlich schnell. Die größten Bilder aus dieser Zeit sind 91 x 122 cm groß. Das erste hatte ich schon vor *Turandot* begonnen. Es hing während der Arbeit daran an der Wand, hinter dem Modell; ich habe es heute noch im Atelier. Am Ende wollte ich es nicht mit den anderen Bildern zusammen ausstellen, die ich 1992 gemacht hatte, denn ich hatte das Gefühl, daß es zwar ihr Ursprung war, daß ihm aber die Dichte der anderen fehlte. In der Serie, die ich *Ein paar sehr neue Gemälde* nannte, wollte ich Farben benutzen, die leuchtender waren als die, mit denen ich 1991 gemalt hatte. Ich experimentierte, mischte die Malmittel selbst, Standöl, Terpentin, so daß ich Grundierungen auftragen konnte, Farblasuren, die den Anschein erwecken, als würden die Bilder vibrieren. Wenn man das Weiß der Leinwand grundiert, erhält man Vibrationen, stärkere Farbeffekte. Ich hatte mir angewöhnt, auf Notizblöcke zu zeichnen. Als wir das Papier für den Drucker zuschneiden ließen, hatte ich alle Reste zu Notizblöcken binden lassen. Jetzt lagen sie neben den Telefonen, und manchmal, wenn ich mich mit Leuten unterhielt, fing ich an, darauf herumzukritzeln. Ich merkte, daß das kleine Papierformat mir größere Freiheit beim Erfinden von Formen ließ, daß das erste Gemälde einfach zu groß war. Also ging ich zu kleineren Formaten über und zeichnete mit dem Pinsel. In einer Ausstellung in der Nishi-

330–331 Gegenüber: Produktionsaufnahmen aus *Die Frau ohne Schatten*, Royal Opera House, Covent Garden, 1992

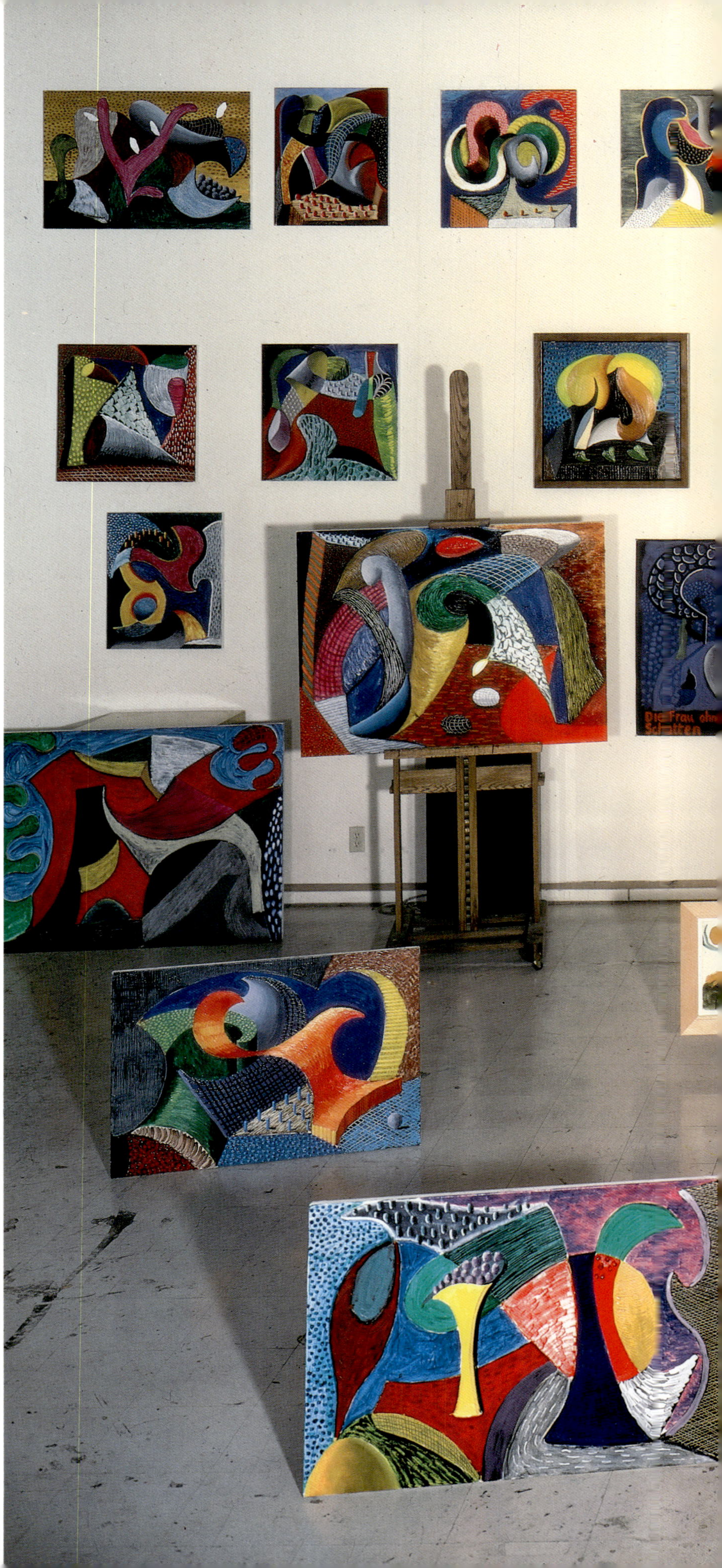

334 Das Atelier von Los Angeles und *Ein paar sehr neue Gemälde*, Oktober 1992

Mir war klar, daß *Wohin jetzt?* der Anfang von etwas Neuem war, und tatsächlich erwies es sich als Vorstufe von *Ein paar sehr neue Gemälde*. Diese begannen ganz einfach und wurden dann immer komplexer. Bald begriff ich, daß das, was ich da machte, Landschaften des Inneren waren, in denen ich unterschiedliche Markierungen und Texturen verwendete, um Raum zu schaffen, so daß der Blick des Betrachters wandern kann.

333 *Wohin jetzt?*, 1992

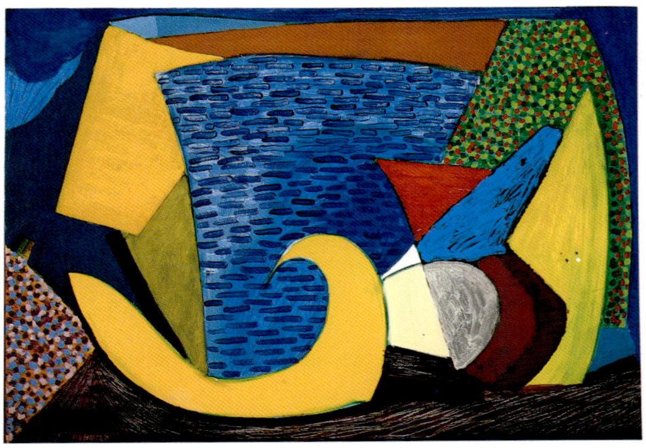

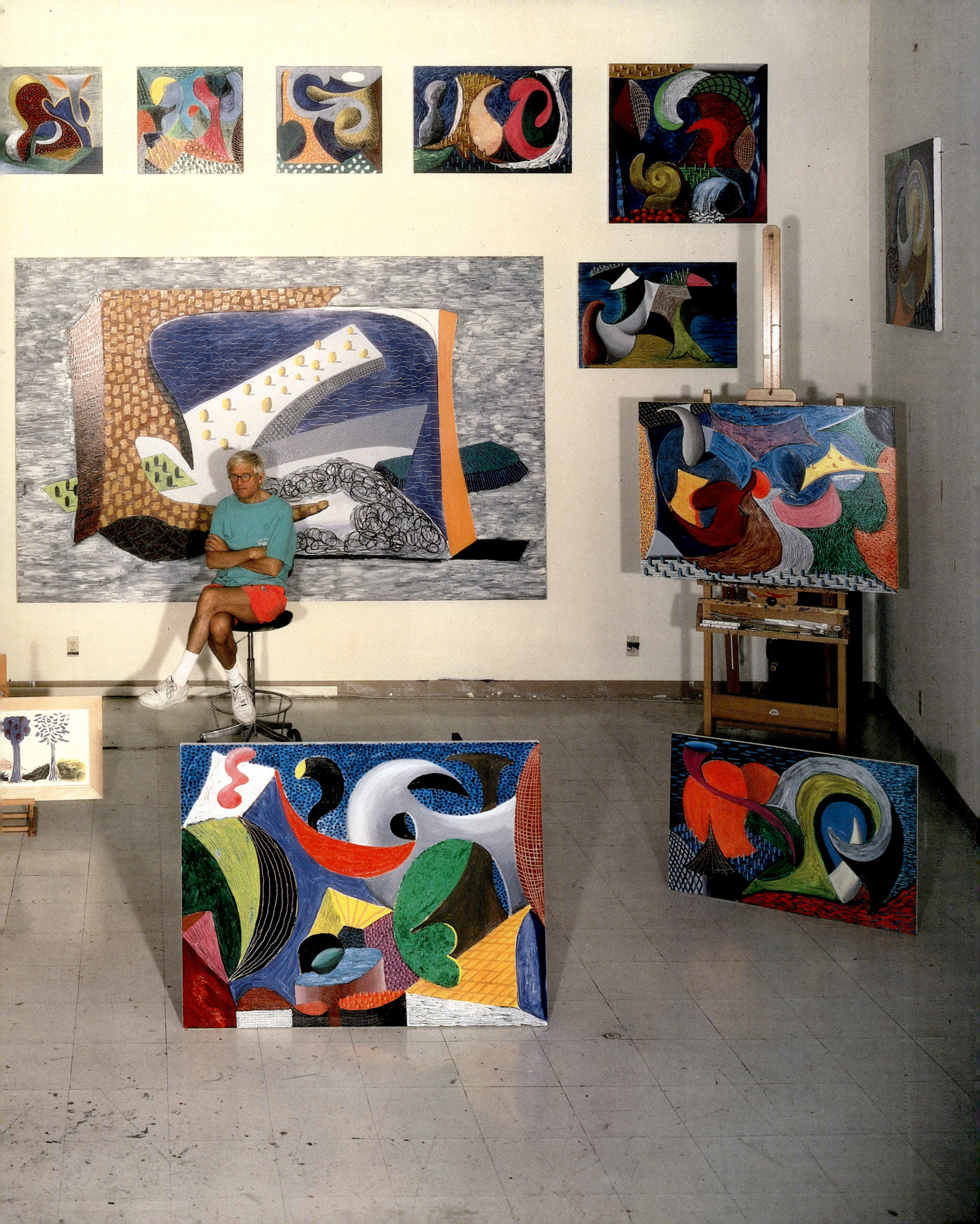

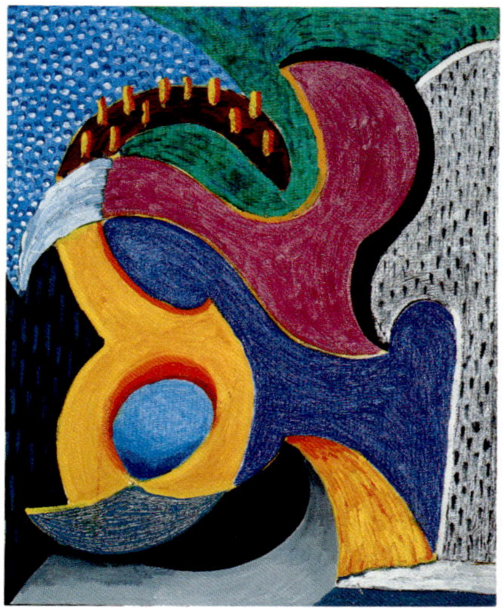

335 *Das dreizehnte s. n. Gemälde*, 1992

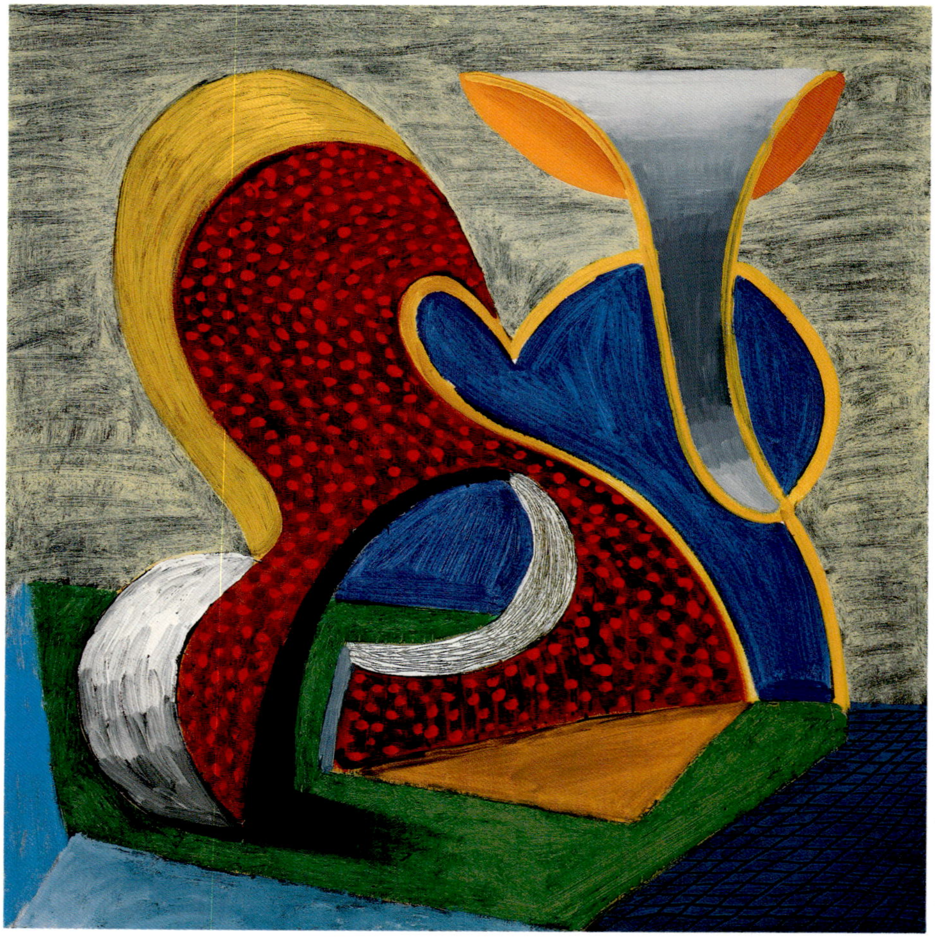

336 Rechts: *Das vierte s. n. Gemälde*, 1992

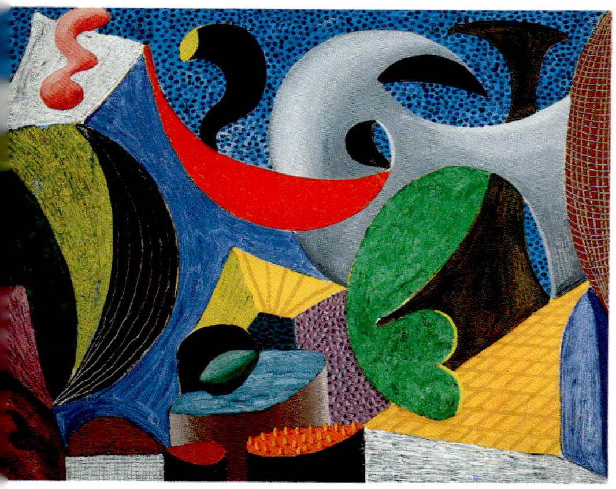

337 *Das siebzehnte s. n. Gemälde*, 1992

mura Galerie in Tokio (12. Juni – 11. Juli 1992) wurden Bilder gezeigt, die ich nicht nach Chicago mitgenommen hatte, und wir fügten noch Gouachen wie *Der mittlere Felsen*, *Stattliche Kante* und *Laufende Konstruktion* hinzu, die in Japan großen Erfolg hatten. Auch *Wohin jetzt?* wurde ausgestellt, das ich jedoch nicht verkaufen wollte, weil ich das Gefühl hatte, daß sich darin der Beginn einer neuen Entwicklung zeigte.

Ich malte in dem kleinen Raum in Malibu, und ich glaube, zuerst machte ich einfach nur fließende Bewegungen. Dort unten lebt man in einer unglaublichen Nähe zum Meer. Wenn man aus der Küche tritt, kommt erst der Strand und dann das Meer. Interessant daran ist, daß nicht der Horizont den Blick beherrscht, wie es häufig der Fall ist, wenn man am Meer wohnt, sondern der Meeres*rand*, der lebendig ist und in ständiger Bewegung. Wenn man eine Weile dort war, fühlt man sich allmählich ein wenig anders als vorher. Man lebt in einem kleinen, gemütlichen Haus inmitten einer Unendlichkeit. Der Pazifik ist nicht der kleine Ärmelkanal, sondern der größte Ozean der Welt. Schließlich färbt sein Rhythmus auf einen ab. Ich kaufe Gezeitentafeln, ich lerne mehr über die Gezeiten, ihr Kommen und Gehen, und sie verändern sich unablässig, selbst der Strand und die Menge an Sand, die er enthält. Ich sitze da in meinem kleinen Zimmer, mit dem Rücken zum Meer und male. Das Licht fällt auf das Fenster, und hinter mir erstreckt sich das, was für jedes Atelier eine sehr hübsche Aussicht sein muß. Wahrschein-

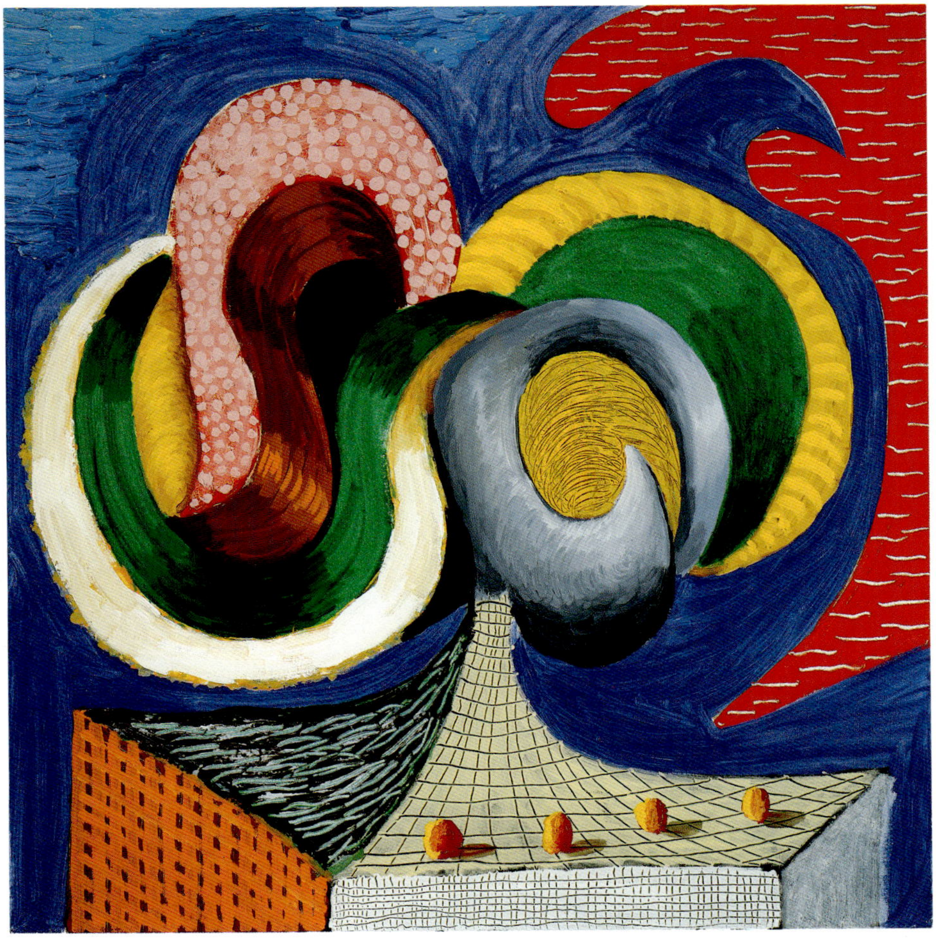

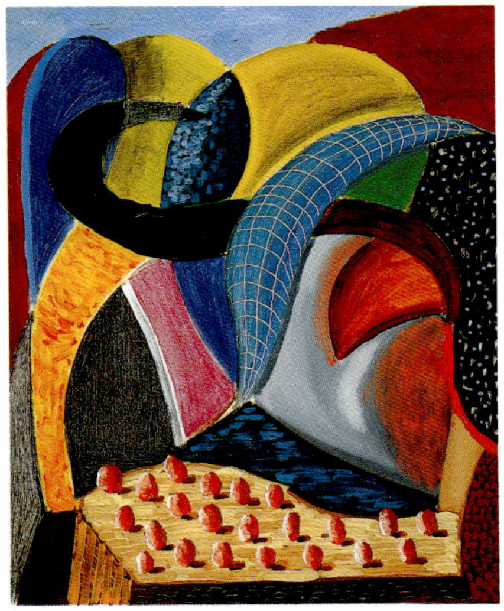

339 *Das vierzehnte s.n. Gemälde*, 1992

338 Links: *Das fünfzehnte s.n. Gemälde, 1992*

lich ist es einer der kleinsten Räume, in denen ich je gemalt habe. Ein Bild von 91 x 122 cm wirkt schon ziemlich groß in einem so kleinen Raum.

Die Bilder entwickelten sich ganz von selbst. Ich fing mit einem System von mehreren Lasierungen an, arbeitete manchmal naß in naß und wartete andere Male, bis die erste Farbe angetrocknet war, ehe ich andere Farben darüberlegte oder hineinritzte, um bestimmte Effekte zu erzielen. Häufig kam zuerst eine Menge Schwarz. Die Bilder in der Richard Gray Gallery in Chicago enthielten vermutlich mehr Schwarz als in jeder anderen Ausstellung meines Lebens. Die Gemälde wurden zuerst dunkler, aber dann kam auch wieder Licht.

Mit der Zeit wurde mir klar, daß ich Landschaften des Inneren malte. Als ich *Das vierte s. n. Gemälde* beendet hatte, nannte ich es *Mutter und Kind*. Die kleine Gestalt – das Blau ließe sich positiv lesen – mit der kleinen Hand, das Kleid der Mutter deutet eine größere Gestalt an und ein kleiner Hut. Ich erkannte, daß die Formen sehr zart waren, und am Ende gab ich ihm den Titel doch nicht, weil ich dachte, soll der Betrachter ihn selbst finden. Es war das erste Mal seit langer Zeit, daß ich keine Titel benutzte. Ich zweifle nicht daran, daß irgendwer, ein Kunsthistoriker wie Marco Livingstone erkennen würde, daß die Serie *Ein paar sehr neue Gemälde* fast dasselbe ist wie *Demonstrations of Versatility* (Belege der Vielseitigkeit), Titel einer Serie von vier Bildern, die ich 1962 in der Studentenausstellung junger zeitgenössischer Maler ausstellte.

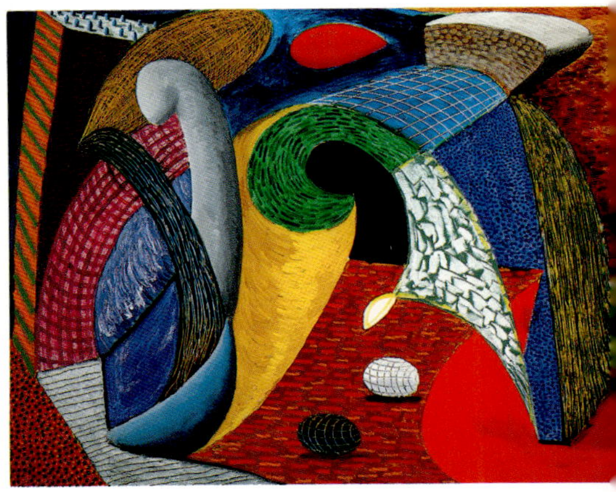

340 *Das sechzehnte s.n. Gemälde, 1992*

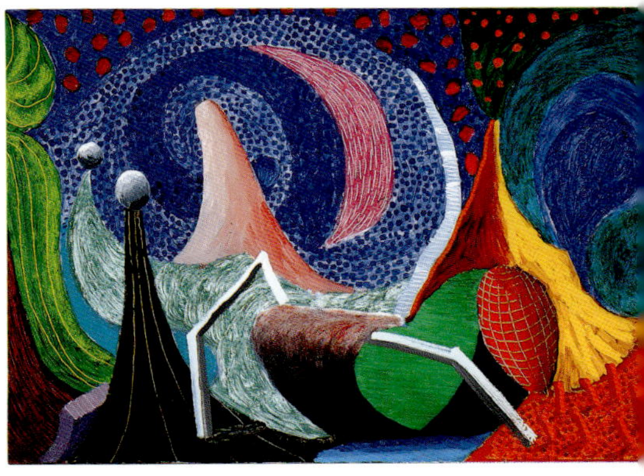

341 *Das vierundzwanzigste s.n. Gemälde, 1992*

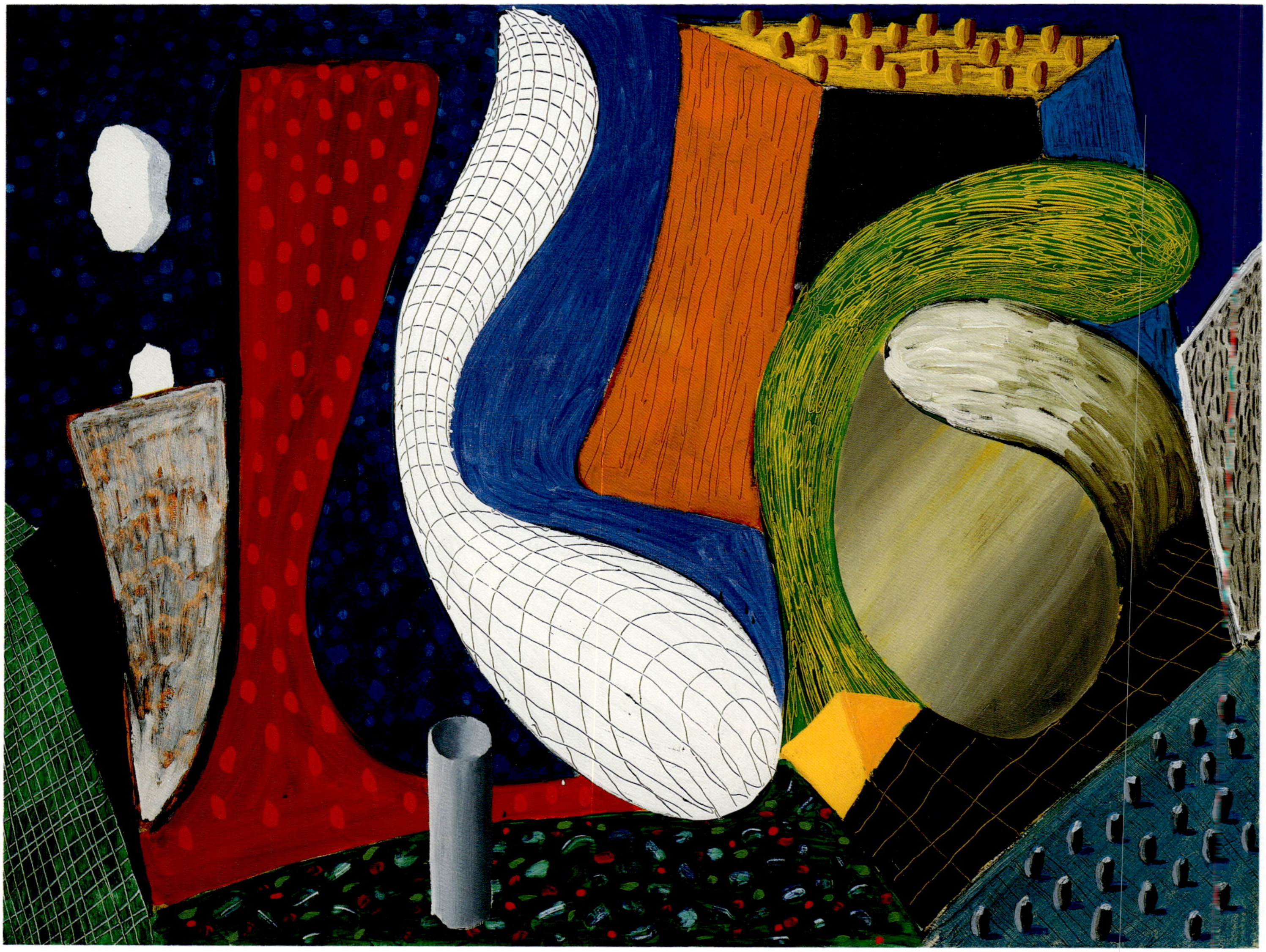

342 *Das sechste s.n. Gemälde*, 1992

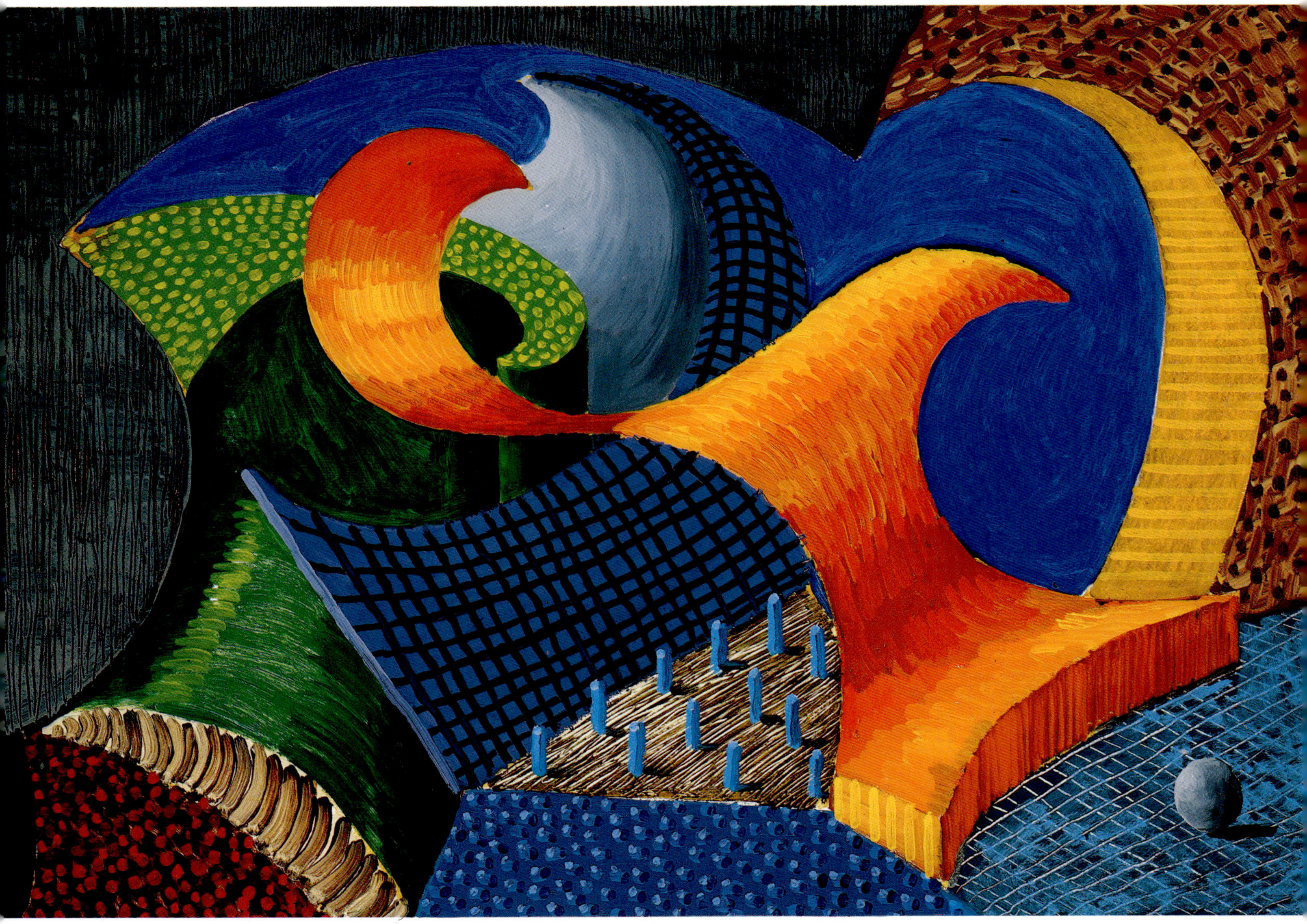

343 *Das elfte s.n. Gemälde*, 1992

Die Bilder wurden immer komplexer. Manchmal arbeitete ich an zweien oder dreien gleichzeitig, während ich wartete, daß eine bestimmte Farbe trocknete. Als ich ungefähr acht fertig hatte, fing ich an, den Raum zu genießen, in dem ich soviel malte. Ich schuf diese Bilder für mich selbst. Wenn ich sie in dem kleinen Atelier aufstellte, schien sich eines aus dem anderen zu ergeben. Gregory Evans kam irgendwann um diese Zeit vorbei und erklärte, sie enthielten sexuelle Anspielungen. Er sagte: Ich liebe dieses Zimmer, ich sitze gern hier, und ich antwortete: Tja, ich auch; ich komme jeden Abend her, sitze eine Stunde hier und finde es wirklich wunderbar.

Im Juni fuhr ich nach England, um meine Mutter zu besuchen, war aber von dem, was ich gemacht hatte, so begeistert, daß ich in Bridlington drei weitere Bilder malte: *Das zwölfte, dreizehnte und vierzehnte s. n. Gemälde*. Als ich nach Malibu zurückkehrte, machte ich sofort weiter – ich hatte einige Bilder unvollendet zurückgelassen, das *Sechzehnte* und *Siebzehnte* stammten noch aus der Zeit vor der Abreise. Ich hörte nicht mehr auf zu malen, bis ich aufhören mußte.

Im August unterbrach ich erneut und fuhr ein paar Tage nach London, um bei einigen technischen Problemen der *Frau ohne Schatten* mitzureden. Es ging um das Programmheft für die Aufführung, und ich fragte, was sie normalerweise machten. Sie sagten, sie würden Gemälde reproduzieren, und meinten irgendwelche Gemälde aus dem achtzehnten Jahrhundert. Darauf ich: Warum nehmen wir nicht ein neueres Bild? So benutzten wir einige meiner eigenen Bilder, von denen ich fand, daß sie Transformation oder Veränderung ausdrückten und zu der Oper paßten. Die Musik von *Die Frau ohne Schatten* hatte eine ziemlich starke Wirkung auf mich; sie ist hinreißend schön. Einige meiner Freunde konnten sie zuerst nicht hören, doch von dem Moment, da ich anfing, Bilder zu machen, fiel es ihnen leichter. Ich hatte die Oper im Hinterkopf, als ich diese Bilder malte, obwohl sie noch gar nicht inszeniert worden war.

Die Leute sagten, daß die neuen Gemälde dreidimensional wirkten. Ich wies darauf hin, daß sie zwei räumliche Dimensionen hatten, die dritte war die Zeit. Denn man ist gezwungen, einem solchen Bild Zeit zu widmen: Es zieht den Betrachter beim ersten Blick an und reißt ihn mit. Daher entwickelt man ein Bewußtsein für die Zeit oder dafür, daß Zeit eine andere Dimension ist. Die Dreidimensionalität wird dadurch erreicht, daß der Betrachter ein hohes Bewußtsein für die Oberfläche entwickelt. Erst wenn man die Oberfläche *sieht*, kann man mit ihr spielen, aber man muß *alles* darauf sehen, die Zeichen erscheinen sehr deutlich auf der Oberfläche, und es sind ganz direkte Zeichen. Es ist überhaupt nicht schwer, zu erkennen, was die Farbe macht, sie macht alles mögliche, je nachdem, wie sie aufgetragen ist. Außerdem spiele ich mit linearen und texturalen Perspektiven, weil sich Perspektive durch die Textur erreichen läßt. Dasselbe hatte ich mit dem Fluß in *Die Frau ohne Schatten* versucht, indem ich eine Textur benutzte, um einen Raum zu schaffen, das Ganze erscheinen zu lassen, als führe es weit zurück. Außerdem schien mir eine neue Art von Geometrie aus den Bildern zu erwachsen. Ich hatte Bücher über fraktale Geometrie und Chaosforschung gelesen, die mich interessierten, denn die darin vertretenen Theorien scheinen dem Zweiten Hauptsatz der Thermodynamik zu widersprechen. Diese Theorien besagen: Sobald wir die ersten Zeichen dafür bemerken, daß die Dinge sich in Richtung Chaos entwickeln, wird eine neue Ordnung erkennbar.

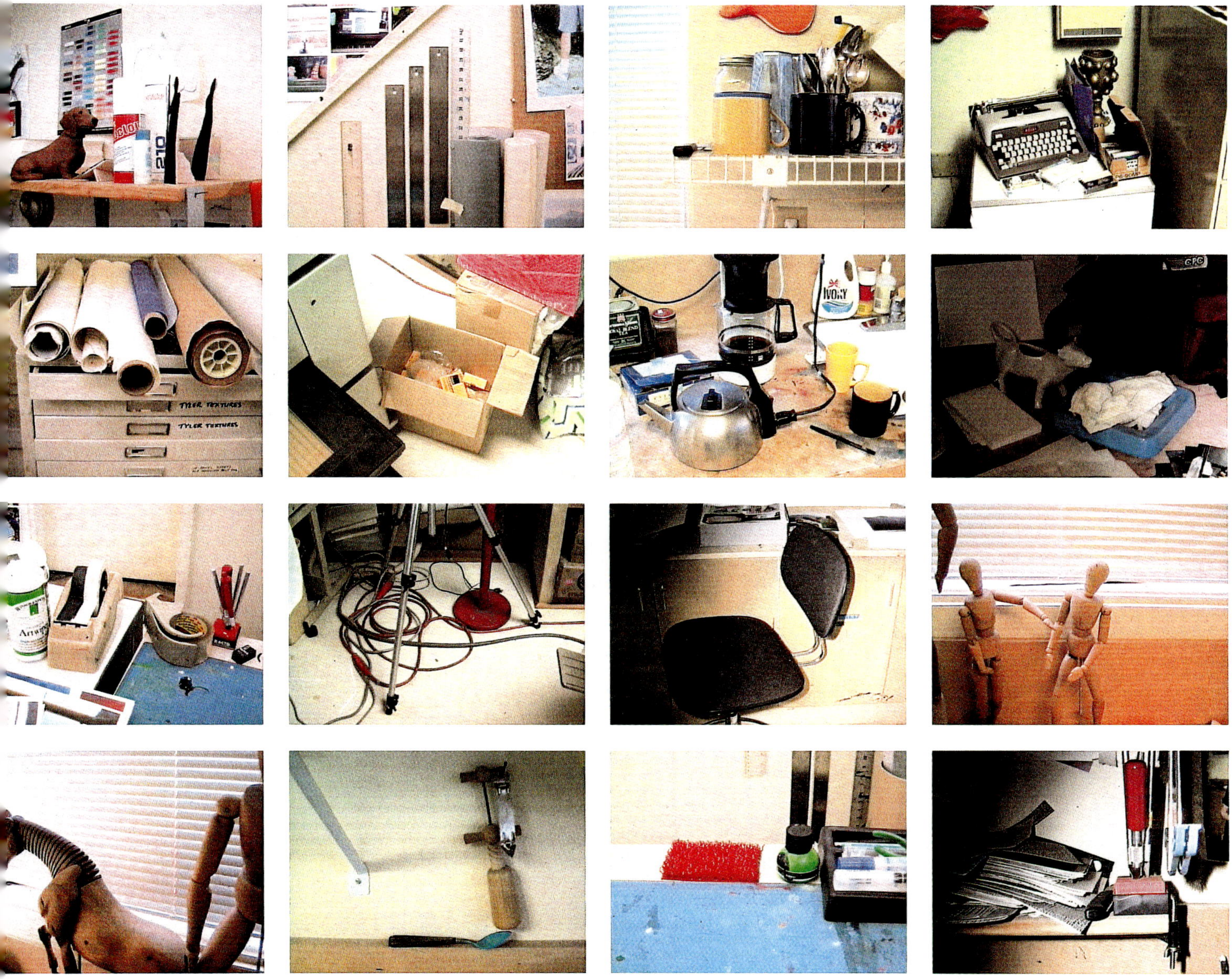

Viele Leute halten mich für unordentlich und chaotisch. Ich selbst aber finde das überhaupt nicht, für mich sieht alles sehr geordnet aus. Vielleicht sehe ich eine Ordnung, die andere nicht wahrnehmen. Genau das habe ich einmal Colin Ford erklärt, dem Leiter des Fotografie-
263–296 Museums in Bradford. Es war zu der Zeit, als ich die Stehbildvideoporträts machte. Er war nach Los Angeles gekommen, um eine Ausstellung davon in Bradford zu arrangieren. Während er da war, diskutierten wir endlos über die philosophischen Aspekte der Fotografie. Später schrieb er einen Essay über die Tatsache, daß das Foto anfängt, seine Objektivität zu verlieren, und das war ein Thema, das ich schon seit Jahren mit ihm erörterte. Für mich ist das eine der wichtigsten Entwicklungen, doch kaum einer denkt darüber nach, weil kaum jemand überhaupt über Bilder nachdenkt. Man muß selbst Bilder machen, um darüber nachzudenken. Fotografen glauben im allgemeinen, daß ihre Perspektive in die Kamera eingebaut ist, deshalb den-

344–59 Aus *Zwanzig Fotos, um Ordnung zu zeigen*, 1990

Viele Leute halten mich für unordentlich und chaotisch. Darauf antworte ich stets, daß ich Ordnung entdecke, wo andere nur Chaos sehen. Das habe ich einmal auch Colin Ford erklärt, dem Leiter des Fotografie-Museums in Bradford. Der Tisch vor uns war übersät mit allem möglichen Krimskrams, doch ohne etwas zu berühren oder zu verändern, machte ich zwanzig Fotos davon, um ihm zu beweisen, daß es zwar chaotisch aussah, aber dennoch eine Ordnung enthielt, die ich sah. Komposition und Ränder bringen Ordnung in die Unordnung.

ken sie nicht darüber nach. Ich erklärte Colin Ford, daß einige Leute Ordnung sehen würden, wo scheinbar keine ist. Um das zu demonstrieren, zeigte ich auf den Tisch vor uns, auf dem allen möglichen Sachen ausgebreitet waren. Ich legte eine Diskette in die Stehbildvideokamera ein und machte zwanzig Aufnahmen, ohne irgend etwas auf dem Tisch zu verändern. Ich wollte Ordnung zeigen, denn *ich* konnte sie sehen. Die Bilder sahen beinahe so aus, als sei ein Stilleben arrangiert worden, und doch hatte ich nicht das geringste verändert. Wenn Leute mir vorwarfen, unordentlich zu sein, antwortete ich gewöhnlich mit einem Scherz: Ja, aber ich habe eben einen höheren Sinn für Ordnung. Dann kam ich allmählich darauf, daß jeder von uns seine Umgebung anders wahrnimmt und ich vielleicht Ordnung sehe, wo andere es nicht können. Deshalb interessiere ich mich so für Theorien, die besagen, daß mehr Ordnung in dem ist, was wie Unordnung aussieht. Ein Beispiel wäre die Entdeckung, daß das, was aussieht wie das ungeordnete Fließen von Wasser, einer ganz eigenen Ordnung folgt.

Fraktale Geometrie hat mich fasziniert. Ich fand Bücher für Laien, die nicht allzu viele mathematische Formeln enthielten und den Leser somit hätten abstoßen können. Ich verstehe nicht genug von der Mathematik, und doch hat sie mich ungeheuer gefesselt. Ich habe gelesen, daß irgendwann im neunzehnten Jahrhundert eine große Konferenz abgehalten wurde, weil Mathematiker einen schwachen Punkt in der Arithmetik entdeckt hatten. Ich war begeistert, genauso begeistert wie der kleine Junge in der Ravel-Oper, der ruft: „Zwei und zwei ist sechzehn!“ Vielleicht war es das ja wirklich. Ich las eine Art Geschichte der Mathematik, von einem Mathematiker geschrieben, und sie erschien mir beinahe poetisch – es war eine abstrakte, poetische Art, die Welt zu betrachten. Diese Mathematiker waren wie Poeten, in gewisser Hinsicht waren sie Künstler.

Die Natur verändert sich ständig. Der Pacific Coast Highway verläuft hinter meinem Häuschen in Malibu; er ist eine kleine Nebenstraße, während die Hauptstraße vorn der Strand bei Ebbe ist. Hier gehe ich spazieren. Und dann drehe ich mich um und blicke auf, und ich sehe nicht die Straße, sondern die Ausläufer der Santa Monica Berge, einen ganzen, vollkommen menschenleeren Gebirgszug. Im kleinen Atelier dieses Hauses hatte ich daher immer das Bewußtsein, daß sich auf der einen Seite die Natur in ihrer gewaltigen Schönheit und Ewigkeit erhebt und auf das Meer hinaussieht, mit seinem lebendigen Rand, der sich tausendfach verändert, selbst wenn ich schlafe, sich endlos bewegt, seit Tausenden und Abertausenden von Jahren. Die Berge hinter dem Haus sind nicht besonders hoch, vielleicht acht-, neunhundert Meter, aber sehr majestätisch. Manche weisen mächtige Verwerfungen auf; man kann an ihnen die Gewalt der Natur beobachten, die sie irgendwann verursacht hat, aber auch die Gelassenheit der Natur, nun, da sie einmal da sind. Und dann dreht man sich um und betrachtet eine andere Verwerfung, die des ewig in Bewegung befindlichen Meeres. Das Leben an diesem Fleckchen Erde, hin und hergerissen sozusagen zwischen den Bergen und dem Rand des Wassers, verschaffte mir daher ein ausgeprägtes Bewußtsein für die Natur, sowohl in ihrer äußerlichen Gestalt als auch für ihre unsichtbaren Kräfte. Ich habe keinen Zweifel, daß das einen enormen Einfluß auf meine Malerei gehabt hat und für eine neue Perspektive sorgte. Ken Tyler sagte, die neuen Bilder seien wie abstrakte Werke voller Geschichten.

GEGENSTÄNDLICHKEIT = ABSTRAKTION

In diesen Bildern stellt sich für mich erneut das Problem von Gegenständlichkeit und Abstraktion – daß es nicht zwei verschiedene Dinge sind und es auch nicht sein können. Die Beschäftigung mit chinesischen Bilderrollen, mit uralten chinesischen Gemälden, hatte mich zu einer Erkenntnis geführt: Würde man den Maler, der sie geschaffen hatte, fragen: Gibt es zwei verschiedene Arten von Malerei, gibt es Gegenständlichkeit und Abstraktion?, so würde der alte chinesische Maler antworten: Nein, alles ist eins; entweder ist alles abstrakt oder alles ist gegenständlich. Ich komme allmählich immer mehr zum gleichen Schluß, und deshalb wird das Foto hier zu einem Problem, denn auch dieses ist natürlich eine Abstraktion, die wir als Aufzeichnung der Realität lesen, eine überaus realistische obendrein. Dasselbe gilt fürs Fernsehen und alle fotografisch erzeugten Bilder. Ich habe mit großem Interesse beobachtet, daß Hunde keine Bilder sehen. Meine beiden kleinen Hunde beachten den Bildschirm überhaupt nicht, nicht einmal, wenn sie selbst in einem Video zu sehen sind, das ich von ihnen gemacht habe. Vermutlich sehen sie nur helle flache Schemen auf einem Stück Glas, mehr ist ein Bildschirm ja nicht. Jedenfalls lesen sie die Bilder nicht wie wir. Ich habe jedoch festgestellt, daß sie in Malibu mit mir am Meer sitzen und es beobachten, genau wie ich. Und man kann das Meer ziemlich lange beobachten, denn es verändert sich ständig, wie das Feuer. Feuer und Wasser bilden nie endende Formen, sie sind ständig in Bewegung, sie verändern sich, und das ist für die Hunde ebenso interessant wie für uns.

Was genau sehen wir eigentlich in Bildern? Das ganze Wesen der Abbildung selbst – wie real ist es? Und was heißt es, wenn man sagt, es gibt keinen Unterschied zwischen Gegenständlichkeit und Abstraktion? Ich habe Frank Stellas Vorträge über Charles Eliot Norton gelesen, die er 1983-84 in Harvard hielt und 1986 unter dem Titel *Working Space* veröffentlichte. Ich fand sie interessant, aber sie hatten einen Haken: Er definiert nicht, was ein abstraktes Gemälde ist, obgleich er andererseits gewissermaßen eine Verteidigung der narrativen Abstraktion liefert. Doch seit etwa 1960 und ganz sicher seit 1964 bis hin zu den jüngsten Reliefs benutzt er keine planen Oberflächen mehr. Die plane Oberfläche ist interessant für mich, weil auch sie nur eine Theorie ist. Zwei Dimensionen – das ist nur eine unserer Vorstellungen, die in Wirklichkeit gar nicht existiert; selbst ein Blatt Papier ist dreidimensional. So entdeckt man also, daß man mit dieser Theorie zu tun hat, dieser nur in der Theorie existierenden Oberfläche, und was dar- 239
auf passieren kann. Kann man neue Räume schaffen? Wir kamen mit der Erfindung des Fluchtpunktes aus der Renaissance, und eine Perspektive, mit der sich Raum darstellen läßt, wie illusionistisch auch immer, schien durchaus real. Doch ließ sich das weiterentwickeln? Das war meine eigentliche Frage. Sollte die Perspektive heutzutage nicht komplizierter sein? Sollte sie sich nicht auf eine kompliziertere Form hin entwickeln? Die echten Maler biegen und brechen den Raum, nur deswegen können wir dasitzen und ihre Werke sehr lange betrachten. Es ist eine wunderbare Erfahrung, wenn man als Betrachter in die Aktivität der Farbe hineingezogen wird. Der Betrachter selbst aktiviert das Bild – sobald er hinsieht, wird es lebendig.

Ich glaube, es ist der Betrachter, der sich in *Einige sehr neue Gemälde* bewegt, von daher er- 335–343
schien es mir nicht richtig, dort eine menschliche Figur einzuarbeiten. Tatsächlich wurden die

dargestellten Bilder oder objektähnlichen Dinge nur deswegen aufgenommen, um ein Gefühl für die Dimensionen zu vermitteln; ohne sie wären die Bilder etwas ganz anderes. Man ist vielleicht nicht sicher, was das für kleine Dinger sind, aber sie vermitteln eine Illusion und eine Dimension, so daß das Auge durch das Bild streift, frei umherschweift und im Geiste Raum schafft. Diese Vorstellung begeistert mich, denn die Leute erklären mir immer wieder: Das ist es, was wirklichen Raum ausmacht, er entsteht nur im Kopf. Und ich muß zugeben, daß ich mich von solchen Vorstellungen mitreißen lasse, was bedeuten muß, daß es die materielle Welt nicht ohne menschliches Bewußtsein geben kann. Daher schweift der Betrachter in diesen Bildern umher, und wenn das Auge erst einmal anfängt, hinzusehen und zu erkennen, ist es gezwungen, auf eine Reise zu gehen. Es kann jederzeit auf einer anderen Route zurückkehren oder von einer anderen Stelle neu aufbrechen. Mir wurde klar, daß die Formen aus meiner Umgebung stammten, aus meinen Gefühlen, und daß sexuelle Untertöne mitschwangen, wegen meiner Gefühle in dieser Zeit. Alles schien einen inneren Zusammenhang zu haben, und ich glaube, deswegen wirken die Bilder so intensiv und dicht.

ERKUNDUNGEN IM RAUM

Dann mußte ich das Malen unterbrechen, um in London *Die Frau ohne Schatten* zu inszenieren. Es machte mir nichts aus, denn ich hatte das Gefühl, daß meine Arbeit dort dasselbe sei, nur im Theater, in drei Dimensionen, im Raum, mit Figuren und Musik. Die Arbeit im Theater ist vergänglich. Ich schaffe Bühnenentwürfe, doch Bühnenentwürfe und Bühnenbilder sind nichts ohne die Musik. Eine Oper zu inszenieren aber ist nicht dasselbe wie ein Broadway- oder West-End-Musical auf die Bühne zu bringen. Im amerikanischen Theater hat man sechs Wochen oder mehr, um ein Stück zu inszenieren, und wenn die Ausstattung erst einmal steht, bleibt sie, wo sie ist. Die Oper ist Repertoiretheater, an einem Abend ist es die eine Oper, am nächsten eine andere. Man kann *Die Frau ohne Schatten* unmöglich sechs Abende in der Woche bringen. Zum einen könnten die Sänger sie gar nicht jeden Abend singen, man bräuchte also zwei verschiedene Besetzungen. Selbst für ein Orchester ist es ein langes Stück, wenn es um sechs anfängt und erst um elf zu Ende geht; man müßte also mehr Eintritt verlangen. Angesichts der langen Vorbereitungen, die man investieren muß, bleibt nur sehr wenig Zeit, eine Oper zu inszenieren. Daher muß man Kompromisse schließen, praktisch denken und akzeptieren, daß es lebendiges Theater ist, an dem viele, sehr viele Menschen mitwirken, nicht nur die Musiker, sondern auch eine riesige Zahl von Technikern hinter der Bühne. Eine totale Kontrolle ist unmöglich. Für die Inszenierung der *Frau ohne Schatten* hatte ich weniger Zeit als für jede andere Oper, und noch bei der Generalprobe stimmte die Beleuchtung nicht. Ich sah mir sämtliche Aufführungen an, mit anderen Worten, ich erlebte das Ganze nur sechs Mal, denn die Generalprobe ist das erste Mal, daß man die ganze Aufführung am Stück sieht. Daher fanden an allen fünf folgenden Abenden Veränderungen statt. Die letzte Vorstellung war zweifellos die beste, die einzige, bei der alle Einsätze stimmten. Auch die Sänger waren in Höchstform, denn die Aufführung wurde im Rundfunk übertragen. Ich glaube allerdings nicht, daß irgend jemand in diesem Theater das Ganze mehr genoß als ich. Und dann war alles vorbei. An diesem letzten Abend verspürte ich eine tiefe Befriedigung und dachte: Es hat funktioniert. Und deshalb würde ich es mit einer anderen Oper wieder genauso machen; es ist die Sache wert. Es hat mich eine Menge Geld gekostet, aber was spielt das schon für eine Rolle? Auf einer bestimmten Ebene habe ich es nur zu meinem eigenen Vergnügen gemacht. Dieses Vergnügen hatte ich bei jener letzten Vorstellung in diesem Theater, und für diese eine Vorstellung hatte ich acht Monate lang mit zwei Mitarbeitern gearbeitet, ganz zu schweigen von John Cox, Bernard Haitink, den Sängern und allen anderen, die auf so wunderbare Weise umsetzten, was vorher nur in meinem Kopf existiert hatte.

Die Frau ohne Schatten funktioniert auf mehreren Ebenen. Im wesentlichen geht es um Kreativität, darum, wie man Kinder zeugt und sich selbst bildet, um alles, was man tut. Das Ende, wo der Fluß sich in den kleinen Baum und die Keimzelle des Lebens verwandelt, schien mir vollkommen mit der Musik übereinzustimmen. Ob andere Leute das auch fanden, war mir offen gestanden ziemlich egal. Mir erschien es so, und daher war es ein Vergnügen, das Ganze zu machen, trotz der Schufterei.

Frank Auerbach wurde einmal im Fernsehen interviewt. Er sprach über seine Art der Malerei, seinen Kampf mit der Malerei. Er äußerte sich sehr offen darüber, aber dann sah er plötzlich auf und sagte: Ich möchte keinen falschen Eindruck erwecken, wissen Sie. Es ist harte Arbeit, aber es macht auch Spaß im Atelier, und jeder Künstler, der Ihnen sagt, daß ihm die Arbeit im Atelier keinen Spaß macht, lügt ein wenig. Und ich dachte: Oh ja, das ist wahr; wie schwer es auch ist, wie sehr man kämpfen muß, man genießt es auch. Da diese Bemerkung von einem Mann wie Frank kam, der gewöhnlich nicht viel redet, fand ich sie sehr bewegend, sehr beeindruckend. Ich dachte: Das ist ein ganzer, tiefer Mensch. Deshalb will ich, daß man mich von nun an in meinem Atelier in Ruhe läßt. Damit ich malen kann. Und Neues entdecken.

Abbildungsverzeichnis und Fotonachweise

Alle Werke von David Hockney: © David Hockney

1 *Ohne Titel,* 1987, Doppelseite aus den letzten 24 Blättern für den Retrospektive-Katalog 1988–89, xerografischer Druck (27,9 x 43,2); Sammlung David Hockney
2 David Hockneys Swimmingpool, von ihm bemalt, 1987, Los Angeles, Kalifornien
3 *Celia im Negligé, Paris, November 1973,* 1973, Pastellkreide auf Papier (64,8 x 49,5); Sammlung David Hockney
4 *Porträt Claude Bernard,* 1975, Rötelstift auf Papier (64,8 x 49,5); Sammlung David Hockney
5 *George Lawson und Wayne Sleep* (unvollendet), 1972–75 (Detail), Acryl auf Leinwand (214 x 305); Privatsammlung
6 *Studie George Lawson,* 1974, Acryl auf Leinwand (101,6 x 127); Sammlung David Hockney
7 *Künstler und Modell,* 1974, Radierung in Schwarz (81 x 61); Sammlung David Hockney
8 *Yves Marie,* 1974, Lithographie in Schwarz (76,2 x 56,5); Sammlung David Hockney
9 *Die Ankunft,* aus: *The Rake's Progress* 1961–63, Radierung und Aquatinta, Tafel (30,2 x 40,6); Sammlung David Hockney
10 *Irrenhaus,* aus: *The Rake's Progress* 1961–63, Radierung und Aquatinta, Tafel (30,2 x 40,6); Sammlung David Hockney
11 Modell für Strawinskys *The Rake's Progress,* das Damenzimmer in Rakewells Londoner Haus, zweiter Akt, erste Szene, 1974–75, farbige Tusche und Filzstift auf Karton (41 x 53,3 x 30,5); Sammlung David Hockney
12 Bühnenentwurf für die Auktionsszene in Strawinskys *The Rake's Progress* (Detail), der 1983 anläßlich der Theaterausstellung „Hockney Paints the Stage“ im Walker Center in Minneapolis nachgebaut wurde; Sammlung David Hockney.
13 Nicht verwendete Entwürfe für die Bordellszene in Strawinskys *The Rake's Progress,* 1975, Tusche auf 7 Platten (Format insgesamt 47 x 63,5); Sammlung David Hockney
14 Großformatiges Bild mit verschiedenen Elementen, die auf dem Bühnenentwurf für das *Irrenhaus* in Strawinskys *The Rake's Progress* (Detail) basieren; er wurde 1983 anläßlich der Theaterausstellung „Hockney Paints the Stage“ im Walker Center in Minneapolis nachgebaut. Tusche auf Leinwand, Holz, Wolle, Acryl auf Gips (Format insgesamt 304,8 x 487,7 x 487,7); Sammlung David Hockney
15 Bühnenbild für Strawinskys *The Rake's Progress,* das 1983 anläßlich der Theaterausstellung „Hockney Paints the Stage“ im Walker Center in Minneapolis nachgebaut wurde; Sammlung David Hockney.
16 *Peter und Freund,* 1975, Pastell, Privatsammlung
17 *Kerby (nach Hogarth) Nützliches Wissen,* 1975, Öl auf Leinwand (182,9 x 152,7), Museum of Modern Art, New York; gestiftet von J. Kasmin und Mitteln des Beirats
18 William Hogarth, Frontispiz zu *Dr. Brook Taylors Methoden der Perspektive,* das 1754 von Joshua Kirby veröffentlicht wurde.
19 *Kerby (nach Hogarth) Nützliches Wissen,* 1975 (Detail), Öl auf Leinwand (182,9 x 152,7), Museum of Modern Art, New York; gestiftet von J. Kasmin und Mitteln des Beirats.
20 *Erfundener Mann, ein Stilleben enthüllend,* 1975, Öl auf Leinwand (91 x 72,4); Nelson Atkins Museum of Art, Kansas City
21 *Ils² Ont,* 1976, verschiedene Techniken auf Leinwand (35,6 x 45,7); Privatsammlung
22 *Ich sage sie sind,* aus: *Die blaue Gitarre,* 1976–77, Radierung und Aquatinta, Auflage: 200 (45,7 x 52); Sammlung David Hockney
23 *Was ist dieser Picasso?,* aus: *Die blaue Gitarre,* 1976–77, Radierung und Aquatinta, Auflage: 200 (45,7 x 52); Sammlung David Hockney
24 *Selbstporträt mit blauer Gitarre,* 1977, Öl auf Leinwand (152,4 x 182,9); Privatsammlung
25 *Modell mit unvollendetem Selbstporträt,* 1977, Öl auf Leinwand (152,4 x 152,4); Privatsammlung
26 *Meine Eltern,* 1977, Öl auf Leinwand (183 x 183); Kuratorium der Tate Gallery, London
27 *In einem Chiaroscuro,* 1977, Öl auf Leinwand (121,9 x 152,4); Sammlung David Hockney
28 *Abuo Shakra Restaurant, Kairo,* 1978, Tusche auf Papier (20,3 x 25,4); Sammlung David Hockney
29 *Joe MacDonald,* 1978, Tusche auf Papier (43,2 x 35,6); Sammlung David Hockney
30 *Ägyptisches Café,* 1978, Öl auf Leinwand (91,4 x 121,9); Privatsammlung
31 *Feuerprobe,* Modell für Mozarts *Die Zauberflöte,* 1977, Fotos auf Pappe, Stoff und Draht (40,6 x 53,3 x 30,5); Sammlung David Hockney
32 *Hain mit drei Tempeln,* Modell für Mozarts *Die Zauberflöte,* 1977, Fotos auf Pappe, Stoff und Draht (40,6 x 53,3 x 30,5); Sammlung David Hockney
33, 34 *Ein Boulevard mit Palmen,* Modell für Mozarts *Die Zauberflöte,* 1977 (Detail), Fotos auf Pappe, Stoff und Draht (40,6 x 53,3 x 30,5); Sammlung David Hockney
35 *Triumph des Lichts,* Modell für Mozarts *Die Zauberflöte,* 1977 (Detail), Fotos auf auf Pappe, Stoff und Draht (40,6 x 53,3 x 30,5); Sammlung David Hockney
36 Das Finale von Mozarts *Zauberflöte,* Glyndebourne 1977
37 *Ken Tyler,* 1978, Sepia (43,2 x 35,5); Sammlung David Hockney
38, 39 *Le Plongeur (Papierpool 18)* 1978, gefärbte und gepreßte Papiermasse (183 x 434). Bradford Metropolitan District Council. © David Hockney/Tyler Graphics Ltd.
40 *Ohne Titel,* 1978, Sepia (28 x 66); Sammlung David Hockney
41 *Die Unterhaltung,* 1980, Acryl auf Leinwand (152,4 x 152,4); Privatsammlung
42 *Celia elegant,* 1979, Lithographie in Schwarz, Auflage: 100 (101,6 x 73,7); Sammlung David Hockney. © David Hockney/Gemini G.E.L.
43 *Ann beim Haarekämmen,* 1979, Lithographie (59 x 79); Sammlung David Hockney. © David Hockney/Gemini G.E.L.
44 *Divine,* 1979, Acryl auf Leinwand (152,4 x 152,4). The Carnegie Museum of Art, Pittsburgh, Stiftung von Richard M. Scaife
45 *Canyongemälde,* 1978, Acryl auf Leinwand (152,4 x 152,4); Privatsammlung
46 *Ohne Titel,* 1979, Acryl auf Pappe (101,6 x 152,4); Sammlung David Hockney
47 *Ohne Titel,* 1979, Acryl auf Leinwand (61 x 91,4); Privatsammlung
48 *Santa Monica Blvd,* 1979, Acryl auf Leinwand (218,4 x 609,6); Sammlung David Hockney
49 *Ohne Titel,* 1979, Acryl auf Leinwand (61 x 91,4); Sammlung David Hockney
50 *Testing – Testing mit Palme,* 1979, Acryl auf Leinwand (61 x 91,4); Privatsammlung
51 *Bar und Meer,* aus Poulencs *Les Mamelles de Tirésias* für das Metropolitan Opera House, 1980, Gouache (35,6 x 43,2); Privatsammlung
52 *Das Orchester als französische Flagge,* aus Poulencs *Les Mamelles de Tirésias* für das Metropolitan Opera House, 1980, Gouache (47,6 x 61); Privatsammlung
53 *Französische Zeichen, Vorhänge mit luftigem Garten,* 1980, aus Ravels *L'Enfant et les Sortilèges* für das Metropolitan Opera House, 1980, Gouache (47,6 x 61); Privatsammlung
54 *Bemalter Fußboden mit Garten und französischen Zeichen* aus Ravels *L'Enfant et les Sortilèges* für das Metropolitan Opera House, 1980, Gouache (48,3 x 61); Privatsammlung
55 Bühnenbild für *Parade,* 1980, Öl auf Leinwand (152,4 x 152,4); Privatsammlung
56 *Ohne Titel,* aus Ravels *L'Enfant et les Sortilèges* für das Metropolitan Opera House, 1980, Acryl auf Bauklötzen (jeder 3,2 x 10,2); Sammlung David Hockney
57 Giovanni Domenico Tiepolo (1727–1804), *Der Triumph des Punchinello* (Detail), Tuschezeichnung über schwarzer Kreide (28,5 x 41,3); The Detroit Institute of Arts, Detroit
58 *Ohne Titel,* aus: *Parade,* 1980, Gouache auf Papier (48,3 x 61); Privatsammlung
59 *Sansibar mit Postkarte und Kiosk,* aus Poulencs *Les Mamelles de Tirésias,* 1980, Pastell (47,6 x 61); Privatsammlung
60 *Parade,* Collage, 1980, Gouache, Tusche und Pastellkreide auf Pappe (101,6 x 152,4); Privatsammlung
61 *Gregorys Bild,* 1980, Öl auf Leinwand (74,2 x 89,5); Privatsammlung
62 *Punchinello mit Bauklotz,* aus Ravels *L'Enfant et les Sortilèges,* 1980, Gouache auf Papier (35,6 x 43,2); Privatsammlung
63 *Ohne Titel,* 1980, Öl (152,4 x 182,9); Sammlung David Hockney
64 *Pferd für Parade* I, 1980, Öl auf Leinwand (45,7 x 61); Sammlung David Hockney
65 *Kleiner Punchinello,* 1980, Öl auf Leinwand (45,7 x 35,6); Privatsammlung
66, 67 *Mulholland Drive: Die Straße zum Atelier* (Details), 1980, Acryl auf Leinwand (182,9 x 609,6); Los Angeles County Museum of Art, angekauft mit Mitteln aus dem F.-Patrick-Burns-Fonds
68 *Nichols Canyon* (Detail), 1980, Acryl auf Leinwand (213,4 x 152,4); Privatsammlung
69 *Nichols Canyon,* 1980, Acryl auf Leinwand (213,4 x 152,4); Privatsammlung
70 *Mulholland Drive: Die Straße zum Atelier,* 1980, Acryl auf Leinwand (182,9 x 609,6). Los Angeles County Museum of Art, angekauft mit Mitteln aus dem F.-Patrick-Burns-Fonds
71 Szene aus Ravels *L'Enfant et les Sortilèges,* Metropolitan Opera House, New York 1981
72 Plakat für den Strawinsky-Abend im Metropolitan Opera House, 1981, Siebdruck auf Papier (50,8 x 19,3); Sammlung David Hockney
73 *10 Tänzer,* aus Strawinskys *Le Sacre du Printemps,* 1981, Gouache auf Auflage (48,3 x 61); Sammlung David Hockney
74 Studie für Theatervorhang, 1981, für den Strawinsky-Abend, 1981, Gouache auf Papier (50,8 x 39,4); Sammlung David Hockney
75–80 Entwürfe für Strawinskys *Oedipus Rex,* 1981,

Gouache auf Papier (58,4 x 73,7); Sammlung David Hockney
Masken für *Oedipus Rex,* 1981, Pastell auf Papier (jede 35,6 x 43,2); Sammlung David Hockney
81 Großformatiges Gemälde mit separaten Elementen, basierend auf Entwürfen für Strawinskys *Le Rossignol,* die 1983 anläßlich der Theaterausstellung „Hockney Paints the Stage" im Walker Center in Minneapolis nachgebaut wurden. Installationsfoto im Rufino Tamayo Museum, Mexico City, 1983, Öl auf Leinwand, Holzkonstruktion, farbiges Licht, Wollvelours (Gesamtgröße 365,8 x 792,5 x 304,8); Sammlung David Hockney
82 *Ohne Titel,* 1981, Foto (27,9 x 35,6); Privatsammlung
83 *Ohne Titel,* 1981, Aquarell (35,6 x 43,2); Privatsammlung
84 *Ohne Titel,* 1981, Aquarell (35,6 x 43,2); Sammlung David Hockney
85 *Ohne Titel,* 1981, Aquarell (17,8 x 20,3); Sammlung David Hockney
86 *Porträt von Ian,* 1981, Pastellkreide auf Papier (76,2 x 57,2); Sammlung David Hockney
87 *Hollywood Hills Haus,* 1981–82, Öl, Kreide und Collage auf Leinwand (152,4 x 304,8); Walker Art Center, Minneapolis. (Gestiftet von David Winton.)
88 *Terrasse im Hollywood Hills Haus mit Bananenpflanze,* 1982, Gouache (129,8 x 167,3); Privatsammlung
89 *Gregory schlafend,* 1984, Öl auf fünf Leinwänden (152,4 x 152,4); Privatsammlung
90 *Ian,* 1983, Öl auf Leinwand (182,9 x 122), Studie für Nr. 106; Sammlung David Hockney
91 *David Graves, Pembroke Studios, London, 27. April 1982* (Detail), 1982, Komposit-Polaroid (131,4 x 66,7); Sammlung David Hockney
92 *Gregory, Los Angeles, 31. März 1982,* 1982, Komposit-Polaroid (36,8 x 33,7); Sammlung David Hockney
93 *Beim Betrachten von Bildern an einem Wandschirm,* 1977, Titelblatt des Ausstellungskatalogs „The Artist's Eye", *David Hockney, Beim Betrachten der Bilder in einem Buch,* National Gallery, London, 1981. © David Hockney [Originalgemälde, Öl (188 x 188); Privatsammlung]
94–105 Zwölf Doppelseiten aus dem Ausstellungskatalog „The Artist's Eye" in der National Gallery, London, 1981. © The National Gallery, London
106 *David, Celia, Stephen und Ian, London 1982,* 1982, Öl auf 8 Leinwänden (182,9 x 203,2); Privatsammlung
107 *Ann & Byron Upton, Pembroke Studios, London, 6. Mai 1982,* 1982, Komposit-Polaroid (97,2 x 115,6); Sammlung David Hockney
108 *Grand Canyon, Blickrichtung Norden, Sept. 1982,* 1982, Foto-Collage, Auflage: 15 (114,3 x 252,7); Sammlung David Hockney
109 *Das Scrabble-Spiel, 1. Jan. 1983,* 1983, Foto-Collage, Auflage: 20 (99,1 x 147,3); Sammlung David Hockney
110 *Im Zen-Garten des Ryoanji-Tempels gehend, Kioto, 21. Feb. 1983,* 1983, Foto-Collage, Auflage: 20 (101,6 x 158,8); Sammlung David Hockney
111 Jean-Antoine Watteau, *Intime Toilette,* ca. 1715, Öl auf Leinwand (34,6 x 26,5 mit einem 5 mm breiten Streifen an jeder Seite); Privatsammlung
112 Pablo Picasso, *Femme Couchée,* 1932, Öl auf Leinwand (38 x 46); Centre Georges Pompidou, Musée de l'Art Moderne, Paris
113 Titelseite für die französische *Vogue,* Weihnachten 1985 (31,8 x 24,1)
114 *Place Fürstenberg, Paris, 7., 8., 9. August 1985,* 1985, Foto-Collage, Auflage: 1 (110,5 x 160); Sammlung David Hockney
115 Stuhl, *Jardin de Luxembourg, Paris, 10. August 1985,* 1985, Foto-Collage, Auflage: 3 (110,5 x 80); Sammlung David Hockney
116 Ohne Titel aus *Vogue par David Hockney,* französische Vogue, Weihnachten 1985, Tusche auf Papier (31,1 x 24,1); Sammlung David Hockney
117 *Jardin de Luxembourg, Paris, 10. August 1985,* 1985, Foto-Collage, Auflage: 1 (88,9 x 82,5); Sammlung David Hockney
118 *Der Schreibtisch, 1. Juli 1984,* 1984, Foto-Collage, Auflage: 20 (122,4 x 118,1); Sammlung David Hockney
119 *Pearblossom Hwy, 11. – 18. April 1986, # 2,* 1986, Foto-Collage, Auflage: 2 (198,1 x 281,9); Sammlung David Hockney
120 *Ken Tyler und David Hockney,* 1985
121 Bei der Arbeit in Ken Tylers Atelier in Bedford Village an den Atelierstuhl-Bildern, 1985
122 *Zwei Atelierstühle,* 1985, Lithographie, Auflage: 98 (47 x 55,9). © David Hockney/Tyler Graphics Ltd.
123 *Pembroke Studio mit blauen Stühlen und Lampe,* 1985, Lithographie, Auflage: 98 (47 x 55,9). © David Hockney/Tyler Graphics Ltd.
124 *Ohne Titel,* 1985, Pastell (33 x 49,5); Sammlung David Hockney
125 *Tyler Eßzimmer,* 1985, Lithographie, Auflage: 98 (81,3 x 101,6). © David Hockney/Tyler Graphics Ltd.
126 *Blumen, Apfel und Birne auf einem Tisch,* Juli 1986, home made print auf vier Platten, ausgeführt auf Bürofarbkopierern, Auflage: 59 (55,9 x 43,2); Sammlung David Hockney
127 *Mullholland Drive,* Juni 1986, home made print, ausgeführt auf Bürofarbkopierern, Auflage: 50 (27,9 x 43,2); Sammlung David Hockney
128 *Rot Blau und Korb,* Juli 1986, home made print, ausgeführt auf Bürofarbkopierern, Auflage: 39 (27,9 x 21,6); Sammlung David Hockney
129 *Der runde Teller,* April 1986, home made print, ausgeführt auf Bürofarbkopierern, Auflage: 46 (21,6 x 27,9); Sammlung David Hockney
130 *Der Jongleur,* September 1986, home made print, ausgeführt auf Bürofarbkopierern, Auflage: 31 (35,6 x 21,6); Sammlung David Hockney
131 *Die hängende Pflanze,* Juni 1986, home made print, ausgeführt auf Bürofarbkopierern, Auflage: 46 (27,9 x 21,6); Sammlung David Hockney
132 *Der rote Stuhl,* April 1986, home made print, ausgeführt auf Bürofarbkopierern, Auflage: 44 (27,9 x 21,6); Sammlung David Hockney
133 *Tanzende Blumen,* Mai 1986, home made print auf vier Platten, ausgeführt auf Bürofarbkopierern, Auflage: 60 (55,9 x 64,8); Sammlung David Hockney
134 *Mutter, Bradford, 19. Februar 1978,* 1978, Sepia auf Papier, (35,6 x 27,9); Sammlung David Hockney
135 Bühnenentwurf für Poulencs *Les Mamelles de Tirésias (Detail),* der 1983 anläßlich der Theaterausstellung „Hockney Paints the Stage" im Walker Center in Minneapolis nachgebaut wurde. Öl auf Leinwand (340,4 x 731,5 x 304,8); Walker Art Center, Minneapolis
136 Detail aus einem großformatigen Gemälde mit einzelnen Elementen, die auf einem Entwurf für Mozarts *Die Zauberflöte* basierten und 1983 anläßlich der Theaterausstellung „Hockney Paints the Stage" im Walker Center in Minneapolis nachgebaut wurde. Acryl auf Leinwand und mit Folie überzogenem Styropor (304,8 x 665,5 x 304,8); Sammlung David Hockney
137 David Hockney bei der Arbeit im Atelier an *Les Mamelles de Tirésias* für die Ausstellung „Hockney Paints the Stage" im Walker Arts Center, Minneapolis, 1983
138, 139 Zwei Details aus dem überdimensionalen gemalten Environment auf der Basis eines Entwurfs für einen Garten in Sarastros Königreich für Mozarts *Die Zauberflöte,* das 1983 für die Ausstellung „Hockney Paints the Stage" im Walker Art Center nachgebaut wurde. Acryl auf Leinwand, Acryl auf mit Folie überzogenem Styropor (304,8 x 304,8 x 665,5); Sammlung David Hockney
140 Schäfer und Schäferinnen lösen sich aus der Tapete, Detail aus dem überdimensionalen gemalten Environment auf der Basis eines Entwurfs für den Raum und den Garten in Ravels *L'Enfant et les sortilèges* für die Ausstellung „Hockney Paints the Stage" im Walker Art Center, Minneapolis, 1983. Acryl auf Leinwand, Acryl auf Holz, Wollvelours, Teppichfaser, farbiges Licht (Gesamtgröße 335,3 x 1150,6 x 843,3); The Contemporary Museum, Honolulu, Hawaii
141 Die kleine Prinzessin entsteigt einem Märchenbuch, Detail aus dem überdimensionalen gemalten Environment auf der Basis eines Entwurfs für den Raum und den Garten in Ravels *L'Enfant et les sortilèges* für die Ausstellung „Hockney Paints the Stage" im Walker Art Center, Minneapolis, 1983. Acryl auf Leinwand, Acryl auf Holz, Wollvelours, Teppichfaser, farbiges Licht (Gesamtgröße 335,3 x 1150,6 x 843,3); The Contemporary Museum, Honolulu, Hawaii
142 *Hotel Acatlán, Zweiter Tag,* 1984, Lithographie, 28 Farben auf 2 Platten, Auflage: 98 (73 x 193); Sammlung David Hockney. © David Hockney/Tyler Graphics Ltd.
143 *Rundgang im Innenhof des Hotels Acatlán,* 1985, Öl auf Leinwand (2 Leinwände) (183 x 609,6); Naoshima Contemporary Art Museum, Japan
144 *Ansichten des Hotelbrunnens,* I, 1984–85, Lithographie, 16 Farben, Auflage: 75 (79,4 x 105,4); Sammlung David Hockney. © David Hockney/Tyler Graphics Ltd.
145 *Kleiner schlafender Stanley,* 1987, Öl auf Leinwand (30,5 x 45,7); Sammlung David Hockney
146 *Ohne Titel,* 1983, Kohle auf Leinwand (76,2 x 57,2); Sammlung David Hockney
147 *Ohne Titel,* 1983, Kohle auf Leinwand (91,4 x 152,4); Sammlung David Hockney
148 *Selbstporträt, 26. September 1983,* 1983, Kohle auf Papier (76,2 x 57,2); Sammlung David Hockney
149 *Selbstporträt, 12. September 1983,* 1983, Kohle auf Papier (57,2 x 48,3); Sammlung David Hockney
150 *Selbstporträt, 28. September 1983,* 1983, Kohle auf Papier (76,2 x 57,2); Sammlung David Hockney
151 *Selbstporträt mit gestreiftem Hemd,* 1983, Kohle auf Papier (76,2 x 57,2); Sammlung David Hockney
152 David Hockneys Atelier mit *Rundgang im Innenhof des Hotels Acatlán,* Los Angeles, Juni 1985
153, 154 Bilder aus der Quantel Paintbox, 1987
155–157 Szenen aus dem ersten Akt von Wagners *Tristan und Isolde,* Los Angeles Music Center Opera, 1987
158 Modell des Schiffes für den ersten Akt von Wagners *Tristan und Isolde,* Los Angeles Music Center Opera, 1987, Gouache, Acryl, Schaumkern, Gips, Fotokopie, Samt, Papier und Holz (127 x 114,3 x 144,8); Sammlung David Hockney
159, 160 Szenen aus dem dritten Akt von Wagners *Tristan und Isolde,* Los Angeles Music Center Opera, 1987
161 Modell für den dritten Akt von Wagers *Tristan und Isolde,* Los Angeles Music Center Opera, 1987, Gouache, Acryl, Schaumkern, Gips, Holz, Ton, Sand und Plastik (157,5 x 109,2 x 96,5); Sammlung David Hockney
162 *Tristan im Licht,* 1987, Acryl auf Leinwand (91,4 x 121,9); Privatsammlung

163 *Tristan und Isolde II.,* 1987, Acryl auf Leinwand; Sammlung David Hockney
164 *Tristan auf der Suche nach Schatten,* 1987, Acryl auf Leinwand (61 x 61); Privatsammlung
165 *Der Liebestrank,* 1987, Acryl auf Leinwand (91,4 x 121,9); Privatsammlung
166 *Tristan und Isolde VII,* 1987, Acryl auf Leinwand (61 x 91,4); Sammlung David Hockney
167 *Großer kleiner Stanley,* 1987, Acryl auf Leinwand (91,4 x 91,4); Sammlung David Hockney
168 *Grüne & blaue Pflanze,* 1987, Acryl auf Leinwand (61 x 91,4); Privatsammlung
169 *Goldenes Stilleben,* 1987, Acryl auf Leinwand (91,4 x 121,9); Privatsammlung
170 *Stilleben mit magentarotem Vorhang,* 1987, Acryl auf Leinwand (91,4 x 61); Privatsammlung
171 *Stilleben mit Blumen,* 1987, Acryl auf Leinwand (91,4 x 91,4); Privatsammlung
172 *Van Gogh Stuhl,* 1988, Acryl auf Leinwand (121,9 x 91,4); Privatsammlung
173 *Gauguins Stuhl,* 1988, Acryl auf Leinwand (121,9 x 91,4); Privatsammlung
174 David Hockney in seinem Studio mit den Stuhl-Bildern, Los Angeles, Mai 1988
175 *Große Landschaft (mittelgroß),* 1988, Acryl auf zwei Leinwänden (121,9 x 91,4); Privatsammlung
176 *Kleines Interieur, Los Angeles, Juli 1988,* 1988, Öl auf Leinwand (91,4 x 121,9); Privatsammlung
177 *Interieur mit Sonne & Hund,* 1988, Öl auf Leinwand (152,4 x 182,9); Privatsammlung
178 *Großes Interieur, Los Angeles,* 1988, Öl, Papier und Tusche auf Papier (182,9 x 304,8); The Metropolitan Museum of Art, New York, Stiftung Natasha Gelman, 1989
179 *Die Straße nach Malibu,* 1988, Öl auf drei Leinwänden (61 x 243,8); Privatsammlung
180 *Mum,* 1988–89, Öl auf Leinwand (41,9 x 26,7); Sammlung David Hockney
181–215 Installation des Ateliers von Los Angeles, 1989, Porträts, alle Öl auf Leinwand (41,9 x 26,7), außer wenn anders vermerkt; Sammlung David Hockney

Oberste Reihe, von links nach rechts: *Ray Charles White,* 1988 (91,4 x 61); *Paul Hockney,* 1988 (61 x 61); *Albert* (Clark) im *schwarzen Hemd,* 1988 (61 x 61); *Ohne Titel* (Albert Clark), 1988 (61 x 61); *Gregory Evans,* 1989 (91,4 x 61); *Sully Bonnelly,* 1989 (91,4 x 61).

Zweite Reihe: *Carla Rajnus,* 1989; *Ken Wathey,* 1988; *Maurice Payne* II, 1989; *John Hockney,* 1988; *Stephanie Barron,* 1989; *Margaret Hockney,* 1988; *Richard Buckle,* 1989; *Brian Baggott,* 1989; *Mum,* 1988–89; *Ian* (Falconer), 1988 (52,4 x 33); *Henry* (Geldzahler), 1988 (61 x 61).

Dritte Reihe: *Bing* (McGilvray) II, 1988; *Bing* (McGilvray) I, 1988; *Karen S. Kuhlman,* 1989; *Bob Littman,* 1989; *Peter Duarte,* 1989; *Armistead Maupin,* 1989; *Maurice Payne I,* 1989; *David Morales,* 1989, *Philip* (Haas), 1988 (61 x 30,5); *Johnny Reinhold II,* 1989; *Neil* (Hartley), 1988 (61 x 30,5); *Richard* (Schmidt), 1988 (61 x 30,5); *Peter Goulds,* 1989 (61 x 30,5); *John* (Cox), 1988 (61 x 30,5); *Don* (Cribb), 1988 (61 x 30,5)

Unterste Reihe: *Helmut Newton,* 1989; *David Plante,* 1989; *Nikos Stangos,* 1989
216 *Große Wellen,* 1989, Gouache, Tusche, Marker, Pastellkreide, Fotokopie, Collage (21,6 x 27,9); Sammlung David Hockney
217 *Und noch eins,* 1989, Fotokopie, Marker, Tusche (21,6 x 27,9); Sammlung David Hockney
218 *Ohne Titel,* 1989, Fotokopie, Pastellkreide, Filzschreiber (27,9 x 21,6); Sammlung David Hockney
219 *Pacific Coast Highway und Santa Monica,* 1990, Öl auf Leinwand (198,1 x 304,8); Privatsammlung
220 *Das Tal,* 1990, Öl auf Leinwand (91,4 x 121,9); Privatsammlung
221 *Bergwellen,* 1988, Öl auf Leinwand (26,7 x 41,9); Sammlung David Hockney
222 *Berg von der Stunt Road aus,* 1990, Öl auf Leinwand (91,4 x 121,9); Kansas City Art Institute, Kansas City
223 *Der Einschnitt,* 1990, Öl auf Leinwand (91,4 x 121,9); Privatsammlung
224 *Blaue Blumen von Bridlington,* 1989, Öl auf Leinwand (45,7 x 30,5); Sammlung David Hockney
225 *Blick von oben,* 1989, Öl auf Leinwand (61 x 61); Privatsammlung
226 *Zwei rosa Blumen,* 1989, Öl auf Leinwand (41,9 x 26,7); Sammlung David Hockney
227 *Malibu House,* 1988, Öl auf Leinwand (61 x 91,4); Sammlung David Hockney
228 *Strandhaus bei Tag,* 1990, Öl auf Leinwand (61 x 91,4); Privatsammlung
229 *Strandhaus bei Nacht,* 1990, Öl auf Leinwand (61 x 91,4); Sammlung David Hockney
230 *Eine größere Welle,* 1989, Öl auf vier Leinwänden (Gesamtgröße 153 x 183,5); Privatsammlung
231 *Frühstück in Malibu,* Sonntag, 1989, Öl auf Leinwand (61 x 91,4); Privatsammlung
232 *Grüne Flut,* 1989, Öl auf zwei Leinwänden (Gesamtgröße 61 x 184,1); Privatsammlung
233 *Das Meer bei Malibu,* 1988, Öl auf Leinwand (91,4 x 121,9); Privatsammlung
234 *Frühstück mit Stanley in Malibu, 23. August 1989,* 24seitiges Fax, schwarz-weiße Laserkopie, Collage, Marker und Gouache (jede Seite 21,6 x 35,5); Sammlung David Hockney
235 *Ohne Titel mit einem Bild innerhalb eines anderen,* 1989, schwarz-weiße Laserkopie, Gouache, Pastell, Uni-Paint Marker (28 x 21,6); Sammlung David Hockney
236 *Ohne Titel,* 1989, Faxzeichnung, schwarz-weiße Laserkopie, Tusche und Pinsel, Uni-Ball Pen, Gummistempel, Uni-Paint Marker (21,6 x 35,5); Sammlung David Hockney
237 *Ohne Titel,* 1989, Faxzeichnung, schwarz-weiße Laserkopie und Uni-Paint Marker (21,6 x 43,2); Sammlung David Hockney
238 *Hotel am Meer,* 6. Juli 1989, 16seitiges Fax, schwarz-weiße Laserkopie, Collage, Filzmarker (jede Seite 21,6 x 35,5); Sammlung David Hockney
239, 240 (Detail) *Tennis,* 1989, 144seitiges Fax, schwarz-weiße Laserkopie, Collage, Konstruktionspapier, Filzmarker (jede Seite 21,6 x 35,5); Sammlung David Hockney
241–244 Standfotos aus der Bradforder Faxausstellung, produziert von Nick Gray für Yorkshire Television, 1989
245–261 Aus: *Vierzig Schnappschüsse von meinem Haus, August 1990,* Canon Stehbildkamera, Canon Laserkopierer (jede Seite 21,6 x 27,9), vier Bilder pro Seite; Sammlung David Hockney
262 *Zuschauer in Alaska, Juni 1990,* 1990, laserkopiertes Farbfoto (9 Platten) (71,1 x 104,1); Sammlung David Hockney
263–296 Zwei Seiten aus *112 L.A. Visitors,* 1990–91, siebenseitige Mappe, Auflage: 20, laserkopierte Stehvideoporträts (jedes 57,2 x 76,2); Sammlung David Hockney
297 Umschlag (Vorder- und Rückseite) für das Programm des Opernfestivals 1989 in Glyndebourne, Collage, Uni-Ball Pen, Uni-Paint Marker und farbige Laserkopie (27,9 x 43,2); Sammlung David Hockney
298 *Ohne Titel,* 1991, Computerzeichnung, ausgeführt auf einem MacIntosh II, FX unter Verwendung von Oasis Software, Druck von einem Canon Laserkopierer (21,6 x 27,9); Sammlung David Hockney
299 *Wandernde Pflanze,* 1991, Computerzeichnung (21,6 x 27,9); Sammlung David Hockney
300 *Das Innere des Strandhauses,* 1991, Computerzeichnung (21,6 x 27,9); Sammlung David Hockney
301 *Das Geländer,* 1990, Öl auf Leinwand (91,4 x 121,9); Privatsammlung
302 Produktionsmodell für Puccinis *Turandot,* Dritter Akt, erste Szene, 1990, Lyric Opera of Chicago, Gouache, Schaumkern, farbige Laserkopie, Gipstuch, Knetmasse und Pappmaché (121,9 x 243,8 x 208,3); Sammlung David Hockney
303 David Hockney in seinem Atelier bei der Arbeit am 1½-Zoll-Modell aus dem dritten Akt, zweite Szene für Puccinis *Turandot,* Lyric Opera of Chicago, Herbst 1990
304 Produktionsmodell, dritter Akt, zweite Szene für Puccinis *Turandot,* Lyric Opera of Chicago, Herbst 1990, Gouache, Schaumkern, farbige Laserkopie, Gipstuch, Knetmasse, Styropor und Pappmaché (121,9 x 243,8 x 208,39); Sammlung David Hockney
305 Plakat für Puccinis *Turandot,* 1991, Lyric Opera of Chicago; Computerzeichnung, Druck direkt von Diskette; Sammlung David Hockney.
306–308 Produktionsmodell, Erster Akt von Puccinis *Turandot,* Lyric Opera of Chicago, 1990, das die Wirkung verschiedener Beleuchtung zeigt
309–315 Szenen aus *Turandot,* Lyric Opera of Chicago, 1991/92
316 *Zwei kleine Höhlen,* 1991, Öl auf Leinwand (26,7 x 41,9); Sammlung David Hockney
317 *Richard,* 1988, Öl auf Leinwand (61 x 30,5); Sammlung David Hockney
318 *Nochmal Iowa,* 1991, Öl auf Leinwand (61 x 91,4); Sammlung David Hockney
319 *Geist des Frühlings,* 1991, Öl auf Leinwand (26,7 x 41,9); Sammlung David Hockney
320 *Licht und Dunkel zusammenkommend,* 1991, Öl auf Leinwand (26,7 x 41,9); Sammlung David Hockney
321 *Was ist mit den Höhlen?,* 1991, Öl auf Leinwand (91,4 x 121,9); Sammlung David Hockney
322 Modell im 1½-Zoll-Maßstab für das Haus des Färbers (Baraks Hütte) in Strauss' *Die Frau ohne Schatten,* 1992, Royal Opera House, Covent Garden, Schaumkern, Samtpapier, Gouache, Gipstuch, Leinwand, farbige Laserkopien, Drahtgitter (215,9 x 229,9 x 121,9); Sammlung David Hockney
323 Ian Falconer, Kostümentwurf für das Kostüm des „Kaisers" in Strauss' *Die Frau ohne Schatten,* Royal Opera House, Covent Garden, 1992, Gouache auf Papier (43,2 x 27,9); Sammlung Ian Falconer, © Ian Falconer
324 *Laufende Konstruktion,* 1991, Uni-Ball Pen, Collage und Gouache auf Schaumkern (38,8 x 30,5); Sammlung David Hockney
325–331 Produktionsaufnahmen aus Strauss' *Die Frau ohne Schatten,* Royal Opera House, Covent Garden, 1992
332 *Stattliche Kante,* 1991, Uni-Ball Pen, Collage und Gouache auf Schaumkern (55,9 x 31,8); Sammlung David Hockney
333 *Wohin jetzt?,* 1992, Öl auf Leinwand (61 x 91,4); Sammlung David Hockney
334 Ölgemälde im Atelier von Los Angeles, Oktober 1992

335 *Das dreizehnte s. n. Gemälde,* 1992, Öl auf Leinwand (61 x 50,8); Sammlung David Hockney
336 *Das vierte s. n. Gemälde,* 1992, Öl auf Leinwand (61 x 61); Sammlung David Hockney
337 *Das siebzehnte s. n. Gemälde,* 1992, Öl auf Leinwand (91,4 x 121,9); Privatsammlung
338 *Das fünfzehnte s. n. Gemälde,* 1992, Öl auf Leinwand (61 x 61); Sammlung David Hockney
339 *Das vierzehnte s. n. Gemälde,* 1992, Öl auf Leinwand (61 x 50,8); Sammlung David Hockney
340 *Das sechzehnte s. n. Gemälde,* 1992, Öl auf Leinwand (91,4 x 121,9); Privatsammlung
341 *Das vierundzwanzigste s. n. Gemälde,* 1992 Öl auf Leinwand (61 x 91,4); Sammlung David Hockney
342 *Das sechste s. n. Gemälde,* 1992, Öl auf Leinwand (91,4 x 121,9); Sammlung David Hockney
343 *Das elfte s. n. Gemälde,* 1992, Öl auf Leinwand (61 x 91,4); Sammlung David Hockney
344–359 *16 Fotos, um Ordnung zu zeigen,* 1990. Canon-Stehbildkamera, Canon Laserkopierer (21,6 x 27,9), 16 Bilder pro Seite; Sammlung David Hockney
Seite 220: Die Fotos vom Monument Valley wurden mit einer Sony Hi-8mm Handycam-Kamera aufgenommen; der Druck erfolgte über einen Canon-Laserkopierer.

Illustrationen: The David Hockney Studio and Tradhart Ltd. Weitere Fotonachweise: Mojgan Azimi **218;** James Franklin **12, 14;** Guy Gravett of Picture Index **36;** Jim McHugh **120, 121, 303;** Steve Oliver **42, 46, 48, 49, 91, 92, 116, 134, 158, 219, 220, 222, 223, 228, 229, 301, 316, 318–321, 335, 338, 339;** Dan Rest **309–315;** Richard Schmidt **1, 2, 13, 56, 74, 107, 113, 127–133, 148, 152, 162, 163, 173, 174, 181–215, 263–297, 323, 324, 332, 334, 336, 337, 340, 343;** Steven Hills Production, Inc. **325–331**

Register

Kursive Zahlen verweisen auf Abbildungen

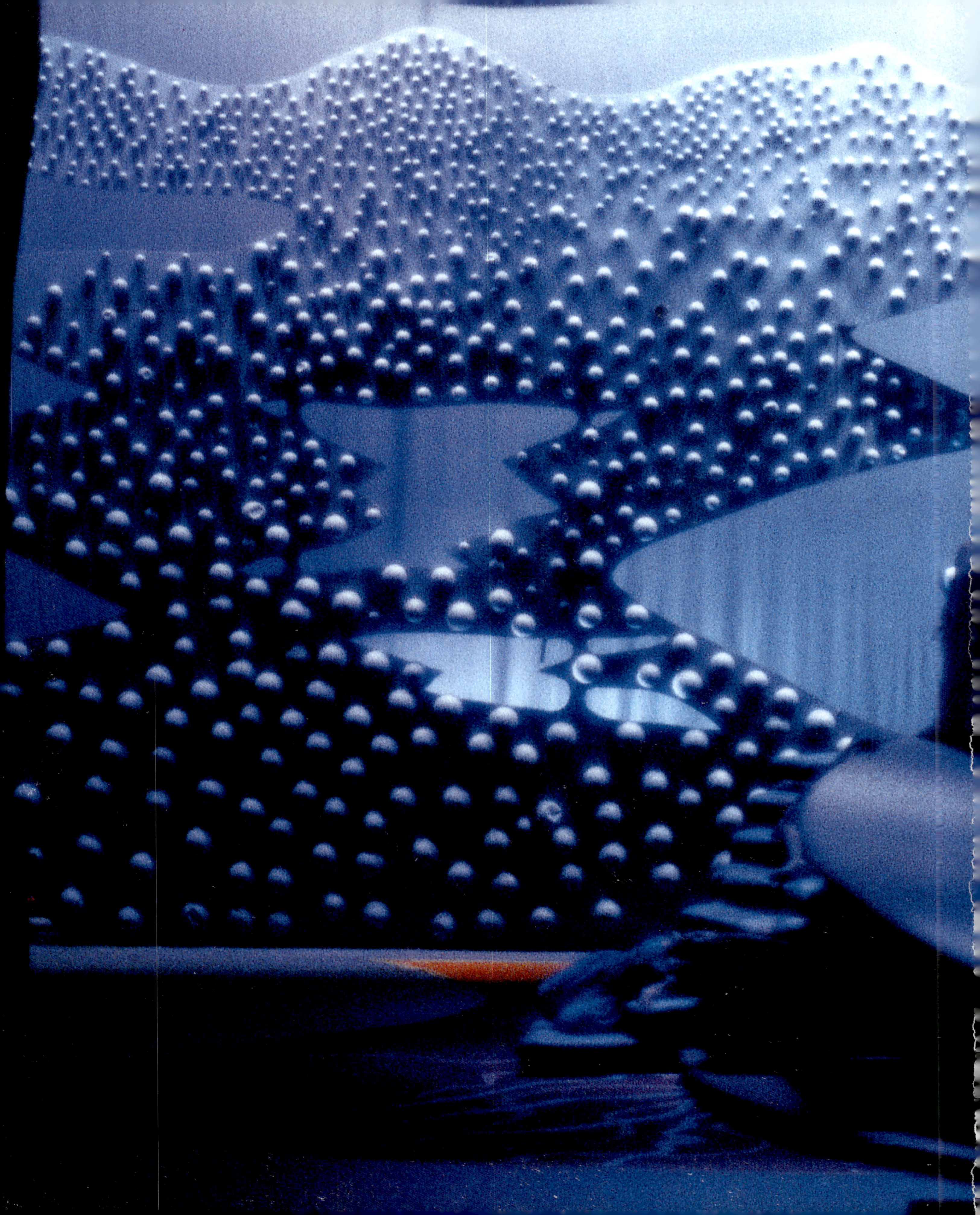